Antonio Damasio

SELBST IST DER MENSCH

Antonio Damasio

SELBST IST DER MENSCH

Körper, Geist und die Entstehung des menschlichen Bewusstseins

Aus dem amerikanischen Englisch von
Sebastian Vogel

Büchergilde Gutenberg

Die amerikanische Originalausgabe erschien 2010
unter dem Titel »Self Comes to Mind. Constructing the Conscious Brain«
bei Pantheon Books, New York.

Lizenzausgabe für die Büchergilde Gutenberg,
Frankfurt am Main, Zürich, Wien
www.buechergilde.de
Mit freundlicher Genehmigung
des Siedler Verlags, München

Lektorat: Susanne Warmuth, Darmstadt
Satz: Ditta Ahmadi, Berlin
Zeichnungen: Peter Palm, Berlin
Druck und Bindung: GGP Media GmbH, Pößneck
Printed in Germany 2011
ISBN 978-3-7632-6454-4

Für Hanna

Meine Seele ist ein verborgenes Orchester; ich weiß nicht, welche Instrumente, Geigen und Harfen, Pauken und Trommeln, es in mir spielen und dröhnen lässt. Ich kenne mich nur als Symphonie.

FERNANDO PESSOA, *Das Buch der Unruhe*

Was ich nicht bauen kann, kann ich nicht verstehen.

RICHARD FEYNMAN

Inhalt

können. Man schaudert bei dem Gedanken, dass eine einzige nicht vollzogene Wendung vielleicht den Verlust der biologischen Alternativen bedeutet hätte, die uns eigentlich erst zu Menschen machen. Aber wie hätten wir merken sollen, dass etwas fehlt?

Wir halten das Bewusstsein für etwas Selbstverständliches: Es ist so leicht verfügbar, so einfach zu benutzen und so elegant mit seinem täglichen Verschwinden und Wiedererscheinen. Wenn wir aber genauer darüber nachdenken, stehen wir – Wissenschaftler ebenso wie Laien – vor einem Rätsel. Woraus besteht das Bewusstsein? Mir scheint: Aus Geist mit einem zusätzlichen Dreh. Wir können nicht bewusst sein, ohne einen Geist zu haben, dessen wir uns bewusst sind. Aber woraus besteht der Geist? Kommt er aus der Luft oder aus dem Körper? Schlaue Leute sagen, er entstamme dem Gehirn, er *sei* im Gehirn, aber das ist keine zufriedenstellende Antwort. Wie *macht* das Gehirn den Geist?

Besonders rätselhaft ist, dass niemand den Geist eines anderen sehen kann, ob bewusst oder nicht. Wir können den Körper und die Handlungen anderer beobachten, und wir nehmen wahr, was sie tun, sagen oder schreiben. Daraus können wir begründete Vermutungen darüber ableiten, was sie denken. Aber ihren Geist können wir nicht beobachten; nur wir selbst können uns von innen betrachten, und auch das nur durch ein recht schmales Fenster. Der Geist und erst recht der bewusste Geist scheint so grundlegend andere Eigenschaften zu haben als die sichtbare lebende Materie, dass sich kluge Leute fragen, wie der eine Prozess – der bewusste Geist – mit dem anderen – den konkreten Zellen im Verbund eines Gewebes – verzahnt ist.

Aber die Aussage, dass der bewusste Geist rätselhaft ist – was auf der Hand liegt –, bedeutet nicht, dass das Rätsel nicht zu lösen wäre. Es ist etwas anderes als Aussage: Wir werden nie verstehen, wie ein mit einem Gehirn ausgestattetes Lebewesen einen bewussten Geist entwickeln kann.[1]

Ziele und Gründe

Dieses Buch beschäftigt sich mit zwei Fragen. Erstens: Wie baut das Gehirn einen Geist auf? Und zweitens: Wie sorgt das Gehirn in diesem Geist für Bewusstsein? Mir ist klar, dass die Beschäftigung mit diesen Fragen nicht das Gleiche ist wie ihre Beantwortung. In Fragen des bewussten Geistes so zu tun, als habe man eindeutige Antworten, wäre töricht. Außerdem, und auch das ist mir klar, hat sich die Bewusstseinsforschung so ausgeweitet, dass es nicht mehr möglich ist, allen ihren Erkenntnissen Gerechtigkeit widerfahren zu lassen. Das hat – zusammen mit Problemen der Terminologie und unterschiedlichen Sichtweisen – zur Folge, dass Arbeiten zum Bewusstsein heute dem Gang durch ein Minenfeld ähneln. Dennoch ist es vernünftig, die Fragen auf eigene Gefahr zu durchdenken und mithilfe der vorhandenen Kenntnisse, so unvollständig und vorläufig sie auch sein mögen, überprüfbare Vermutungen anzustellen und von der Zukunft zu träumen. Dieses Buch hat das Ziel, den Vermutungen nachzugehen und ein Gerüst von Hypothesen zu erörtern. Im Mittelpunkt steht dabei die Frage, welche Strukturen im Gehirn des Menschen erforderlich sind und wie es arbeiten muss, damit ein bewusster Geist entstehen kann.

Wenn man ein Buch schreibt, sollte man einen Grund haben. Dieses hier wurde geschrieben, weil ich noch einmal von vorn anfangen wollte. Ich erforsche den Geist und das Gehirn der Menschen seit über 30 Jahren und habe auch zuvor schon Fachartikel und Bücher über das Bewusstsein verfasst.[2] Zunehmend war ich aber mit meinen Ausführungen zu dem Thema nicht mehr zufrieden, und durch das Nachdenken über einschlägige alte und neue Forschungsergebnisse haben sich meine Ansichten insbesondere zu zwei Themen verändert: zu Ursprung und Wesen der Gefühle und zu den Mechanismen, die hinter dem Aufbau des Selbst stehen. Das vorliegende Buch ist der Versuch, die aktuelle Sichtweise zu erörtern. Und in nicht geringem Umfang handelt es auch davon, was wir noch nicht wissen, aber gern wissen würden.

Im verbleibenden Teil dieses ersten Kapitels lege ich die Fragestellung dar, beschreibe den Rahmen, in dem ich sie erörtern möchte, und gebe einen Vorgeschmack auf einige Gedanken, von denen in späteren Kapiteln die Rede sein wird. Manche Leser werden vielleicht den Eindruck haben, dass die lange Darstellung im Kapitel 1 den Lesefluss hemmt, aber ich verspreche, dass der Rest des Buches dadurch besser verständlich wird.

Annäherung an das Problem

Bevor wir versuchen wollen, in der Frage, wie das menschliche Gehirn einen bewussten Geist aufbaut, ein Stück voranzukommen, müssen wir uns mit zwei wichtigen Vermächtnissen auseinandersetzen. Das erste besteht aus früheren Versuchen, die neuronalen Grundlagen des Bewusstseins aufzuklären – Arbeiten, die bis in die Mitte des 20. Jahrhunderts zurückreichen. In einer Reihe von Pionierarbeiten wies eine kleine Wissenschaftlergruppe in Nordamerika und Italien mit erstaunlicher Gewissheit auf einen Gehirnabschnitt hin, der, wie wir heute wissen, eindeutig an der Entstehung des Bewusstseins mitwirkt: den Hirnstamm. Wie angesichts unserer heutigen Kenntnisse nicht anders zu erwarten, erwiesen sich die Beschreibungen dieser Pioniere – Wilder Penfield, Herbert Jasper, Giuseppe Moruzzi und Horace Magoun – als gänzlich verschieden von meinen eigenen, was Umfang und Ausrichtung betrifft.. Dennoch sollte man diesen Wissenschaftlern uneingeschränkt Lob und Bewunderung zollen: Sie fanden intuitiv das richtige Zielobjekt und steuerten es mit großer Präzision an. Es war der mutige Beginn einer Unternehmung, zu der einige von uns auch heute beitragen wollen.[3]

Ein weiterer Teil dieses Vermächtnisses sind Untersuchungen, die man in jüngerer Zeit an Patienten vornahm, nachdem ihr Bewusstsein durch eng umgrenzte Gehirnverletzungen beeinträchtigt wurde. Begründet wurde diese Forschungsrichtung durch die Arbeiten von Fred Plum und Jerome Posner.[4] Ihre Studien ergänzten die Befunde der Pioniere der Bewusstseinsforschung und lieferten eine ganze Reihe wichtiger neuer Erkenntnisse über die Gehirnstrukturen, die an der Entstehung des bewussten menschlichen Geistes mitwirken oder auch nicht. Damit schufen sie ein Fundament, auf dem wir aufbauen können.

Das zweite Vermächtnis, das wir zur Kenntnis nehmen müssen, ist die lange Tradition im Formulieren von Vorstellungen über Geist und Bewusstsein. Ihre Geschichte ist ebenso lang und vielfältig wie die Geschichte der Philosophie. Aus der Fülle ihrer Angebote bevorzuge ich die Schriften von William James als Ausgangspunkt für meine eigenen Gedanken, aber das bedeutet nicht, dass ich mich seinen Ansichten über das Bewusstsein und insbesondere über Gefühle in vollem Umfang anschließe.[5]

Der Titel dieses Buches wie auch die ersten Seiten lassen keinen Zweifel daran, dass ich bei der Annäherung an den bewussten Geist dem Selbst eine besondere Rolle beimesse. Nach meiner Überzeugung entsteht ein bewusster Geist, wenn zu grundlegenden geistigen Vorgängen ein Selbst-Prozess hinzukommt. Taucht in einem Geist kein Selbst auf, ist er auch nicht im eigentlichen Sinn bewusst. In dieser misslichen Lage befinden sich Menschen, deren Selbst-Prozess durch traumlosen Schlaf, Anästhesie oder eine Erkrankung des Gehirns außer Kraft gesetzt ist.

Den Selbst-Prozess zu definieren, den ich für eine unentbehrliche Voraussetzung des Bewusstseins halte, ist allerdings leichter gesagt als getan. Das ist der Grund, warum William James für diese Vorbemerkungen so hilfreich ist. James schrieb sehr beredt über die Bedeutung des Selbst, wie er aber ebenfalls bemerkte, ist die Gegenwart des Selbst in vielen Fällen so unaufdringlich, dass die dahinströmenden geistigen Inhalte das Bewusstsein beherrschen. Mit diesem flüchtigen Wesen müssen wir uns auseinandersetzen und entscheiden, welche Konsequenzen sich daraus ergeben. Erst dann können wir unsere Gedanken weiterführen. Gibt es ein Selbst oder gibt es keines? Und wenn es ein Selbst gibt: Ist es immer vorhanden, wenn wir bei Bewusstsein sind, oder nicht?

Die Antworten sind eindeutig. Es gibt tatsächlich ein Selbst, aber es ist kein Gegenstand, sondern ein Prozess, und dieser Prozess läuft immer ab, wenn wir mutmaßlich bei Bewusstsein sind. Wir können den Selbst-Prozess aus zwei Blickwinkeln betrachten. Der eine ist der eines Beobachters, der ein dynamisches *Objekt* betrachtet – das dynamische Objekt, das durch bestimmte geistige Abläufe, Verhaltensmerkmale und Aspekte unserer Lebensgeschichte gebildet wird. Der andere Blickwinkel ist der des Selbst als *Wissenden*, der Prozess, der unseren Erfahrungen einen Mittelpunkt gibt und uns am Ende über diese Erfahrungen reflektieren lässt. Durch Kombination der beiden Sichtweisen ergibt sich der doppelte Begriff des Selbst, wie er in diesem Buch benutzt wird. Wie wir noch genauer erfahren werden, entsprechen die beiden Begriffe zwei Stadien in der Evolution des Selbst, wobei das Selbst-als-Wissender seinen Ursprung im Selbst-als-Objekt hat. Im Alltagsleben entspricht jeder der beiden Begriffe einer Funktionsebene des bewussten Geistes; dabei ist das Selbst-als-Objekt in seinem Aufgabenspektrum einfacher als das Selbst-als-Wissender.

Je nach Blickwinkel schwanken Aufgabenbereiche und Intensität des Prozesses, und je nach Gelegenheit findet er unterschiedliche Ausdrucksformen. Das Selbst kann auf einer unauffälligen Ebene als »halb geahnte Ahnung« in einem Lebewesen wirken,[6] aber auch auf einer vordergründigen Ebene, die Persönlichkeit und Identität des Besitzers des Geistes einschließt. Ich möchte die Situation so zusammenfassen: Mal spürt man es, mal nicht, aber man *fühlt es immer.*

James hielt das Selbst-als-Objekt, das materielle Ich, für die Summe von allem, was ein Mensch als sein Eigen bezeichnen kann – »nicht nur sein Körper und seine Geisteskräfte, sondern auch seine Kleidung, seine Frau und

Kinder, seine Vorfahren und Freunde, seinen Ruf und seine Arbeit, sein Land und seine Pferde, Yacht und Bankkonto«.[7] Sieht man von der politischen Unkorrektheit einmal ab, stimme ich ihm zu. Aber mit einem anderen Gedanken von James bin ich noch stärker einig: Wenn der Geist wissen kann, dass solche Besitztümer – Körper, Geist, Vergangenheit, Gegenwart und alles andere – existieren und ihrem geistigen Eigentümer gehören, dann nur deshalb, weil die Wahrnehmung all dieser Dinge Emotionen und Gefühle weckt. Und die Gefühle sorgen ihrerseits für die Trennung zwischen Inhalten, die zum Selbst gehören, und solchen, bei denen das nicht der Fall ist. Aus meiner Sicht wirken solche Gefühle als *Markierungen*. Sie sind die emotionsbasierten Signale, die ich als somatische Marker bezeichne.[8] Wenn im Geistesstrom Inhalte auftauchen, die das Selbst betreffen, lösen sie die Entstehung eines Markers aus, der als Bild in den Geistesstrom einfließt und dem Bild, das ihn ausgelöst hat, gegenübersteht. Diese Gefühle ermöglichen die Unterscheidung zwischen Selbst und Nicht-Selbst. Es sind, kurz gesagt, *Gefühle des Wissens*. Wie wir noch genauer erfahren werden, hängt der Aufbau eines bewussten Geistes in mehreren Stadien von der Entstehung solcher Gefühle ab. Entsprechend lautet meine vorläufige Definition für das materielle Ich, für das Selbst-als-Objekt, so: *eine dynamische Ansammlung integrierter neuronaler Prozesse, die sich auf die Repräsentation des lebenden Körpers konzentrieren und in einer dynamischen Ansammlung integrierter geistiger Prozesse ihren Ausdruck finden.*

Das Selbst-als-Subjekt, als Wissender, ist ein schwerer fassbares Gebilde; es lässt sich viel weniger unter geistigen oder biologischen Begriffen subsumieren, ist dezentraler, löst sich oftmals im Bewusstseinsstrom auf und ist manchmal so entsetzlich unauffällig, dass es zwar noch da, aber auch fast nicht mehr da ist. Das Selbst-als-Wissender ist ohne Frage schwerer dingfest zu machen als das einfache Ich, aber das mindert keineswegs seine Bedeutung für das Bewusstsein. Das Selbst-als-Subjekt-und-Wissender ist nicht nur etwas sehr Reales, sondern auch ein Wendepunkt der biologischen Evolution. Man kann sich vorstellen, dass das Selbst-als-Subjekt-und-Wissender gewissermaßen oben auf das Selbst-als-Objekt aufgepropft ist wie eine zusätzliche Schicht neuronaler Prozesse, die eine neue Schicht geistiger Prozesse hervorbringt. Das Selbst-als-Objekt und das Selbst-als-Subjekt sind nicht getrennt, sondern durch Kontinuität und Fortentwicklung verbunden. Das Selbst-als-Wissender beruht auf dem Selbst-als-Objekt.

Bewusstsein besteht nicht nur aus geistigen Bildern. Es ist zumindest auch die *Organisation geistiger Inhalte, die sich auf das Lebewesen, das diese Inhalte hervorbringt und fördert, konzentrieren.* Aber Bewusstsein in dem Sinn, in dem Autor und Leser es in jedem gewünschten Augenblick erleben können, ist mehr als nur ein Geist, der unter dem Einfluss eines lebenden, handelnden Organismus organisiert wird. Der Geist kann vielmehr auch wissen, dass ein solcher lebender, handelnder Organismus existiert. Dass dem Gehirn die Schaffung neuronaler Muster gelingt, welche die als Bilder erlebten Dinge kartieren, ist natürlich ein wichtiger Bestandteil des Bewusstwerdungsprozesses. Die Bilder in der Perspektive des jeweiligen Organismus auszurichten, gehört ebenfalls zu diesem Prozess. Es ist aber nicht dasselbe wie das automatische und explizite *Wissen* um Bilder, die in mir existieren, mir gehören und, wie man heute sagt, einklagbar sind. Wenn also nicht ein weiterer Prozess ergänzend hinzukommt, bleibt der Geist *unbewusst*. Was in einem solchen unbewussten Geist fehlt, ist ein *Selbst*. Um bewusst zu werden, muss das Gehirn eine neue Eigenschaft annehmen, die *Subjektivität*. Ein definierendes Merkmal der Subjektivität ist das Gefühl, das subjektiv erlebte Bilder durchtränkt. Eine neuere Abhandlung über die Bedeutung der Subjektivität aus philosophischer Sicht findet sich in dem Buch *The Mystery of Consciousness* von John Searle.[9]

Nach dieser Vorstellung besteht der entscheidende Schritt der Bewusstseinsentstehung nicht in der Produktion von Bildern und der Schaffung der Grundlagen eines Geistes. Vielmehr liegt der entscheidende Schritt darin, *sich die Bilder zu eigen zu machen*, so dass sie Teil ihres rechtmäßigen Besitzers werden, jenes einzigartigen, klar abgegrenzten Lebewesens, in dem sie entstehen. In der Evolution wie auch in der individuellen Lebensgeschichte kam der Wissende schrittweise hinzu: zuerst das Protoselbst und seine ursprünglichen Gefühle, dann das von Handlungen getriebene Kern-Selbst und schließlich das autobiografische Selbst, das auch soziale und spirituelle Dimensionen einschließt. Aber das alles sind keine starren Dinge, sondern dynamische Prozesse, deren Niveau (einfach, komplex, irgendetwas dazwischen) jeden Tag schwankt und sich je nach den Umständen leicht anpassen kann. Wenn der Geist bewusst werden soll, muss im Gehirn ein Wissender erzeugt werden, ganz gleich, welchen Namen – Selbst, Erlebender, Protagonist – wir ihm geben. Wenn es dem Gehirn gelingt, in den Geist einen Wissenden einzuschleusen, ist Subjektivität die Folge.

Wenn sich der eine oder andere jetzt fragt, ob eine solche Verteidigung des Selbst notwendig ist, kann ich sagen: Sie ist ganz und gar gerechtfertigt.

Diejenigen unter uns Neurowissenschaftlern, die mit ihren Arbeiten das Bewusstsein aufklären wollen, vertreten ganz unterschiedliche Vorstellungen vom Selbst. Das Spektrum reicht von jenen, die es für einen unverzichtbaren Forschungsgegenstand halten, bis zu denen, nach deren Ansicht die Zeit für eine Behandlung des Themas noch nicht gekommen ist (und zwar ganz buchstäblich!).[10] Da die auf den beiden unterschiedlichen Vorstellungen fußenden Arbeiten nach wie vor nützliche Gedanken hervorbringen, besteht bisher keine Notwendigkeit, zu entscheiden, welcher Ansatz sich als befriedigender erweisen wird. Wir müssen aber zur Kenntnis nehmen, dass sie zu unterschiedlichen Aussagen führen.

Vorerst bleibt festzustellen, dass diese beiden Haltungen einen Interpretationsunterschied fortbestehen lassen, der William James von David Hume unterscheidet und in solchen Diskussionen häufig übersehen wird. James wollte sicherstellen, dass seine Vorstellungen vom Ich ein solides biologisches Fundament haben: Sein »Selbst« konnte man nicht fälschlich für eine wissende metaphysische Instanz halten. Das hinderte ihn aber nicht daran, im Selbst eine wissende Funktion zu erkennen, auch wenn diese nicht überschwänglich, sondern eher subtil war. David Hume dagegen zerpflückte das Selbst so weit, dass es irgendwann nicht mehr vorhanden war. Humes Ansichten werden in folgender Passage deutlich: »Niemals treffe ich *mich* ohne eine Perzeption an, und niemals kann ich etwas anderes beobachten als eine Perzeption.« Und weiter: »Ich kann wagen, von allen übrigen Menschen zu behaupten, dass sie nichts sind als ein Bündel oder ein Zusammen verschiedener Perzeptionen, die einander mit unbegreiflicher Schnelligkeit folgen und beständig in Fluss und Bewegung sind.«

In einer Stellungnahme zu Humes Abschaffung des Selbst ließ James sich zu einer denkwürdigen Entgegnung hinreißen. Darin bestätigte er die Existenz des Selbst, wies auf die darin enthaltene seltsame Mischung aus »Einheit und Vielfalt« hin und lenkte die Aufmerksamkeit auf den »Kern der Gleichartigkeit«, der in allen Zutaten des Selbst steckt.[11]

Die hier beschriebenen Grundlagen wurden von Philosophen und Neurowissenschaftlern so abgewandelt und erweitert, dass sie verschiedene Aspekte des Selbst einschließen.[12] Die Bedeutung des Selbst für den Aufbau des bewussten Geistes hat sich dadurch aber nicht vermindert. Ich selbst bezweifle, dass man die neuronalen Grundlagen des bewussten Geistes umfassend aufklären kann, ohne zuvor das Selbst-als-Objekt – das materielle Selbst – und das Selbst-als-Wissender zu erklären.

Neuere philosophische und psychologische Arbeiten haben das begriffliche Erbe erweitert. Gleichzeitig profitierten die ungeheuren Weiterentwicklungen in allgemeiner Biologie, Evolutionsbiologie und Neurowissenschaft vom Erbe der Gehirnforschung: Diese Wissenschaftler erdachten ein breites Spektrum verschiedener Methoden und häuften Berge von Faktenwissen an. Auf solche Entwicklungen stützen sich alle Belege, Mutmaßungen und Hypothesen, von denen in dem vorliegenden Buch die Rede sein wird.

Das Selbst als Zeuge

Schon seit Jahrmillionen haben unzählige Lebewesen einen aktiven Geist, aber seine Existenz wurde nur bei denen zur Kenntnis genommen, bei denen sich ein Selbst entwickelte, das den Geist bezeugen konnte. Und erst nachdem der Geist eine Sprache entwickelt hatte und lange genug lebte, um etwas zu sagen, wurde die Existenz des Geistes allgemein bekannt. Das Selbst als Zeuge ist jenes zusätzliche Extra, das in jedem von uns die Vorgänge offenbart, die wir als mental bezeichnen. Wir müssen verstehen, wie dieses Extra geschaffen wird.

Die Begriffe »Zeuge« und »Protagonist« sind nicht ausschließlich als Metaphern gemeint. Sie sollen vielmehr deutlich machen, welches Spektrum von Rollen das Selbst im Geist übernehmen kann. Einerseits können wir mithilfe der Metaphern erkennen, welcher Situation wir gegenüberstehen, wenn wir mentale Vorgänge verstehen wollen. Ein Geist, der keinen Selbst-Protagonisten als Zeugen hat, ist dennoch ein Geist. Da aber das Selbst das einzige natürliche Mittel ist, mit dem wir den Geist kennenlernen können, sind wir vollständig von der Gegenwart, den Fähigkeiten und den Grenzen des Selbst abhängig. Wegen dieser systematisch bedingten Abhängigkeit kann man sich das Wesen der Geistesprozesse nur sehr schwer unabhängig vom Selbst vorstellen; unter Evolutionsgesichtspunkten ist aber klar, dass reine Geistesprozesse früher vorhanden waren als Selbst-Prozesse. Das Selbst erlaubt einen Blick auf den Geist, aber dieser Blick ist vernebelt. Die Aspekte des Selbst, mit deren Hilfe wir Interpretationen über unser Dasein und die Welt formulieren können, unterliegen zumindest auf kultureller, sehr wahrscheinlich aber auch auf biologischer Ebene nach wie vor der Evolution. Die höheren Bereiche des Selbst zum Beispiel werden nach wie vor durch alle möglichen sozialen und kulturellen Wechselbeziehungen sowie durch die wachsenden wissenschaftlichen Kenntnisse über die Funktionsweise von Geist und Gehirn abgewandelt. Ein ganzes Jahrhundert mit Kino- und Fernsehfilmen hatte sicher ebenso Auswirkungen auf das Selbst der Menschen wie die globalisierten Gesellschaften, die uns die elektronischen Medien heute ständig vor Augen führen. Und was die Auswirkungen der digitalen Revolution angeht, so stehen wir mit der Beurteilung noch ganz am Anfang. Kurz gesagt, hängt unser einziger direkter Blick auf den Geist von einem Teil ebendieses Geistes ab, und wir haben guten Grund zu der Annahme, dass ein solcher Selbst-Prozess kein umfassendes, zuverlässiges Bild der gesamten Vorgänge liefern kann.

Nachdem wir gerade festgestellt haben, dass das Selbst unser Zugang zum Wissen ist, erscheint es auf den ersten Blick vielleicht paradox oder geradezu undankbar, wenn wir seine Zuverlässigkeit infrage stellen. Aber genau das ist die Situation. Mit Ausnahme des Fensters, das unser Selbst uns unmittelbar zu unseren eigenen Schmerzen und Freuden öffnet, müssen wir die von ihm gelieferte Information infrage stellen, und zwar erst recht dann, wenn die Information sein eigenes Wesen betrifft. Das Gute dabei ist aber, dass das Selbst auch Vernunft und wissenschaftliche Beobachtungen ermöglicht hat: Vernunft und Wissenschaft korrigieren dann nach und nach die irreführenden Intuitionen, die vom Selbst ohne solche Hilfe in die Welt gesetzt werden.

Überwinden einer irreführenden Intuition

Man kann davon ausgehen, dass sich ohne Bewusstsein keine Kulturen und Zivilisationen entwickelt hätten. Das Bewusstsein war also in der biologischen Evolution eine folgenschwere Errungenschaft. Andererseits wirft aber die Natur des Bewusstseins für diejenigen, die seine biologischen Grundlagen aufklären wollen, ernste Probleme auf. Wir betrachten das Bewusstsein von unserem heutigen Entwicklungsstand aus – voller Geist und ausgerüstet mit einem Selbst. Darin kann man die Ursache für eine verständliche, aber problematische Verzerrung der Geschichte der Geistes- und Bewusstseinsforschung sehen. Von oben betrachtet, nimmt der Geist eine Sonderstellung ein, getrennt vom übrigen Organismus, zu dem er gehört. Von oben betrachtet, wirkt der Geist auch nicht nur sehr komplex – was sicherlich zutrifft –, sondern er scheint auch eine ganz andere Qualität zu haben als die biologischen Gewebe und Funktionen des Organismus, der ihn hervorbringt. In der Praxis betrachten wir uns auf zweierlei Weise: Den Geist nehmen wir mit nach innen gerichtetem Blick ins Visier, die biologischen Gewebe dagegen mit einem Blick, der sich nach außen richtet. (Und obendrein erweitern wir unser Sehvermögen auch noch mit Mikroskopen.) Unter solchen Umständen ist es nicht verwunderlich, dass der Geist körperlos zu sein scheint und dass seine Phänomene scheinbar in eine andere Kategorie gehören.

Da der Geist als nichtphysisches Phänomen betrachtet wurde, das von den biologischen Vorgängen, die ihn schaffen und aufrechterhalten, getrennt ist, stellte man ihn auch außerhalb der Gesetze der Physik, eine Unterscheidung, die bei anderen Vorgängen im Gehirn in der Regel nicht getroffen wird. Ihren auffälligsten Ausdruck findet diese Eigentümlichkeit in dem Versuch, den bewussten Geist auf bisher nicht beschriebene Eigenschaften der Materie zurückzuführen und das Bewusstsein beispielsweise mit Quantenphänomenen zu erklären. Hinter diesem Gedanken steckt offenbar folgende Begründung: Der bewusste Geist erscheint rätselhaft, und da die Quantenphysik bisher ebenfalls rätselhaft ist, besteht zwischen den beiden Rätseln vielleicht ein Zusammenhang.[13]

Angesichts unserer unvollständigen Kenntnisse über Biologie wie auch über Physik sollte man mit der Ablehnung von Erklärungsalternativen vorsichtig sein. Schließlich ist unser Wissen vom Gehirn des Menschen trotz aller Fortschritte der Neurobiologie nach wie vor sehr lückenhaft. Dennoch steht immer noch die Möglichkeit offen, Geist und Bewusstsein nach dem Sparsamkeitsprinzip innerhalb der Grenzen der Neurobiologie, wie sie sich heute darstellt, zu erklären. Man sollte sie nicht aufgeben, solange die technischen und theoretischen Möglichkeiten der Neurobiologie noch nicht erschöpft sind, und danach sieht es im Moment nicht aus.

Unsere Intuition sagt uns, der quecksilbrigen, flüchtigen Tätigkeit des Geistes fehle eine physische Erweiterung. Diese Intuition ist nach meiner Überzeugung falsch und lässt sich auf die Begrenzungen des ununterstützten Selbst zurückführen. Ich sehe keinen Anlass, ihr mehr zu trauen als früheren scheinbar offenkundigen, machtvollen Intuitionen wie den vorkopernikanischen Ansichten über Sonne und Erde oder auch der Vorstellung, der Geist sei im Herzen angesiedelt. Die Dinge sind nicht immer so, wie sie zu sein scheinen. Weißes Licht ist eine Mischung aus den Regenbogenfarben, auch wenn dies mit bloßem Auge nicht zu erkennen ist.[14]

Eine integrierte Sichtweise

Die heutigen Fortschritte in der neurobiologischen Erforschung des bewussten Geistes erwuchsen zum größten Teil aus der Kombination von drei Sichtweisen: erstens der Sichtweise des direkt bezeugten bewussten Geistes, die persönlich, privat und bei jedem von uns einzigartig ist, zweitens der verhaltensorientierten Sichtweise, die es uns erlaubt, aufschlussreiche Handlungen anderer zu beobachten, wobei wir Grund zu der Annahme haben, dass auch diese anderen über einen bewussten Geist verfügen, und drittens der Sichtweise der Gehirnforschung, mit deren Hilfe wir bestimmte Aspekte der Gehirnfunktion an Individuen untersuchen können, deren bewusster Geisteszustand mutmaßlich entweder vorhanden ist oder fehlt. Die Befunde aus diesen drei Perspektiven reichen aber selbst dann, wenn man sie intelligent zusammenführt, in der Regel nicht aus, um einen bruchlosen Übergang zwischen den drei Phänomenen zu schaffen: der Introspektion in der ersten Person, dem äußeren Verhalten und den Vorgängen im Gehirn. Insbesondere zwischen den Befunden der Introspektion in der ersten Person und den Belegen für bestimmte Vorgänge im Gehirn besteht offenbar eine größere Kluft. Wie können wir solche Lücken überbrücken?

Wir brauchen eine vierte Sichtweise, und dazu muss sich die Art, wie wir die Geschichte des bewussten Geistes betrachten und erzählen, radikal wandeln. In früheren Arbeiten habe ich vorgeschlagen, die Lebenssteuerung in die Unterstützung und Rechtfertigung von Selbst und Bewusstsein umzumünzen, und damit deutete sich die Richtung der neuen Sichtweise an: die Suche nach Vorstufen von Selbst und Bewusstsein in der Evolutionsvergangenheit.[15] Entsprechend gründet sich die vierte Sichtweise auf Fakten aus der Evolutions- und der Neurobiologie. Sie erfordert, dass wir uns zuerst mit früheren Lebewesen befassen und uns dann nach und nach durch die Evolutionsgeschichte zu den heutigen Organismen vorarbeiten. Dabei müssen wir die schrittweisen Veränderungen des Nervensystems erkennen und mit dem schrittweisen Auftauchen von Verhalten, Geist und Selbst in Verbindung bringen. Außerdem brauchen wir eine interne Arbeitshypothese, wonach geistige Abläufe gleichbedeutend mit bestimmten Abläufen im Gehirn sind. Natürlich werden geistige Tätigkeiten von der Gehirntätigkeit verursacht, die ihnen vorausgeht, aber in bestimmten Stadien des Prozesses entsprechen die geistigen Vorgänge bestimmten Zuständen der Gehirnschaltkreise. Mit anderen Worten: Manche neuronalen Muster *sind* gleichzeitig geistige Bilder.

Erzeugen dann andere neuronale Muster ein ausreichend reichhaltiges Selbst-Prozess-Subjekt, können die Bilder *bekannt* werden. Wird aber kein Selbst erzeugt, sind die Bilder dennoch da; allerdings weiß dann niemand innerhalb oder außerhalb des Organismus von ihrer Existenz. Subjektivität ist nicht erforderlich, damit geistige Zustände existieren können, sondern nur dafür, dass man privat von ihnen weiß.

Kurz gesagt, erfordert die vierte Sichtweise, dass wir mithilfe der verfügbaren Tatsachen gleichzeitig einen Blick aus der Vergangenheit und aus dem Inneren tun, also buchstäblich eine Momentaufnahme eines Gehirns schaffen, das einen bewussten Geist enthält. Natürlich handelt es sich dabei nur um einen mutmaßlichen, hypothetischen Blick. Manche Teile dieser Vorstellungswelt werden dabei durch Tatsachen untermauert; es liegt aber in der Natur des »Geist-Selbst-Leib-Gehirn«-Problems, dass wir noch geraume Zeit mit theoretischen Annäherungen statt vollständiger Erklärungen leben müssen.

Man ist leicht versucht, die hypothetische Äquivalenz von Vorgängen in Geist und Gehirn als grobe Reduktion des Komplexen auf das Einfache zu betrachten. Dies wäre aber ein falscher Eindruck angesichts der Tatsache, dass neurobiologische Vorgänge von vornherein durchaus nicht einfach, sondern höchst komplex sind. Die Reduktion in den Erklärungen verläuft hier nicht vom Komplexen zum Einfachen, sondern vom extrem Komplexen zum ein wenig weniger Komplexen. In diesem Buch geht es zwar nicht um die biologischen Vorgänge bei einfachen Organismen, aber die Tatsachen, auf die ich in Kapitel 2 anspiele, machen eines klar: Das Leben von Zellen spielt sich in einem äußerst komplexen Universum ab, das formal in vielerlei Hinsicht unserem verschlungenen menschlichen Universum entspricht. Die Welt und das Verhalten eines einfachen Lebewesens, beispielsweise des Pantoffeltierchens (*Paramecium*), sind wirklich staunenswert und haben mehr mit uns gemein, als man auf den ersten Blick meinen möchte..

Ebenso ist man leicht versucht, die mutmaßliche Äquivalenz von Gehirn und Geist so zu interpretieren, als würde man damit die Bedeutung der Kultur für die Entstehung des Geistes gering schätzen oder als würde man der Rolle individueller Bemühungen für die Prägung des Geistes einen geringen Stellenwert beimessen. Wie noch deutlich werden wird, trifft das in keiner Weise meine Intentionen.

Aus dem vierten Blickwinkel heraus kann ich nun einige meiner früheren Aussagen neu formulieren, wobei ich Erkenntnisse der Evolutionsbiologie einbeziehe und das Gehirn einschließe: Seit Jahrmillionen hatten unzählige

Lebewesen einen aktiven Geist, der sich in ihrem *Gehirn* abspielte, aber erst nachdem sich in diesem *Gehirn* ein Protagonist entwickelt hatte, der Zeugnis ablegen konnte, setzte das Bewusstsein im strengen Sinne ein, und erst nachdem sich in den *Gehirnen* eine Sprache entwickelt hatte, wurde allgemein bekannt, dass ein Geist existiert. Der Zeuge ist das Extra, das die Gegenwart unausgesprochener, im Gehirn ablaufender, von uns als mental bezeichneter Vorgänge offenlegt. Zu verstehen, wie das Gehirn dieses Extra erzeugt, den Protagonisten, den wir mit uns herumtragen und als Selbst oder Ich bezeichnen, ist ein wichtiges Ziel der neurobiologischen Bewusstseinsforschung.

Das Gerüst

Bevor ich das Gerüst des vorliegenden Buches skizziere, muss ich einige grundlegende Tatsachen erläutern. Der Geist der Lebewesen entsteht durch die Aktivität bestimmter Zellen, der Nervenzellen oder Neuronen. Diese haben ihre meisten Eigenschaften mit allen anderen Zellen unseres Körpers gemeinsam, sie funktionieren aber auf besondere Weise: Sie reagieren auf Veränderungen in ihrer Umgebung, sie sind erregbar (eine interessante Eigenschaft, die sie mit Muskelzellen teilen), und mit einer faserartigen, als Axon bezeichneten Verlängerung und deren Endabschnitt, der Synapse, können die Neuronen Signale an andere, oftmals weit entfernte Zellen senden – an weitere Neuronen oder auch an Muskelzellen. Die Neuronen konzentrieren sich zum größten Teil im Zentralnervensystem (oder kurz gesagt, im Gehirn), übermitteln ihre Signale aber sowohl in den gesamten Körper als auch in die Außenwelt, und aus beiden Richtungen empfangen sie auch Signale.

Die Zahl der Neuronen in einem menschlichen Gehirn liegt in der Größenordnung von vielen Milliarden, und die Zahl der Synapsenverbindungen zwischen den Neuronen geht in die Billionen. Neuronen sind in mikroskopisch kleinen Schaltkreisen organisiert; diese bilden größere Schaltkreise, aus denen schließlich Netzwerke oder Systeme entstehen. Weitere Informationen über Neuronen und den Aufbau des Gehirns finden sich in Kapitel 2 und im Anhang.

Der Geist erwächst aus der Aktivität kleiner Schaltkreise in großen Netzwerken, die so organisiert wird, dass sich kurzzeitige Muster ergeben. Diese Muster repräsentieren Dinge und Ereignisse, die sich außerhalb des Gehirns entweder im Körper oder in der Außenwelt befinden; manche Muster bilden aber offenbar auch die Verarbeitung anderer Muster im Gehirn selbst ab. Alle diese Abbildungsmuster werden als *Karten* (im Sinne von Landkarten) bezeichnet; manche davon sind grob, andere sehr detailliert, manche konkret, andere abstrakt. Kurz gesagt, kartiert das Gehirn sowohl seine Umwelt als auch seine eigene Tätigkeit. Solche Karten erleben wir in unserem Geist als *Bilder*; der Begriff bezeichnet dabei nicht nur visuelle Abbildungen, sondern alle Eindrücke, die mit den Sinnen wahrgenommen werden, also auch akustische, ertastete oder »Bauchgefühle«.

Wenden wir uns nun dem Gerüst zu. Für die Vermutungen darüber, wie das Gehirn dieses oder jenes Phänomen erzeugt, ist der Begriff *Theorie* ein wenig deplatziert. Solange Theorien nicht einen sehr großen Umfang haben, sind sie meist nur Hypothesen. Was ich in diesem Buch formuliere, ist aber mehr als nur eine Hypothese: Es umfasst mehrere hypothetische Bestandteile für diesen oder jenen Aspekt der Phänomene, die ich beschreiben möchte. Was wir zu erklären hoffen, ist so komplex, dass man es nicht mit einer einzigen Hypothese beschreiben und nicht mit einem einzigen Mechanismus erklären kann. Deshalb habe ich mich zur zusammenfassenden Bezeichnung dieser Bemühungen für den Begriff *Gerüst* entschieden.

Um den hochtrabenden Titel zu rechtfertigen, müssen die in den folgenden Kapiteln skizzierten Gedanken bestimmten Anforderungen gerecht werden. Da wir einerseits verstehen wollen, wie das Gehirn einen bewussten Geist erzeugt, es andererseits aber völlig unmöglich ist, sich beim Zusammenbauen einer Erklärung gleichzeitig mit allen Ebenen der Gehirnfunktion zu beschäftigen, muss das Gerüst festlegen, für welche Ebene die Erklärung gilt. Wir sprechen von der Ebene, auf der die makroskopischen, aus Neuronenschaltkreisen zusammengesetzten Gehirnregionen untereinander in Wechselbeziehung treten und umfangreiche Systeme bilden. Dabei handelt es sich zwangsläufig um makroskopische Systeme, aber die mikroskopische Anatomie, die ihnen zugrunde liegt, ist teilweise bekannt, und ebenso weiß man, nach welchen Grundregeln die Neuronen funktionieren, aus denen sie zusammengesetzt sind. Solche großen Systeme sind der Untersuchung mit zahlreichen alten und neuen Methoden zugänglich. Dazu gehören die moderne Version der Läsionsmethode (die Untersuchung von Patienten, bei denen umgrenzte Gehirnschäden vorliegen, mit bildgebenden Verfahren sowie kognitiven und neuropsychologischen Tests), die Funktionsdarstellung mit bildgebenden Verfahren (Magnetresonanz-Scanaufnahmen, Positronen-

Emissions-Tomographie, Magnetenzephalographie und verschiedene elektrophysiologische Methoden), die unmittelbare neurophysiologische Aufzeichnung der Neuronenaktivität im Rahmen neurochirurgischer Therapien, und die transkranielle Magnetstimulation.

Das Gerüst muss Verbindungen zwischen Verhalten, Geist und den Vorgängen im Gehirn herstellen. Um diesem zweiten Ziel gerecht zu werden, stellt es Verhalten, Geist und Gehirn eng nebeneinander; und da es auch auf die Evolutionsbiologie zurückgreift, stellt es das Bewusstsein in einen historischen Zusammenhang – ein angemessenes Vorgehen für Lebewesen, die sich in der Evolution durch natürliche Selektion wandeln. Außerdem wird die Reifung der Neuronenschaltkreise im einzelnen Gehirn ebenfalls als Gegenstand des Selektionsdrucks betrachtet, der sich aus der Tätigkeit der Lebewesen selbst und ihren Lernprozessen ergibt. Entsprechend verändert sich auch das Repertoire der Neuronenschaltkreise, die ursprünglich vom Genom bereitgestellt worden sind.[16]

Das Gerüst liefert Hinweise auf die Lage der Gehirnregionen, die an der Entstehung des Geistes mitwirken, und macht Vorschläge, wie einzelne Gehirnregionen durch ihr Zusammenwirken das Selbst erzeugen. Es stellt Vermutungen darüber an, wie eine Gehirnarchitektur, die sowohl das Zusammen- als auch das Auseinanderstreben der Neuronenschaltkreise umfasst, an der Koordination der Bilder auf höherer Ebene mitwirkt und eine unentbehrliche Voraussetzung für den Aufbau des Selbst und anderer Aspekte der Geistesfunktion darstellt, nämlich für Gedächtnis, Fantasie und Kreativität.

Mein Gerüst muss das Phänomen des Bewusstseins in Einzelbestandteile zerlegen, die der neurowisssenschaftlichen Forschung zugänglich sind. Dies führt zu zwei Bereichen, die man untersuchen kann: Prozesse im Geist und Prozesse des Selbst. Die Selbst-Prozesse werden nochmals in Untergruppen unterteilt, eine Trennung, die zwei Vorteile mit sich bringt: Man kann Bewusstsein auch bei biologischen Arten, die wahrscheinlich ebenfalls – allerdings weniger komplizierte – Selbst-Prozesse besitzen, unterstellen und untersuchen, und man kann eine Brücke bauen, die die hohen Ebenen des Selbst mit dem soziokulturellen Umfeld verbindet, in dem die Menschen handeln.

Ein weiteres Ziel lautet: Das Gerüst muss sich mit der Frage beschäftigen, wie sich Makroereignisse des Systems aus Mikroereignissen zusammensetzen. Hier setzt das Gerüst geistige Zustände hypothetisch mit bestimmten Tätigkeitszuständen einzelner Gehirnregionen gleich. Das Gerüst geht von folgender Annahme aus: Wenn die Neuronen in kleinen Neuronenschaltkreisen innerhalb eines bestimmten Intensitäts- und Häufigkeitsspektrums »feuern«, wenn einige derartige Schaltkreise gleichzeitig aktiviert werden und wenn bei den Verknüpfungen im Netzwerk bestimmte Voraussetzungen gegeben sind, dann entsteht daraus ein »Geist mit Gefühlen«. Mit anderen Worten: Aufgrund der zunehmenden Größe und Komplexität der Neuronennetzwerke nehmen auch »Kognition« und »Fühlen« – durch die Hierarchien hindurch – von der Mikro- zur Makro-Ebene einen immer größeren Umfang an. Das Vorbild für eine solche Umfangserweiterung des Geistes mit Gefühlen finden wir in der Physiologie der Bewegung. Die Kontraktion einer einzelnen, mikroskopisch kleinen Muskelzelle ist ein unerhebliches Phänomen, aber wenn sich viele Muskelzellen gleichzeitig zusammenziehen, kann eine sichtbare Bewegung entstehen.

Die wichtigsten Gedanken: eine Vorschau

1.

Unter allen in diesem Buch vorgetragenen Gedanken nimmt einer eine zentrale Stellung ein: Der Körper ist das Fundament des bewussten Geistes. Wir wissen, dass die stabilsten Aspekte der Körperfunktionen in Form von Karten im Gehirn repräsentiert sind und demnach Bilder zum Geist beisteuern. Das ist die Grundlage für die Hypothese, dass die besonderen geistigen Abbilder des Körpers, die in den Körperkartierungsstrukturen entstehen, das *Protoselbst* bilden, das der Entstehung des Selbst vorausgeht. Dabei gilt es zu beachten, dass die entscheidenden Strukturen für die Kartierung des Körpers und die Konstruktion der Bilder im oberen Hirnstamm angesiedelt sind, einer Region, die unterhalb der Ebene der Großhirnrinde legt. Diesen alten Teil unseres Gehirns haben wir mit vielen anderen biologischen Arten gemeinsam.

2.

Ein weiterer zentraler Gedanke geht von der regelmäßig übersehenen Tatsache aus, dass sich die Protoselbst-Strukturen des Gehirns nicht nur *auf* den Körper ausrichten. Sie sind vielmehr buchstäblich und unauflöslich *an* den Körper *gebunden*. Insbesondere sind sie mit jenen Teilen des Körpers verknüpft, die das Gehirn ständig mit ihren Signalen bombardieren, nur um ihrerseits vom Gehirn bombardiert zu werden, so dass sich eine Resonanzschleife ergibt. Diese Resonanzschleife ist von Dauer und wird nur durch

Gehirnerkrankungen oder den Tod unterbrochen. Körper und Gehirn sind *verbunden*. Aufgrund dieser Anordnung stehen die Strukturen des Protoselbst in einer privilegierten, unmittelbaren Beziehung zum Körper. Die von ihnen verkörperten Bilder des Körpers werden unter anderen Bedingungen wahrgenommen als andere, beispielsweise visuelle oder akustische Bilder im Gehirn. Im Licht dieser Tatsachen stellt man sich den Körper am besten als Felsen vor, auf den das Protoselbst gebaut ist, und das Protoselbst ist seinerseits der Dreh- und Angelpunkt, um den sich der bewusste Geist dreht.

3.

Das erste, elementarste Produkt des Protoselbst sind nach meiner Hypothese die *ursprünglichen Gefühle*, die ständig spontan auftauchen, wenn wir wach sind. Sie sorgen für die direkte Erfahrung des eigenen, lebendigen Körpers, wortlos, schnörkellos und mit nichts anderem als der puren Existenz verknüpft. In diesen *ursprünglichen Gefühlen* spiegelt sich der augenblickliche Zustand des Körpers in verschiedenen Dimensionen wider, beispielsweise auf der Skala, die von der Lust bis zum Schmerz reicht; ihren Ursprung haben sie nicht in der Großhirnrinde, sondern auf der Ebene des Hirnstamms. Alle Gefühle von Emotionen sind komplexe Variationen der ursprünglichen Gefühle.[17]

Nach der hier skizzierten, funktionsorientierten Anordnung sind Schmerz und Lust körperliche Vorgänge. Sie werden aber *auch* im Gehirn kartiert, das in keinem Augenblick von seinem Körper abgegrenzt ist. Die ursprünglichen Gefühle sind also Bilder eines besonderen Typs; sie entstehen durch die obligatorischen Wechselbeziehungen zwischen Körper und Gehirn, durch die Eigenschaften der Schaltkreise, die für die Verbindung sorgen, und möglicherweise auch durch bestimmte Eigenschaften der Neuronen. Zu sagen, dass wir Gefühle spüren, weil sie den Körper kartieren, reicht nicht. Nach meiner Hypothese steht der Apparat des Hirnstamms, der die von uns als Gefühle bezeichneten Bilder erzeugt, nicht nur in einer einzigartigen Beziehung zum Körper, sondern er kann Signale aus dem Körper auch in großem Umfang vermischen und so komplizierte Zustände mit besonderen, neuen Gefühlseigenschaften hervorbringen, die weit mehr sind als sklavisch genaue Abbilder des Körpers. Dass wir auch Bilder fühlen, die keine Gefühle sind, liegt daran, dass sie normalerweise von Gefühlen *begleitet* werden.

Aus dem bisher Gesagten geht hervor, dass die Vorstellung von einer scharfen Grenze zwischen Körper und Gehirn problematisch ist. Außerdem liefert es uns eine potenziell nützliche Herangehensweise an die drängende Frage, warum und wie normale Geisteszustände zwangsläufig in irgendeiner Form von Gefühlen durchtränkt sind.

4.

Der Aufbau eines bewussten Geistes im Gehirn beginnt nicht auf der Ebene der Großhirnrinde, sondern im Hirnstamm. Ursprüngliche Gefühle sind nicht nur die ersten Bilder, die das Gehirn erzeugt, sondern auch eine unmittelbare Ausdrucksform der Empfindungsfähigkeit. Als Protoselbst bilden sie die Grundlage für komplexere Ebenen des Selbst. Solche Vorstellungen widersprechen allgemein verbreiteten Ansichten; der zuvor bereits zitierte Jaak Panksepp und auch Rodolfo Llinás vertreten allerdings ähnliche Positionen. Aber der bewusste Geist, wie wir ihn kennen, ist etwas ganz anderes als der bewusste Geist, der aus dem Hirnstamm hervorgeht – in diesem Punkt herrscht wahrscheinlich allgemein Einigkeit. Die verschiedenen Teile der Großhirnrinde statten den Vorgang der Geistentstehung mit einer Fülle von Bildern aus, die, wie Hamlet es vielleicht formulieren würde, weit über das hinausgehen, was sich der arme Horatio und seine Schulweisheit träumen lassen würden.

Der bewusste Geist beginnt da, wo das Selbst zum Geist hinzukommt, wo das Gehirn der Geistesmischung einen Selbst-Prozess hinzufügt, der anfangs bescheiden, später aber sehr robust ist. Das Selbst wird in einzelnen Schritten auf dem Fundament des *Protoselbst* aufgebaut. Der erste Schritt ist die Erzeugung der ursprünglichen Gefühle, jener urtümlichen Daseinsempfindung, die ganz von allein aus dem Protoselbst erwächst. Als Nächstes kommt das Kern-Selbst hinzu. Das *Kern-Selbst* handelt von Taten – insbesondere von einer Beziehung zwischen Organismus und Objekt. Es entfaltet sich in einer Abfolge von Bildern: Diese beschreiben, wie ein Objekt das Protoselbst beschäftigt und es – einschließlich der ursprünglichen Gefühle – abwandelt. Und schließlich gibt es noch das *autobiografische Selbst*. Dieses Selbst definiert sich unter dem Gesichtspunkt autobiografischen Wissens, das sich sowohl auf die Vergangenheit als auch auf die vorhersehbare Zukunft bezieht. Die vielen Bilder, die in ihrer Gesamtheit eine Biografie definieren, erzeugen Pulse des Kern-Selbst, die in ihrer Summe ein autobiografisches Selbst ausmachen.

Das Protoselbst mit den ursprünglichen Gefühlen und das Kern-Selbst bilden gemeinsam ein »materielles Ich«. Das autobiografische Selbst, dessen höhere Bereiche alle Aspekte der sozialen Persönlichkeit umfassen, besteht aus einem »sozialen Ich« und einem »spirituellen Ich«. Diese Aspekte des Selbst können wir in unserem eigenen Geist beobachten oder ihre Wirkungen am Verhalten anderer studieren. Darüber hinaus bilden Kern-Selbst und autobiografisches Selbst in unserem Geist aber auch einen Wissenden; mit anderen Worten: Sie statten unseren Geist mit einer weiteren Form der Subjektivität aus. Unter praktischen Gesichtspunkten entspricht das normale menschliche Bewusstsein einem Geistesprozess, bei dem alle diese Ebenen des Selbst mitwirken und eine Anzahl ausgewählter Geistesinhalte vorübergehend mit einem Puls des Kern-Selbst verknüpfen.

5.

Weder die einfachen noch die robusten Ebenen des Selbst *laufen* in irgendeinem Areal oder einer Region des Gehirns ab. Der bewusste Geist erwächst aus der bruchlos gegliederten Tätigkeit mehrerer, manchmal sogar vieler Stellen im Gehirn. Zu den entscheidenden Strukturen, die für die Umsetzung der erforderlichen Funktionsschritte sorgen, gehören bestimmte Abschnitte des oberen Hirnstamms, eine Reihe von Kernen in der als Thalamus bezeichneten Region und spezifische, aber weit verstreute Regionen der Großhirnrinde.

Das Bewusstsein erwächst letztlich nicht aus einer bestimmten Stelle im Gehirn, sondern es entsteht gleichzeitig als Produkt dieser vielen Regionen, ganz ähnlich wie die Aufführung einer Symphonie, die nicht auf die Tätigkeit eines einzelnen Musikers oder einer Musikergruppe im Orchester zurückgeht. Das Seltsamste an den oberen Ebenen der Bewusstseinsaufführung ist das offenkundige Fehlen eines Dirigenten *vor* Beginn der Vorstellung. Wenn sie dann aber läuft, ist der Dirigent da. Unter allen praktischen Gesichtspunkten wird das Orchester jetzt von einem Dirigenten geleitet, aber dieser Dirigent wurde durch die Aufführung – das Selbst – erschaffen und nicht andersherum. Der Dirigent wird von Gefühlen und einer Erzählvorrichtung des Gehirns zusammengestückelt, er ist aber deshalb nicht weniger real. Dass der Dirigent in unserem Geist existiert, lässt sich nicht leugnen, und man gewinnt nichts dadurch, dass man ihn als Illusion abtut.

Die Koordination, auf die der bewusste Geist angewiesen ist, wird mit verschiedenen Mitteln erreicht. Auf der bescheidenen Ebene des Kerns beginnt sie in aller Stille als spontane Ansammlung von Bildern, die nacheinander in kurzen zeitlichen Abständen auftauchen: einerseits das Bild eines

Objekts und andererseits das Bild des Protoselbst, das durch das Objekt verändert wird. Damit auf dieser einfachen Ebene ein Kern-Selbst entsteht, sind keine weiteren Gehirnstrukturen erforderlich. Die Koordination ist ein natürlicher Vorgang und ähnelt manchmal einem schlichten musikalischen Duo, das vom Organismus und dem Objekt gespielt wird; manchmal ähnelt es auch einem Kammermusikensemble, aber in beiden Fällen kommt es gut ohne Dirigenten aus. Nimmt die Zahl der im Geist verarbeiteten Inhalte aber zu, muss die Koordination auf andere Weise gewährleistet werden. In diesem Fall spielen verschiedene Gehirnregionen unterhalb der Ebene der Großhirnrinde und auch in ihr eine Schlüsselrolle.

Der Aufbau eines Geistes, der die eigene, gelebte Vergangenheit sowie die vorhersehbare Zukunft beinhaltet, das Leben anderer in das Gewebe einfließen lässt und obendrein noch zur Reflexion in der Lage ist, ähnelt der Aufführung einer Symphonie von Mahler'schen Proportionen. Aber wie bereits angedeutet, besteht das eigentliche Wunder darin, dass Partitur und Dirigent erst mit der Entfaltung des Lebens Realität werden. Die Koordinatoren sind keine wundersamen, klugen Homunculi, die dafür zuständig wären, irgendetwas zu interpretieren. Und doch sind die Koordinatoren hilfreich, weil sie ein außergewöhnliches Medienuniversum aufbauen und den Protagonisten in dessen Mitte platzieren.

Die große Symphonie namens Bewusstsein umfasst die grundlegenden Beiträge des Hirnstamms, die auf ewig an den Körper gebunden sind, und die ungeheuer weit gefasste Bilderwelt, die durch das Zusammenwirken der Großhirnrinde mit den subkortikalen Strukturen entsteht. Das alles ist harmonisch verwoben, bewegt sich ständig vorwärts und kann nur von Schlaf, Narkose, Funktionsstörungen des Gehirns oder den Tod unterbrochen werden.

Das Bewusstsein im Gehirn lässt sich ebenso wenig mit einem einzelnen Mechanismus, einem einzelnen Gehirnareal, Merkmal oder Trick erklären, wie eine Symphonie von einem einzigen Musiker oder einigen wenigen gespielt werden kann. Dazu sind viele notwendig. Zwar zählt jeder Einzelbeitrag, doch erst das Ensemble bringt das Produkt hervor, das wir zu erklären suchen.

6.

Zwei leicht erkennbare Leistungen des Bewusstseins sind die Verwaltung und Sicherung des Lebens: Neurologiepatienten mit Bewusstseinsstörungen können selbst dann kein unabhängiges Leben führen, wenn ihre grundlegenden

Lebensfunktionen normal ablaufen. Andererseits sind Mechanismen für die Verwaltung und Aufrechterhaltung des Lebens in der biologischen Evolution nichts Neues, und sie setzen auch nicht zwangsläufig ein Bewusstsein voraus. Solche Mechanismen gibt es bereits bei Einzellern, und sie sind im Genom festgeschrieben. Außerdem vervielfältigen sie sich bereits in uralten, bescheidenen, *un*geistigen und *un*bewussten Neuronenschaltkreisen, und sie sind tief im Gehirn der Menschen verwurzelt. Wie wir noch genauer erfahren werden, sind die Verwaltung und Sicherung des Lebens die grundlegende Voraussetzung für biologischen Wert. Der biologische Wert hatte Einfluss auf die Evolution der Gehirnstrukturen und wirkt sich in jedem Gehirn auf nahezu alle Schritte seiner Tätigkeit aus. Seinen Ausdruck findet er in einfacher Form in der Ausschüttung von Molekülen, die mit Belohnung oder Bestrafung zu tun haben, oder aber auf komplizierte Weise beispielsweise in unseren zwischenmenschlichen Gefühlen und verschlungenen Überlegungen. Biologischer Wert lenkt und färbt eigentlich fast alles, was sich in unserem sehr geistvollen, sehr bewussten Gehirn abspielt. Biologischer Wert hat den Rang einer Gesetzmäßigkeit.

Kurz gesagt, erwächst der bewusste Geist aus der Geschichte der Lebenssteuerung. Die Lebenssteuerung ist ein dynamischer Prozess, der auch als *Homöostase* bezeichnet wird. Er beginnt bei den einzelligen Lebewesen, beispielsweise den Bakterienzellen oder einfachen Amöben, die kein Gehirn besitzen, aber zu angepasstem Verhalten in der Lage sind. Seine Fortsetzung findet er bei Individuen, deren Verhalten – wie beispielsweise bei den Würmern – von einem einfachen Gehirn gesteuert wird, und dann führt sein Weg zu Organismen, deren Gehirn sowohl Verhalten als auch Geist erzeugt (Beispiele sind hier Insekten oder Fische). Ich glaube gern, dass Lebewesen immer dann, wenn ihr Gehirn ursprüngliche Gefühle erzeugt – was in der Evolutionsgeschichte schon sehr früh der Fall gewesen sein könnte –, zu einer frühen Form von Empfindungsfähigkeit in der Lage sind. Von da an kann sich ein organisierter Prozess des Selbst entwickeln, der zum Geist hinzukommt und damit den Grundstein für einen höher entwickelten, bewussten Geist legt. Anwärter für diese Unterscheidung sind unter anderem die Reptilien und noch mehr die Vögel, den Preis bekommen jedoch die Säugetiere, und zwar vor allem ein paar ganz bestimmte.

Bei den meisten Arten, die ein Selbst hervorbringen, geschieht dies auf der Ebene des Kerns. Menschen besitzen sowohl ein Kern-Selbst als auch ein autobiografisches Selbst. Auch manche Säugetiere verfügen vermutlich über beides, so unter anderem Wölfe, unsere Menschenaffenvettern, Meeressäuger und Elefanten, Katzen und natürlich jene außergewöhnliche Spezies, die als Haushund bezeichnet wird.

7.

Der Weg des Geistes ist mit der Entstehung der modernsten Ebenen des Selbst noch nicht zu Ende. In der Evolution der Säugetiere und insbesondere der Primaten wird der Geist immer komplexer, Gedächtnis und Vernunft weiten sich beträchtlich aus, und die Selbst-Prozesse erweitern ihre Spannbreite. Das Kern-Selbst bleibt erhalten, aber es wird allmählich vom autobiografischen Selbst umgeben, das sich neuronal und mental stark vom Kern-Selbst unterscheidet. Wir erwerben die Fähigkeit, mit einem Teil unserer Geistestätigkeit die Tätigkeit anderer Teile zu überwachen. Der bewusste Geist des Menschen, der mit einem so komplexen Selbst ausgerüstet ist und darüber hinaus noch über so großartige Fähigkeiten wie Gedächtnis, Vernunft und Sprache verfügt, bringt die Instrumente der Kultur hervor und eröffnet auf den Ebenen von Gesellschaft und Kultur den Weg zu neuen Mitteln der Homöostase. In einem außergewöhnlichen Sprung erfährt die Homöostase eine Erweiterung in die soziokulturelle Sphäre. Beispiele für diese neuen Mittel der Regulation sind Justizsysteme, wirtschaftliche und politische Organisationen, Künste, Medizin und Technologie.

Die dramatische Verringerung der Gewaltanwendung in Verbindung mit zunehmender Toleranz – eine unübersehbare Entwicklung der letzten Jahrhunderte – hätte ohne soziokulturelle Homöostase nicht stattfinden können. Das Gleiche gilt für den allmählichen Übergang von erzwungener Macht zur Macht der Überzeugung, die trotz aller Rückschläge das Kennzeichen hoch entwickelter gesellschaftlicher und politischer Systeme ist. Die Erforschung der soziokulturellen Homöostase kann ihre Anregungen in Psychologie und Neurowissenschaft finden, ihre Heimat haben ihre Phänomene aber in der Kultur. Man kann mit Fug und Recht sagen: Wer die Urteile des Obersten Gerichtshofes der USA, die Entscheidungen des US-Kongresses oder die Arbeitsweise der Finanzinstitutionen beschreibt, untersucht indirekt auch die Merkwürdigkeiten der soziokulturellen Homöostase.

Sowohl die grundlegende Homöostase (die unbewusst reguliert wird) als auch die soziokulturelle Homöostase (die durch den reflektierenden, bewussten Geist erschaffen wird) wirken als Verwalter des biologischen Wertes. Die grundlegende und die soziokulturelle Form der Homöostase sind durch Jahrmilliarden der Evolution getrennt, und doch dienen sie, wenn auch in unterschiedlichen ökologischen Nischen, dem gleichen Ziel: dem Überleben der Organismen. Dieses Ziel wird im Fall der soziokulturellen Homöostase so erweitert, dass es auch das gezielte Streben nach Wohlbefinden einschließt. Dass für die Art, wie das menschliche Gehirn das Leben verwaltet, beide Formen der Homöostase und ihr ständiges Wechselspiel erforderlich sind, braucht nicht besonders betont zu werden. Aber während die grundlegende Form der Homöostase ein festes Erbe darstellt, das jedem Menschen von seinem Genom bereitgestellt wird, ist die soziokulturelle Variante ein empfindliches, noch im Werden begriffenes Werk, das für die meisten menschlichen Dramen, Torheiten und Hoffnungen verantwortlich zeichnet. Die Wechselbeziehungen zwischen den beiden Formen der Homöostase sind nicht auf das Individuum beschränkt. Wachsenden Hinweisen zufolge führen kulturelle Entwicklungen im Laufe vieler Generationen auch zu Veränderungen im Genom.

8.

Betrachtet man den bewussten Geist unter dem Gesichtspunkt der Evolution von einfachen Lebensformen zu komplexen Organismen wie uns selbst, so fällt es leichter, in ihm etwas Natürliches zu sehen: Man erkennt, dass er das Ergebnis einer stufenweise zunehmenden Komplexität innerhalb des biologischen Rahmens ist.

Das menschliche Bewusstsein und die Funktionen, die es ermöglichte (Sprache, erweitertes Gedächtnis, Vernunft, Kreativität, das ganze Gebäude der Kultur) können wir als Sachwalter des Wertes in unserem modernen, sehr geistbegabten, sehr sozialen Wesen betrachten. Und wir können uns eine lange Nabelschnur vorstellen, die den kaum von der Mutter entwöhnten, stets abhängigen bewussten Geist mit den Tiefen ganz elementarer, völlig *un*bewusster Regulatoren des Wertprinzips verbindet.

Die Geschichte des Bewusstseins kann man nicht auf konventionelle Weise erzählen. Das Bewusstsein entstand wegen seines biologischen Wertes als Beitrag zu einer effizienteren Werteverwaltung. Aber das Bewusstsein hat weder den biologischen Wert noch den Prozess der Bewertung *erfunden*. Erst im Geist des Menschen hat das Bewusstsein den biologischen Wert aufgedeckt und die Entwicklung neuer Mittel und Wege zum Umgang damit ermöglicht.

Leben und der bewusste Geist

Ich würde es keinem Leser verübeln, wenn er sich fragt, ob es überhaupt vernünftig ist, ein ganzes Buch der Frage zu widmen, wie ein Gehirn einen bewussten Geist hervorbringt. Im Gegenteil: Sinnvollerweise sollte man sich fragen, ob Kenntnisse über die Gehirntätigkeiten, die hinter Geist und Selbst stehen, überhaupt von praktischer Bedeutung sind und nicht nur unsere Neugier auf das Wesen des Menschen befriedigen sollen. Haben sie tatsächlich Auswirkungen auf unser Alltagsleben? Ich bin aus vielen großen und kleinen Gründen überzeugt, dass die Antwort Ja lautet.

Wenn wir verstehen, unter welchen Umständen der bewusste Geist in der Geschichte des Lebendigen entstanden ist und insbesondere wie er sich in der Geschichte der Menschheit entwickelt hat, können wir die Qualität der Kenntnisse und Ratschläge, die ein solcher bewusster Geist uns liefert, vielleicht besser beurteilen. Sind die Kenntnisse zuverlässig? Hat der Ratschlag Hand und Fuß? Nützt es uns, wenn wir verstehen, welchen Mechanismen der Geist unterliegt, der uns den Rat gibt?

Bei der Aufklärung der neuronalen Mechanismen hinter dem bewussten Geist zeigt sich, dass unser Selbst nicht immer fehlerfrei ist und nicht die Kontrolle über alle Entscheidungen hat. Aber die Tatsachen rechtfertigen es auch, den falschen Eindruck abzulehnen, unsere Fähigkeit zu bewusstem Abwägen sei ein Mythos. Indem wir Licht in bewusste und unbewusste geistige Vorgänge bringen, verbessern wir unsere Aussichten, unsere Denkfähigkeit noch zu erhöhen. Das Selbst ebnet den Weg zu gezieltem Nachdenken und zum Abenteuer der Wissenschaft, zwei spezifischen Hilfsmitteln, mit denen wir allen irreführenden Empfehlungen des ununterstützten Selbst entgegenwirken können.

Es wird die Zeit kommen, in der man in der Diskussion über die Verantwortung der Menschen – und zwar sowohl die allgemein-moralischen Aspekte wie auch die juristischen Gesichtspunkte – die Entwicklungen der Bewusstseinsforschung in Betracht ziehen wird. Vielleicht ist diese Zeit bereits gekommen. Dank reflexivem Denken und wissenschaftlichen Hilfsmitteln kann ein tieferes Verständnis der neuronalen Konstruktion des bewussten Geistes auch seinen Teil dazu beitragen, die Entwicklung und Ausgestaltung von Kulturen, den Spitzenprodukten des kollektiven bewussten Geistes, zu erforschen. In der Debatte über Nutzen und Gefahren kultureller Trends oder über Entwicklungen wie die digitale Revolution ist es von Nutzen, wenn wir mehr darüber wissen, wie unser vielseitiges Gehirn das Bewusstsein schafft. Wird beispielsweise die von der digitalen Revolution ausgehende fortschreitende Globalisierung des menschlichen Bewusstseins die Ziele und Prinzipien der grundlegenden Homöostase ebenso verfolgen, wie es die derzeitige soziokulturelle Homöostase tut? Oder wird sie sich von ihrer evolutionären Nabelschnur losreißen, sei dies nun gut oder schlecht?[18]

Wenn man den bewussten Geist zu etwas Natürlichem erklärt und ihn fest im Gehirn verankert, schmälert man damit weder die Bedeutung der Kultur für das Wesen der Menschen noch die Menschenwürde, und es bedeutet auch nicht das Ende von Rätsel und Erstaunen. Kulturen entstehen und entwickeln sich im Laufe vieler Generationen aus der kollektiven Anstrengung menschlicher Gehirne, und im Laufe dieses Prozesses gehen manche Kulturen sogar zugrunde. Sie brauchen Gehirne, die bereits durch frühere kulturelle Effekte geprägt wurden. Die Bedeutung der Kultur für die Entstehung des modernen menschlichen Geistes steht außer Frage. Ebenso wird die Würde dieses Geistes nicht dadurch geschmälert, dass man ihn mit der erstaunlichen Komplexität und Schönheit in Verbindung bringt, die sich in lebenden Zellen und Geweben findet. Im Gegenteil: Die Verknüpfung von Persönlichkeit und Biologie ist eine Quelle unendlichen Staunens und Respekts für alles Menschliche. Indem man den Geist zu etwas Natürlichem erklärt, löst man letztlich vielleicht nur ein Rätsel, doch dadurch könnte der Schleier über weiteren Rätseln gelüftet werden, die in aller Stille warten, bis sie an der Reihe sind.

Ordnet man die Entstehung des bewussten Geistes in die Biologie- und Kulturgeschichte ein, eröffnet sich ein Weg, um den traditionellen Humanismus mit der modernen Naturwissenschaft in Einklang zu bringen. Wenn also Neurowissenschaftler das Erleben der Menschen in der fremdartigen Welt der Gehirnphysiologie und Genetik erforschen, wird die Würde des Menschen damit nicht nur aufrechterhalten, sondern sogar gestärkt.

F. Scott Fitzgerald schrieb einmal die denkwürdigen Worte: »Wer als erster das Bewusstsein erfand, beging eine große Sünde.« Ich kann verstehen, warum er das sagte, aber seine Verdammung ist nur die halbe Geschichte; sie eignet sich für jene Augenblicke, in denen wir wegen der Unvollkommenheiten der Natur, die der menschliche Geist so gnadenlos offenlegt, entmutigt sind. Die andere Hälfte sollte aus Lob für eine Erfindung bestehen, die uns zu all den Schöpfungen und Entdeckungen befähigt, mit denen wir Verlust und Trauer gegen Freude und Jubel eintauschen. Die Entstehung des Bewusstseins öffnete den Weg zu einem lebenswerten Leben. Zu verstehen, wie es dazu kommt, kann diesen Wert nur vergrößern.[19]

Spielen Kenntnisse über die Funktionsweise des Gehirns überhaupt eine Rolle für unsere Lebensführung? Nach meiner Überzeugung sind sie wichtig, und das umso mehr, wenn wir uns – nachdem wir wissen, wo wir derzeit stehen – auch darüber Gedanken machen, wohin wir uns vielleicht bewegen werden.

2. Von der Lebenssteuerung zum biologischen Wert

Die Implausibilität der Realität

Mark Twain sagte einmal, der große Unterschied zwischen Fiktion und Realität bestehe darin, dass die Fiktion glaubhaft sein müsse. Die Realität kann es sich leisten, unplausibel zu sein, die Fiktion nicht. Auch das, was ich hier über Geist und Bewusstsein berichte, entspricht nicht den Anforderungen an Fiktion. Es widerspricht der Intuition und bringt die traditionell erzählten Geschichten durcheinander. Immer wieder straft es altbewährte Annahmen und nicht wenige Erwartungen Lügen. Aber das alles macht meine Darstellung nicht weniger wahrscheinlich.

Die Vorstellung, dass sich hinter dem bewussten Geist unbewusste geistige Vorgänge verbergen, ist wahrlich nichts Neues. Mit dem gleichen Gedanken spielte man schon vor über einem Jahrhundert, und damals wurde er in der Öffentlichkeit mit großer Überraschung aufgenommen. Heute ist er ein Allgemeinplatz. Etwas anderes dagegen ist zwar ebenfalls bekannt, wird aber nicht allgemein zur Kenntnis genommen: Schon lange bevor die Lebewesen einen Geist hatten, zeigten sie effiziente, der Anpassung dienende Verhaltensweisen, und diese Verhaltensweisen ähnelten unter allen praktischen Gesichtspunkten jenen, die sich in geistbegabten, bewussten Lebewesen entwickeln. Diese Verhaltensweisen wurden zwangsläufig gerade *nicht* von einem Geist verursacht, von einem Bewusstsein ganz zu schweigen. Kurz gesagt, existieren bewusste und unbewusste Prozesse nicht nur nebeneinander, sondern unbewusste Prozesse, die für die Aufrechterhaltung des Lebens von großer Bedeutung sind, können sogar ohne ihre bewusste Entsprechung existieren.

Was Geist und Bewusstsein betrifft, hat die Evolution unterschiedliche Gehirne entstehen lassen. Es gibt einen Typ von Gehirnen, die Verhalten hervorbringen, offensichtlich aber weder Geist noch Bewusstsein besitzen; ein Beispiel ist das Nervensystem der Meeresschnecke *Aplysia californica*, die sich im Labor des Neurobiologen Eric Kandel besonderer Beliebtheit erfreute.

Eine andere Form – Paradebeispiel ist das menschliche Gehirn – produziert das ganze Spektrum der Phänomene: Verhalten, Geist und Bewusstsein. Der dritte Hirntyp bringt eindeutig Verhalten hervor, erzeugt wahrscheinlich auch einen Geist, aber ob er auch Bewusstsein in dem hier erörterten Sinn entstehen lässt, ist nicht geklärt. Dies gilt zum Beispiel für Insekten.

Mit der Erkenntnis, dass ein Gehirn auch ohne Geist und Bewusstsein ganz respektable Verhaltensweisen erzeugen kann, sind die Überraschungen noch nicht zu Ende. Wie sich herausstellt, zeigen auch Lebewesen ohne jedes Gehirn bis hinab zu den Einzellern scheinbar intelligente, zielgerichtete Verhaltensweisen. Auch diese Tatsache wird nicht allgemein zur Kenntnis genommen.

In der Frage, wie das menschliche Gehirn einen bewussten Geist erzeugt, können wir zweifellos nützliche Erkenntnisse gewinnen, wenn wir die einfacheren Gehirne verstehen, die weder Geist noch Bewusstsein hervorbringen. Wenn wir aber einen Blick zurück anstellen, wird schnell etwas anderes klar: Um die Entstehung solcher frühen Gehirne zu erklären, müssen wir noch weiter in die Vergangenheit vordringen, weiter zurück in die Welt der einfachen Lebensformen ohne Geist *und* Gehirn, jener Lebensformen, die unbewusst, geistlos und *gehirnlos* sind. Wenn wir herausfinden wollen, welcher Sinn und Zweck hinter dem bewussten Gehirn steckt, müssen wir uns den Anfängen des Lebendigen nähern. Dabei stoßen wir wiederum auf Vorstellungen, die nicht nur überraschend sind, sondern die auch die allgemein üblichen Annahmen über den Beitrag von Gehirn, Geist und Bewusstsein zur Lenkung des Lebendigen untergraben.

Natürlicher Wille

Wir brauchen wieder einmal eine Fabel. Es war einmal eine Zeit, da entstand in der langwierigen Geschichte der Evolution das Leben. Das geschah vor 3,8 Milliarden Jahren, als der Urahn aller späteren Organismen auf der Bildfläche erschien. Rund zwei Milliarden Jahre später, als erfolgreiche Kolonien aus einzelnen Bakterien die Erde zu beherrschen schienen, waren Einzeller mit einem Zellkern an der Reihe. Die Bakterien waren zwar ebenfalls Einzeller, aber ihre DNA war nicht in einem Zellkern zusammengefasst. Einzelzellen mit einem Zellkern waren ein Fortschritt. Diese Lebensformen werden mit dem Fachbegriff als Eukaryonten bezeichnet, und sie gehören zur großen Gruppe der Protozoen. Solche Zellen waren damals, in der Frühzeit des Lebendigen, die ersten wirklich unabhängigen Organismen. Jede von ihnen konnte einzeln und ohne symbiontische Partnerschaften überleben. Ganz ähnliche einfache Einzeller begleiten uns auch heute noch. Gute Beispiele sind die lebhafte Amöbe und das großartige Pantoffeltierchen (Paramecium).[1]

Eine einzelne Zelle hat ein Körpergerüst (das Cytoskelett), und in ihrem Inneren befinden sich ein Zellkern (die Kommandozentrale mit der DNA) und das Cytoplasma (wo unter der Kontrolle von Organellen wie den Mitochondrien die Umwandlung von Nährstoffen in Energie stattfindet). Abgegrenzt wird jeder Körper durch eine Haut, und eine solche hat auch die Zelle: Die Abgrenzung zwischen ihrem Inneren und der Außenwelt wird Zellmembran genannt.

Ein Einzeller gibt in vielerlei Hinsicht einen Vorgeschmack auf spätere Organismen wie den unseren. Man kann in ihnen eine Art skizzenhafte Abstraktion unserer selbst sehen. Das Cytoskelett ist – genau wie unser Knochenskelett – Gerüst und formgebendes Element des eigentlichen Körpers. Das Cytoplasma entspricht dem Körperinneren mit allen seinen Organen. Der Zellkern ist die Entsprechung zum Gehirn. Die Zellmembran ist die Entsprechung zur Haut. Manche Einzeller haben sogar eine Entsprechung zu Gliedmaßen: die Cilien, die ihnen durch koordinierte Bewegungen das Schwimmen ermöglichen.

Die verschiedenen Bestandteile einer Eukaryontenzelle sind aus der Kooperation einfacher Einzellebewesen hervorgegangen: Bakterien gaben ihre Unabhängigkeit auf und wurden Teile eines nützlichen neuen Ganzen. Bakterien eines bestimmten Typs wurden zu Mitochondrien, ein anderer Typ, vielleicht Spirochäten, trug zum Cytoskelett sowie (bei schwimmenden Zellen) zu den Cilien bei und so weiter.[2] Erstaunlich ist dabei, dass unser vielzelliger Organismus auf den gleichen Grundprinzipien beruht: Milliarden Zellen finden sich zusammen und bilden Gewebe, verschiedenartige Gewebe werden zu Organen zusammengesetzt und verschiedene Organe zu Organsystemen verknüpft. Die Gewebe sind beispielsweise die Epithelien der Haut, Schleimhäute und endokrinen Drüsen, Muskelgewebe, Nervengewebe und das Bindegewebe, das alles andere zusammenhält. Beispiele für Organe sind allgemein bekannt, vom Herzen über den Darm bis zum Gehirn. Zu den Organsystemen gehören das Ensemble aus Herz, Blut und Blutgefäßen (das Kreislaufsystem), das Immunsystem und das Nervensystem. Aufgrund solcher auf Kooperation beruhender Anordnungen ist unser Organismus ein höchst differenzierter Komplex aus Billionen Zellen unterschiedlicher Typen, darunter natürlich die Neuronen als besonders charakteristische Bausteine des Gehirns. Über Neuronen und Gehirn werden wir in Kürze mehr erfahren.

Der wichtigste Unterschied zwischen den Zellen der vielzelligen Organismen (Metazoen) und der Einzeller besteht darin, dass Einzelzellen für sich selbst sorgen müssen, während die Zellen vielzelliger Lebewesen in einer höchst vielgestaltigen, komplexen Gesellschaft zu Hause sind. Viele Aufgaben, die ein Einzeller allein bewältigen muss, sind in vielzelligen Organismen auf spezialisierte Zelltypen aufgeteilt. Die Aufgabenverteilung ist grundsätzlich vergleichbar mit den verschiedenen Funktionseinheiten in jeder einzelnen Zelle. Vielzellige Lebewesen bestehen aus zahlreichen kooperativ organisierten Einzellern, die ursprünglich aus einer Kombination noch kleinerer Einzellebewesen entstanden sind. In der Ökonomie eines Vielzellers gibt es viele einzelne Bereiche, und in jedem dieser Bereiche wirken die Zellen zusammen. Wenn dies vertraut klingt und an die menschliche Gesellschaft denken lässt, ist das beabsichtigt. Die Ähnlichkeiten sind verblüffend.

Die Steuerung der Organsysteme vielzelliger Organismen ist stark dezentralisiert, es gibt aber Zentren mit besonders großen Analyse- und Entscheidungsfähigkeiten wie das Hormonsystem und das Gehirn. Dennoch haben alle Zellen eines vielzelligen Organismus (einschließlich unseres eigenen) bis auf wenige Ausnahmen die gleichen Bestandteile wie ein Einzeller – Membran, Cytoskelett, Cytoplasma, Zellkern. (Eine solche Ausnahme sind die roten Blutzellen, deren kurzes, nur 120 Tage währendes Leben dem Hämoglobintransport gewidmet ist: Sie verfügen über keinen nennenswerten Zellkern.) Außerdem haben alle diese Zellen – genau wie ein großer Organismus – einen vergleichbaren Lebenszyklus mit Geburt, Entwicklung, Alterung und Tod. Das Leben eines einzigen menschlichen Organismus ist aus einer Vielzahl gleichzeitig ablaufender, fein säuberlich sortierter Leben aufgebaut.

So einfach die Einzeller auch waren und sind, sie besaßen offenbar eine unerschütterliche Entschlossenheit, so lange am Leben zu bleiben, wie es ihnen die Gene in ihrem mikroskopisch kleinen Zellkern befahlen. Zu ihren Lebensprinzipien gehörte das hartnäckige Bestreben, durchzuhalten und sich durchzusetzen, bis einige Gene im Zellkern den Lebenswillen aufgaben und die Zelle sterben ließen.

Ich weiß, dass es schwierig ist, sich im Zusammenhang mit einer einzelnen, einsamen Zelle »Wünschen« und »Wollen« vorzustellen. Wie können Einstellungen und Absichten, die wir mit dem bewussten menschlichen Geist in Verbindung bringen und die nach unserer Intuition aus der Tätigkeit eines großen Menschengehirns erwachsen, bereits auf einer so elementaren Ebene vorhanden sein? Und doch sind sie da, ganz gleich, mit welchem Namen man solche Verhaltensmerkmale einer Zelle belegen will.[3]

Ohne bewusstes Wissen, ohne Zugang zu einem Denkapparat wie unserem Gehirn, scheint der Einzeller nur ein einziges Ziel zu haben: Er will leben, solange seine genetische Ausstattung es ihm erlaubt. Es mag seltsam erscheinen, aber das Wollen und alles, was zu seiner Umsetzung notwendig ist, war *früher* da als explizites Wissen und Nachdenken über die Lebensbedingungen, denn der Einzeller besitzt eindeutig keines von beiden. Zellkern und Cytoplasma wirken zusammen und führen komplizierte Berechnungen aus mit dem Ziel, die Zelle am Leben zu erhalten. Sie setzen sich jeden Augenblick neu mit den Problemen auseinander, vor die sie durch die Lebensbedingungen gestellt werden, und passen die Zelle so an die Situation an, dass sie überleben kann. Je nach den Umweltbedingungen ändern sie Lage und Verteilung der Moleküle in ihrem Inneren, und sie verändern die Form der Unterbestandteile, beispielsweise der Mikrotubuli, wobei sie eine erstaunliche Präzision an den Tag legen. Sie sprechen auf Unannehmlichkeiten und auch auf gute Behandlung an. Natürlich wurden die Zellbestandteile, die Anpassungen vornehmen, vom genetischen Material der Zelle bereitgestellt und mit Anweisungen versehen.

In der Regel glauben wir nur allzu gern, die Verhaltensweisen, Absichten und Strategien hinter unserem vielschichtigen Lebensmanagement seien unserem großen Gehirn und unserem komplexen, bewussten Geist entsprungen. Warum auch nicht? Die Prozesse von der Spitze der Pyramide und aus Sicht der heutigen Umstände zu betrachten, ist eine vernünftige, sparsame Methode, um sich ihre Geschichte auszumalen. In Wirklichkeit aber hat der bewusste Geist nur dafür gesorgt, dass wir das Knowhow für unser grundlegendes Lebensmanagement, nun ja, *kennen* können. Wie wir noch genauer erfahren werden, kommen die entscheidenden Beiträge des bewussten Geistes zur Evolution erst auf einer sehr viel höheren Ebene hinzu; sie haben mit gezielten, überlegten Entscheidungsprozessen und kulturellen Hervorbringungen zu tun. Ich will damit keinesfalls die Bedeutung dieses hohen Niveaus des Lebensmanagements kleinreden. Es ist sogar einer der Hauptgedanken in diesem Buch, dass der bewusste Geist der Menschen die Evolution gerade dadurch in eine neue Richtung gelenkt hat, dass er uns Wahlmöglichkeiten zur Verfügung stellt. Damit macht er eine relativ flexible soziokulturelle Steuerung möglich, die über die komplexe soziale Organisation, wie sie beispielsweise die sozialen Insekten so eindrucksvoll zeigen, hinausgeht. Ich drehe vielmehr die traditionelle Betrachtungsreihenfolge für das Bewusstsein um und gehe davon aus, dass ein verstecktes Wissen über das Lebensmanagement *früher* vorhanden war als das bewusste Erleben solcher Kenntnisse. Außerdem sage ich: Dieses versteckte Wissen ist recht kompliziert, und man sollte es nicht für primitiv halten. Es beinhaltet eine gewaltige Komplexität, und seine scheinbare Intelligenz ist bemerkenswert.

Damit stufe ich das Bewusstsein nicht herab, aber mit Sicherheit stufe ich die nichtbewusste Lebensverwaltung herauf, und ich äußere die Vermutung, dass sie die Blaupause für Einstellungen und Absichten des bewussten Geistes darstellt.

Die gerade beschriebene nichtbewusste Einstellung besitzt jede Zelle unseres Körpers. Wäre es denkbar, dass unser sehr menschlicher, bewusster Wunsch zu leben oder unser Wille, die Oberhand zu behalten, als Summe des unbewussten Willens aller Zellen in unserem Körper ihren Anfang nahmen, als kollektive Stimme, die sich zu einem Lied der Bestärkung, der Bestätigung erhob?

Die Vorstellung von einem großen Kollektiv einzelner Willen, das mit einer einzigen Stimme spricht, ist nicht nur poetische Fantasie. Sie passt zur Realität unseres Organismus, in dem tatsächlich eine einzelne Stimme in Form des *Selbst* in einem bewussten Gehirn existiert. Aber wie findet man den Übergang vom hirnlosen, geistlosen Willen der einzelnen Zellen und ihrer Kollektive zum Selbst des bewussten Geistes, das seinen Ursprung in einem Gehirn hat? Dazu müssen wir in unseren Bericht einen radikalen Teilnehmer einführen, der die Spielregeln verändert: die Nervenzelle, das Neuron.

Neuronen sind, soweit man es feststellen kann, einzigartige Zellen, die keiner anderen Zelle im Körper gleichen, ja nicht einmal den anderen Gehirnzellen, beispielsweise den Gliazellen. Was macht unsere Neuronen zu etwas so Besonderem? Haben nicht auch sie einen Zellkörper, und sind nicht auch sie mit einem Zellkern, Cytoplasma und einer Membran ausgestattet? Ordnen sie nicht, wie andere Zellen, die Moleküle in ihrem Inneren immer wieder neu? Passen nicht auch sie sich an ihre Umwelt an? Ja, das alles stimmt. Neuronen sind durch und durch Körperzellen, und doch sind sie etwas Besonderes.

Um zu erklären, warum das so ist, sollten wir einen funktionellen und einen strategischen Unterschied betrachten. Der entscheidende funktionelle Unterschied hat mit der Fähigkeit der Neuronen zu tun, elektrochemische Signale zu erzeugen und auf diesem Weg den Zustand anderer Zellen zu verändern. Neuronen haben die elektrischen Signale nicht erfunden. Auch Einzeller wie das Pantoffeltierchen können sie erzeugen und nutzen sie zur Steuerung ihres Verhaltens. Neuronen jedoch beeinflussen mithilfe ihrer Signale weitere Zellen: andere Neuronen, endokrine Zellen (die daraufhin Moleküle abgeben) und die Zellen der Muskelfasern. Eine solche Zustandsveränderung von Zellen ist die Ursache der Aktivität, die überhaupt erst »Verhalten« darstellt und steuert, und damit trägt sie auch zur Entstehung des Geistes bei. Neuronen sind zu dieser Leistung in der Lage, weil sie einen elektrischen Strom erzeugen und diesen an ihrem röhrenförmigen, als Axon bezeichneten Fortsatz entlangleiten. Diese Übertragung erfolgt manchmal über Entfernungen, die man mit bloßem Auge sehen kann, beispielsweise wenn Signale über viele Zentimeter hinweg von den Axonen der Neuronen im motorischen Cortex zum Hirnstamm laufen oder wenn sie sich vom Rückenmark bis zum Ende einer Extremität fortpflanzen. Kommt der elektrische Strom an der Synapse – der Spitze des Axons – an, sorgt er dort für die Ausschüttung von Transmittermolekülen, die ihrerseits auf die nächste Zelle in der Kette einwirken. Handelt es sich bei dieser zweiten Zelle um eine Muskelfaser, ist eine Bewegung die Folge.[4]

Warum sich die Neuronen so verhalten, ist heute kein Geheimnis mehr. Wie andere Körperzellen, so tragen auch sie auf der Innen- und der Außenseite ihrer Membranen elektrische Ladungen. Diese entstehen, weil Ionen wie Natrium oder Kalium auf den beiden Seiten der Membran in unterschiedlicher Konzentration vorhanden sind. Doch Neuronen machen sich die großen Ladungsunterschiede zwischen innen und außen zunutze, ein Zustand, den man Polarisierung nennt. Verringert sich dieser Unterschied an einer bestimmten Stelle in der Zelle stark, wird diese lokal depolarisiert, und die Depolarisierung pflanzt sich am Axon entlang fort wie eine Welle. Diese Welle ist der elektrische Impuls. Werden Neuronen depolarisiert, sagt man, sie sind »eingeschaltet« oder sie »feuern«. Kurz, Neuronen gleichen allen anderen Zellen, nur können sie Signale an andere Zellen senden, die diese beeinflussen und ihr Verhalten abwandeln.

Der zuvor beschriebene Funktionsunterschied ist die Ursache für einen wichtigen strategischen Unterschied: *Neuronen existieren zum Nutzen aller anderen Zellen des Organismus.* Für die grundlegenden Lebensprozesse sind sie nicht notwendig – das zeigen alle Lebewesen, die keine Neuronen besitzen. In komplizierten, aus vielen Zellen bestehenden Organismen jedoch *unterstützen* die Neuronen den vielzelligen Körper bei der Steuerung der Lebensvorgänge. Diesem Zweck dienen die Neuronen und das Gehirn, dessen Bausteine sie sind. Alle erstaunlichen, von uns gepriesenen Leistungen des Gehirns, von den Wundern der Kreativität bis zu den Höhen der Spiritualität, verdanken sich offenbar dieser Entschlossenheit der Neuronen, die Lebensvorgänge des Körpers, in dem sie zu Hause sind, zu steuern.

Selbst in bescheidenen Gehirnen, die nur aus Ganglien (»Nervenknoten«) bestehen, unterstützen die Neuronen andere Körperzellen. Zu diesem Zweck empfangen sie Signale von den Körperzellen und sorgen daraufhin entweder für die Ausschüttung chemischer Substanzen (beispielsweise eines Hormons, das von einer endokrinen Zelle abgegeben wird, zu den Körperzellen gelangt und deren Funktion verändert) oder für Bewegungen (etwa wenn die Neuronen Muskelfasern reizen und zur Kontraktion veranlassen). Im hoch entwickelten Gehirn der komplexeren Lebewesen jedoch ahmen Neuronennetzwerke irgendwann den Aufbau der Körperteile nach, denen sie zugeordnet sind. Sie *repräsentieren* den Zustand des Körpers, indem sie ganz buchstäblich eine Landkarte des Körpers, für den sie arbeiten, darstellen und eine Art virtuelles Abbild, ein neuronales Double, schaffen. Wichtig ist dabei, dass sie während des ganzen Lebens mit dem Körper verbunden bleiben, den sie nachahmen. Wie wir noch genauer erfahren werden, hat sich die Nachahmung des Körpers und die dauerhafte Verbindung mit ihm auch für die Verwaltung seiner Funktionen als sehr nützlich erwiesen.

Kurz gesagt, sind Neuronen auf den Körper *ausgerichtet,* und diese Gerichtetheit, dieser unaufhörliche Hinweis auf den Körper, ist das definierende Merkmal von Neuronen, Neuronenschaltkreisen und Gehirnen. Nach meiner Überzeugung ist diese Gerichtetheit der Grund, warum der unterschwellige Lebenswille unserer Körperzellen sich jemals in einen mit Geist ausgestatteten, bewussten Willen umsetzen konnte. Der heimliche Wille der Zellen wurde in den Schaltkreisen des Gehirns nachgeahmt. Seltsamerweise lässt die Tatsache, dass Neuronen und Gehirne vom Körper handeln, auch eine Vermutung darüber zu, wie die Außenwelt in Gehirn und Geist kartiert wird. Wie ich im Teil II noch genauer erklären werde, kartiert das Gehirn die Außenwelt durch die Vermittlung des Körpers. Wenn der Körper mit seiner Umwelt in Wechselbeziehung tritt, stellen sich in den Sinnesorganen –

Augen, Ohren und Haut – Veränderungen ein; das Gehirn kartiert diese Veränderungen, und damit ergibt sich im Gehirn eine Art indirekte Repräsentation der Außenwelt.

Bevor ich mit meinem Lobgesang auf die herausragenden Talente der Neuronen zum Ende komme, möchte ich eine Anmerkung über ihren Ursprung hinzufügen und sie damit ein wenig bescheidener erscheinen lassen. In der Evolution sind Neuronen vermutlich aus Eukaryontenzellen entstanden, die immer wieder ihre Form veränderten und röhrenförmige Fortsätze bildeten, während sie sich herumbewegten, ihre Umwelt wahrnahmen, Nahrung aufnahmen und ihren Lebenstätigkeiten nachgingen. Eine Vorstellung von diesem Prozess vermitteln uns die Scheinfüße oder Pseudopodien einer Amöbe. Die röhrenförmigen Fortsätze, die ad hoc durch den Umbau der Mikrotubuli in ihrem Inneren entstehen, werden wieder abgebaut, sobald die Zelle ihre Aufgabe erfüllt hat. Als solche vorübergehenden Fortsätze aber nicht mehr zurückgebaut wurden, entwickelten sie sich zu Axonen und Dendriten, jenen röhrenförmigen Bestandteilen, die Neuronen auszeichnen. Damit verfügte die Zelle über eine dauerhafte Ausstattung mit Kabeln und Antennen, die sich sehr gut zum Aussenden und Empfangen von Signalen eignete.[5]

Warum ist das alles so wichtig? Die Antwort: Obwohl die Neuronen eine sehr spezifische Aufgabe haben und den Weg zu komplexen Verhaltensweisen sowie zum Geist eröffneten, behielten sie ihre enge Verwandtschaft mit anderen Körperzellen bei. Wenn man die Neuronen und das von ihnen aufgebaute Gehirn als etwas grundsätzlich anderes betrachtet, ohne ihren Ursprung in Betracht zu ziehen, läuft man Gefahr, das Gehirn weiter vom Körper zu entfernen, als es sich angesichts seiner Herkunft und Wirkungsweise rechtfertigen lässt. Nach meiner Vermutung ist die Verwirrung darüber, wie Gefühlszustände im Gehirn entstehen können, zu einem großen Teil der Tatsache geschuldet, dass man diese tief greifende Verbindung zwischen Körper und Gehirn übersieht.

Zwischen Neuronen und anderen Körperzellen muss man noch einen weiteren Unterschied machen. Nach allem, was wir wissen, pflanzen sich Neuronen nicht fort – das heißt, sie teilen sich nicht. Außerdem regenerieren sie sich auch nicht, zumindest nicht in nennenswertem Umfang. Praktisch alle anderen Zellen im Körper tun das, Ausnahmen sind die Zellen in den Augenlinsen und die Muskelfaserzellen des Herzens. Wenn sich diese Zellen teilen würden, wäre das nicht gut. Zellteilungen in der Augenlinse würden wahrscheinlich die Durchsichtigkeit des Mediums beeinträchtigen. Würden sich die Zellen im Herzen teilen (selbst wenn das jeweils nur in einem Abschnitt geschehen würde, wie etwa beim sorgfältig geplanten Umbau eines Hauses), käme es zu schwerwiegenden Beeinträchtigungen der Pumpfunktion, ganz ähnlich wie bei einem Herzinfarkt, bei dem ein Abschnitt des Herzens seine Funktion verliert und die fein abgestimmte Koordination der vier Herzkammern durcheinandergerät. Wie steht es in dieser Hinsicht mit dem Gehirn? Wie die Neuronenschaltkreise Erinnerungen speichern, ist zwar bis heute nicht vollständig geklärt, beim Teilen von Neuronen würden aber vermutlich die Aufzeichnungen der lebenslangen Erfahrungen zerstört, die (durch Lernen) in den Impulsmustern feuernder Neuronen in komplexen Schaltkreisen festgeschrieben sind. Aus dem gleichen Grund würden Neuronenzellteilungen auch das hoch entwickelte, in die Schaltkreise eingeschriebene Knowhow zerstören, das vom Genom von Anbeginn an festgelegt ist und das dem Gehirn mitteilt, wie es die Lebenstätigkeiten koordinieren soll. Eine Teilung von Neuronen könnte das Ende der artspezifischen Lebenssteuerung bedeuten und würde vermutlich verhindern, dass sich mental und im Verhalten eine Individualität entwickelt, ganz zu schweigen von Identität und Persönlichkeit. Dass ein solch düsteres Szenario plausibel ist, sieht man an den Folgen von Schäden in bestimmten Neuronenschaltkreisen, wie sie durch einen Schlaganfall oder die Alzheimer-Krankheit verursacht werden.

Die Teilung der meisten anderen Zellen in unserem Körper unterliegt einer strikten Regulation, damit die Struktur der verschiedenen Organe und der Aufbau des gesamten Organismus nicht beeinträchtigt werden. Es gibt einen Bauplan, der beibehalten werden muss. Während des gesamten Lebens findet eine ständige Renovierung statt, aber kaum echter Umbau. Nein, wir reißen im Haus unseres Körpers keine Wände ein. Wir bauen weder eine neue Küche an noch einen Gästeflügel. Die Renovierung ist sehr subtil und äußerst genau. Während des größten Teils unseres Lebens werden die Zellen so perfekt ersetzt, dass selbst unser äußeres Erscheinungsbild gleich bleibt. Betrachtet man aber die Auswirkungen der Alterung im Verhältnis zum äußeren Aussehen unseres Organismus oder zur Tätigkeit der inneren Organsysteme, so erkennt man, dass der Ersatz nach und nach immer weniger perfekt ist. Jetzt bleibt nicht mehr alles an seinem Ort. Die Gesichtshaut altert, Muskeln werden schlaff, die Schwerkraft macht sich bemerkbar, Organe funktionieren nicht mehr ganz so gut. An dieser Stelle kommen meist Besuche in teuren Privatpraxen und/oder plastische Chirurgie ins Spiel.

Am Leben bleiben

Welche Voraussetzungen müssen gegeben sein, damit eine Zelle am Leben bleibt? Einfach gesagt, sind dafür eine gute Haushaltsführung und gute äußere Beziehungen erforderlich, das heißt ein gutes Management der unzähligen Probleme, die sich im Leben stellen. Leben erfordert in einer einzelnen Zelle ebenso wie in großen Lebewesen aus Billionen solcher Bausteine, dass geeignete Nährstoffe in Energie umgewandelt werden, und das wiederum setzt die Fähigkeit zur Lösung mehrerer Probleme voraus: Man muss die energiereichen Produkte finden, in den Körper aufnehmen, in die universelle Energiewährung namens ATP umtauschen, Abfallstoffe entsorgen und die Energie für alles nutzen, was der Körper braucht, um den gleichen Ablauf mit Finden der richtigen Nahrung, Aufnahme und so weiter fortzusetzen. Die Nahrung zu beschaffen, aufzunehmen, zu verdauen und in Treibstoff für den Körper umzuwandeln – das sind die Aufgaben einer einfachen, kleinen Zelle.

Für das Lebensmanagement sind solche Mechanismen so wichtig, weil es so schwierig ist. Leben ist ein höchst sensibler Zustand und nur dann möglich, wenn im Körperinneren zahlreiche Bedingungen gleichzeitig erfüllt sind. In Organismen wie dem unseren dürfen beispielsweise die Sauerstoff- und die CO_2-Mengen nur innerhalb sehr enger Grenzen schwanken, das Gleiche gilt für den Säuregehalt (den pH) der Flüssigkeit, in der sämtliche chemischen Substanzen von einer Zelle zur anderen wandern. Ebenso verhält es sich mit der Temperatur, deren Schwankungen wir nur allzu genau wahrnehmen, wenn wir Fieber haben oder – häufiger – wenn wir uns über zu heißes oder zu kaltes Wetter beklagen. Es gilt ebenso für die Mengen der Hauptnährstoffgruppen – Zucker, Fette, Proteine – im Blut. Weichen ihre Werte von dem engen Wohlfühlbereich ab, empfinden wir das als unangenehm, und wenn ein solcher Zustand längere Zeit anhält, ohne dass wir daran etwas ändern können, werden wir ziemlich aufgeregt. Diese mentalen Zustände und Verhaltensweisen sind Anzeichen, dass die eisernen Regeln der Lebenssteuerung nicht befolgt werden; es sind Hinweise aus den Niederungen der unbewussten Verarbeitung, die auf das geistbegabte, bewusste Leben zielen und von uns verlangen, dass wir eine vernünftige Lösung für eine Situation finden, mit der die automatischen, unbewussten Mechanismen nicht mehr zurechtkommen.

Wenn man diese Parameter einzeln misst und in Zahlen ausdrückt, so stellt man fest, dass sie normalerweise nur in einem sehr engen Bereich schwanken. Mit anderen Worten: Leben erfordert, dass der Körper um jeden Preis und für buchstäblich Dutzende von Bestandteilen in seinem dynamischen Inneren jeweils eine Reihe von Schwankungsbreiten aufrechterhält. Alle Tätigkeiten, auf die ich zuvor angespielt habe – Finden von Energiequellen, Aufnahme und Umsatz energiereicher Produkte und so weiter –, zielen darauf ab, die chemischen Parameter des Körperinneren (sein inneres Milieu) innerhalb jener magischen Spanne zu halten, die mit dem Leben vereinbar ist. Diese magische Spanne wird als *homöostatischer* Bereich bezeichnet, und den Prozess, durch den der Gleichgewichtszustand erreicht wird, nennt man *Homöostase*. Diese nicht gerade eleganten Begriffe wurden im 20. Jahrhundert von dem Physiologen Walter Cannon geprägt. Er erweiterte die Entdeckungen des französischen Biologen Claude Bernard, der im 19. Jahrhundert den anschaulicheren Begriff *milieu intérieur* (»inneres Milieu«) geschaffen hatte. Damit meinte er jenes chemische Gemisch, in dem der Kampf ums Leben ununterbrochen, aber vor den Blicken verborgen abläuft. Aber obwohl man das Wesentliche an der Regulation des Lebendigen (nämlich den Prozess der Homöostase) bereits seit über einem Jahrhundert kennt und obwohl diese Kenntnisse auch täglich ihre Anwendung in Biologie und Medizin finden, konnte man ihre tiefere Bedeutung im Hinblick auf Neurobiologie und Psychologie leider nicht richtig einschätzen.[6]

Die Ursprünge der Homöostase

Wie wurde die Homöostase in ganze Organismen eingepflanzt? Wie kamen einzelne Zellen zu ihrer Art der Lebensregulation? Wenn man sich einer solchen Frage annähern will, muss man sich einer problematischen Form der Nachkonstruktion (*reverse engineering*) bedienen. Dies ist niemals einfach, denn während des größten Teils unserer Wissenschaftsgeschichte sind wir im Denken vom gesamten Organismus ausgegangen, nicht aber von den Molekülen und Genen, aus denen die Organismen entstanden sind.

Die Homöostase begann auf der Ebene von Organismen ohne Bewusstsein, Geist oder Gehirn. Damit stellt sich die Frage, wo und wie die homöostatische Zielsetzung in die Geschichte des Lebendigen Einzug hielt. Diese Frage führt uns von Einzellern zu den Genen und von dort zu Molekülen, die sogar noch einfacher sind als DNA und RNA. Die homöostatische Zielsetzung dürfte aus diesen einfachen Ebenen hervorgegangen sein und hat möglicherweise sogar mit den grundlegenden physikalischen Prozessen zu tun, die die Wechselwirkungen von Molekülen bestimmen: Moleküle stoßen sich ab oder ziehen sich an, sie lagern sich zusammen und beteiligen sich an explosiven Reaktionen, oder aber sie weigern sich, dies zu tun.

Die Organismen wiederum sind offensichtlich durch natürliche Selektion entstandene Gen-Netzwerke, die von diesen mit der Fähigkeit zur Homöostase ausgestattet wurden. Welche Kenntnisse besaßen (und besitzen) Gen-Netzwerke, dass sie solche klugen Anweisungen an die von ihnen hervorgebrachten Organismen weitergeben können? Wo liegt der Ursprung des Wertes – seine »primitive Form« –, wenn wir uns unterhalb der Ebene von Geweben und Zellen auf das Niveau der Gene begeben? Ist vielleicht eine ganz bestimmte Anordnung der genetischen Information notwendig? Auf der Ebene der Gen-Netzwerke besteht die primitive Form des Wertes aus einer Reihenfolge in der Genexpression, die zum Aufbau »homöostasefähiger« Organismen führt.

Eine tiefergehende Antwort muss man jedoch auf noch einfacheren Ebenen suchen. Wichtige Diskussionen beschäftigen sich mit der Frage, wie der Prozess der natürlichen Selektion das menschliche Gehirn hervorgebracht hat, dessen wir uns gegenwärtig erfreuen. Wirkte die natürliche Selektion auf der Ebene der Gene, der ganzen Organismen, der Organismengruppen oder auf allen diesen Ebenen gleichzeitig? Aus der Sicht der Gene – auch damit die Gene über viele Generationen überleben konnten – mussten die Gen-Netzwerke vergängliche und doch erfolgreiche Organismen hervorbringen, die ihnen als Vehikel dienen konnten. Und damit sich Organismen erfolgreich verhalten können, müssen die Gene ihren Aufbau mit einigen entscheidenden Anweisungen gelenkt haben.

Zu einem großen Teil müssen solche Anweisungen die Konstruktion von Instrumenten in die Wege geleitet haben, die eine effiziente Lebenssteuerung ermöglichen. Die neuen Vorrichtungen sorgen für die Verteilung von Belohnungen, das Verhängen von Strafen und die Vorhersage von Situationen, denen ein Organismus gegenüberstehen könnte. Kurz gesagt, führten Anweisungen in den Genen zur Konstruktion von Apparaten für die Ausführung dessen, was in komplizierten Lebewesen wie uns am Ende die Form von Emotionen im weitesten Sinne annahm. Eine frühe Skizze dieser Apparate war bereits in Organismen ohne Gehirn, Geist oder Bewusstsein vorhanden – in den zuvor beschriebenen Einzellern. Ihre größte Komplexität erreichten die Regulationsapparate jedoch in Lebewesen, die alle drei Merkmale besitzen: Gehirn, Geist und Bewusstsein.[7]

Reicht Homöostase aus, um das Überleben zu gewährleisten? Eigentlich nicht, denn der Versuch, ein homöostatisches Ungleichgewicht nach seinem Auftreten zu korrigieren, ist ineffizient und gefährlich. Dieses Problem bewältigte die Evolution durch die Einführung von Mechanismen, mit deren Hilfe die Organismen ein Ungleichgewicht voraussehen können und von denen sie zur Erkundung von Umgebungen motiviert werden, die voraussichtlich eine Lösung bieten werden.

Zellen, Vielzeller und konstruierte Maschinen

Zellen und vielzellige Organismen haben manche Eigenschaften mit konstruierten Maschinen gemeinsam: Die Tätigkeit von Lebewesen wie auch von Maschinen dient einem Ziel, die Tätigkeit besteht aus Teilprozessen, die Prozesse werden von bestimmten anatomischen Teilen bewerkstelligt, die Unteraufgaben ausführen, und so weiter. Die Ähnlichkeit ist aufschlussreich und steht hinter den Metaphern, mit denen wir Lebewesen und Maschinen beschreiben. Wir bezeichnen das Herz als Pumpe, den Blutkreislauf als Rohrleitungssystem, die Gliedmaßen als Hebel und so weiter. Umgekehrt bezeichnen wir den Motor in einer komplizierten Maschine als ihr »Herz«, und ihre Steuerungsvorrichtungen nennen wir »Gehirn«. Maschinen, die sich unberechenbar verhalten, sind »launisch«. Diese Denkweise ist im Großen und Ganzen sehr aufschlussreich, steckt aber auch hinter der alles andere als hilfreichen Vorstellung, das Gehirn sei ein Digitalcomputer und das Bewusstsein eine Art Software, die auf diesem Computer läuft. Das eigentliche Problem liegt bei solchen Metaphern aber darin, dass sie den grundlegend unterschiedlichen Zustand der *materiellen Bestandteile* von Lebewesen und Maschinen außer Acht lassen. Vergleichen wir einmal ein Wunder des modernen Flugzeugbaus – eine Boeing 777 – mit einem beliebigen, großen oder kleinen lebenden Organismus. Man erkennt leicht eine Reihe von Ähnlichkeiten: eine Kommandozentrale in Form der Computer im Cockpit, Informationskanäle, die zu diesen Computern hin laufen und die Rückkopplungskanäle zur Peripherie steuern, eine Art Stoffwechsel – Triebwerke, die mit Brennstoff gespeist werden und Energie umwandeln – und so weiter. Dennoch besteht ein grundlegender Unterschied: Jedes Lebewesen ist von Natur aus mit umfassenden Homöostaseregeln und -vorrichtungen ausgestattet, bei einer Fehlfunktion geht der Organismus zugrunde, und was noch wichtiger ist: *Jeder* Bestandteil des Organismus (damit meine ich jede einzelne Zelle) ist seinerseits ein Lebewesen, das von Natur aus mit seinen eigenen Homöostaseregeln und -vorrichtungen ausgestattet ist und bei Fehlfunktionen dem gleichen Risiko der Sterblichkeit unterliegt. Dazu gibt es im Aufbau der bewundernswerten Boeing 777 – vom Rumpf aus Metalllegierungen bis zum Material der kilometerlangen Kabel und Hydraulikleitungen – nichts Vergleichbares. Die hochrangige »Homöostase« der 777, die zwischen den Batterien intelligenter Bordcomputer und den beiden zur Steuerung notwendigen Piloten aufgeteilt ist, zielt auf die Erhaltung der ganzen, einheitlichen Struktur, nicht aber auf größere und kleinere physische Unterbestandteile.

Biologischer Wert

Aus meiner Sicht sind geordnete, mit einem gesunden Leben vereinbare chemische Verhältnisse in seinem Körper für jedes Lebewesen zu jedem Zeitpunkt der wesentlichste Besitz. Dies gilt für die Amöbe ebenso wie für einen Menschen. Daraus ergibt sich alles andere. Seine Bedeutung kann man gar nicht genug betonen.

Der Begriff des biologischen Wertes ist in den modernen Vorstellungen von Gehirn und Geist allgegenwärtig. Jeder von uns hat eine Vorstellung – oder vielleicht auch mehrere – davon, was das Wort *Wert* bedeutet, aber was ist *biologischer Wert*? Betrachten wir einmal einige andere Fragen: Warum messen wir praktisch allen Dingen, die uns umgeben – Lebensmittel, Häuser, Gold, Schmuck, Gemälde, Aktien, Dienstleistungen, ja sogar anderen Menschen –, einen Wert bei? Warum verwenden alle so viel Zeit darauf, die mit solchen Gegenständen verbundenen Gewinne und Verluste zu berechnen? Warum tragen Gegenstände ein Preisschild? Wozu diese unaufhörliche Bewertung? Und welches sind die Maßstäbe, an denen solche Werte gemessen werden? Auf den ersten Blick mag es so scheinen, als hätten solche Fragen in einem Gespräch über Gehirn, Geist und Bewusstsein keinen Platz. In Wirklichkeit haben sie diesen Platz durchaus, und wie wir noch genauer erfahren werden, ist der Begriff des Wertes sogar von zentraler Bedeutung, wenn wir die Evolution des Gehirns, seine Embryonalentwicklung und seine jeweils aktuell ablaufende Tätigkeit verstehen wollen.

Unter den zuvor gestellten Fragen gibt es nur für die, warum Gegenstände ein Preisschild tragen, eine einigermaßen einfache Antwort. Unentbehrliche oder schwer zu beschaffende Gegenstände verursachen angesichts der Nachfrage nach ihnen oder wegen ihrer Seltenheit höhere Kosten. Aber warum müssen sie einen Preis haben? Nun, in der Regel gibt es nicht von allem so viel, dass jeder es haben könnte; die Preisbildung ist ein Mittel, um das Missverhältnis zwischen dem Verfügbaren und der Nachfrage danach in den Griff zu bekommen. Preisbildung führt Beschränkungen ein und schafft eine Art Reihenfolge für den Zugang zu Gegenständen. Aber warum gibt es nicht genug von allem für alle? Ein Grund liegt in der ungleichmäßigen Verteilung der Bedürfnisse. Bestimmte Dinge werden dringend gebraucht, andere weniger, manche überhaupt nicht. Erst wenn wir den Begriff des Bedürfnisses einführen, kommen wir endlich zum entscheidenden Aspekt des biologischen Wertes: Ein lebendes Individuum bemüht sich darum, sein Leben zu erhalten, und bei diesen Bemühungen ergeben sich zwingende Bedürfnisse. Wenn wir aber wissen wollen, warum wir überhaupt einen Wert zuordnen und welchen Maßstab wir dabei anlegen, müssen wir das Problem der Lebenserhaltung und der zugehörigen Bedürfnisse zur Kenntnis nehmen. Was die Menschen angeht, so ist die Lebenserhaltung nur ein Teil eines umfassenderen Problems, aber bleiben wir zunächst einmal beim Überleben.

Bisher hat die Neurowissenschaft in der Beschäftigung mit diesem Fragenkomplex eine eigenartige Abkürzung gewählt. Man identifizierte mehrere chemische Substanzen, die auf diese oder jene Weise mit Belohnungs- oder Bestrafungszuständen zusammenhängen und demnach im erweiterten Sinn mit dem Wert assoziiert sind. Die Namen einiger bekannter derartiger Substanzen hören sich für viele Leser sicher vertraut an: Dopamin, Noradrenalin, Serotonin, Cortisol, Oxytocin, Vasopressin. Ebenso hat man in der Neurowissenschaft eine Reihe von Gehirnkernen identifiziert, die solche Substanzen herstellen und an andere Teile von Gehirn und Körper liefern. (Gehirnkerne oder Nuclei sind Ansammlungen von Neuronen unterhalb der Großhirnrinde in Hirnstamm, Hypothalamus und basalem Vorderhirn; man sollte sie nicht mit den Kernen der Eukaryontenzellen verwechseln – das sind einfache Beutel, in denen sich der größte Teil der zelleigenen DNA befindet.)[8]

Die komplizierten neuronalen Mechanismen der »Wertmoleküle« sind ein wichtiges Thema, um dessen Klärung sich heute viele engagierte Neurowissenschaftler bemühen. Was veranlasst die Gehirnkerne, diese Moleküle auszuschütten? Wo werden sie im Gehirn und im übrigen Körper im Einzelnen freigesetzt? Welche Folgen hat ihre Ausschüttung? Irgendwie kommt die Erörterung solcher faszinierenden neuen Erkenntnisse zu kurz, wenn man sich der zentralen Frage zuwendet: *Wo liegt der Motor der Wertsysteme? Was ist das biologische Urbild des Wertes?* Oder anders gefragt: Was ist der Antrieb für diesen verwickelten Mechanismus? Wo hat er überhaupt seinen Ursprung? Und warum hat er diesen Weg eingeschlagen?

Die bekannten Moleküle und die Gehirnkerne, in denen sie entstehen, stellen mit Sicherheit einen wichtigen Teil des Wertmechanismus dar. Sie sind aber keine Antwort auf die zuvor gestellten Fragen. In meinen Augen ist Wert untrennbar mit Bedürfnis verknüpft, und Bedürfnisse sind an das Leben gebunden. Die Bewertungen, die wir in unseren alltäglichen sozialen und kulturellen Tätigkeiten vornehmen, stehen in direktem oder indirektem Zusammenhang mit der Homöostase. Dieser Zusammenhang ist die Erklärung dafür, warum die Gehirnschaltkreise des Menschen so hervorragend auf die Vorhersage und das Erkennen von Gewinnen und Verlusten ausgerichtet sind, ganz zu schweigen von der Förderung der Gewinne und der Angst vor Verlusten. Mit anderen Worten: Er erklärt die Versessenheit der Menschen, Werte zuzuordnen.

Wert steht in einem direkten oder indirekten Zusammenhang mit dem Überleben. Insbesondere im Fall des Menschen hat er aber auch mit der *Qualität* des Überlebens in Form von *Wohlbefinden* zu tun. Der Begriff des Überlebens – und damit auch im umfassenderen Sinn der Begriff des biologischen Wertes – lässt sich auf vielfältige biologische Gebilde anwenden, von Molekülen und Genen bis zu ganzen Organismen. Ich möchte zuerst die ganzen Organismen betrachten.

Biologischer Wert bei ganzen Organismen

Grob gesagt, besteht der entscheidende Wert für ganze Organismen darin, im gesunden Zustand bis zu einem Alter zu überleben, das den Fortpflanzungserfolg möglich macht. Die natürliche Selektion hat den Homöostaseapparat so perfektioniert, dass er genau dies erlaubt. Demnach ist der physiologische Zustand der Gewebe eines Lebewesens innerhalb eines optimalen Homöostasebereichs letztlich der Ursprung von biologischem Wert und Bewertungen.

Diese Aussage trifft für vielzellige Lebewesen ebenso zu wie für jene, deren lebendes »Gewebe« sich auf eine einzige Zelle beschränkt.

Der ideale Homöostasebereich ist nichts Absolutes: Er schwankt, je nachdem in welchem Umfeld sich ein Organismus befindet. Aber an den Außengrenzen des Homöostasebereichs nimmt die Lebensfähigkeit der Gewebe ab, und die Gefahr von Krankheiten und Tod steigt an. In einem bestimmten Abschnitt des Bereichs jedoch gedeihen die lebenden Gewebe, und sie können effizienter und wirtschaftlicher arbeiten. In den Randbereichen zu funktionieren – und sei es auch nur für kurze Zeit – ist bei ungünstigen Lebensbedingungen ein wichtiger Vorteil, aber trotzdem sind Lebenszustände in der Nähe des effizienten Bereichs zu bevorzugen. Man kann vernünftigerweise den Schluss ziehen, dass das Urbild eines Organismenwertes in der Konfiguration physiologischer Parameter festgeschrieben ist. Biologischer Wert steigt und fällt auf einer Skala relativ zur Lebenseffizienz des physischen Zustandes. In gewisser Hinsicht ist biologischer Wert ein stellvertretender Begriff für physiologische Effizienz.

Meine Hypothese lautet: Objekte und Prozesse, mit denen wir uns in unserem täglichen Leben auseinandersetzen, erhalten ihren zugeordneten Wert durch Bezugnahme auf dieses Urbild des durch natürliche Selektion entstandenen Wertes eines Organismus. Die Werte, die Menschen den Objekten und Tätigkeiten zuordnen, hängen irgendwie – vielleicht auch nur indirekt oder entfernt – mit zwei Bedingungen zusammen: erstens mit der allgemeinen Instandhaltung der lebenden Gewebe innerhalb des Homöostasebereichs, der zu ihrem gegenwärtigen Umfeld passt, und zweitens zu der Regulation, die notwendig ist, damit der Prozess in jenem Abschnitt des Homöostasebereichs abläuft, der sich bezogen auf das derzeitige Umfeld mit dem Wohlbefinden verbindet.

Das Urbild des Wertes ist also für ganze Organismen *der physiologische Zustand lebenden Gewebes innerhalb eines Homöostasebereichs, der das Überleben ermöglicht.* Die ständige Repräsentation chemischer Parameter im Gehirn ermöglicht es den unbewussten Gehirnmechanismen, Abweichungen vom Homöostasebereich *wahrzunehmen und zu messen,* so dass sie als Sensoren für das Ausmaß des inneren Bedürfnisses fungieren können. Die gemessene Abweichung vom Homöostasebereich schafft ihrerseits für andere Gehirnmechanismen die Möglichkeit, Korrekturvorgänge in Gang zu setzen und, je nachdem wie dringend die Reaktion ist, Korrekturen schnell oder langsam auszuführen. Eine einfache Aufzeichnung solcher Abläufe bildet die Grundlage für die *Voraussage* zukünftiger Verhältnisse.

In einem Gehirn, das innere Zustände in Form von Karten repräsentieren kann und möglicherweise über Geist und Bewusstsein verfügt, entsprechen die mit dem Homöostasebereich verbundenen Parameter auf einer bewussten Verarbeitungsebene den *Erlebnissen* von Schmerz und Freude. Später können solche Erfahrungen in einem Gehirn, das Sprachfähigkeit besitzt, mit bestimmten linguistischen Etiketten versehen und mit *Namen* benannt werden: Freude, Wohlbefinden, Unwohlsein, Schmerz.

Schlägt man in einem der üblichen Wörterbücher das Wort *Wert* nach, so findet man häufig eine Definition wie die folgende: »relativer Wert (finanziell, materiell oder anderer); Verdienst; Bedeutung; Tauschmedium; Menge von etwas, das man gegen etwas anderes eintauschen kann; die Qualität, die eine Sache wünschenswert oder nützlich macht; Nutzen; Kosten; Preis«. Wie man leicht erkennt, ist der biologische Wert die Wurzel aller dieser Bedeutungen.

Der Erfolg unserer frühen Vorfahren

Was machte die Organismen-Vehikel so ungeheuer erfolgreich? Wie wurde der Weg für komplexe Lebewesen wie uns geebnet? Eine wichtige Voraussetzung dafür, dass wir auf der Bildfläche erscheinen konnten, war offensichtlich etwas, das wir und andere Tiere besitzen, Pflanzen aber nicht: *Beweglichkeit*. Pflanzen haben Tropismen: Manche von ihnen können sich in Richtung der Sonne oder in Richtung des Schattens drehen, und einige, so die fleischfressende Venusfliegenfalle, fangen sogar unaufmerksame Insekten, aber keine Pflanze kann sich entwurzeln und sich in einem anderen Teil des Gartens ein besseres Umfeld suchen. Dies muss der Gärtner für sie tun. Die Tragödie der Pflanzen – von der sie allerdings nichts wissen – besteht darin, dass ihre Zellen in ein Korsett gezwängt sind und ihre Form niemals so verändern konnten, dass daraus Neuronen geworden wären. Pflanzen haben keine Neuronen, und ohne Neuronen gibt es keinen Geist.

Bei unabhängigen Lebewesen, die kein Gehirn besaßen, entwickelte sich noch eine andere wichtige Eigenschaft: die Fähigkeit, Veränderungen der physiologischen Bedingungen innerhalb ihrer selbst und in ihrer Umgebung *wahrzunehmen*. Schon Bakterien reagieren sowohl auf das Sonnenlicht als auch auf unterschiedlichste Moleküle: Bakterien in einer Petrischale sprechen auf einen Gifttropfen an, bilden einen Klumpen und weichen vor der Gefahr zurück. Eukaryontenzellen spürten auch die Entsprechung zu Berührung und Vibrationen. Die Veränderungen, die im Inneren des Organismus oder in der unmittelbaren Umgebung wahrgenommen wurden, konnten zu Bewegungen von einem Ort zum anderen führen. Um aber auf eine Situation effizient reagieren zu können, musste das Gehirnäquivalent der Einzeller auch ein Reaktionsmuster beinhalten, eine Reihe äußerst einfacher Regeln, nach denen es die »Entscheidung für die Bewegung« trifft, wenn bestimmte Voraussetzungen gegeben sind.

Kurz gesagt, konnten einfache Organismen nur dann Erfolg haben und ihren Genen die Reise in die nächste Generation ermöglichen, wenn sie folgende Minimaleigenschaften besaßen: Sie mussten das Innere und die Umgebung des Organismus *wahrnehmen*, *Regeln für Reaktionen* besitzen und *beweglich* sein. Das Gehirn entwickelte sich als Apparat, der die Tätigkeiten Wahrnehmen, Entscheiden und Bewegen verbessern und immer effizienter und differenzierter ausführen konnte.

Die Beweglichkeit verfeinerte sich irgendwann dank der Entwicklung der quergestreiften Muskulatur, jener Muskeln, derer wir uns heute beim Gehen und Sprechen bedienen. Wie wir in Kapitel 3 noch genauer erfahren werden, erhöhte sich die Wahrnehmung des Körperinneren – heute sprechen wir von *Interozeption* – auf eine große Zahl von Parametern (zum Beispiel Temperatur, pH, Vorhandensein oder Fehlen zahlreicher chemischer Substanzen, Spannung der glatten Muskelfasern). Und bei der Wahrnehmung der Außenwelt kamen Geruch, Geschmack, Tastsinn, Hören und Sehen hinzu, die wir in ihrer Gesamtheit als *Exterozeption* bezeichnen.

Damit Bewegung und Wahrnehmung dem Organismus einen möglichst großen Vorteil verschaffen, müssen die Reaktionsregeln einem umfassenden Businessplan ähneln, der unausgesprochen die Bedingungen skizziert, die hinter den Regeln stehen. Genau so funktioniert die *Homöostase*, die wir bei Lebewesen aller Komplexitätsebenen finden: Eine Sammlung von Handlungsrichtlinien, die der Organismus befolgen muss, damit er seine Ziele erreicht. Von ihrem Wesen her sind diese Richtlinien sehr einfach: Wenn dies der Fall ist, tue jenes.

Wenn man das Schauspiel der Evolution betrachtet, staunt man immer wieder über ihre vielen Errungenschaften. Ein Beispiel ist die erfolgreiche Entwicklung der Augen – nicht nur Augen wie unsere, sondern auch andere Augentypen, die ihre Aufgabe mit geringfügig anderen Mitteln erfüllen. Nicht weniger erstaunlich ist das Wunder der Echoorientierung, mit deren Hilfe Fledermäuse und Schleiereulen in völliger Dunkelheit auf die Jagd gehen können, wobei sie sich in drei Dimensionen durch eine ausgezeichnete akustische Ortung leiten lassen. Nicht weniger spektakulär ist die Evolution von Reaktionsregeln, die einen Organismus zum Zustand der Homöostase führen.

Sinn und Zweck der Reaktionsregeln ist die Herstellung der Homöostase. Aber wie bereits erwähnt, ist selbst angesichts eines solchen eindeutigen Ziels noch etwas anderes notwendig, damit derartige Regeln effizient umgesetzt werden. Wenn eine bestimmte Aktivität zügig und korrekt ablaufen soll, muss es einen *Anreiz* geben, so dass bestimmte Reaktionen unter bestimmten Umständen gegenüber anderen bevorzugt werden. Warum? Weil lebendes Gewebe manchmal auf so schlimme Bedingungen trifft, dass sofortiges und entschlossenes Handeln erforderlich ist, und natürlich muss eine solche Blitz-Korrektur schnell vollzogen werden. Manchmal ergeben sich so gute Gelegenheiten für Verbesserungen für das lebende Gewebe, dass man sie sofort beim Schopf packen und umsetzen muss. Hier finden wir den tieferen Sinn für das, was wir aus unserer menschlichen Sicht Belohnung und Bestrafung nennen, die Hauptakteure im Tanz des motivierten Ausprobierens. Wichtig ist dabei, dass keiner dieser Abläufe einen Geist erfordert, von einem bewussten Geist ganz zu schweigen. Es gibt kein formelles »Subjekt« innerhalb oder außerhalb eines Organismus, das Belohnungen oder Bestrafungen verteilen würde. Vielmehr werden »Belohnungen« und »Bestrafungen« gemäß den Reaktionsregeln verabreicht. Das Fehlen eines Geistes und eines Selbst verträgt sich völlig mit spontanen, unausgesprochenen »Absichten« und »Zwecken«. Die grundlegende »Absicht« einer solchen Konstruktion besteht darin, Struktur und Zustand aufrechtzuerhalten, aber aus mehreren solchen Absichten kann man ein übergeordnetes »Ziel« ableiten: das Überleben.

Nach meiner Vermutung sind also *Anreiz*mechanismen notwendig, damit das Verhalten erfolgreich in eine Richtung gelenkt wird, was zur erfolgreichen, wirtschaftlichen Umsetzung des »Geschäftsplans« der Zelle führt. Außerdem nehme ich an, dass Anreizmechanismen und Richtungsweisung nicht aus bewusster Entschlossenheit und Überlegung erwachsen. Es gab kein explizites Wissen und kein Selbst, das hätte entscheiden können.

Die Leitungsfunktion der Anreizmechanismen wurde von geistbegabten, bewussten Organismen wie uns allmählich als solche erkannt. Der bewusste Geist legt einfach offen, was es als evolutionsbedingte Mechanismen der Lebenssteuerung schon seit Langem gab. Aber der bewusste Geist hat den Mechanismus nicht geschaffen. Mit anderen Worten: Die Wirklichkeit stellt unsere Intuition auf den Kopf. Der historische Ablauf war in Wahrheit umgekehrt.

Entwicklung von Anreizen

Wie haben sich die Anreize entwickelt? Ihre Anfänge haben sie in einfachen Organismen, sehr deutlich erkennt man sie aber bei Lebewesen, deren Gehirn das *Ausmaß* des Bedarfs für eine bestimmte Korrektur erkennen kann. Für eine solche Messung brauchte das Gehirn eine Repräsentation erstens des *derzeitigen* Zustandes des lebenden Gewebes sowie zweitens des *wünschenswerten* Zustandes des lebenden Gewebes im Hinblick auf das Ziel der Homöostase und drittens einen einfachen Vergleich. Zu diesem Zweck entwickelte sich eine Art innerer Messlatte, die angibt, wie weit das Ziel vom derzeitigen Zustand entfernt ist, und gleichzeitig wurden chemische Substanzen herangezogen, die bestimmte Reaktionen beschleunigten und so die Korrektur erleichterten. Auch heute noch spüren wir unsere Körperzustände als Teilstriche auf einer solchen Skala; das geschieht zwar unbewusst, aber die Folgen der Messung werden uns ziemlich bewusst, beispielsweise wenn wir uns hungrig, sehr hungrig oder überhaupt nicht hungrig fühlen.

Was wir heute als Schmerz oder Freude, Bestrafung oder Belohnung wahrnehmen, entspricht unmittelbar den zusammengefassten Zuständen des lebenden Gewebes in einem Organismus, die während des normalen Lebensablaufes aufeinanderfolgen. Die Kartierung von Zuständen im Gehirn, bei denen die Parameter der Gewebe signifikant und in einer nicht dem Überleben dienlichen Richtung vom Homöostasebereich abweichen, wird mit einer Qualität erfahren, die wir als Schmerz und Bestrafung bezeichnen. Arbeiten die Gewebe umgekehrt im besten Abschnitt des Homöostasebereiches, wird die Kartierung der zugehörigen Zustände im Gehirn mit einer Qualität erlebt, die wir heute Freude oder Belohnung nennen.

Die Stoffe, die an der Koordination solcher Gewebezustände mitwirken, nennt man Hormone und Neuromodulatoren. Sie waren bereits in einfachen, nur aus einer Zelle bestehenden Organismen vorhanden. Wie solche Moleküle wirken, wissen wir. Steht zum Beispiel in einem Organismus mit einem Gehirn die Gesundheit eines bestimmten Gewebes wegen einer gefährlich schlechten Nährstoffversorgung auf dem Spiel, nimmt das Gehirn diese Veränderung wahr, stuft die Notwendigkeit ein und beurteilt, mit welcher Dringlichkeit die Abweichung korrigiert werden muss. Dies geschieht unbewusst, aber in einem mit Geist und Bewusstsein ausgestatteten Gehirn kann der Zustand, der mit dieser Information einhergeht, bewusst werden. Wenn das geschieht, erlebt das betreffende Individuum ein negatives Gefühl, wobei das Spektrum von Unwohlsein bis zu Schmerz reichen kann. Unabhängig davon, ob der Prozess ins Bewusstsein dringt, wird zur Korrektur eine Kette chemischer und neuronaler Reaktionen in Gang gesetzt, unterstützt von Molekülen, die den ganzen Prozess beschleunigen. Im Fall des bewussten Gehirns hat ein solcher molekularer Ablauf aber nicht nur eine Korrektur des Ungleichgewichts zur Folge: Gleichzeitig verringert sich auch das negative Erlebnis (z.B. Schmerz), und ein Gefühl von Freude/Belohnung stellt sich ein. Letzteres ergibt sich zum Teil aus dem lebensfreundlichen Zustand, den das Gewebe jetzt unter Umständen erreicht hat. Letztlich versetzt schon die Tätigkeit der Anreizmoleküle den Organismus in eine funktionelle Konfiguration, die mit angenehmen Zuständen einhergeht.

Wichtig war auch die Entstehung von Gehirnstrukturen, die feststellen können, ob dem Organismus wohl eher Positives oder Negatives bevorsteht. Insbesondere nahm das Gehirn nun nicht mehr nur das Positive oder Negative selbst wahr, sondern es bediente sich verschiedener Indizien, um sie *vorherzusagen*. Ein bevorstehender Nutzen wurde durch die Ausschüttung von Molekülen wie Dopamin oder Oxytocin angekündigt, eine bevorstehende Gefahr durch das Cortisol-Releasinghormon oder Prolactin. Die Ausschüttung solcher Substanzen optimierte ihrerseits das Verhalten, das notwendig war, um einen Reiz zu erhalten oder zu vermeiden. Ebenso nutzten die Organismen Moleküle zur Ankündigung falscher Hinweise (Vorhersagefehler) und verhielten sich entsprechend; sie differenzierten zwischen dem Eintreffen erwarteter oder unerwarteter Dinge, indem die Neuronen unterschiedlich stark feuerten und entsprechend unterschiedliche Mengen der Moleküle (zum Beispiel Dopamin) ausgeschüttet wurden. Die Gehirne erlangten auch die Fähigkeit, mithilfe von Reizmustern – zum Beispiel sich wiederholenden oder abwechselnden Reizen – vorherzusagen, was als Nächstes geschehen wird. Trafen zwei Reize zufällig kurz hintereinander ein, war dies ein Hinweis auf die Möglichkeit, dass noch ein dritter Reiz folgen könnte.

Was wurde mit diesem ganzen Apparat erreicht? Zunächst einmal eine je nach den Umständen mehr oder weniger dringende – oder anders gesagt: eine *differentielle* – Reaktion. Und zweitens ermöglichte er Reaktionen, die durch Vorhersagen optimiert wurden.

Die Homöostase und die damit verbundenen Anreiz- und Vorhersagemechanismen schützten die Unversehrtheit des lebenden Gewebes in einem Organismus. Seltsamerweise wird im Wesentlichen der gleiche Apparat auch dafür verwendet, den Organismus zu Fortpflanzungsverhalten und damit zur Weitergabe seiner Gene zu animieren. Beispiele sind sexuelle Anziehung, Sexualtrieb und Paarungsrituale. Oberflächlich betrachtet, wurden die Verhaltensweisen für die Regulation von Leben und Fortpflanzung getrennt, aber beide dienen dem gleichen übergeordneten Ziel; deshalb ist es nicht verwunderlich, dass beide auch über gemeinsame Mechanismen verfügen.

Im Laufe der Evolution wurden die der Homöostase zugrunde liegenden Programme immer komplexer, vor allem was die Bedingungen für ihr Eingreifen und die Bandbreite der Ergebnisse anging. Aus diesen komplexeren Programmen entwickelte sich das, was wir heute als Triebe, Motivation und Gefühle bezeichnen (siehe Kapitel 5).

Kurz gesagt, ist die Homöostase auf die Mithilfe von Trieben und Motivationen angewiesen; diese werden von einem komplexen Gehirn in großer Zahl bereitgestellt, mithilfe von Voraussicht und Vorhersage eingesetzt und in der Erkundung der Umwelt angewandt. Die Menschen verfügen sicher über das am höchsten entwickelte Motivationssystem – einschließlich einer unbändigen Neugier, eines endlosen Entdeckerdrangs und raffinierter Warnsysteme mit Blick auf zukünftige Bedürfnisse. Alles ist dazu da, uns auf der guten Seite des Lebens zu halten.

Die Verbindung zwischen Homöostase, Wert und Bewusstsein

Alle Gegenstände oder Handlungen, denen wir einen Wert zuerkennen, stehen in direktem oder indirektem Zusammenhang mit der Möglichkeit, einen Homöostasebereich im Inneren von Lebewesen aufrechtzuerhalten. Außerdem wissen wir, dass bestimmte Abschnitte und Konstellationen des Homö ostasebereichs mit einer optimalen Lebenssteuerung einhergehen, während andere weniger effizient sind und wieder andere sich in der Nähe der Gefahrenzone befinden. In der Gefahrenzone drohen Krankheit oder Tod. Es leuchtet also ein, dass Gegenstände und Abläufe, die auf diese oder jene Weise letztlich für eine optimale Lebenssteuerung sorgen, als besonders wertvoll anzusehen sind.[9]

Wie Menschen den optimalen Abschnitt des Homöostasebereichs herausfinden, wissen wir bereits. Wir brauchen unsere Blutwerte dazu nicht in einem medizinischen Labor untersuchen zu lassen. Die Diagnose erfordert keine besonderen Fachkenntnisse, sondern nur den grundlegenden Vorgang des Bewusstseins: *Optimale Bereiche finden ihren Ausdruck im bewussten Geist als angenehme Gefühle; gefährliche Bereiche äußern sich als weniger angenehme oder sogar schmerzhafte Gefühle.*

Kann man sich ein transparenteres Wahrnehmungssystem vorstellen? Die optimale Funktion eines Organismus, die zu effizienten, harmonischen Lebensvorgängen führt, bildet den eigentlichen Nährboden für unsere ursprünglichen Gefühle von Wohlbefinden und Lust. Sie sind die Grundlage für den Zustand, den wir in einem recht hoch entwickelten Umfeld als Glück bezeichnen. Das Gegenteil sind die unorganisierten, ineffizienten, unharmonischen Lebenszustände; diese Vorboten von Krankheit und Systemversagen sind das Substrat der negativen Gefühle, von denen es, wie Tolstoi richtig beobachtete, viel mehr verschiedene Formen gibt als von dem positiven Typ – eine unendliche Palette von Schmerzen und Leiden, nicht zu reden von Ekel, Ängsten, Wut, Traurigkeit, Scham, Schuldgefühlen und Verachtung.

Wie wir noch hören werden, ist der definierende Aspekt unserer Gefühle die bewusste Wahrnehmung unserer Körperzustände, die von Emotionen modifiziert werden; das ist der Grund, warum Gefühle als Barometer des Lebensmanagements dienen können. Ebenso ist es der – nicht überraschende – Grund, warum Gefühle die Gesellschaften und Kulturen mit allen ihren Funktionen und Hervorbringungen beeinflusst haben, seit sie von den Menschen bemerkt wurden. Aber schon lange bevor das Bewusstsein heraufdämmerte und sich bewusste Gefühle entwickelten, ja sogar schon vor den ersten Anfängen des Geistes als solchem beeinflusste die Konfiguration chemischer Parameter bereits individuelle Verhaltensweisen einfacher Lebewesen, die kein Gehirn besaßen, das diese Parameter hätte repräsentieren können. Das alles ist durchaus plausibel: Geistlose Lebewesen mussten sich auf chemische Parameter verlassen, die ihnen als Richtschnur für ihre lebenserhaltenden Aktivitäten dienten. Diese »blinde« Führung führte zu Verhaltensweisen von beträchtlicher Raffinesse. Das Wachstum verschiedener Bakterienarten in einer Kolonie wird durch solche Parameter gelenkt und lässt sich sogar unter sozialen Gesichtspunkten beschreiben: Bakterienkolonien praktizieren in ihrer Gruppe regelmäßig das sogenannte »Quorum Sensing«[10] und führen ganz buchstäblich Krieg, um die Oberhand über Territorien und Ressourcen zu behalten. Dies tun sie sogar innerhalb unseres eigenen Körpers, wo sie im Rachen oder im Darm um die Vorherrschaft in den jeweiligen Revieren kämpfen. Als ein einfaches Nervensystem auf der Bildfläche erschienen war, waren soziale Verhaltensweisen noch deutlicher zu erkennen. Ein Beispiel ist der Fadenwurm – ein profaner Name für eine wissenschaftlich packende Wurmart, die über ziemlich verwickelte soziale Verhaltensweisen verfügt.

Das Gehirn von Fadenwürmern wie *Caenorhabditis elegans* besteht nur aus 302 Neuronen, die in einer Kette von Ganglien organisiert sind – nichts, worauf man besonders stolz sein könnte. Wie alle anderen Lebewesen, so müssen sich auch Fadenwürmer ernähren, um zu überleben. Je nachdem, wie viel oder wie wenig Nahrung vorhanden ist und welche Gefahren in der Umwelt drohen, drängen sie mehr oder weniger im Rudel an die Futtertröge. Wenn ausreichend Nahrung zur Verfügung steht und in der Umwelt alles ruhig ist, fressen sie allein, ist die Nahrung aber knapp oder entdecken sie in der Umwelt eine Bedrohung (zum Beispiel einen bestimmten Geruch), tun sie sich zu Gruppen zusammen. Es braucht nicht besonders betont zu werden, dass sie eigentlich nicht wissen, was sie tun, und erst recht wissen sie nicht, warum. Aber sie verhalten sich so und nicht anders, weil sich ihr äußerst einfaches Gehirn, das keinen nennenswerten Geist und erst recht kein richtiges Bewusstsein enthält, anhand der Signale aus der Umwelt für das eine oder das andere Verhalten entscheidet.

Nun stellen wir uns vor, ich hätte die Verhältnisse bei *C. elegans* abstrakt beschrieben und die Voraussetzungen sowie die Verhaltensweisen skizziert, ohne aber zu erklären, dass es sich um Würmer handelt. Weiter stellen wir uns vor, ich hätte Sie darum gebeten, sich in die Lage eines Soziologen zu versetzen und die Situation zu kommentieren. Vermutlich hätten Sie Hinweise auf Kooperation zwischen den Individuen entdeckt und vielleicht sogar altruistische Besorgnis diagnostiziert. Sie hätten vielleicht gedacht, ich spreche von komplexen Lebewesen, möglicherweise sogar von Frühmenschen. Als ich zum ersten Mal Cornelia Bargmanns Beschreibung der einschlägigen Befunde las, musste ich an Gewerkschaften oder die Sicherheit der großen Zahl denken.[11] In Wirklichkeit aber ist *C. elegans* nur ein Wurm.

Ideale Homöostasezustände sind der wertvollste Besitz eines Lebewesens; eine weitere Folgerung aus dieser Tatsache lautet: Der grundlegende Vorteil des Bewusstseins ergibt sich – auf allen Ebenen dieses Phänomens – daraus, dass sich die Lebenssteuerung unter immer komplexeren Umweltverhältnissen verbessert.[12]

Das Überleben in neuen ökologischen Nischen wurde durch Gehirne begünstigt, die so komplex waren, dass sie einen Geist hervorbringen konnten; Grundlage dieser Entwicklung ist, wie ich in Teil II genauer erklären werde, das Erstellen neuronaler Landkarten und Bilder. Nachdem sich der Geist entwickelt hatte, sorgte er schon zu einer Zeit, als er noch nicht von Bewusstsein durchtränkt war, für die Optimierung der automatischen Lebenssteuerung. Einem Gehirn, das Bilder hervorbringt, stehen mehr Detailinformationen über die Verhältnisse innerhalb und außerhalb des Organismus zur Verfügung, und damit kann es auch eine differenziertere, effizientere Reaktion erzeugen als ein Gehirn ohne Geist. Könnte aber der Geist nichtmenschlicher biologischer Arten ein Bewusstsein erlangen, bekäme die automatische Steuerung einen machtvollen Verbündeten, ein Mittel, um die Bürde des Überlebens auf das entstehende Selbst zu konzentrieren, das nun für den kämpfenden Organismus einsteht. Noch machtvoller ist dieser Verbündete natürlich bei den Menschen geworden, deren Bewusstsein sich in Verbindung mit Gedächtnis und Vernunft entwickelte, so dass abstrakte Planung und absichtsvolles Denken möglich wurden.

Erstaunlicherweise existiert die selbstbezogene Lebenssteuerung immer gemeinsam mit dem automatischen Regulationsapparat, den jedes bewusste Lebewesen aus seiner Evolutionsvergangenheit übernommen hat. Das gilt ganz besonders auch für den Menschen. Die meisten Regulationsvorgänge in unserem Inneren laufen unbewusst ab, und das ist auch gut so. Wir würden keinen Wert darauf legen, unser Hormon- oder Immunsystem *bewusst* zu verwalten, denn dann hätten wir keine Möglichkeit, chaotische Schwankungen schnell genug unter Kontrolle zu bringen. Im besten Fall wäre es so, als würde man ein modernes Düsenflugzeug von Hand steuern – was alles andere als eine triviale Tätigkeit ist und voraussetzt, dass man alle Unwägbarkeiten und Manöver beherrscht, um den Verlust von Auftrieb zu verhindern. Schlimmstenfalls wäre es, als würde man die Sozialversicherungsbeiträge auf dem Aktienmarkt investieren. Nicht einmal über etwas so Einfaches wie unsere Atmung würden wir die absolute Kontrolle haben wollen, denn dann würden wir uns vielleicht entschließen, den Ärmelkanal unter Wasser zu durchschwimmen, dabei den Atem anhalten und riskieren, dass wir unterwegs sterben. Glücklicherweise werden unsere automatischen Homöostasemechanismen ein solch törichtes Handeln niemals zulassen.

Das Bewusstsein hat die Anpassungsfähigkeit verbessert und seine Nutznießer in die Lage versetzt, neuartige Lösungen für die Probleme von Leben und Überleben zu schaffen – und das in praktisch jeder nur vorstellbaren Umwelt, überall auf der Erde, hoch in der Luft und im Weltraum, unter Wasser, in Wüsten und Gebirgen. Wir haben uns in unserer Evolution so entwickelt, dass wir uns an eine große Zahl von Nischen *anpassen* können, und wir sind in der Lage, die Anpassung an eine noch größere Zahl zu *erlernen*. Uns sind nie Flügel oder Kiemen gewachsen, aber wir haben Maschinen erfunden, die Flügel haben oder uns in die Stratosphäre schießen können, die über die Ozeane fahren oder 20 000 Meilen unter dem Meer zurücklegen. Wir haben die materiellen Voraussetzungen geschaffen, um überall zu leben, wo wir wollen. Das kann die Amöbe nicht; ebenso wenig können es Würmer, Fische, Frösche, Vögel, Eichhörnchen, Katzen, Hunde, ja nicht einmal unsere cleveren Vettern, die Schimpansen.

Als das menschliche Gehirn anfing, den bewussten menschlichen Geist aufzubauen, kam es zu einer grundlegenden Veränderung der Spielregeln. Von einfacher Regulation, die sich auf das Überleben des Organismus konzentrierte, bewegten wir uns allmählich zu einer immer stärker absichtsvollen Regulation. Die Grundlage bildete dabei ein Geist, der mit Identität und Persönlichkeit ausgestattet war und sich nun aktiv nicht nur um das schiere Überleben bemühte, sondern auch um ein bestimmtes Maß von Wohlbefinden. Das war ein großer Sprung, der sich aber, soweit wir es erkennen können, aus einer kontinuierlichen biologischen Entwicklung ergab.

Wenn Gehirne sich in der Evolution durchsetzten, weil sie ein breiteres Spektrum der Möglichkeiten für die Regulation des Lebens boten, setzten sich Gehirnsysteme, die einen bewussten Geist hervorbrachten, deshalb durch, weil sie mit der Form der Regulation, die das Wohlbefinden aufrechterhalten und erweitern kann, die umfassendsten Anpassungs- und Überlebensmöglichkeiten schufen.

Kurz gesagt, haben einzellige Lebewesen mit einem Zellkern einen geistlosen, unbewussten Willen, zu leben und so lange für eine geeignete Regulation dieses Lebens zu sorgen, wie bestimmte Gene es ihnen erlauben. Gehirne erweiterten die Möglichkeiten des Lebensmanagements schon zu einer Zeit, als sie noch keinen Geist hervorbrachten, von einem bewussten Geist ganz zu schweigen. Aus diesem Grund setzten auch sie sich durch. Als Geist und Bewusstsein zu der Mischung hinzukamen, erweiterten sich die Regulationsmöglichkeiten noch weiter und ebneten den Weg für jene Form des Managements, die sich nicht nur in einem Organismus abspielt, sondern über viele Organismen hinweg in einer Gesellschaft. Das Bewusstsein versetzte die Menschen in die Lage, das Leitmotiv der Lebensregulation mittels einer ganzen Sammlung kultureller Instrumente zu wiederholen – wirtschaftlicher Austausch, religiöse Überzeugungen, gesellschaftliche Konventionen und ethische Regeln, Gesetze, Kunst, Wissenschaft und Technologie. Dennoch sind die Überlebensabsicht der Eukaryontenzelle und die Überlebensabsicht, die hinter dem Bewusstsein der Menschen steht, ein und dasselbe.

Hinter dem unvollkommenen, aber bewundernswerten Gebäude, das Kulturen und Zivilisationen für uns aufgebaut haben, bleibt die Lebenssteuerung das grundlegende Thema, mit dem wir uns auseinandersetzen müssen. Und was ebenso wichtig ist: Die Motivation hinter den meisten Errungenschaften der menschlichen Kulturen und Zivilisationen gründet sich genau auf diese Frage und auf die Notwendigkeit, das Verhalten der Menschen, die sich mit dem Thema beschäftigen, zu lenken. Lebenssteuerung steht hinter vielen Dingen, die in der Biologie im Allgemeinen und beim Menschen im Besonderen einer Erklärung bedürfen: die Existenz eines Gehirns, die Existenz von Schmerzen, Freude, Emotionen und Gefühlen, soziale Verhaltensweisen, Religionen, Wirtschaftssysteme mit ihren Märkten und Finanzinstitutionen, moralisches Verhalten, Gesetze und Justiz, Politik, Kunst, Technologie und Naturwissenschaft – wie man leicht erkennt, eine sehr bescheidene Liste.

Man kann es auch etwas anders ausdrücken: Leben und die untrennbar mit ihm verbundenen Bedingungen – der ununterdrückbare Überlebenstrieb und das komplizierte Geschäft, das Überleben in einem Organismus aus einer Zelle oder Billionen Zellen zu managen – waren letztlich der ausschlaggebende Grund für das Auftauchen und die Evolution der Gehirne, jener höchst raffinierten Managementapparate, die von der Evolution entwickelt wurden. Damit waren sie auch die Ursache von allem anderen, was auf die Entwicklung immer raffinierterer Gehirne folgte, die sich in immer raffinierteren Körpern befanden, die in einer immer komplexeren Umwelt lebten.

Betrachtet man so gut wie alle Aspekte der Gehirnfunktionen unter dem Gesichtspunkt dieser Idee – dass Gehirne dazu da sind, das Leben in einem Körper zu managen –, erscheinen die Merkwürdigkeiten und Rätsel mancher traditionellen psychologischen Kategorien (Gefühl, Wahrnehmung, Gedächtnis, Sprache, Intelligenz *und* Bewusstsein) weniger seltsam und weit weniger rätselhaft. Stattdessen entwickeln sie eine durchschaubare Vernünftigkeit, eine unausweichliche, liebenswerte Logik. Wie, so scheinen diese Funktionen zu fragen, könnten wir angesichts der Aufgaben, die wir zu erfüllen haben, anders sein?

II. Was im Gehirn könnte der Geist sein?

3. Wie Karten und Bilder entstehen

Karten und Bilder

Das Lebensmanagement ist zwar ohne Frage die Hauptfunktion des menschlichen Gehirns, es ist aber wohl kaum sein charakteristischstes Merkmal. Wie wir bereits erfahren haben, lässt sich Leben auch ohne Nervensystem managen, und erst recht bedarf es dazu keines voll ausgebildeten Gehirns. Schon die bescheidenen Einzeller können recht gut »haushalten«.

Das charakteristische Merkmal von Gehirnen wie unserem ist ihre geradezu gespenstische Fähigkeit, Landkarten zu erzeugen. Die Kartierung ist für ein hoch entwickeltes Lebensmanagement unentbehrlich; beide gehen Hand in Hand. Wenn das Gehirn Karten erzeugt, *informiert* es sich. Die in den Karten enthaltene Information kann unbewusst dazu dienen, motorisches Verhalten wirksam zu lenken – eine höchst wünschenswerte Folge angesichts der Tatsache, dass Überleben von richtigem Handeln abhängt. Wenn das Gehirn aber Karten erzeugt, erzeugt es auch Bilder, die wichtigsten Inhalte unseres Geistes. Letztlich versetzt das Bewusstsein uns in die Lage, Karten als Bilder wahrzunehmen, diese Bilder zu bearbeiten und die Vernunft auf sie anzuwenden.

Karten werden erstellt, wenn wir mit Objekten – einem Menschen, einer Maschine, einem Ort –, die sich außerhalb des Gehirns befinden, in Richtung Hirninneres interagieren. Das Wort *Interaktion* kann ich nicht genug betonen. Es erinnert uns daran, dass die Kartenerstellung, die, wie oben erwähnt, für die Verbesserung von Handlungen unentbehrlich ist, häufig von vornherein im Umfeld der Handlungen stattfindet. Handlungen und Karten, Bewegungen und Geist sind Teile eines unendlichen Zyklus – eine Idee, die Rodolfo Llinás anschaulich einfing, als er die Geburt des Geistes auf die Steuerung organisierter Bewegungen durch das Gehirn zurückführte.[1]

Karten werden auch erstellt, wenn wir uns aus den Gedächtnisspeichern unseres Gehirns heraus an Objekte erinnern. Und wie die Träume zeigen, hört das Kartenmachen selbst im Schlaf nicht auf. Das Gehirn des Menschen kartiert alle Objekte, die sich außerhalb von ihm befinden, alle Handlungen, die außerhalb von ihm stattfinden, und alle räumlichen und zeitlichen Beziehungen zwischen Objekt und Handlungen, relativ zueinander und zu dem Mutterschiff, das wir den Organismus nennen und das der alleinige Inhaber von Körper, Gehirn und Geist ist. Das Gehirn des Menschen ist ein geborener Kartograph, und begonnen hat die Kartographie mit der Kartierung des Körpers, in dem sich das Gehirn befindet.

Das Gehirn bildet unaufhaltsam die nicht reduzierbare Vielfalt nach. Alles, was sich außerhalb des Gehirns befindet – zunächst natürlich der eigentliche Körper von der Haut bis zu den Innereien, dann aber auch die ganze Umwelt, Mann, Frau, Kind, Katzen, Hunde, Orte, heißes und kaltes Wetter, glatte und raue Oberflächen, laute und leise Geräusche, süßer Honig und salziger Fisch –, wird in den Netzwerken des Gehirns nachgebildet. Mit anderen Worten: Das Gehirn ist in der Lage, Aspekte der Struktur anderer Dinge und Ereignisse zu repräsentieren; dazu gehören die Tätigkeiten, die unser Organismus und seine Bestandteile, zum Beispiel Gliedmaßen, Teile des Sprechapparats und so weiter, ausführen. Festzustellen, wie die Kartierung im Einzelnen stattfindet, ist einfacher gesagt als getan. Es handelt sich nicht nur um eine reine Kopie, nicht nur um die passive Übertragung von der Umgebung des Gehirns in sein Inneres. Die von den Sinnen erzeugte Zusammenstellung beinhaltet einen aktiven Beitrag, der aus dem Inneren des Gehirns kommt und von einem frühen Entwicklungsstadium an zur Verfügung steht. Die Vorstellung, das Gehirn sei eine leere Schiefertafel, ist längst in Misskredit geraten.[2] Wie bereits erwähnt, findet die Zusammenstellung häufig im Umfeld von Bewegungen statt.

Eine kurze Anmerkung zur Terminologie: Früher habe ich den Begriff *Bild* ganz strikt nur als Synonym für mentale Muster oder mentale Bilder verwendet, und der Begriff *neuronales Muster* oder *Karte* bezeichnete ein Aktivitätsmuster *im Gehirn* im Gegensatz zum Geist. Damit wollte ich anerkennen, dass der Geist, den ich als Inhalt der Aktivität des Gehirngewebes betrachte, eine eigene Bezeichnung verdient, weil er ein ganz privates Erlebnis ist und weil dieses private Erlebnis genau das Phänomen darstellt, das wir erklären wollen. Der Versuch, die neuronalen Vorgänge mit ihren eigenen Begrifflichkeiten zu versehen, war Teil der Bemühungen, die Rolle solcher Vorgänge in den Geistesprozessen zu verstehen. Mit der Verwendung getrennter Beschreibungsebenen wollte ich keinesfalls sagen, dass es getrennte Substanzen gibt – eine geistige und eine biologische. Ich bin kein Substanzdualist – im Gegensatz zu Descartes, der uns dies zumindest glauben machen wollte, indem er behauptete, der Körper habe eine physische Ausdehnung, der Geist aber nicht, und deshalb müssten beide aus verschiedenen Substanzen bestehen. Ich machte mir vielmehr nur einen Dualismus der *Aspekte* zu eigen und erörterte die Frage, wie die Dinge an der erlebten Oberfläche aussehen. Das Gleiche tat natürlich auch mein Freund Spinoza, der Vorkämpfer des Monismus, der das exakte Gegenteil des Dualismus ist.

Aber warum soll ich die Sache für mich und den Leser durch verschiedene Begriffe komplizierter machen, wenn die Dinge, die sie bezeichnen, einander nach meiner Auffassung entsprechen? In diesem ganzen Buch verwende ich die Begriffe *Bild, Karte* und *neuronales Muster* fast in gleicher Bedeutung. Hin und wieder lasse ich absichtlich die Grenze zwischen Geist und Gehirn verschwimmen, um damit zu unterstreichen, dass diese Unterscheidung zwar stichhaltig ist, aber den Blick auf das, was wir erklären wollen, verstellen kann.

Unter der Oberfläche schürfen

Stellen wir uns einmal vor, wir würden ein Gehirn in der Hand halten und die Oberfläche der Hirnrinde betrachten. Jetzt nehmen wir ein scharfes Messer, setzen Schnitte in einer Tiefe von zwei oder drei Millimetern *parallel* zur Oberfläche und ziehen eine dünne Scheibe Gehirn heraus. Nachdem wir die Neuronen mit geeigneten Chemikalien fixiert und gefärbt haben, können wir das Präparat auf einen Objektträger legen und unter dem Mikroskop betrachten. Dabei werden wir in jeder Schicht der Hirnrinde eine Struktur entdecken, die im Wesentlichen einem zweidimensionalen Gitter aus Quadraten ähnelt. Die Hauptelemente des Gitters sind die horizontal dargestellten Neuronen. Das Ganze kann man sich so ähnlich vorstellen wie den Stadtplan von Manhattan, nur müssen wir den Broadway weglassen, denn in dem Hirnrindengitter gibt es keine größeren schrägen Linien. Wie wir sofort erkennen, eignet sich die Anordnung ideal für die topographische Darstellung von Objekten und Vorgängen.

Betrachtet man einen Abschnitt der Hirnrinde, so erkennt man leicht, warum hier die detailliertesten Karten des Gehirns entstehen; andere Gehirnteile können zwar auch Karten generieren, aber mit geringerer Auflösung.

Eine Schicht der Hirnrinde – die vierte – ist vermutlich für einen großen Teil der detaillierten Karten verantwortlich. Ebenso wird bei Betrachtung eines Hirnrindenabschnitts klar, warum das Bild von der Landkarte keine an den Haaren herbeigezogene Metapher ist. Auf einem solchen Gitter kann man Muster skizzieren, und wenn man die Augen schließt und der Fantasie freien Lauf lässt, kann man sich das Pergament ausmalen, über dem Heinrich der Seefahrer vermutlich brütete, als er die Reisen seiner Kapitäne plante. Ein großer Unterschied besteht natürlich darin, dass die Linien in einer Gehirn-Landkarte nicht mit Federkiel oder Bleistift gezogen sind; sie sind vielmehr das Ergebnis der augenblicklichen Aktivität mancher Neuronen und der Inaktivität anderer. Wenn bestimmte Neuronen in einer bestimmten räumlichen Verteilung »eingeschaltet« sind, wird eine gerade oder gebogene, dicke oder dünne »Linie gezogen«, ein Muster, das sich vom Hintergrund der »ausgeschalteten« Neuronen abhebt. Ein weiterer großer Unterschied: Die wichtigste Karten erzeugende horizontale Schicht liegt zwischen anderen Schichten eingebettet; jedes Hauptelement dieser Schicht ist auch Teil einer senkrechten Anordnung von Elementen, das heißt einer Säule. Eine solche Säule enthält Hunderte von Neuronen. Die Säulen liefern den Input für die Hirnrinde – dieser kommt von anderen Regionen des Gehirns, von peripheren Sinnesorganen wie den Augen, und aus dem Körper. Ebenso liefern die Säulen auch den Output für die gleichen Quellen, und sie sorgen für eine vielfältige Integration und Modulation der Signale, die an den einzelnen Orten verarbeitet werden.

Anders als in der klassischen Kartographie sind Gehirnkarten nicht statisch. Sie gleichen dem Quecksilber, verändern sich von einem Augenblick zum nächsten und spiegeln so die Veränderungen wider, die sich in den Neuronen, von denen sie versorgt werden, abspielen; diese wiederum sind ein Spiegelbild der Veränderungen im Körperinneren und in unserer Umwelt. An den Veränderungen der Gehirnkarten zeigt sich auch die Tatsache, dass wir selbst ständig in Bewegung sind. Wir nähern uns Gegenständen oder entfernen uns von ihnen, wir können sie berühren oder auch nicht, wir schmecken vielleicht einen Wein, aber dann ist der Geschmack wieder weg, wir hören Musik, aber irgendwann ist sie zu Ende – unser eigener Körper verändert sich mit unterschiedlichen Emotionen. Die gesamte Umwelt, die sich dem Gehirn darbietet, wird ständig von selbst oder unter dem Einfluss unserer Tätigkeit abgewandelt. Entsprechend verändern sich auch die zugehörigen Gehirnkarten.

Eine moderne Analogie zu dem, was im Gehirn in Verbindung mit einer visuellen Karte vorgeht, finden wir in den Bildern auf elektronischen Anzeigetafeln, deren Muster durch aktive oder inaktive Leuchtelemente (Glühbirnen oder LEDs) gebildet werden. Der Vergleich mit elektronischen Karten ist vor allem deshalb zutreffend, weil sich die in ihnen dargestellten Inhalte einfach dadurch, dass sich die Verteilung aktiver und inaktiver Elemente verändert, schnell wandeln können. Jede Verteilung von Aktivitäten stellt ein zeitliches Muster dar. Verschiedene Aktivitätsverteilungen innerhalb des gleichen Abschnitts der Sehrinde können nacheinander oder sogar überlagert ein Kreuz, ein Quadrat oder ein Gesicht abbilden. Die Karten können blitzschnell gezeichnet, neu gezeichnet und überschrieben werden.

Ein ähnlicher »Zeichenvorgang« spielt sich auch in der Netzhaut oder Retina ab, einem hoch entwickelten Außenposten des Gehirns. Auch sie verfügt über ein Gitternetz aus Quadraten, auf dem Karten gezeichnet werden können. Wenn die Lichtteilchen (Photonen) in der Verteilung, die einem bestimmten Muster entspricht, auf die Retina treffen, stellen die Neuronen, die durch dieses Muster – beispielsweise einen Kreis oder ein Kreuz – aktiviert werden, vorübergehend eine neuronale Landkarte dar. Auf den anderen Ebenen des Nervensystems bilden sich dann auf Grundlage dieser ursprünglichen Netzhautkarte weitere Karten. Das liegt daran, dass die Aktivität an jedem Punkt der Netzhautkarte über eine Kette weitergeleitet wird, bis sie in der primären Sehrinde eintrifft; dabei bleiben die geometrischen Beziehungen, die auf der Retina herrschen, erhalten – eine Eigenschaft, die als Retinotopie bezeichnet wird.

Die Schichten der Hirnrinde sind zwar ausgezeichnet in der Lage, detaillierte Karten zu erzeugen, gröbere Karten entstehen aber auch in einigen tiefer liegenden Schichten, so beispielsweise in den Corpora geniculata, den Colliculi, dem Nucleus tractus solitarius und dem Nucleus parabrachialis. Die Corpora geniculata sind für visuelle und akustische Prozesse zuständig. Auch sie sind schichtweise aufgebaut und eignen sich damit ideal für topographische Repräsentationen. Der Colliculus superior ist ein wichtiger Lieferant visueller Karten und besitzt sogar die Fähigkeit, diese mit akustischen und körperorientierten Karten in Beziehung zu setzen. Der Colliculus inferior dient der akustischen Verarbeitung. Die Tätigkeit der Colliculi superiores dürfte eine Vorstufe der Geistes- und Selbst-Prozesse sein, die später in der Hirnrinde aufblühten. Der Nucleus tractus solitarius und der Nucleus parabrachialis schließlich sind die allerersten Zentren, die Karten des ganzen

Körpers an das Zentralnervensystem liefern. Die Aktivität in diesen Karten entspricht, wie wir noch genauer erfahren werden, den ursprünglichen Gefühlen.

Die Karten werden nicht nur aus visuellen Mustern erzeugt, sondern aus *allen* sensorischen Mustern, an deren Schaffung das Gehirn beteiligt ist. Die Kartierung von Geräuschen beispielsweise beginnt in der Entsprechung des Ohres zur Netzhaut: in der Schnecke (Cochlea), die im Innenohr liegt. Sie nimmt die mechanischen Reize auf, die durch die Vibration des Trommelfells und der darunterliegenden Anordnung kleiner Knochen entstehen. Die Entsprechung zu den Netzhautneuronen sind in der Schnecke die Haarzellen. An der Spitze jeder Haarzelle bewegt sich ein Cilienbündel unter dem Einfluss der Schallenergie und erzeugt damit einen elektrischen Strom, der vom Axonende eines Neurons aus dem Cochlearganglion aufgenommen wird. Dieses Neuron sendet Signale an das Gehirn, und zwar über sechs hintereinander angeordnete Einzelstationen: den Nucleus cochlearis, den Nucleus olivaris superior, den Kern des Lemniscus lateralis, den Colliculus inferior, den Nucleus geniculatus mediale und schließlich die primäre Hörrinde. Letztere ist, was ihre Stellung in der Hierarchie angeht, mit der primären Sehrinde vergleichbar. Die Hörrinde steht am Anfang einer weiteren Signalübertragungskette innerhalb der Großhirnrinde selbst.

Die ersten akustischen Karten bilden sich in der Cochlea, ganz ähnlich wie die ersten visuellen Karten, die in der Netzhaut entstehen. Wie werden solche Geräuschkarten aufgebaut? Die Schnecke ist ein spiralförmiges Gebilde mit insgesamt konischer Form. Sie ähnelt einem Schneckenhaus und wird deshalb auch so genannt. Wer schon einmal im Guggenheim-Museum in New York gewesen ist, kann sich leicht vorstellen, was sich innerhalb der Cochlea abspielt. Man braucht sich nur auszumalen, dass die Kreise nach oben hin immer enger werden und dass das Gebäude insgesamt die Form eines spitz zulaufenden Kegels hat. Die Rampe, auf der man geht, windet sich genau wie in der Cochlea um die senkrechte Achse des Kegels. Innerhalb der spiralförmigen Rampe sind die Haarzellen in einer ganz bestimmten Reihenfolge angeordnet, und von dieser Reihenfolge hängt ab, auf welche Schallfrequenzen sie ansprechen. Die Haarzellen, die auf die höchsten Frequenzen reagieren, befinden sich am unteren Ende der Schnecke, und wenn man auf der Rampe höher steigt, folgen die anderen Frequenzen in absteigender Reihenfolge; an der Spitze der Cochlea schließlich liegen die Haarzellen, die auf die niedrigsten Frequenzen ansprechen. Alles beginnt also mit einem lyrischen Sopran und endet mit dem tiefsten Bass. Das Ergebnis ist eine räumliche Karte möglicher, nach der Frequenz angeordneter Töne, eine tonotopische Karte. Interessanterweise findet sich auch in jeder der fünf Stationen auf dem Weg zur Hörrinde – wo die Karte schließlich als Fläche ausgebreitet wird – eine Version dieser Schallkarte. Wir hören ein Orchester oder die Stimme eines Sängers, weil Neuronen entlang der auditorischen Kette aktiv werden, bis die vielen klanglichen Unterstrukturen, die unsere Ohren erreichen, schließlich in der Hirnrinde einander räumlich zugeordnet werden.

Das Prinzip der Kartierung gilt für viele Muster, die mit dem Aufbau des Körpers zu tun haben, beispielsweise mit den Gliedmaßen und ihren Bewegungen oder den durch eine Verbrennung verursachten Hautverletzungen, aber auch für die Muster, die durch die Berührung der Autoschlüssel in unserer Hand entstehen, wenn wir ihre Form abtasten und ihre glatte Oberflächenstruktur spüren.

Dass zwischen den kartierten Mustern im Gehirn und den realen Objekten, von denen sie hervorgerufen werden, eine enge Verbindung besteht, wurde in verschiedenen Studien nachgewiesen. So entdeckt man beispielsweise in der Sehrinde von Affen eine enge Korrelation zwischen der Struktur eines visuellen Reizes (beispielsweise ein Kreis oder ein Kreuz) und dem von ihm hervorgerufenen Aktivitätsmuster. Zum ersten Mal zeigte dies Roger Tootell an Gehirngewebe, das er von Affen gewonnen hatte. Auf keinen Fall können wir aber das visuelle Erlebnis des Affen – die Bilder, die der Affe selbst sieht – »beobachten«, und das Gleiche gilt übrigens auch für die visuellen Erlebnisse unserer Versuchspersonen. Bilder – visuelle, akustische oder welcher Art auch immer – sind *direkt* nur für den Besitzer des Geistes zugänglich, in dem sie sich abspielen. Sie sind zutiefst privat und für Dritte nicht zu beobachten.

Durch Untersuchungen mit bildgebenden Verfahren werden solche Korrelationen inzwischen auch am Gehirn des Menschen nachgewiesen. Mit multivariater Musteranalyse konnten mehrere Arbeitsgruppen, darunter auch unsere, nachweisen, dass bestimmte Aktivitätsmuster in den Sinneszentren der menschlichen Hirnrinde eindeutig bestimmten Objektkategorien entsprechen.[3]

Karten und Geist

Das auffälligste Ergebnis der unaufhörlichen, dynamischen Kartierungstätigkeit des Gehirns ist der Geist. Die kartierten Muster stellen das dar, was wir als bewusste Lebewesen als Anblicke, Klänge, Berührungen, Gerüche, Geschmack, Schmerz, Freude und Ähnliches kennen – oder kurz gesagt: als Bilder. Die Bilder in unserem Geist sind die derzeitigen Gehirnkarten von allem und jedem in unserem Körper und in seiner Umgebung, Bilder des Konkreten wie des Abstrakten, des Augenblicklichen wie des zuvor im Gedächtnis Aufgezeichneten. Die Wörter, mit denen ich diese Gedanken vermitteln möchte, haben sich anfangs – vielleicht nur kurz und skizzenhaft – als akustische, visuelle oder somatosensorische Bilder von Phonemen und Morphemen gebildet. Erst danach habe ich sie in geschriebener Form auf dem Papier umgesetzt. Ebenso werden diese gedruckten Wörter, die Sie vor Augen haben, von Ihnen zuerst als *verbale* Bilder (visuelle Bilder der geschriebenen Sprache) verarbeitet, und erst dann setzt ihre Wirkung im Gehirn die Entstehung anderer Karten eines *nonverbalen* Typs in Gang. Solche nonverbalen Bilder helfen uns, geistig die Konzepte abzubilden, die den Worten entsprechen. Auch die Gefühle, die den Hintergrund der mentalen Einzelvorgänge bilden und die vor allem Aspekte des Körperzustandes kundtun, sind Bilder. Wahrnehmung ist in allen sensorischen Formen das Ergebnis der kartographischen Fähigkeiten unseres Gehirns.

Bilder repräsentieren die physikalischen Eigenschaften von Gebilden, ihre räumlichen und zeitlichen Beziehungen sowie ihre Tätigkeiten. Manche Bilder – nämlich solche, die wohl entstehen, wenn das Gehirn Karten davon anfertigt, wie es selbst Karten erzeugt – sind recht abstrakt. Sie beschreiben die Gesetzmäßigkeiten des Vorkommens von Gegenständen in Raum und Zeit, die räumlichen Beziehungen und Bewegungen von Objekten im Hinblick auf Geschwindigkeit und Weg und so weiter. Manche Bilder finden ihren Weg in musikalische Kompositionen oder mathematische Beschreibungen. Der Geistesprozess ist ein ständiger Strom solcher Bilder; manche davon entsprechen den tatsächlichen Abläufen außerhalb des Gehirns, andere werden im Rahmen der Erinnerung aus dem Gedächtnis wieder aufgebaut. Der Geist ist eine raffinierte, fließende Kombination aus tatsächlichen und erinnerten Bildern in sich ständig wandelnden Proportionen. In der Regel sind die Bilder des Geistes logisch verknüpft; das gilt mit Sicherheit, wenn sie Ereignissen in der Außenwelt oder im Körper entsprechen, die ihrerseits von physikalischen und biologischen Gesetzen gelenkt werden, welche wir für logisch halten. Wenn wir tagträumen, bringen wir natürlich unter Umständen unlogische Bilderfolgen hervor, das Gleiche gilt, wenn uns schwindlig wird – das Zimmer dreht sich in Wirklichkeit nicht, der Tisch kommt nicht auf uns zu, die Bilder sagen uns aber etwas anderes – oder wenn wir halluzinogene Drogen genommen haben. Von solchen Sondersituationen abgesehen, bewegt sich der Strom der Bilder in den meisten Fällen schnell oder langsam, geordnet oder sprunghaft in der Zeit vorwärts, und gelegentlich bildet der Strom nicht nur eine Abfolge, sondern mehrere. Manchmal sind solche Reihen gleich und laufen parallel, manchmal überschneiden sie sich auch und überlagern sich. Wenn der bewusste Geist in Hochform ist, ist die Abfolge der Bilder stromlinienförmig und gestattet uns kaum einen Blick auf die umgebenden Ränder.

Aber zusätzlich zu der Logik, die vom Ablauf der Ereignisse in der Realität außerhalb des Gehirns vorgegeben ist – einem logischen Zusammenhang, den unsere durch natürliche Selektion entstandenen Gehirnschaltkreise von einem sehr frühen Entwicklungsstadium an vorausahnen –, wird den Bildern in unserem mentalen Strom je nach ihrem Wert für das Individuum eine Besonderheit zugeordnet. Und woher kommt dieser Wert? Er setzt sich zusammen aus der ursprünglichen Kombination von Dispositionen, die unsere Lebenssteuerung lenken, und den Bewertungen, die allen Bildern, die wir nach und nach in unserer Erfahrung angesammelt haben, zugeordnet wurden; die Grundlage bildet dabei die ursprüngliche Kombination von Wertzuordnungen aus unserer Vergangenheit. Mit anderen Worten: Geist besteht nicht nur aus Bildern, die einen natürlichen Ablauf bilden. Er enthält auch die »redaktionellen Entscheidungen«, die unser umfassendes biologisches Bewertungssystem getroffen hat und die man mit bestimmten Einstellungen beim Filmemachen vergleichen könnte. Für die Verarbeitung im Geist gilt nicht das Prinzip, »wer zuerst kommt, mahlt zuerst«. Sie enthält vielmehr wertabhängige Entscheidungen, die in einen logischen zeitlichen Rahmen integriert werden.[4]

Schließlich – und das ist ein weiterer entscheidender Punkt – kann ein Geist entweder unbewusst oder bewusst sein. Bilder werden auch dann weiterhin von Wahrnehmung und Erinnerung erzeugt, wenn wir uns ihrer nicht bewusst sind. Viele Bilder kommen nie in den Genuss des Bewusstseins und werden im bewussten Geist weder gehört noch unmittelbar gesehen. Dennoch sind solche Bilder in vielen Fällen in der Lage, unser Denken und Handeln zu beeinflussen. Ein umfangreicher mentaler Prozess, der vernünftiges Überlegen und kreatives Denken erfordert, kann auch ablaufen, während wir uns eines anderen Themas bewusst sind. Auf die Frage des unbewussten Geistes werde ich in Teil IV zurückkommen.

Zusammenfassend kann man sagen: Bilder beruhen auf Veränderungen, die sich während des physischen Wechselspiels zwischen einem Objekt und dem Körper in Körper und Gehirn abspielen. Signale von Sensoren, die über den ganzen Körper verstreut sind, bauen neuronale Muster auf, die eine Karte der *Interaktion* zwischen Organismus und Objekt erzeugen. Die neuronalen Muster bilden sich vorübergehend in den verschiedenen sensorischen und motorischen Gehirnregionen, die normalerweise Signale aus bestimmten Regionen des Körpers aufnehmen. Die Zusammenstellung der vorübergehenden neuronalen Muster erfolgt durch eine Auswahl von Neuronenschaltkreisen, die durch die Interaktion aktiviert werden. Diese Neuronenschaltkreise kann man sich als vorgefertigte Bausteine innerhalb des Gehirns vorstellen.

Die Gehirnkartierung ist ein charakteristisches Funktionsmerkmal eines Systems, das dem Management und der Steuerung des Lebensprozesses dient. Die Kartierungsfähigkeit des Gehirns dient seiner Managementaufgabe. Auf einer einfachen Ebene wird durch die Kartierung vielleicht das Vorhandensein oder die Lage eines Objekts im Raum oder die Richtung seiner Bewegungsbahn wahrgenommen. Das kann hilfreich sein, um entweder eine Gefahr oder eine Gelegenheit zu entdecken, die man dann vermeiden oder ergreifen kann. Und wenn sich unser Gehirn der zahlreichen Karten des gesamten Sensoriums bedient und sich so einen vielseitigen Überblick über das Universum außerhalb des Gehirns verschafft, können wir auf die Objekte und die Ereignisse in diesem Universum mit größerer Genauigkeit reagieren. Außerdem versetzen uns Karten, die dem Gedächtnis übergeben wurden und in die Erinnerung zurückgeholt werden können, in die Lage, vorauszuplanen und bessere Reaktionen zu (er)finden.

Die Neurologie des Geistes

Welche Teile des Gehirns sind geistfähig und welche nicht? Dies ist eine schwierige, aber legitime Frage. Untersuchungen aus eineinhalb Jahrhunderten zu den Folgen von Gehirnverletzungen liefern zumindest so viele Anhaltspunkte, dass wir eine vorläufige Antwort skizzieren können. Manche Hirnregionen leisten zwar wichtige Beiträge zu wesentlichen Gehirnfunktionen, sind aber an der grundlegenden Schaffung des Geistes nicht beteiligt. Andere wirken eindeutig auf einer grundlegenden, unverzichtbaren Ebene daran mit, den Geist zu erzeugen. Und wieder andere unterstützen die Entstehung des Geistes mit Aktivitäten wie der Erzeugung und Erneuerung von Bildern sowie der Verwaltung des Bilderstromes, beispielsweise indem sie die Bilder bearbeiten und Kontinuität schaffen.

Das gesamte Rückenmark ist offenbar nicht für die Entstehung des Geistes erforderlich. Ist es vollkommen geschädigt, sind schwere motorische Beeinträchtigungen, ein weitreichender Verlust des Körperempfindens sowie eine gewisse Dämpfung der Gefühle die Folge. Solange aber der parallel zum Rückenmark verlaufende Vagusnerv erhalten bleibt (was in solchen Fällen fast immer der Fall ist), ist der Signalaustausch zwischen Körper und Gehirn noch so robust, dass die automatische Steuerung gewährleistet ist, grundlegende Gefühle in Gang gesetzt werden und jene Aspekte des Bewusstseins, die Signale aus dem Körper erfordern, aufrechterhalten werden. Die Entstehung des Geistes wird durch Schäden des Rückenmarks eindeutig nicht verhindert – das wissen wir nur allzu gut aus den traurigen Fällen von Unfallopfern, bei denen die Schädigung an allen nur denkbaren Stellen des Rückenmarks eingetreten ist. Der großartige Geist von Christopher Reeve überlebte die schwere Schädigung des Rückenmarks ebenso wie sein Bewusstsein. Wie ich aus meiner Erinnerung an Begegnungen mit ihm weiß, war äußerlich bei ihm nur die mimische Ausdrucksfähigkeit für Gefühle geringfügig beeinträchtigt. Nach meiner Vermutung werden die geistigen Repräsentationen der somatosensorischen Reize aus Gliedmaßen und Rumpf erst auf der Ebene der Zentren im oberen Hirnstamm vollständig zusammengesetzt, wobei Signale aus dem Rückenmark und dem Vagusnerv mitwirken, so dass das Rückenmark für die Entstehung des Geistes nur marginale Bedeutung hat. (Man kann die Position des Rückenmarks relativ zur Entstehung des Geistes auch anders formulieren und sagen, dass seine Beiträge in der Gesamtfunktion nicht vermisst werden, selbst wenn wir diese Beiträge, sofern sie vorhanden sind, durchaus zu schätzen wissen. Nach einer Durchtrennung des Rückenmarks haben die Patienten keine Schmerzen, aber sie zeigen »schmerzassoziierte« Reflexe – ein Hinweis, dass die Kartierung des Gewebeschadens auf der Ebene des Rückenmarks stattfindet, aber nicht aufwärts zu Hirnstamm und Großhirnrinde übermittelt wird.)

Das Gleiche gilt, zumindest im Fall von Erwachsenen, auch für das Kleinhirn. Dieses spielt eine wichtige Rolle für die Bewegungskoordination und die Färbung von Gefühlen, und es ist auch am Erlernen von Fähigkeiten und der Erinnerung daran sowie an kognitiven Aspekten der Entwicklung von Fähigkeiten beteiligt. Aber die Erzeugung des Geistes ist, soweit wir wissen, nicht seine Aufgabe. Das Gleiche können wir über den Hippocampus sagen, der für das Erlernen neuer Tatsachen unentbehrlich ist und regelmäßig an den normalen Erinnerungsprozessen mitwirkt, ohne dass sein Fehlen aber die Erzeugung des Geistes beeinträchtigen würde. Sowohl das Kleinhirn als auch der Hippocampus sind Helfer bei den Redaktionsprozessen und der Herstellung von Kontinuität im Zusammenhang mit Bildern und Bewegungen. Diese Aufgabe teilen sie mit mehreren Regionen der Hirnrinde, die der motorischen Steuerung dienen und vermutlich auch eine Rolle spielen, wenn es um die Aufrechterhaltung der Kontinuität in den geistigen Prozessen geht. Dies ist natürlich von entscheidender Bedeutung für die umfassende Funktion eines Geistes; für die Herstellung der Bilder ist es aber nicht erforderlich. Die Indizien, die gegen die Mitwirkung des Hippocampus und der benachbarten Rindenregionen bei der Erzeugung des Geistes sprechen, sind besonders stichhaltig. Sie ergeben sich aus den Verhaltensweisen und Berichten von Patienten, bei denen der Hippocampus und der vordere Schläfenlappen auf beiden Seiten durch Sauerstoffmangel, Herpes-simplex-Enzephalitis oder chirurgische Eingriffe zerstört wurden. Ihre Fähigkeit, neue Tatsachen zu erlernen, ist im Wesentlichen ausgeschaltet, und das Gleiche gilt mehr oder weniger auch für die Fähigkeit, sich an die Vergangenheit zu erinnern. Dennoch ist der Geist solcher Patienten immer noch ungeheuer leistungsfähig: Die Wahrnehmung im visuellen, akustischen und taktilen Bereich funktioniert mehr oder weniger normal, und auf generischer (nicht einzigartiger) Ebene verfügen sie über eine Fülle von Erinnerungen. Die Grundaspekte ihres Bewusstseins sind im Wesentlichen intakt.

Wenn wir uns der Hirnrinde zuwenden, finden wir ein völlig anderes Szenario. Mehrere Regionen der Großhirnrinde sind eindeutig an der Erzeugung jener Bilder beteiligt, die wir in unserem Geist betrachten und verändern. Und Rindenbereiche, die keine Bilder erzeugen, tragen meist dazu bei, sie aufzuzeichnen oder im Rahmen von Überlegungen, Entscheidungen und Handlungen zu manipulieren. Die frühen sensorischen Rindenfelder für Sehen, Hören, Körperempfindung, Geschmack und Geruch, die wie Inseln im Ozean der Großhirnrinde liegen, erzeugen mit Sicherheit Bilder. Unterstützung erhalten sie bei ihrer Tätigkeit durch zweierlei Thalamuskerne: Relaiskerne (die Input aus der Peripherie anliefern) und assoziative Kerne (die in beiden Richtungen mit großen Abschnitten der Großhirnrinde verknüpft sind).

Diese Behauptung wird durch stichhaltige Befunde gestützt. Wir wissen, dass nennenswerte Schäden in jeder Insel des sensorischen Cortex zu einer umfangreichen Beeinträchtigung der Kartierungsfunktion dieses Sektors führt. Wenn beispielsweise die frühen Sehfelder beidseitig geschädigt werden, sind die Betroffenen »rindenblind«. Solche Patienten können keine detaillierten visuellen Bilder mehr erzeugen, und der Defekt betrifft nicht nur die Wahrnehmung, sondern oft auch die Erinnerung. Unter Umständen bleibt ihnen ein Wahrnehmungsrest erhalten, die sogenannte »Blindsicht«, bei der nicht bewusst wahrgenommene Anhaltspunkte eine gewisse visuelle Steuerung von Handlungen ermöglichen. Eine vergleichbare Situation ergibt sich auch bei der Schädigung anderer sensorischer Rindenfelder. Der Rest der Großhirnrinde, der Ozean rund um die Inseln, ist zwar primär nicht an der Erzeugung von Bildern beteiligt, er wirkt aber an ihrer Konstruktion und Verarbeitung mit, das heißt an der Aufzeichnung, Erinnerung und Manipulation von Bildern, die in den frühen sensorischen Rindenfeldern erzeugt werden. Näheres darüber in Kapitel 6.[5]

Abweichend von Traditionen und Konventionen glaube ich aber, dass der Geist nicht ausschließlich in der Großhirnrinde erzeugt wird. Seine ersten Ausdrucksformen entstehen im Hirnstamm. Die Idee, die Verarbeitungsprozesse des Geistes würden auf der Ebene des Hirnstamms beginnen, ist so unkonventionell, dass sie nicht einmal unpopulär ist. Unter denen, die den Gedanken mit großer Leidenschaft vertreten haben, möchte ich Jaak Panksepp herausgreifen. Diese Vorstellung und jene, dass auch die ersten Gefühle im Hirnstamm entstehen, hängen zusammen.[6] Zwei Kerne im Hirnstamm, der Nucleus tractus solitarius und der Nucleus parabrachialis, wirken an der Erzeugung grundlegender Aspekte des Geistes mit, nämlich an den Gefühlen, die durch die laufenden Lebensereignisse entstehen und zu denen, wie beschrieben, auch Schmerz und Freude gehören. Ich stelle mir die von diesen Strukturen erzeugten Karten als einfach und im Wesentlichen ohne räumliche Details vor, aber sie ziehen Gefühle nach sich. Diese Gefühle sind aller Wahrscheinlichkeit nach die ursprünglichen Bestandteile des Geistes; ihre Grundlage sind die unmittelbaren Signale aus dem übrigen Körper. Interessanterweise sind sie auch urtümliche, unentbehrliche Bestandteile des Selbst,

Formen von Karten *(Bildern)*	**Ursprungsobjekte**
1. Karten der inneren Struktur und des inneren Zustands des Organismus (interozeptive Karten)	Der Funktionszustand der Körpergewebe, z. B. Kontraktion oder Entspannung der glatten Muskulatur, Parameter aus dem inneren Milieu
2. Karten anderer Aspekte des Organismus (propriozeptive Karten)	Bilder bestimmter Körperteile, z. B. Gelenke, quergestreifte Muskulatur, manche inneren Organe
3. Karten der Außenwelt (exterozeptive Karten)	Alle Objekte und Ereignisse, die einen Sinnessensor ansprechen, z. B. die Netzhaut, die Cochlea oder die Tastsensoren der Haut

Abb. 3.1. Formen von Karten (Bildern) und ihre Ursprungsobjekte. Durch die Verarbeitung werden Karten zu Bildern. Ein normaler Geist enthält Bilder in allen drei gezeigten Formen. Bilder vom inneren Zustand eines Organismus bilden die *ursprünglichen Gefühle.* Bilder von anderen Aspekten des Organismus stellen in Verbindung mit denen des inneren Zustands spezifische *Körpergefühle* dar. Gefühle von Emotionen sind Variationen komplexer Körpergefühle, die durch ein bestimmtes Objekt verursacht werden und sich darauf beziehen. Bilder der Außenwelt sind normalerweise von Bildern der Formen I und II *begleitet.*

Gefühle sind eine Form von Bildern, die wegen ihrer einzigartigen Beziehung zum Körper eine Sonderstellung einnehmen (siehe Kapitel 4). Gefühle sind spontan *gefühlte* Bilder. Alle anderen Bilder werden gefühlt, weil sie von den besonderen Bildern, die wir Gefühle nennen, begleitet sind.

und sie bilden für den Geist die allererste, unfertige Erkenntnis, dass *sein* Organismus am Leben ist.

Diese wichtigen Kerne im Hirnstamm erzeugen nicht nur einfache virtuelle Karten des Körpers; sie bringen *gefühlte* Körperzustände hervor. Wenn sich Schmerz oder Freude wie etwas *anfühlen,* haben wir das als Allererstes diesen Strukturen zu verdanken – ihnen und den motorischen Strukturen, namentlich den Kernen im periaquäduktalen Grau, über die sie unaufhörlich Rückkopplung aus dem Körper erhalten.

Die Anfänge des Geistes

Um deutlich zu machen, was ich mit den Anfängen des Geistes meine, muss ich – allerdings nur kurz – drei Indizienketten erörtern. Die eine geht auf Patienten zurück, deren Rindenfelder geschädigt wurden. Eine zweite ergibt sich aus Untersuchungen an Kindern, die ohne Großhirnrinde geboren werden. Die dritte schließlich hat mit den Funktionen des Hirnstamms im Allgemeinen und der Colliculi superiores im Besonderen zu tun.

Schmerz- und Freudengefühle nach Zerstörung von Rindenfeldern

Im Kapitel 5, das von Emotionen handelt, werden wir hören, dass die Inselrinde eindeutig an der Verarbeitung eines breiten Spektrums von Gefühlen beteiligt ist, von jenen, die auf die Emotionen folgen, bis zu denen, die Lust oder Schmerz kennzeichnen und kurz als körperliche Gefühle bezeichnet werden. Leider hat man aus den stichhaltigen Belegen, wonach zwischen Gefühlen und Inselrinde ein Zusammenhang besteht, den Schluss gezogen, der Nährboden aller Gefühle liege ausschließlich auf der Ebene der Hirnrinde; die Inselrinde stelle demnach eine ungefähre Entsprechung zu den frühen Seh- und Hörfeldern dar. Aber genau wie Sehen und Hören durch die Zerstörung der Seh- und Hörfelder nicht zunichte gemacht werden, so führt auch die völlige Zerstörung der Inselrinde von vorn nach hinten, in rechter und linker Gehirnhälfte, nicht zu einer vollständigen Auslöschung der Gefühle. Im Gegenteil: Schmerz- und Lustgefühle bleiben auch nach einer Herpes-simplex-Enzephalitis und der dadurch verursachten Schädigung beider Inselrinden erhalten. Zusammen mit meiner Kollegin Hanna Damasio und dem Kollegen Daniel Tranel konnte ich wiederholt beobachten, dass solche Patienten mit Freude oder Schmerz auf verschiedene Reize reagieren, und sie empfinden auch weiterhin Emotionen, über die sie unzweideutig berichten. Die Patienten geben an, sie hätten bei Extremtemperaturen unangenehme Gefühle; sie sind ungehalten über langweilige Aufgaben und ärgern sich, wenn ihre Forderungen abgelehnt werden. Die soziale Reaktionsfähigkeit, die von vorhandenen emotionalen Gefühlen abhängt, ist nicht beeinträchtigt. Sogar die Bindung an Personen, die nicht als Angehörige und Freunde zu erkennen sind, weil die im Rahmen des Herpes-Syndroms auftretende Schädigung im vorderen Abschnitt der Schläfenlappen das autobiografische Gedächtnis stark in Mitleidenschaft gezogen hat, wird aufrechter-

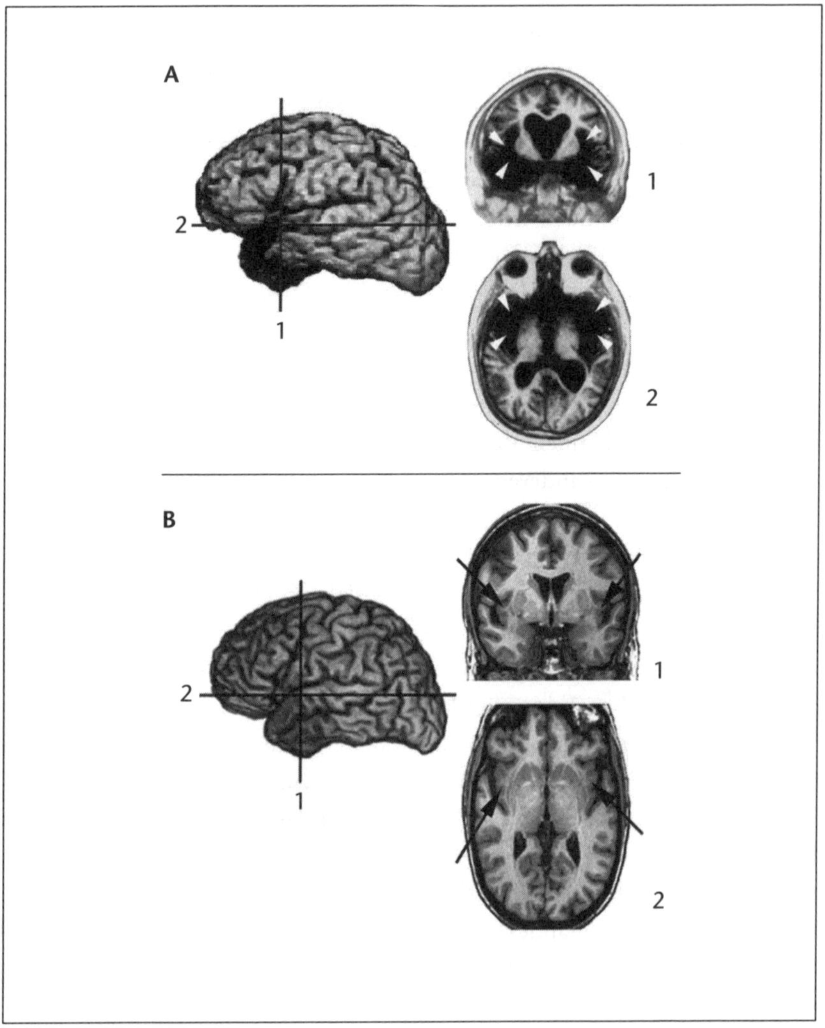

Abb. 3.2. Der obere Teil der Abbildung (A) zeigt in einer Magnetresonanzaufnahme das Gehirn eines Patienten, dessen Inselrinde in beiden Gehirnhälften vollständig geschädigt ist. Links eine dreidimensionale Rekonstruktion des Gehirns, rechts zwei Schnitte durch das Gehirn (1 und 2); die Schnittebenen sind links durch die mit 1 und 2 markierten Linien wiedergegeben. Der schwarze Bereich entspricht dem durch die Krankheit zerstörten Gewebe. Weiße Pfeile weisen auf Stellen, an denen sich eigentlich die Inselrinde befinden müsste. Im unteren Teil (B) ist ein gesundes Gehirn mit Schnitten in den gleichen Ebenen wiedergegeben. Die schwarzen Pfeile weisen auf die normale Inselrinde.

halten. Darüber hinaus führt eine experimentelle Abwandlung der Reize zu nachweisbaren Veränderungen im Gefühlserleben.[7]

Vernünftigerweise kann man davon ausgehen, dass die Schmerz- und Lustgefühle in den beiden zuvor bereits erwähnten Zentren des Hirnstamms (dem Nucleus tractus solitarius und dem Nucleus parabrachialis) entstehen, wenn die Inselrinden fehlen. Beide Kerne eignen sich als Empfänger für Signale aus dem Körperinneren. Bei Gesunden übermitteln diese Kerne ihre Signale über dafür zuständige Zentren des Thalamus (Kapitel 4) an die Inselrinde. Zusammenfassend kann man sagen: Während die Kerne im Hirnstamm die Gefühle auf einer grundlegenden Ebene gewährleisten, liefern die Inselrinden eine differenziertere Form dieser Gefühle, und – was am wichtigsten ist – sie können die Gefühle zu anderen Aspekten der Kognition (die auf Aktivitäten in anderen Gehirnregionen zurückgehen) in Beziehung setzen.[8]

Für diese Idee gibt es aufschlussreiche indirekte Indizien. Der Nucleus tractus solitarius und der Nucleus parabrachialis empfangen das ganze Spektrum der Signale, die den Zustand des inneren Milieus im gesamten Organismus beschreiben. Ihnen entgeht nichts. Manche Signale kommen aus dem Rückenmark und dem Trigeminuskern, andere sogar aus »nackten« Gehirnregionen wie der nahe gelegenen Area postrema, die nicht durch die Blut-Hirn-Schranke geschützt sind und mit ihren Neuronen unmittelbar auf im Blut kreisende Moleküle reagieren. Diese Signale lassen ein umfassendes Bild des inneren Milieus und der inneren Organe erstehen, und dieses Bild ist nun gleichzeitig der wichtigste Bestandteil unserer Gefühlszustände. Die genannten Kerne sind untereinander dicht verknüpft, zahlreiche Verbindungen bestehen auch zum periaquäduktalen Grau (PAG), das sich in ihrer Nachbarschaft befindet. Das PAG ist eine komplexe Gruppe von Gehirnkernen mit vielen Untereinheiten, in ihm liegt der Ursprung eines breiten Spektrums emotionaler Reaktionen, die mit Verteidigung, Aggression und der Bewältigung von Schmerz zu tun haben. Lachen und Weinen, der Ausdruck von Ekel oder Angst, aber auch Reaktionen wie Frieren oder Weglaufen in angstbesetzten Situationen werden vom PAG ausgelöst. Die zwischen diesen Gehirnkernen hin und her verlaufenden Verknüpfungen eignen sich gut zur Erzeugung komplexer Repräsentationen. Der grundlegende Schaltplan in den fraglichen Regionen befähigt sie zu einer Rolle als Bildererzeuger, und bei dem Bildtyp, den diese Kerne erzeugen, handelt es sich um Gefühle. Da diese Gefühle außerdem frühe, grundlegende Schritte im Aufbau des Geistes darstellen und für die Aufrechterhaltung des Lebens von entscheidender Bedeutung sind, ist es aus technischer Sicht (womit ich die Sicht der Evolution meine) plausibel, dass der Unterstützungsapparat auf Strukturen beruht, die buchstäblich neben denen für die Lebenssteuerung liegen.[9]

Die seltsame Situation von Kindern ohne Großhirnrinde

Manche Kinder kommen aus verschiedenen Gründen mit einem intakten Hirnstamm zur Welt, während die Strukturen des Telencephalons (Endhirn) – Hirnrinde, Thalamus und Basalganglien – im Wesentlichen fehlen. Dieser unglückselige Zustand ist in den meisten Fällen auf einen größeren Schlaganfall des Fötus im Mutterleib zurückzuführen; er hat zur Folge, dass die Großhirnrinde vollständig oder zu großen Teilen geschädigt und wieder resorbiert wird, so dass die Schädelhöhle nur mit Hirnflüssigkeit gefüllt ist. Die Krankheit wird als Hydranenzephalie bezeichnet, im Unterschied zu Entwicklungsstörungen, die allgemein Anenzephalie genannt werden und neben der Großhirnrinde auch andere Strukturen betreffen.[10] Die betroffenen Kinder überleben unter Umständen viele Jahre, manche erreichen sogar das Erwachsenenalter, werden aber häufig als »vegetativ« verunglimpft. In der Regel leben sie in Pflegeeinrichtungen.

In Wirklichkeit sind diese Kinder alles andere als vegetativ. Im Gegenteil: Sie sind wach und zeigen ein Verhalten. In begrenztem, aber durchaus nennenswertem Umfang können sie mit ihren Betreuern kommunizieren und mit der Welt interagieren. Sie sind offensichtlich geistbegabt auf eine Art, die man bei Patienten im vegetativen Zustand oder beim Akinetischen Mutismus, also der Stummheit infolge einer Hemmung aller Sprechfunktionen, nicht beobachtet. Ihr Unglück bietet einen seltenen Einblick in eine Form des Geistes, die auch dann noch hervorgebracht werden kann, wenn die Großhirnrinde fehlt.

Wie sehen diese unglückseligen Kinder aus? Ihre Bewegungen sind wegen des fehlenden Muskeltonus in der Wirbelsäule und der spastischen Lähmung ihrer Gliedmaßen stark eingeschränkt. Kopf und Augen können sie aber frei bewegen, auf dem Gesicht zeigen sie Gefühlsausdrücke, sie lächeln bei Reizen, die auch ein gesundes Kind zum Lächeln veranlassen würden – beispielsweise ein Spielzeug oder ein bestimmtes Geräusch –, und wenn man sie kitzelt, können sie sogar lachen und normale Freude ausdrücken. Sie können die Stirn runzeln und sich von schmerzhaften Reizen zurückziehen. Sie bewegen sich in

Richtung eines Objekts oder einer Situation, das oder die sie mögen – so krabbeln sie beispielsweise zu einer Stelle auf dem Fußboden, auf die das Sonnenlicht fällt, und wenn sich das Kind dann in die Sonne legt, ist ihm die Wärme offensichtlich angenehm. Die Kinder sehen erfreut aus: Äußerlich werden die Gefühle sichtbar, von denen man erwarten würde, dass sie sich bei der emotionalen Reaktion, die dem Reiz angemessen ist, einstellen.

Solche Kinder können Kopf und Augen in Richtung der Person wenden, von der sie angesprochen werden, und berühren sie auch, was allerdings nicht einheitlich geschieht; außerdem zeigen sie Vorlieben für bestimmte Menschen. Sie haben häufig vor Fremden Angst und wirken am glücklichsten, wenn ihre Mutter oder die gewohnte Betreuerin in der Nähe ist. Vorlieben und Abneigungen sind zu erkennen; am auffälligsten sind sie im Zusammenhang mit Musik. In der Regel lieben die Kinder manche Musikstücke mehr als andere; sie reagieren auf die unterschiedlichen Klangfarben von Instrumenten und verschiedene menschliche Stimmen. Ebenso reagieren sie auf unterschiedliche Tempi und Kompositionsstile. Das Gesicht ist dabei ein gutes Spiegelbild ihres Gefühlszustandes. Kurz gesagt, freuen sie sich vor allem dann, wenn sie berührt und gekitzelt werden, wenn sie ihre bevorzugten Musikstücke hören und wenn man ihnen bestimmte Spielzeuge vor die Augen hält. Offensichtlich hören und sehen sie, aber wie gut, das lässt sich nicht feststellen. Das Gehör scheint besser ausgebildet zu sein als das Sehvermögen.

Was solche Kinder sehen und hören, wird zwangsläufig subkortikal aufgenommen, und zwar aller Wahrscheinlichkeit nach von den Colliculi, die intakt sind. Was sie fühlen, wird subkortikal durch den Nucleus tractus solitarius und den Nucleus parabrachialis zuwege gebracht, die ebenfalls intakt sind; eine Inselrinde oder die somatosensorischen Rinden I und II, die an einer solchen Aufgabe mitwirken könnten, sind jedoch nicht vorhanden. Die von ihnen produzierten Emotionen müssen von den Kernen im periaquäduktalen Grau ausgehen und werden dann von Schädelnervenkernen, die den gefühlsbedingten Gesichtsausdruck steuern, ausgeführt (diese Kerne sind ebenfalls intakt). Die Lebensprozesse werden von einem intakten Hypothalamus gesteuert, der sich unmittelbar oberhalb des Hirnstamms befindet; als Unterstützung dienen dabei das Hormonsystem und das Netzwerk des Vagusnervs. Bei Mädchen mit Hydranenzephalie setzt in der Pubertät sogar die Menstruation ein.

Dass solche Kinder gewisse Anhaltspunkte für einen Geistesprozess erkennen lassen, steht außer Zweifel. Ebenso kann man ihren Ausdruck von

Freude, der häufig über viele Sekunden und sogar Minuten bestehen bleibt und im Einklang mit dem auslösenden Reiz steht, vernünftigerweise mit Gefühlszuständen in Verbindung bringen. Ich bin der festen Überzeugung, dass es sich bei der von ihnen gezeigten *Freude* tatsächlich um *gefühlte* Freude handelt, selbst wenn sie darüber nicht mit vielen Worten berichten können. Demnach erreichen sie die unterste Stufe eines schrittweisen, zum Bewusstsein führenden Mechanismus: Gefühle sind mit einer zusammenhängenden Repräsentation des Organismus (einem Protoselbst) verknüpft, werden möglicherweise durch die Beziehung zu Objekten modifiziert und stellen eine elementare Erfahrung dar.

Dafür, dass diese Kinder einen – wenn auch nur sehr bescheidenen – bewussten Geist besitzen, spricht ein faszinierender Befund: Wenn ein solches Kind nämlich eine Absence erleidet – ein epileptischer Anfall mit plötzlich einsetzender und ebenso abrupt endender Bewusstseinsstörung und nachfolgender Amnesie –, ist dessen Beginn für die Betreuer leicht zu erkennen; ebenso können sie feststellen, wann der Anfall zu Ende ist und das Kind zu ihnen »zurückkehrt«. Durch den Anfall wird offenbar das sonst vorhandene Minimalbewusstsein ausgeschaltet.

Menschen mit Hydranenzephalie bieten ein höchst beunruhigendes Bild. Es zeigt uns, welche Grenzen beim Menschen sowohl den Strukturen des Hirnstamms als auch der Großhirnrinde gesetzt sind. Die Krankheit straft die Behauptung Lügen, Empfindungsvermögen, Gefühle und Emotionen würden ausschließlich in der Großhirnrinde entstehen. Das kann ganz offensichtlich nicht stimmen. Bei solchen Personen ist natürlich nur ein sehr begrenztes Maß von Empfindungsfähigkeit, Gefühlen und Emotionen möglich, und was am wichtigsten ist: Sie sind von der größeren Geisteswelt abgekoppelt, die tatsächlich nur die Großhirnrinde liefern kann. Nachdem ich aber einen großen Teil meines Lebens darauf verwendet habe, die Auswirkungen von Gehirnschäden auf Geist und Verhalten der Menschen zu studieren, kann ich eines sagen: Solche Kinder haben kaum Gemeinsamkeiten mit Patienten im vegetativen Zustand, einer Störung, bei der die Wechselbeziehung zur Umwelt noch stärker vermindert ist; der vegetative Zustand entsteht tatsächlich durch Schäden in eben jenen Regionen des Hirnstamms, die bei Hydranenzephalie-Patienten intakt sind. Wenn man überhaupt eine Parallele ziehen kann und von den motorischen Defekten einmal absieht, dann besteht sie zwischen Kindern mit Hydranenzephalie und Neugeborenen, bei denen eindeutig ein Geist tätig ist, während aber das Kern-Selbst gerade erst beginnt, sich zu formen. Dies steht im Einklang mit der Tatsache, dass die Hydranenzephalie häufig erst mehrere Monate nach der Geburt diagnostiziert wird, wenn die Eltern Gedeihstörungen feststellen und Scanaufnahmen das katastrophale Fehlen der Hirnrinde zeigen. Den Grund für diese vage Ähnlichkeit auszumachen, ist nicht allzu schwierig: Bei gesunden Kindern ist die Hirnrinde noch nicht vollständig myelinisiert, sie hat ihre Entwicklung noch vor sich. Das heißt, auch diese Kinder besitzen einen funktionsfähigen Hirnstamm, aber nur eine teilweise funktionsfähige Hirnrinde.

Eine Anmerkung zum Colliculus superior

Die Colliculi superiores gehören zum Tectum, einer Region, die in enger Beziehung zu den Kernen des periaquäduktalen Graus steht und indirekt mit dem Nucleus tractus solitarius sowie mit dem Nucleus parabrachialis verknüpft ist. Dass der Colliculus superior an visuell orientiertem Verhalten mitwirkt, ist gut belegt. Welche Rolle diese Strukturen aber für die Prozesse von Geist und Selbst spielen, wird kaum einmal genauer betrachtet; bemerkenswerte Ausnahmen stellen allerdings die Arbeiten von Bernhard Strehler, Jaak Panksepp und Bjorn Merker dar.[11] Der Colliculus superior hat einen faszinierenden anatomischen Aufbau, der uns nahezu zwangsläufig Vermutungen darüber nahelegt, was diese Struktur leisten soll. Der Colliculus superior besteht aus sieben Schichten; die Schichten I bis III werden als »oberflächlich«, die Schichten IV bis VII als »tief« bezeichnet. Alle Verknüpfungen, die zu den oberflächlichen Schichten und von ihnen wegführen, haben mit dem Sehen zu tun, und die Schicht II, die wichtigste der oberflächlichen Schichten, empfängt Signale von der Netzhaut sowie von der primären Sehrinde. Diese oberflächlichen Schichten bauen eine retinotope Karte von der gegenüberliegenden Seite des Gesichtsfeldes auf.[12]

Die tiefen Schichten des Colliculus superior enthalten neben einer Karte der visuellen Welt auch topographische Karten mit akustischen und somatischen Informationen; Letztere stammen vom Rückenmark, aber auch aus dem Hypothalamus. Die drei Kartenkategorien – visuelle, akustische und somatische – passen räumlich genau zusammen: Sie sind so präzise gestapelt, dass die Informationen, die in einer Karte beispielsweise für das Sehen zur Verfügung stehen, denen in einer anderen Karte entsprechen, die mit dem Hören oder dem Zustand des Körpers zu tun hat.[13] An keiner anderen Stelle im Gehirn überlagern sich Informationen, die durch Sehen, Hören und aus diversen Körperzuständen gewonnen wurden, so buchstäblich – damit eröffnet sich die Aussicht auf eine effiziente Integration. Diese Integration ist von umso größerer Bedeutung, weil ihre Ergebnisse über die nahegelegenen Strukturen im periaquäduktalen Grau und über die Großhirnrinde Zugang zum motorischen System erhalten können.

Neulich schoss eine hübsche kleine Eidechse über meine Terrasse. Sie war eifrig hinter einer dummen Fliege her, die unbedingt um sie herumsummen musste und dabei gefährlich niedrig flog. Die Eidechse verfolgte die Fliege höchst aufmerksam und fing sie schließlich mit ihrer Zunge, die sie genau im richtigen Augenblick herausschießen ließ. Die Neuronen im Colliculus der Eidechse zeichneten in jedem Augenblick die aktuelle Position der Fliege auf und steuerten die Muskeln entsprechend, bis sie schließlich die Zunge in Bewegung setzten, als die Beute in Reichweite war. Die perfekte Anpassung dieses visuomotorischen Verhaltens an die Umwelt ist wirklich erstaunlich. Nun aber stellen wir uns einmal vor, wie schnell die Neuronen im Colliculus superior der Eidechse nacheinander feuern müssen; dann wundern wir uns noch mehr und halten einen Augenblick inne, um Fragen zu stellen. Was hat die Eidechse *gesehen*? Ich würde darüber keine sichere Aussage machen, aber nach meiner Vermutung sah sie einen schwarzen Punkt, der sich im Zickzack über ein ansonsten unscharfes Blickfeld bewegte. Was *wusste* die Eidechse von dem Vorgang? Nach meiner Vermutung gar nichts, jedenfalls nicht in unserem Sinn von »Wissen«. Und was fühlte sie, als sie den hart erarbeiteten Leckerbissen verzehrte? Ich nehme an, der Hirnstamm nahm den erfolgreichen Abschluss des zielgerichteten Verhaltens und die Ergebnisse eines verbesserten Homöostasezustandes zur Kenntnis. Der Nährboden für die Gefühle der Eidechse war vermutlich vorhanden, sie konnte aber über die bemerkenswerte Geschicklichkeit, die sie gerade zur Schau gestellt hatte, nicht nachdenken. Es ist nicht immer leicht, eine Eidechse zu sein.

Diese leistungsfähige Signalintegration dient einem naheliegenden, unmittelbaren Zweck: der Sammlung von Informationen, die für effizientes Handeln notwendig sind, sei es die Bewegung der Augen, der Gliedmaßen oder auch der Zunge. Bewerkstelligt wird dies durch zahlreiche Verknüpfungen zwischen den Colliculi und allen Regionen von Hirnstamm, Rückenmark, Thalamus und Großhirnrinde, die für eine effiziente Bewegungssteuerung erforderlich sind. Neben einer leistungsfähigen Bewegungssteuerung hat diese nützliche Einrichtung aber möglicherweise auch »innere«, mentale Auswirkungen. Aller Wahrscheinlichkeit nach erzeugen die integrierten, aufeinander abgestimmten Karten des Colliculus superior auch Bilder; diese sind zwar bei weitem nicht so detailreich wie jene, die in der Großhirnrinde entstehen, aber Bilder sind es dennoch. Hier liegen wahrscheinlich einige der Anfänge des Geistes und möglicherweise auch die Anfänge des Selbst.[14]

Wie steht es beim Menschen mit dem Colliculus superior? Die Zerstörung ausschließlich dieses Gehirnteils kommt nur selten vor. In der neurologischen Literatur ist nur ein einziger Fall einer beidseitigen Schädigung verzeichnet, der aber wurde glücklicherweise von Derek Denny-Brown untersucht, einem bedeutenden Neurologen und Neurowissenschaftler.[15] Die Schädigung war die Folge einer Verletzung, und der Patient überlebte mehrere Monate in einem stark beeinträchtigten Bewusstseinszustand, der am ehesten dem Zustand beim akinetischen Mutismus ähnelte. Dies lässt auf eine Störung der Geistentstehung schließen, ich muss aber hinzufügen, dass ich selbst auch einmal einen Patienten mit einem Schaden des Colliculus zu Gesicht bekam, und bei diesem war nur eine kurzfristige Bewusstseinsstörung erkennbar.

Wenn die Sehrinde verlorengegangen ist, besteht das Sehen mit den Colliculi allein wahrscheinlich in dem Eindruck, dass sich ein nicht näher bezeichnetes Objekt X in diesem oder jenem Quadranten des Gesichtsfeldes bewegt, beispielsweise von mir weg oder auf mich zu. In beiden Fällen könnte ich nicht beschreiben, um was für ein mentales Objekt es sich handelt, und möglicherweise bin ich mir seiner nicht einmal bewusst. Wir sprechen hier von einem sehr vagen Geist, der skizzenhafte Informationen über die Welt sammelt. Aber auch wenn die Bilder unscharf und unvollständig sind, müssen sie, wie man an der Blindsicht erkennt, nicht unbedingt nutzlos sein. Fehlen die Sehrinden aber von Geburt an, wie in den zuvor beschriebenen Fällen von Hydranenzephalie, leisten möglicherweise sowohl der Colliculus superior als auch der Colliculus inferior größere Beiträge zu den Geistesprozessen.

Ich muss noch eine letzte Tatsache anführen, die dafür spricht, die Colliculi superiores in den Status von Strukturen zu erheben, die zu den Geistesprozessen beitragen. Der Colliculus superior erzeugt elektrische Wellen im Gamma-Bereich, ein Phänomen, das man mit der gleichzeitigen Aktivierung von Neuronen in Verbindung bringen konnte. Der Neurophysiologe Wolf Singer äußerte die Vermutung, dass diese Wellen mit einer zusammenhängenden Wahrnehmung und möglicherweise sogar mit dem Bewusstsein korrelieren. Heute ist der Colliculus superior die einzige Gehirnregion außerhalb der Großhirnrinde, die bekanntermaßen solche Schwankungen im Gamma-Bereich zeigt.[16]

Näher an der Entstehung des Geistes?

Aus dem zuvor Gesagten ergibt sich ein Bild, in dem die Entstehung des Geistes ein höchst selektiver Vorgang ist. Es stimmt nicht, dass das gesamte Zentralnervensystem gleichermaßen daran mitwirkt. Manche Regionen sind nicht beteiligt, andere sind beteiligt, spielen aber keine Hauptrolle, und manche übernehmen den größten Teil der Arbeit. Unter den Letzteren sind solche, die detaillierte Bilder liefern; andere steuern einfache Bilder bei, die aber von grundlegender Bedeutung sind, beispielsweise Bilder von Körpergefühlen. Alle Regionen, die an der Erzeugung des Geistes beteiligt sind, verfügen über höchst differenzierte gegenseitige Verknüpfungen, was auf eine sehr komplexe Integration von Signalen schließen lässt.

Wenn wir Regionen, die zur Entstehung des Geistes beitragen, jenen gegenüberstellen, die das nicht tun, wissen wir noch nicht, welche Art Signale die Neuronen produzieren müssen; es sagt nichts über Frequenz oder Intensität der Neuronensignale oder über Verbindungsmuster zwischen Neuronengruppen. Wir erfahren daraus aber etwas über bestimmte Aspekte des Schaltplans, den die Neuronen benötigen, um an der Entstehung des Geistes mitwirken zu können. Bei den geisterzeugenden Stellen in der Großhirnrinde handelt es sich beispielsweise um Gruppen untereinander verflochtener Regionen, die rund um die Eintrittsstelle für den Input aus peripheren Sinnessensoren organisiert sind. Die subkortikalen Orte der Geistentstehung sind ebenfalls eng verflochtene Ansammlungen verschiedener Regionen, bei denen es sich in diesem Fall um Gehirnkerne handelt; auch sie sind rund um den Input aus einer anderen »Peripherie« organisiert, in diesem Fall aus dem Körper als solchem.

Eine weitere Voraussetzung gilt für die Hirnrinde und die subkortikalen Kerne gleichermaßen: Zwischen den geisterzeugenden Regionen müssen umfangreiche wechselseitige Verknüpfungen bestehen, damit die Rekursivität die Oberhand behält und ein sehr komplexer Signalaustausch erreicht wird; dieses Merkmal wird im Fall der Hirnrinde durch die Verknüpfung von Cortex und Thalamus verstärkt. (Die Begriffe *eintrittsinvariant* und *rekursiv* bezeichnen eine Signalübertragung, die nicht nur in eine Richtung verläuft, sondern auch zum Ursprung zurückkehrt und eine Schleife zu jenen Neuronengruppen bildet, in denen die einzelnen Elemente der Kette beginnen.) Auch die geisterzeugenden Regionen der Hirnrinde nehmen zahlreiche Signale von verschiedenen tiefer – in Hirnstamm oder Thalamus – gelegenen Kernen auf; sie modulieren die Tätigkeit der Hirnrinde durch Neuromodulatoren (zum Beispiel Katecholamine) und Neurotransmitter (beispielsweise Glutamat).

Schließlich muss die Signalübertragung nach einem bestimmten Zeitplan erfolgen, damit die Elemente eines Reizes, die gemeinsam an dem peripheren Sinnessensor eintreffen, während der Verarbeitung der Signale im Gehirn verbunden bleiben können. Damit Geisteszustände entstehen, müssen sich kleine Neuronenschaltkreise auf ganz bestimmte Weise verhalten. In kleinen Schaltkreisen, deren Aktivität das Vorliegen eines bestimmten Merkmals anzeigt, verstärken die Neuronen beispielsweise ihre Impulshäufigkeit. Neuronengruppen, die durch ihre Zusammenarbeit eine bestimmte Merkmalskombination anzeigen, müssen ihre Impulshäufigkeiten *synchronisieren*. Dies wurde erstmals von Wolf Singer und seinen Kollegen (und auch von R. Eckhorn) an Affen gezeigt: Sie wiesen nach, dass getrennte Regionen der Sehrinde, die an der Verarbeitung des gleichen Objekts beteiligt sind, eine synchronisierte Aktivität im Bereich von 40 Hertz aufweisen.[17] Bewerkstelligt wird die Synchronisation vermutlich durch Schwankungen der Neuronenaktivität. Wenn das Gehirn Wahrnehmungsbilder aufbaut, zeigen die Neuronen der verschiedenen Regionen, die zu dem Wahrgenommenen beitragen, synchronisierte Schwankungen im hochfrequenten Gamma-Bereich. Dies könnte ein Teil des Geheimnisses sein, das hinter der »Bindung« verschiedener Regionen mit zeitlichen Mitteln steht; ich werde solche Mechanismen heranziehen, wenn ich die Tätigkeit von Konvergenz-Divergenz-Zonen (Kapitel 6) und den Aufbau des Selbst (Kapitel 8, 9 und 10) erläutere.[18] Mit anderen Worten: Neben dem Aufbau detailreicher Karten an verschiedenen getrennten Orten muss das Gehirn diese Karten auch zueinander in Beziehung setzen, so dass sie zusammenhängende Einheiten bilden. Ein Schlüssel zu diesem »In-Beziehung-Setzen« könnte der zeitliche Ablauf sein.

Zusammenfassend kann man sagen: Die Vorstellung von einer Karte als festumrissenem Gebilde ist nicht mehr als eine hilfreiche Abstraktion. Hinter ihr versteckt sich eine ungeheuer große Zahl von Neuronenverknüpfungen, die an den einzelnen, getrennten Regionen beteiligt sind und für die Signalübertragung ein gewaltiges Maß an Komplexität schaffen. Was wir als geistige Zustände erleben, entspricht nicht nur der Aktivität in einem abgegrenzten Gehirnareal, sondern es ist das Ergebnis einer umfangreichen, rekursiven Signalübertragung, an der viele Regionen beteiligt sind. Und wie ich in Kapitel 6 noch genauer darlegen werde, werden die expliziten Aspekte bestimmter geistiger Inhalte – ein bestimmtes Gesicht, eine bestimmte Stimme – wahrscheinlich in einer bestimmten Kombination von Gehirnregionen *zusammengesetzt*; diese eignen sich von ihrer Konstruktion her zum Zusammensetzen von Karten, wobei allerdings andere Regionen unterstützend mitwirken müssen. Mit anderen Worten: Hinter der Entstehung des Geistes steht eine gewisse anatomische Spezifität, eine gewisse funktionelle Feindifferenzierung im großen Strudel der globalen Neuronenkomplexität.

Wenn man sich darum bemüht, die neuronalen Grundlagen des Geistes aufzuklären, kann man zu Recht die Frage stellen, ob das eben Gesagte eine gute oder eine schlechte Nachricht ist. Darauf kann man zweierlei Antworten geben. Einerseits kann man sich ein wenig entmutigt fühlen angesichts eines solchen Durcheinanders, einer Schwindel erregenden Verwirrung und der Verzweiflung darüber, dass sich aus dem biologischen Chaos vielleicht nie eine klare, gut durchleuchtete Gesetzmäßigkeit ableiten lässt. Man kann sich aber die Komplexität auch von ganzem Herzen zu eigen machen und erkennen, dass das Gehirn dieses scheinbare Durcheinander braucht, um etwas so Reichhaltiges, Bruchloses und Anpassungsfähiges wie die geistigen Zustände zu erzeugen. Ich habe mich für die zweite Möglichkeit entschieden. Ich hätte mir nur schwer vorstellen können, dass eine festumrissene Karte in einem einzigen Rindenareal es mir ermöglichen könnte, die Klavierpartiten von Bach zu hören oder den Canale Grande in Venedig zu betrachten, ganz zu schweigen von der Freude darüber und von der Entdeckung, was sie in der Welt als Großem und Ganzem zu bedeuten haben. Was das Gehirn betrifft, so ist weniger nur dann mehr, wenn wir das Wesentliche eines Phänomens vermitteln wollen. Ansonsten ist mehr stets besser.

4. Der Körper im Geist

Das Thema »Geist«

Bevor das Bewusstsein als zentrales Thema in den Mittelpunkt von Geistes- und Gehirnforschung rückte, wurde die intellektuelle Diskussion von einem eng damit verwandten Gegenstand beherrscht, dem Leib-Seele-Problem. In dieser oder jener Form zog es sich durch die Gedanken von Philosophen und Wissenschaftlern von Descartes über Spinoza bis in die Gegenwart. Welche Position ich in dieser Frage einnehme, wird aus der funktionsorientierten Darstellung in Kapitel 3 klar: Ein unverzichtbares Element zur Lösung des Problems ergibt sich aus der Fähigkeit des Gehirns, Karten zu erzeugen. Kurz gesagt, stellen komplexe Gehirne wie das unsere von Natur aus mehr oder weniger detaillierte, explizite Karten der Strukturen her, die den eigentlichen Körper bilden. Dabei kartiert das Gehirn zwangsläufig auch die Funktionszustände, die diese Körperbestandteile von Natur aus annehmen. Wie wir bereits erfahren haben, sind Gehirnkarten der Nährboden der geistigen Bilder, und deshalb hat das kartenerzeugende Gehirn die Fähigkeit, den Körper buchstäblich als *Inhalt* in den Geistesprozess einzubringen. Dank des Gehirns wird der Körper zu einem natürlichen Thema für den Geist.

Aber diese Kartierung des Körpers im Geist hat einen seltsamen, regelmäßig übersehenen Aspekt: Der Körper ist zwar der kartierte Gegenstand, er verliert aber nie den Kontakt mit dem Gehirn, das ihn kartiert. Im Normalfall sind beide von der Geburt bis zum Tod aneinandergekettet. Und was ebenso wichtig ist: Die kartierten Abbilder des Körpers beeinflussen auf gewisse Weise ständig gerade den Körper, in dem sie ihren Ursprung haben. Das ist eine einzigartige Situation. Es gibt dazu keine Parallele in den kartierten Bildern von Objekten und Vorgängen außerhalb des Körpers, der niemals unmittelbaren Einfluss auf diese Objekte und Vorgänge ausüben kann. Jede Theorie des Bewusstseins, die diese Tatsachen nicht berücksichtigt, ist nach meiner Überzeugung zum Scheitern verurteilt.

Welche Gründe hinter den Verknüpfungen zwischen Körper und Geist stehen, wurde bereits dargelegt. Das Lebensmanagement besteht darin, dass ein Körper gesteuert wird, und das Management gewinnt durch das Gehirn – oder genauer gesagt: durch Neuronenschaltkreise, die beim Management helfen – an Präzision und Effizienz. Wie ich bereits erwähnt habe, sind das Leben und das Lebensmanagement anderer Körperzellen das, worauf die Neuronentätigkeit ausgerichtet ist, und diese *Gerichtetheit* erfordert eine Signalübertragung in beide Richtungen. Neuronen wirken über chemische Botenstoffe oder die Anregung von Muskeln auf andere Körperzellen, aber damit sie ihre Aufgabe erfüllen können, brauchen sie ihrerseits die Anregung aus dem Körper, den sie sozusagen in Gang setzen sollen. In einem einfachen Gehirn sorgt der Körper durch Signale an subkortikale Kerne für eine solche Anregung. Die Gehirnkerne sind angefüllt mit »Dispositions-Knowhow«, mit jener Form von Wissen, die keine detaillierte Repräsentation in Form von Karten braucht. In einem komplexen Gehirn dagegen beschreiben die kartenerzeugenden Hirnrinden den Körper und seine Tätigkeiten in so vielen expliziten Einzelheiten, dass der Besitzer des Gehirns beispielsweise in der Lage ist, sich »ein Bild« von der Form der Extremitäten und ihrer räumlichen Lage zu machen oder auch von der Tatsache, dass die Ellenbogen oder der Magen schmerzen. Den Körper in den Geist zu bringen, ist letztlich der Ausdruck der inneren Gerichtetheit des Gehirns, seine *intentionale* Einstellung zum Körper – um es mit Begriffen zu formulieren, die im Zusammenhang mit den Gedanken von Philosophen wie Franz Brentano stehen.[1] Brentano hielt die intentionale Einstellung sogar für das charakteristische Kennzeichen geistiger Phänomene und glaubte, dass körperlichen Phänomenen Intentionalität und Gerichtetheit fehlen. Dies stimmt jedoch offenbar nicht. Wie wir in Kapitel 2 erfahren haben, *scheinen* auch Einzeller in mehr oder weniger dem gleichen Sinn Intentionen und Gerichtetheit zu besitzen. Mit anderen Worten: Weder ein ganzes Gehirn noch Einzeller *beabsichtigen* mit ihrem Verhalten gezielt irgendetwas, aber ihre Grundhaltung ist so, als wäre dies der Fall. Dies ist ein Grund mehr, die intuitive Kluft zwischen mentaler und physischer Welt zu leugnen.[2] In diesem Punkt zumindest gibt es sie sicher nicht.

Aus der Gerichtetheit des Gehirns gegenüber dem Körper ergeben sich zwei augenfällige Folgerungen, die ebenfalls unverzichtbar sind, wenn man sowohl das Körper-Geist- als auch das Bewusstseinsrätsel lösen will. Die umfassende Kartierung des Körpers erstreckt sich nicht nur auf das, was wir als den eigentlichen Körper betrachten – Muskel- und Skelettsystem, innere

Organe, inneres Milieu –, sondern auch auf jene besonderen Wahrnehmungsinstrumente, die an ganz bestimmten Stellen des Körpers angebracht sind und quasi seine Spähposten darstellen: die Schleimhäute für Geruch und Geschmack, die Berührungssensoren der Haut, die Ohren und Augen. Diese Instrumente liegen ebenso wie Herz und Darm im Körper, nehmen aber eine bevorrechtigte Position ein. Man könnte sagen: Sie liegen wie Diamanten in einer Fassung. Alle diese Instrumente bestehen zum Teil aus »altem Fleisch« (der Fassung für die Diamanten) und zum Teil aus hochempfindlichen, ganz speziellen »neuronalen Sensoren« (den Diamanten). Wichtige Beispiele für die Fassung aus »altem Fleisch« sind beispielsweise das Außenohr, der Gehörgang, das Mittelohr mit seinen Gehörknöchelchen und das Trommelfell, ebenso die Haut und die Muskeln rund um die Augen sowie die verschiedenen Bestandteile des Augapfels mit Ausnahme der Netzhaut, beispielsweise Linse und Pupille. Zu den hochempfindlichen neuronalen Sensoren gehören die Schnecke im Innenohr mit ihren raffinierten Haarzellen und ihrer Fähigkeit, Geräusche zu kartieren, aber auch die Netzhaut auf der Rückwand des Augapfels, auf die die optischen Bilder projiziert werden. Die Kombination aus altem Fleisch und neuronalem Sensor stellt eine Grenze des Körpers dar. Signale aus der Umwelt müssen diese Grenze überwinden und können erst dann ins Gehirn gelangen. Auf direktem Wege erreichen sie das Gehirn nicht.

Wegen dieses eigenartigen Arrangements *kann die Repräsentation der Welt, die sich außerhalb des Körpers befindet, nur über den Körper ins Gehirn gelangen*, genauer gesagt über seine Oberfläche. Körper und Umwelt interagieren miteinander, und die Veränderungen, die diese Wechselbeziehung *im Körper* auslöst, werden im Gehirn kartiert. Es stimmt sicher, dass der Geist über das Gehirn von der Außenwelt erfährt, aber ebenso stimmt es auch, dass das Gehirn seine Informationen nur über den Körper beziehen kann.

Nicht weniger bemerkenswert ist die zweite besondere Folge, die sich aus der Körper-Gerichtetheit des Gehirns ergibt: Da das Gehirn seinen Körper in integrierter Form kartiert, gelingt es ihm, die entscheidende Komponente des späteren Selbst zu schaffen. Wie wir noch erfahren werden, ist die Kartierung des Körpers ein Schlüssel für die Aufklärung des Bewusstseinsproblems.

Und als wären die genannten Tatsachen nicht schon ungewöhnlich genug, so sind die engen Beziehungen zwischen Körper und Gehirn auch noch von entscheidender Bedeutung, wenn man etwas anderes verstehen will, das in unserem Leben einen zentralen Platz einnimmt: spontane körperliche Gefühle, Emotionen und emotionale Gefühle.

Kartierung des Körpers

Wie schafft es das Gehirn, den Körper zu kartieren? Man könnte sagen: indem es den eigenen Körper und dessen Teile genauso behandelt wie jedes andere Objekt. Damit würde man dem Problem allerdings kaum gerecht, denn aus Sicht des Gehirns ist der eigene Körper mehr als nur irgendein Objekt: Er ist der *zentrale* Gegenstand der Kartierung im Gehirn, der allererste Brennpunkt seiner Aufmerksamkeit. (So weit möglich, verwende ich den Begriff *Körper* für den »eigentlichen« Körper ohne das Gehirn. Dieses gehört natürlich ebenfalls zum Körper, hat aber eine Sonderstellung: Es ist der Körperteil, der mit allen anderen Körperteilen kommunizieren kann und mit dem alle anderen Körperteile kommunizieren.)

Eine schwache Ahnung davon, in welch enge Beziehung der Körper zum Geist gestellt werden muss, hatte schon William James, aber er konnte nicht wissen, wie kompliziert die Mechanismen, die diesen Transfer vom Körper zum Geist bewerkstelligen, tatsächlich sind.[3] Der Körper bedient sich zur Kommunikation mit dem Gehirn sowohl chemischer als auch neuronaler Signale, und das Spektrum der übermittelten Informationen ist breiter und detaillierter, als er es sich hätte vorstellen können. Eigentlich bin ich heute sogar überzeugt, dass es an der Sache vorbeigeht, nur über die Nachrichtenübermittlung vom Körper zum Gehirn zu sprechen. Zum Teil führen die Signale, die vom Körper zum Gehirn laufen, zwar zu einer einfachen Kartierung (beispielsweise wenn die räumliche Lage einer Extremität kartiert wird), ein beträchtlicher Teil der Signale wird aber zunächst von den subkortikalen Kernen im Rückenmark und insbesondere im Hirnstamm *bearbeitet*; diese Zentren sollte man sich nicht nur als Zwischenstationen vorstellen, an denen die Signale aus dem Körper auf dem Weg zur Großhirnrinde haltmachen. Wie wir im nächsten Abschnitt sehen werden, kommt auf dieser Zwischenstufe vielmehr etwas hinzu. Das ist sehr wichtig, besonders im Hinblick auf Signale, die mit dem Körperinneren zu tun haben und später Gefühle bilden. Außerdem sind verschiedene Aspekte des physischen Aufbaus und der Funktion unseres Körpers schon von einem frühen Entwicklungsstadium an in den Schaltkreisen des Gehirns festgeschrieben und erzeugen dauerhafte Aktivitätsmuster. Mit anderen Worten: Eine Version des Körpers wird durch die Gehirnaktivität ständig neu erschaffen. Die Heterogenität des Körpers spiegelt sich im Gehirn wider; dies ist eines der wichtigsten Kennzeichen der Körper-Gerichtetheit des Gehirns. Am Ende kann das Gehirn mehr tun, als nur die tatsächlich vorhandenen Zustände mehr oder weniger originalgetreu zu kartieren: Es kann die Zustände des Körpers auch auf höchst dramatische Weise *verändern* und Zustände *simulieren*, die bisher nicht eingetreten sind.

Wer mit der Neurowissenschaft nicht vertraut ist, nimmt vielleicht an, der Körper arbeite als eine Einheit, als ein Klumpen Fleisch, der mit dem Gehirn über elektrische Leitungen, die man Nerven nennt, verbunden ist. Die Wirklichkeit sieht ganz anders aus. Der Körper besteht aus zahlreichen getrennten Abteilungen. Von entscheidender Bedeutung sind sicher die Eingeweide, denen oft viel Aufmerksamkeit geschenkt wird. Eine unvollständige Liste dieser Organe weist die üblichen Verdächtigen aus: Herz, Lunge, Darm, Leber und Pankreas, Mund, Zunge und Rachen, die endokrinen Drüsen (darunter Hypophyse, Schilddrüse und Nebennieren) sowie Eierstöcke und Hoden. Auf der Liste stehen aber auch eher unübliche Verdächtige: beispielsweise die Haut, ein ebenfalls lebenswichtiges, aber weniger beachtetes Organ, das den gesamten Organismus einhüllt, das Knochenmark und zwei dynamische Kandidaten namens Blut und Lymphe. Alle diese Abteilungen sind für das normale Funktionieren des Körpers unentbehrlich.

Wie vielleicht nicht anders zu erwarten, konnte der Geist der frühen Menschen, der noch nicht so stark integriert und nicht so hoch entwickelt war wie unserer, die kleinteilige, bruchstückhafte Realität unseres Körpers viel einfacher wahrnehmen; diese Vermutung legen zumindest die Worte nahe, die uns von Homer überliefert sind. In der *Ilias* sprechen die Menschen nicht vom ganzen Körper (*soma*), sondern von Körperteilen, den Gliedmaßen. Blut, Atmung und die Funktionen der inneren Organe werden mit dem Wort *psyche* bezeichnet, das hier noch nicht die Bedeutung von »Geist« oder »Seele« hat. Die Lebensenergie, die den Körper antreibt und vermutlich mit Trieben und Emotionen vermischt ist, heißt *thymos* oder *phren*.[4]

Die Kommunikation zwischen Körper und Gehirn verläuft in beide Richtungen, vom Körper zum Gehirn ebenso wie umgekehrt. Die beiden Kommunikationswege sind aber in der Regel nicht symmetrisch. Neuronale und chemische Signale, die vom Körper zum Gehirn laufen, ermöglichen dem Gehirn, seine Multimedia-Dokumentation über den Körper aufzubauen und aufrechtzuerhalten, und der Körper macht das Gehirn mit ihrer Hilfe auf wichtige Veränderungen seines Aufbaus und seines Zustands aufmerksam. Das innere Milieu – jenes Bad, in dem sich alle Körperzellen befinden und das sich in der chemischen Zusammensetzung des Blutes wiederfindet – übermittelt ebenfalls Signale an das Gehirn, allerdings nicht über Nerven, sondern über Moleküle, die unmittelbar auf bestimmte, für den Empfang solcher Nachrichten vorgesehene Gehirnteile einwirken. An das Gehirn wird also ein äußerst breites Spektrum von Informationen übermittelt. Sie betreffen beispielsweise den Kontraktions- oder Entspannungszustand der glatten Muskulatur (das heißt jener Muskeln, die unter anderem die Wände von Arterien, Darm und Bronchien bilden), die lokale Sauerstoff- und Kohlendioxidkonzentration in den einzelnen Körperteilen, Temperatur und pH an verschiedenen Stellen, das lokale Auftreten toxischer Substanzen und so weiter. Mit anderen Worten: Das Gehirn weiß, in welchem Zustand der Körper früher war, und erfährt von auftretenden Veränderungen dieses Zustands. Letzteres ist unabdingbar, damit das Gehirn bei lebensbedrohlichen Veränderungen korrigierend eingreifen kann. Dagegen bestehen die neuronalen und chemischen Signale, die vom Gehirn zum Körper fließen, aus Anweisungen für Veränderungen im Körper. Der Körper sagt dem Gehirn: So bin ich gebaut, und in diesem Zustand befinde ich mich jetzt. Das Gehirn sagt dem Körper, was er tun muss, um in Balance zu bleiben. Und wenn es erforderlich ist, sagt es dem Körper auch, wie er einen emotionalen Zustand herstellen soll.

Der Körper besteht aber nicht nur aus inneren Organen und innerem Milieu. Er umfasst auch die Muskeln, von denen es zwei Formen gibt: glatte und quergestreifte. In der quergestreiften Muskulatur erkennt man unter dem Mikroskop charakteristische »Streifen«, die in der glatten Muskulatur fehlen. Die glatte Muskulatur ist entwicklungsgeschichtlich älter und auf die inneren Organe beschränkt – sie sorgt dafür, dass sich Darm und Bronchien zusammenziehen und entspannen können. Auch die Wände unserer Arterien bestehen zu einem großen Teil aus glatter Muskulatur – wenn sie sich zusammenzieht, steigt der Blutdruck. Die quergestreifte Muskulatur dagegen ist an den Knochen des Skeletts befestigt und sorgt für die äußeren Körperbewegungen. Die einzige Ausnahme von diesem Prinzip betrifft das Herz: Es besteht ebenfalls aus quergestreiften Muskelfasern, aber seine Kontraktion dient nicht der Körperbewegung, sondern sie pumpt das Blut. Signale, die den Zustand des Herzens beschreiben, laufen im Gehirn zu Zentren, die den inneren Organen gewidmet sind, und nicht zu jenen, die mit Bewegungen zu tun haben.

Wenn Skelettmuskeln an zwei Knochen ansetzen, die durch ein Gelenk verbunden sind, hat die Verkürzung ihrer Fasern eine Bewegung zur Folge. Ob wir einen Gegenstand aufheben, gehen, sprechen, atmen oder essen – alle diese Tätigkeiten kommen durch Kontraktion und Dehnung von Skelettmuskeln zustande. Immer, wenn solche Kontraktionen stattfinden, verändert sich die äußere Form des Körpers. Abgesehen von Augenblicken der völligen Unbeweglichkeit, die im wachen Zustand selten sind, ändert sich die Stellung des Körpers im Raum ständig, und entsprechend wandelt sich auch die Karte des Körpers, die im Gehirn repräsentiert ist.

Damit das Gehirn die Bewegungen präzise steuern kann, muss es vom Körper in jedem Augenblick aktuell mit Informationen über den Kontraktionszustand der Skelettmuskulatur versorgt werden. Dies erfordert leistungsfähige Nervenbahnen, die entwicklungsgeschichtlich moderner sind als jene, die Signale von den inneren Organen und dem inneren Milieu übermitteln. Diese Nervenbahnen führen zu Gehirnregionen, die für die Wahrnehmung des Zustands dieser Muskeln zuständig sind.

Wie bereits erwähnt, übermittelt das Gehirn auch Nachrichten an den Körper. Viele Aspekte der Körperzustände, die im Gehirn ständig kartiert werden, sind überhaupt erst durch Signale des Gehirns an den Körper entstanden. Wie bei der Nachrichtenübermittlung vom Körper zum Gehirn, so laufen auch die Mitteilungen des Gehirns an den Körper sowohl über neuronale als auch über chemische Kanäle. Der neuronale Kanal bedient sich der Nerven, deren Signale zur Kontraktion von Muskeln und zur Ausführung von Tätigkeiten führen. Zu den chemischen Kanälen gehören Hormone wie Cortisol, Testosteron und Östrogen. Durch die Hormonausschüttung verändert sich das innere Milieu und damit auch die Tätigkeit der inneren Organe.

Körper und Gehirn befinden sich in einem ständigen interaktiven Tanz. Im Gehirn umgesetzte Gedanken können emotionale Zustände auslösen, die im Körper umgesetzt werden, und umgekehrt kann der Körper die Landschaft im Gehirn und damit den Nährboden für Gedanken verändern. Die Gehirnzustände, die bestimmten mentalen Zuständen entsprechen, verursachen bestimmte körperliche Zustände; die Körperzustände werden dann im Gehirn kartiert und in die ständig laufenden mentalen Zustände aufgenommen. Eine kleine Veränderung aufseiten des Gehirns kann große Auswirkungen auf den Zustand des Körpers haben – man denke nur an die Ausschüttung eines beliebigen Hormons. Umgekehrt kann sich eine kleine Veränderung aufseiten des Körpers – man denke beispielsweise an eine beschädigte Zahnkrone – auch stark auf den Geist auswirken, sobald die Veränderung kartiert ist und als akuter Schmerz wahrgenommen wird.

Vom Körper zum Gehirn

Die bemerkenswerte europäische Schule der Physiologie, die ihre Blütezeit von der Mitte des 19. bis zum Anfang des 20. Jahrhunderts hatte, beschrieb die Grundzüge der Signalübertragung vom Körper zum Gehirn mit bewundernswerter Präzision; welch große Bedeutung dieses allgemeine Prinzip für das Verständnis des Leib-Seele-Problems hat, blieb jedoch unbemerkt. Wenig überraschend wurden die neuroanatomischen und neurophysiologischen Details erst in den letzten Jahren aufgeklärt.[5]

Die Informationen über den Zustand des Körperinneren werden über dafür vorgesehene neuronale Kanäle an ganz bestimmte Gehirnregionen übermittelt. Besondere Nervenfasern (Aδ- und C-Fasern) leiten Signale aus jedem Winkel des Organismus zu ausgewählten Teilen des Zentralnervensystems (beispielsweise zum Lamina-I-Abschnitt im Rückenmarks-Hinterhorn), auf alle Ebenen entlang des vertikalen Rückenmarks und zur Pars caudalis des Trigeminusnervs. Die verschiedenen Teile des Rückenmarks übermitteln Signale aus dem inneren Milieu und von den inneren Organen des Körpers mit Ausnahme des Kopfes – das heißt aus Brustkorb, Bauch und Gliedmaßen. Signale aus dem inneren Milieu und dem Inneren des Kopfes einschließlich des Gesichts und seiner Haut, der Kopfhaut und der Dura mater, jener entscheidend wichtigen, Schmerzen erzeugenden Gehirnhaut, laufen über den Trigeminusnervenkern. Ebenso zweckgebunden sind auch die Gehirnregionen, denen die Handhabung der Signale obliegt, nachdem diese ins Zentralnervensystem gelangt sind und als Folgesignale an die höheren Gehirnebenen weitergeleitet werden.

Eines kann man zumindest sagen: Zusammen mit den im Blut vorhandenen chemischen Informationen setzen diese neuronalen Nachrichten das Gehirn über den Zustand eines großen Teils des Körperinneren in Kenntnis – über den Zustand der anatomischen und chemischen Körperbestandteile unterhalb der Hautoberfläche.

Als Ergänzung zur komplexen Kartierung der zuvor beschriebenen inneren Wahrnehmung, die wir als *Interozeption* bezeichnen, gibt es Kanäle vom Körper zum Gehirn, die den Zustand der an Bewegungen beteiligten Skelettmuskulatur kartieren und damit ein Teil der *Exterozeption* sind. Die Nachrichten aus den Skelettmuskeln bedienen sich anderer, schnell leitender Nervenfasern namens Aα und Aγ, und sie nehmen auf ihrem Weg zu den höheren Gehirnebenen eine Route über andere Zwischenstationen. Das Endergebnis all dieser Signalübertragungsprozesse ist ein vieldimensionales Abbild des Körpers im Gehirn und damit auch im Geist.[6]

Quantität darstellen und Qualität herstellen

Bei der beschriebenen Signalübertragung vom Körper zum Gehirn geht es nicht nur um die Repräsentation der Quantität bestimmter Substanzen oder um das Ausmaß der Kontraktion glatter Muskeln. Zwar übertragen die Kanäle durchaus Informationen über Quantitäten vom Körper zum Gehirn (zum Beispiel die Menge des vorhandenen Sauerstoffs oder Kohlendioxids, den Blutzuckerspiegel und so weiter). Daneben haben die Ergebnisse der Übertragung aber auch einen *qualitativen Aspekt.* Man spürt, dass der Körper irgendeine Variante von Lust oder Schmerz, von Entspannung oder Anspannung empfindet: Energie oder Mattigkeit, körperliche Leichtigkeit oder Schwere, ungehindertes Fließen oder Widerstand, Begeisterung oder Entmutigung. Wie wird dieser qualitative Hintergrundeffekt hergestellt? Zunächst einmal dadurch, dass die vielfältigen quantitativen Signale bei ihrer Ankunft in den Strukturen des Hirnstamms und der Inselrinde so angeordnet werden, dass sie *zusammen* unterschiedliche Landschaften für die laufenden Körpervorgänge ergeben.

Um zu verstehen, worauf ich hinauswill, kann man sich einen Zustand der Lust (oder Angst) vorstellen und dann versuchen, ihn in seine Bestandteile zu zerlegen: Dazu stellt man ein kurzes Verzeichnis der verschiedenen Körperteile auf, die sich im Laufe des Prozesses verändern: Hormondrüsen, Herz, Kreislauf, Atmungsorgane, Verdauungstrakt, Haut, Muskeln. Und jetzt machen Sie sich bewusst, dass das Gefühl, das wir erleben, die zusammengefasste Wahrnehmung aller derartigen Veränderungen ist, die sich in der Landschaft des Körpers abspielen. Als Übung kann man versuchen, das Gefühl Stück für Stück *zusammenzusetzen* und den einzelnen Bestandteilen verschiedene Intensitätswerte zuzuordnen. Dabei erhält man für jedes Beispiel, das man sich vor Augen führt, eine andere Qualität.

Abb. 4.1. Die an der Lebenssteuerung (Homöostase) beteiligten Kerne des Hirnstamms in schematischer Darstellung. Drei Ebenen des Hirnstamms (Mittelhirn, Pons und Medulla) sind von oben nach unten eingetragen; ebenfalls dargestellt ist der Hypothalamus, ein Funktionsbestandteil des Hirnstamms, der anatomisch aber zum Zwischenhirn gehört. Der Verlauf der Signale vom und zum übrigen Körper sowie von der Großhirnrinde und zu ihr ist durch senkrechte Pfeile dargestellt. Wiedergegeben sind nur die grundlegenden Verknüpfungen und die wichtigsten an der Homöostase beteiligten Gehirnkerne. Die klassischen retikulären Kerne sind ebenso wenig dargestellt wie die monoaminergen und cholinergen Kerne.

Der Hirnstamm gilt oftmals ausschließlich als Überträger für Signale vom Körper zum Gehirn und vom Gehirn zum Körper; die Wirklichkeit sieht aber anders aus. Strukturen wie der NTS (Nucleus tractus solitarius) und der NPB (Nucleus parabrachialis) leiten zwar tatsächlich Signale vom Körper zum Gehirn weiter, sie tun dies aber nicht passiv. Diese Kerne, deren topographischer Aufbau einen Vorläufer der Struktur der Großhirnrinde darstellt, sprechen auf Signale aus dem Körper an und steuern auf diese Weise den Stoffwechsel; außerdem wachen sie über die Unversehrtheit der Körpergewebe. Darüber hinaus legen ihre reichhaltigen rekursiven Wechselbeziehungen (die durch Pfeile in zwei Richtungen angedeutet sind) die Vermutung nahe, dass im Verlauf der Lebenssteuerung auch neue Signalmuster geschaffen werden können. Das PAG (periaquäduktale Grau), das komplexe chemische und motorische, auf den Körper gerichtete Reaktionen hervorbringt (beispielsweise jene, die an der Reaktion auf Schmerzen und an Emotionen beteiligt sind), ist ebenfalls rekursiv mit dem NPB und dem NTS verknüpft. Das PAG ist ein entscheidendes Bindeglied in der Resonanzschleife zwischen Körper und Gehirn.

Vernünftigerweise kann man die Hypothese aufstellen, dass die durch diese Kerne gebildeten Netzwerke im Laufe der Lebenssteuerung auch zusammengesetzte neuronale Zustände entstehen lassen. Der geistige Aspekt dieser Zustände wird mit dem Wort *Gefühle* beschrieben.

Es gibt aber noch andere Wege, um Qualitäten herzustellen. Einer davon wurde bereits erwähnt: Zu einem beträchtlichen Teil durchlaufen die aus dem Körper kommenden Signale in bestimmten Kernen des Zentralnervensystems eine zusätzliche Bearbeitung. Mit anderen Worten: Die Signale werden in Zwischenstufen, die nicht nur reine Übermittlungsstationen sind, verarbeitet. Der Emotionsapparat, der in den Kernen des periaquäduktalen Graus lokalisiert ist, hat wahrscheinlich auf der Ebene des Nucleus parabrachialis direkten und indirekten Einfluss auf die Verarbeitung der Signale aus dem Körper. Was in dem Prozess im Einzelnen hinzukommt, ist unter neu-

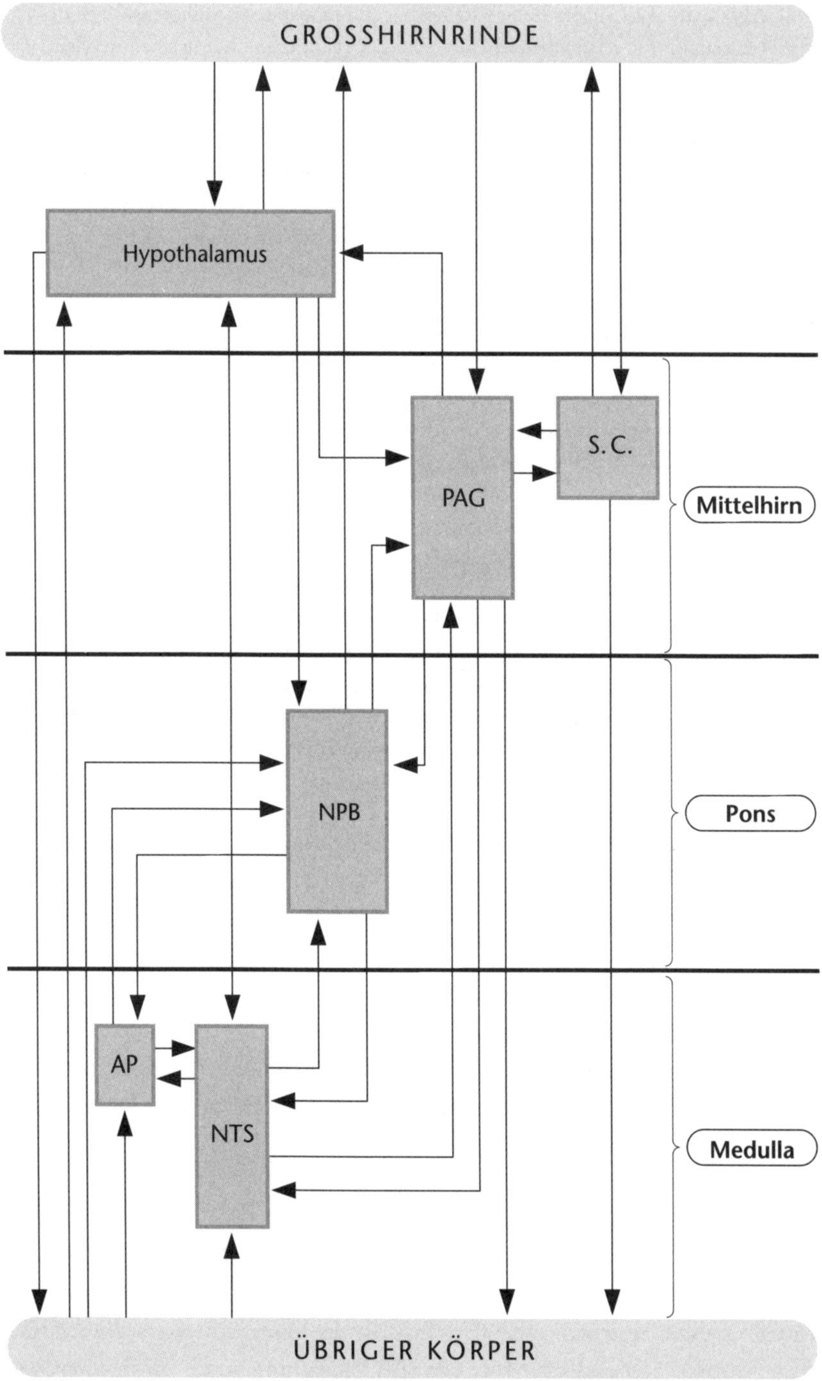
GROSSHIRNRINDE
Hypothalamus
PAG
S. C.
Mittelhirn
NPB
Pons
AP
NTS
Medulla
ÜBRIGER KÖRPER

ronalen Gesichtspunkten nicht bekannt, es trägt aber wahrscheinlich zur Erlebnisqualität der Gefühle bei. Zweitens reagieren die Regionen, die Signale auf ihrem Weg vom Körper ins Gehirn empfangen, ihrerseits damit, dass sie den Zustand des Körpers fortlaufend verändern. Ich stelle mir vor, dass diese Reaktionen eine enge Resonanzschleife zwischen Körper- und Gehirnzuständen in Gang setzen. Das Gehirn, das den Körperzustand kartiert, und der Körperzustand selbst sind nie weit voneinander entfernt. Die Grenze zwischen ihnen verschwimmt. Sie gehen praktisch ineinander über. Deshalb haben wir das Gefühl, dass sich Ereignisse in unserem Fleisch abspielen. Eine Wunde, die im Hirnstamm (und zwar im Nucleus parabrachialis) kartiert und als Schmerz wahrgenommen wird, stößt in umgekehrter Richtung im Körper zahlreiche Reaktionen an. Diese werden vom Nucleus parabrachialis in Gang gesetzt und in den nahe gelegenen Kernen des periaquäduktalen Graus ausgeführt. Sie verursachen eine emotionale Reaktion und sorgen für eine veränderte Verarbeitung der weiteren Schmerzsignale, die sofort den Körperzustand verändern und ihrerseits dazu führen, dass das Gehirn als Nächstes eine veränderte Karte des Körpers erzeugt. Außerdem verändern die Reaktionen, die von den Regionen für die Körperempfindung ausgehen, wahrscheinlich auch die Tätigkeit anderer Wahrnehmungssysteme, womit sie nicht nur die laufende Körperwahrnehmung abwandeln, sondern auch die Wahrnehmung des Zusammenhangs, in dem sich die körpereigene Signalübertragung abspielt. Im Beispiel mit der Wunde ändert sich parallel zum körperlichen Zustand auch die ständig laufende kognitive Verarbeitung. Ganz gleich, mit welcher Tätigkeit wir gerade beschäftigt waren, wir werden auf keinen Fall weiterhin Freude daran haben, solange wir die von der Wunde verursachten Schmerzen erleben. Diese Veränderung der Kognition wird wahrscheinlich durch die Ausschüttung von Signalmolekülen aus dem Hirnstamm und den neuromodulatorischen Kernen des unteren Vorderhirns hervorgerufen. Insgesamt führen solche Vorgänge dazu, dass qualitativ verschiedene Karten aufgebaut werden, und tragen damit zum Schmerz- und Lusterleben bei.

Ursprüngliche Gefühle

Die Frage, wie aus den Wahrnehmungskarten unserer Körperzustände körperliche Gefühle werden – wie also die Wahrnehmungskarten *empfunden* und *erlebt* werden –, ist nicht nur von zentraler Bedeutung, wenn wir den bewussten Geist verstehen wollen, ihre Beantwortung ist sogar unverzichtbar für dieses Verständnis. Man kann die Subjektivität nicht vollständig erklären, ohne etwas über den Ursprung von Gefühlen zu wissen und anzuerkennen, dass es *ursprüngliche Gefühle* gibt, spontane Spiegelbilder des Zustands unseres lebenden Körpers. Meiner Meinung nach erwachsen ursprüngliche Gefühle aus nichts anderem als dem lebenden Körper, und sie gehen jeder Wechselbeziehung zwischen den Mechanismen der Lebenssteuerung und irgendeinem Objekt voraus. Ursprüngliche Gefühle gehen aus der Tätigkeit der Kerne im oberen Hirnstamm hervor, die ein unverzichtbarer Bestandteil der Mechanismen zur Lebenssteuerung sind. Ursprüngliche Gefühle sind das Urbild aller anderen Gefühle. Ich werde in Teil III auf diesen Gedanken zurückkommen.

Kartierung und Simulation von Körperzuständen

Dass die meisten Aspekte des Körpers ständig im Gehirn kartiert werden und dass eine unterschiedlich große, stets aber beträchtliche Menge der damit zusammenhängenden Informationen in den bewussten Geist vordringt, ist eine unbestrittene Tatsache. Damit das Gehirn die physiologischen Zustände im übrigen Körper koordinieren kann – wozu es in der Lage ist, ohne dass wir uns der Vorgänge bewusst werden –, muss es über die unterschiedlichen physiologischen Parameter in den einzelnen Körperregionen in Kenntnis gesetzt werden. Nur wenn diese Information zutreffend und aktuell ist, ermöglicht sie eine optimale Steuerungsreaktion.

Dies ist aber nicht das einzige Netzwerk, das Körper und Gehirn verknüpft. Um 1990 äußerte ich die Vermutung, dass das Gehirn unter bestimmten Umständen – beispielsweise wenn sich eine Emotion entfaltet – sehr schnell Karten des Körpers aufbaut, wie sie auch entstehen würden, wenn sich der Körper durch diese Emotion tatsächlich verändert hätte. Die Kartenerstellung kann also ablaufen, bevor die emotionalen Veränderungen im Körper eintreten, oder sie kann sogar an die Stelle dieser Veränderungen treten. Mit anderen Worten: Das Gehirn kann in seinen somatosensorischen Regionen bestimmte körperliche Zustände *simulieren, als ob* sie sich abspielen würden, und da unsere Wahrnehmung aller Körperzustände ihre Wurzeln in den Karten der somatosensorischen Regionen hat, nehmen wir den Körperzustand wahr, obwohl er in Wirklichkeit nicht eingetreten ist.[7]

Zu der Zeit, als die Hypothese der »Als-ob-Körperschleife« zum ersten Mal formuliert wurde, konnte ich zu ihrer Unterstützung nur indirekte Indizien anführen. Für das Gehirn ist es sinnvoll, wenn es weiß, welchen Körperzustand es demnächst erzeugen wird. Welche Vorteile eine solche »Vorabsimulation« bietet, zeigt sich sehr deutlich in Untersuchungen zum Phänomen der Efferenzkopie. Mit ihrer Hilfe können motorische Strukturen, die demnächst eine bestimmte Bewegung steuern werden, die visuellen Strukturen über die voraussichtlichen Folgen dieser Bewegung unter dem Gesichtspunkt der räumlichen Verschiebung in Kenntnis setzen. Wenn sich die Augen beispielsweise einem Objekt am Rand des Gesichtsfelds zuwenden, werden die für das Sehen zuständigen Regionen des Gehirns vorgewarnt, dass eine Bewegung bevorsteht, so dass sie einen bruchlosen Übergang zu dem neuen Objekt vollziehen können, ohne dass etwas verschwimmt. Mit anderen Worten: Die Sehregion kann die Folgen der Bewegung voraussehen.[8] Durch die Simulation eines Körperzustands, der sich nicht tatsächlich einstellt, verringert sich die Verarbeitungszeit, und es wird Energie gespart. Die Hypothese der Als-ob-Körperschleife besagt auch, dass die Gehirnstrukturen, die eine bestimmte Emotion auslösen, mit den Strukturen in Verbindung stehen, in denen der Körperzustand, welcher der Emotion entspricht, kartiert wird. So müssen zum Beispiel die Amygdala (ein Zentrum, das Angst auslöst) und der ventromediale frontale Cortex (wo Mitgefühl ausgelöst wird) mit somatosensorischen Regionen verknüpft sein, beispielsweise mit der Inselrinde, den Arealen SII und SI sowie den somatosensorischen Assoziationsfeldern, in denen die aktuellen Körperzustände ständig verarbeitet werden. Solche Verknüpfungen gibt es, und damit wird die Umsetzung des Mechanismus der Als-ob-Körperschleife möglich.

In den letzten Jahren erhielt die Hypothese aus mehreren Quellen weitere Unterstützung. Eine davon ist eine Versuchsreihe von Giacomo Rizzolatti und seinen Kollegen. Diese experimentierten mit Affen, denen sie Elektroden in das Gehirn eingepflanzt hatten. Ein solcher Affe sah dann beispielsweise zu, wie ein Wissenschaftler verschiedene Tätigkeiten ausführte. Wenn er sah, wie der Mensch die Hand hob, wurden Neuronen in jenen Gehirnregionen des Affen aktiv, die mit seinen eigenen Handbewegungen in Zusammenhang stehen, so »als ob« nicht der Wissenschaftler, sondern der Affe selbst die Tätigkeit ausführte. In Wirklichkeit blieb der Affe aber unbeweglich. Nervenzellen, die sich so verhalten, werden von den Autoren als Spiegelneuronen bezeichnet.[9]

Die sogenannten Spiegelneuronen sind eigentlich die höchste Form eines Als-ob-Apparats des Körpers. Das Netzwerk, in dem diese Neuronen eingebettet sind, ist vom Prinzip her zu allem in der Lage, was ich hypothetisch als Als-ob-Schleifensystem des Körpers bezeichnet habe: Es simuliert in den Körperkarten des Gehirns einen körperlichen Zustand, der in Wirklichkeit im Organismus nicht eintritt. Verstärkt wird die Wirkung dieser Funktionsähnlichkeit dadurch, dass der von den Spiegelneuronen simulierte körperliche Zustand kein Zustand der betreffenden Person ist. Wenn ein komplexes Gehirn in der Lage ist, den körperlichen Zustand eines anderen zu simulieren, kann man davon ausgehen, dass es auch die Simulation der eigenen körperlichen Zustände beherrscht. Ein Zustand, der in dem Organismus bereits vorgekommen ist, sollte demnach einfacher zu simulieren sein, weil er bereits von genau den gleichen somatosensorischen Strukturen kartiert wurde, die jetzt für seine Simulation verantwortlich sind. Nach meiner Vermutung hätte sich das Als-ob-System, das auf andere angewandt wird, nicht entwickeln können, hätte es nicht zuvor bereits ein Als-ob-System für die Anwendung auf den eigenen Organismus gegeben.

Noch deutlicher wird die aufschlussreiche funktionelle Ähnlichkeit zwischen der Als-ob-Körperschleife und der Wirkungsweise der Spiegelneuronen durch das Wesen der an dem Prozess beteiligten Gehirnstrukturen. Wie bei der Körperschleife, so lautet meine Hypothese aber auch hier: Neuronen in Regionen, die an Gefühlen mitwirken, beispielsweise im prämotorisch-präfrontalen Cortex (im Fall des Mitgefühls) und in der Amygdala (im Falle der Angst) aktivieren Regionen, die normalerweise den Zustand des Körpers kartieren und ihn ihrerseits zur Tätigkeit anregen. Beim Menschen gehören zu solchen Regionen der somatomotorische Komplex im Sulcus centralis und im Operculum parietale sowie die Inselrinde. Alle diese Regionen haben eine somatomotorische Doppelfunktion: Sie können einerseits eine Karte des Körperzustands enthalten und damit eine sensorische Funktion erfüllen, andererseits aber auch an Tätigkeiten mitwirken. Genau dies zeigte sich im Großen und Ganzen auch in den neurophysiologischen Experimenten mit Affen. Ebenso steht es im Einklang mit Untersuchungen an Menschen mittels Magnetenzephalographie[10] und funktioneller Magnetresonanztomographie (»Neuroimaging«).[11] In die gleiche Richtung deuten auch unsere eigenen Untersuchungen an Personen mit neurologischen Schäden.[12]

In Erklärungen für die Existenz der Spiegelneuronen wurde betont, dass solche Neuronen wichtig sind, weil sie uns die Möglichkeit geben, andere zu verstehen, indem sie uns in einen ähnlichen körperlichen Zustand versetzen. Wenn wir Zeuge der Handlungen eines anderen werden, macht sich unser Gehirn über seine Körperwahrnehmung den körperlichen Zustand zu eigen, der sich bei uns einstellen würde, wenn wir selbst uns bewegen würden. Dies geschieht aller Wahrscheinlichkeit nach nicht durch passive sensorische Muster, sondern durch eine vorzeitige Aktivierung motorischer Strukturen – die damit zur Tätigkeit bereit sind, aber noch nicht tätig werden dürfen – und in manchen Fällen auch durch tatsächliche motorische Aktivierung.

Wie ist ein derart kompliziertes physiologisches System in der Evolution entstanden? Nach meiner Vermutung entwickelte es sich aus einem früheren Als-ob-Körperschleifensystem, mit dem komplexe Gehirne schon seit Langem ihre *eigenen* Körperzustände simulierten. Dies hätte einen eindeutigen, unmittelbaren Vorteil: die schnelle, Energie sparende Aktivierung von Karten bestimmter Körperzustände, die ihrerseits mit einschlägigen Kenntnissen aus der Vergangenheit und kognitiven Strategien verknüpft waren. Später wurde das Als-ob-System auf andere angewandt und setzte sich durch, weil man offenkundige soziale Vorteile daraus ziehen kann, wenn man die körperlichen Zustände anderer, die ein Ausdruck ihrer geistigen Zustände sind, kennt. Kurz gesagt, halte ich das Als-ob-Körperschleifensystem innerhalb der einzelnen Organismen für den Vorläufer der Tätigkeit von Spiegelneuronen.

Wie wir im Teil III noch sehen werden, ist die Tatsache, dass der Körper eines Organismus im Gehirn repräsentiert werden kann, für die Schaffung des Selbst von entscheidender Bedeutung. Aus der Repräsentation des Körpers im Gehirn ergibt sich aber noch eine weitere wichtige Folgerung: Da wir unsere eigenen Körperzustände abbilden können, sind wir auch leichter in der Lage, die entsprechenden körperlichen Zustände anderer zu simulieren. Deshalb können wir die Verbindung, die wir zwischen unseren eigenen Körperzuständen und ihrer Bedeutung für uns hergestellt haben, auf die simulierten Körperzustände anderer übertragen und der Simulation eine vergleichbare Bedeutung beimessen. Diesem Arrangement hat das Spektrum von Phänomenen, die mit dem Wort *Mitgefühl* bezeichnet werden, eine Menge zu verdanken.

Die Herkunft einer Idee

Auf die oben beschriebene Möglichkeit stieß ich erstmals vor vielen Jahren im Rahmen einer merk- und denkwürdigen Episode. An einem Sommernachmittag – ich arbeitete gerade im Institut – war ich von meinem Stuhl aufgestanden und ging quer durch mein Büro. Plötzlich fiel mir mein Kollege B. ein. Es gab keinen besonderen Grund, an ihn zu denken – ich hatte ihn in letzter Zeit nicht gesehen, musste nicht mit ihm sprechen, hatte nichts über ihn gelesen und hatte auch keinerlei Pläne, mich mit ihm zu treffen –, und doch war er plötzlich in meinem Kopf gegenwärtig und der Mittelpunkt meiner gesamten Aufmerksamkeit. Man denkt ständig an irgendwelche Menschen, aber hier war es anders; der Gedanke tauchte unerwartet auf, und das erforderte eine Erklärung. Warum dachte ich gerade jetzt an Dr. B?

Fast augenblicklich erfuhr ich durch eine rasche Abfolge von Bildern, was ich wissen musste. Im Geist spielte ich meine Bewegungen noch einmal durch, und dabei wurde mir klar, dass ich mich für wenige Augenblicke auf *die gleiche Art und Weise* bewegt hatte wie mein Kollege B. Es hatte damit zu tun, wie ich meine Arme schwingen ließ und die Beine beugte. Nachdem ich nun entdeckt hatte, warum ich an ihn denken musste, konnte ich mir seinen Gang vor meinem geistigen Auge sehr deutlich ausmalen. Das Wichtige dabei ist aber, dass die visuellen Bilder, die ich mir machte, vom Bild meiner eigenen Muskeln und Knochen ausgelöst – oder besser: gestaltet – wurden: Meine Gliedmaßen übernahmen die charakteristischen Bewegungsmuster meines Kollegen. Kurz: Ich war gerade *wie* Dr. B. gegangen, ich hatte mein bewegtes Skelett in meinem eigenen Geist repräsentiert (genauer gesagt hatte ich ein somatosensorisches Bild erzeugt), und schließlich hatte ich mich an ein geeignetes visuelles Gegenstück zu diesem Bild meines Muskel-Skelett-Apparats erinnert, und dieses Bild erwies sich als das meines Kollegen.

Während die Identität des Eindringlings geklärt wurde, ging mir ein faszinierender Aspekt des menschlichen Gehirns auf: Ich konnte mir die Bewegungen eines anderen zu eigen machen, ohne etwas dafür zu tun. (Jedenfalls beinahe: Als ich die Szene noch einmal durchspielte, fiel mir ein, dass B. kurz zuvor am Fenster meines Büros vorbeigegangen war. Ich hatte den Eindruck beinahe unbewusst verarbeitet und ihm so gut wie keine Aufmerksamkeit geschenkt.) Die repräsentierte Bewegung konnte ich in das zugehörige visuelle Bild umsetzen, und aus dem Gedächtnis konnte ich die Identität einer oder mehrerer Personen abrufen, zu denen die Beschreibung passte. Das alles zeugt von den engen Verbindungen zwischen einer tatsächlichen Körperbewegung, der Repräsentation dieser Bewegung unter den Gesichtspunkten von Bewegungsapparat und visuellem Eindruck, und den Erinnerungen, die man im Zusammenhang mit einem Aspekt dieser Repräsentation abrufen kann.

Diese Episode, die ich später mit weiteren Beobachtungen und Überlegungen anreicherte, verhalf mir zu der Erkenntnis, dass unsere Verbindung zu anderen nicht nur über visuelle Bilder, Sprache und logische Rückschlüsse verläuft, sondern über etwas, das noch tiefer in uns verwurzelt ist: die Tätigkeiten, mit denen wir die Bewegungen anderer abbilden können. Wir können eine vierfache Übersetzung vornehmen: zwischen der tatsächlichen Bewegung, der somatosensorischen Repräsentation dieser Bewegung, der visuellen Repräsentation der Bewegung und den Erinnerungen. Für mich war die Episode wichtig für die Entwicklung der Vorstellung von körperlicher Simulation und ihre Anwendung in der Als-ob-Körperschleife.

Gute Schauspieler bedienen sich natürlich ständig solcher Hilfsmittel, ob sie es wissen oder nicht. Wenn manche Könner ihres Faches bestimmte Persönlichkeiten in ihr Spiel einfließen lassen, bedienen sie sich dieser Fähigkeit, andere visuell und akustisch zu repräsentieren, und verleihen ihnen dann mit dem eigenen Körper eine Gestalt. Das meint man mit dem Ausfüllen einer Rolle, und wenn der Übertragungsprozess dann noch durch unerwartete, erfundene Details ausgeschmückt wird, erleben wir eine geniale Vorstellung.

Der Körper im Kopf

Aus den zuvor genannten Tatsachen und Überlegungen ergibt sich eine seltsame und unerwartete, aber auch sehr befreiende Folgerung.

Wir alle haben unseren Körper stets im Kopf: Er liefert uns einen Gefühlshintergrund, der potenziell in jedem Augenblick zur Verfügung steht, sich aber nur dann bemerkbar macht, wenn er nennenswert von einem relativ ausgeglichenen Zustand abweicht und ein erhebliches Wohlsein oder Unwohlsein registriert. Wir haben unseren Körper im Kopf, im Geist, weil uns das hilft, unser Verhalten in allen möglichen Situationen, welche die Unversehrtheit des Organismus gefährden und das Leben beeinträchtigen könnten, zu lenken. Diese besondere Funktion greift auf die älteste auf einem Gehirn beruhende Form der Lebenssteuerung zurück. Sie wurzelt in der einfachen Signalübertragung vom Körper zum Gehirn, in den grundlegenden Auslösern für automatische Steuerungsreaktionen, die das Lebensmanagement unterstützen sollen. Wir müssen aber einfach darüber staunen, was ausgehend von derart einfachen Anfängen erreicht wurde. Eine Körperkartierung raffiniertester Form bildet die Grundlage sowohl für den Selbst-Prozess im bewussten Geist als auch für die Repräsentation der Außenwelt. Die Innenwelt eröffnete den Weg für unsere Fähigkeit, nicht nur diese Innenwelt zu kennen, sondern auch die Welt um uns herum.

Im Mittelpunkt steht der lebende Körper. Lebenssteuerung ist Notwendigkeit und Motivation. Die Gehirnkartierung ist der Transformator, der Mechanismus, der die einfache Lebenssteuerung in eine Steuerung durch den Geist und schließlich sogar eine Steuerung durch den bewussten Geist verwandelt.

5. Emotionen und Gefühle

Lokalisierung von Emotion und Gefühl

In dem Bestreben, das Verhalten der Menschen zu verstehen, wurde vielfach versucht, die Emotionen außen vor zu lassen, aber vergeblich. Verhalten und Geist, ob bewusst oder nicht, aber auch das Gehirn, das sie hervorbringt, geben ihre Geheimnisse nicht preis, wenn wir die Emotionen (und die vielen Phänomene, die sich hinter diesem Namen verbergen) nicht berücksichtigen und gebührend würdigen.

Mit der Erörterung des Themas Emotionen kehren wir zu der Frage von Leben und Wert zurück. Damit müssen wir über Belohnungen und Bestrafungen sprechen, über Antriebe und Motivationen und natürlich über Gefühle. Eine Erörterung der Emotionen beinhaltet die Untersuchung der extrem vielfältigen Instrumente der Lebenssteuerung, die im Gehirn zur Verfügung stehen, sich aber Prinzipien und Zielen verdanken, die dem Gehirn vorausgingen und die mehr oder weniger automatisch und aufs Geratewohl tätig werden, bis sie sich im bewussten Geist in Form von Gefühlen bemerkbar machen. Emotionen sind die pflichtbewussten Vollstrecker und Diener des Wertprinzips, sie sind die bisher intelligentesten Sprösslinge des biologischen Wertes. Andererseits hängen die Sprösslinge der Emotionen, die emotionalen Gefühle, die unser gesamtes Leben von der Wiege bis zur Bahre färben, drohend über der Menschheit und sorgen dafür, dass bestimmte Emotionen nicht übersehen werden.

Im Teil III, in dem ich mich mit den neuronalen Mechanismen hinter dem Aufbau des Selbst befasse, werde ich häufig die Phänomene Emotion und Gefühl heranziehen, weil ihre Mechanismen zum Aufbau des Selbst beitragen. Das vorliegende Kapitel soll keinen Gesamtüberblick über Emotionen und Gefühle geben, sondern kurz ihre Funktionsweise vorstellen.

Emotion und *Gefühl*: eine Definition

Wenn man über Emotionen spricht, steht man vor zwei wichtigen Problemen. Das eine ist die Heterogenität der Phänomene, die mit diesem Etikett versehen werden. Wie wir in Kapitel 2 erfahren haben, wirkt das Wertprinzip mittels Belohnung und Bestrafung, aber auch über Antriebe und Motivationen, die ein unverzichtbarer Teil der Emotionsfamilie sind. Wenn wir über die eigentlichen Emotionen sprechen (beispielsweise über Angst, Wut, Trauer oder Ekel), geht es zwangsläufig auch um alle diese anderen Mechanismen, weil sie entscheidende Bestandteile jeder Emotion sind und eigenständig an der Lebenssteuerung mitwirken. Die eigentlichen Emotionen sind nur die untrennbaren Kronjuwelen der Lebenssteuerung.

Das andere wichtige Problem ist die Unterscheidung zwischen Emotion und Gefühl. Beide Prozesse sind zwar Teile eines eng verwobenen Kreislaufs, man kann aber zwischen ihnen unterscheiden. Mit welchen Wörtern wir diese unterschiedlichen Prozesse bezeichnen, spielt keine Rolle, vorausgesetzt, wir erkennen an, dass sich Emotion und Gefühl in ihrem Wesen unterscheiden. Natürlich ist an den Begriffen *Emotion* und *Gefühl* zunächst nichts Falsches, und sie eignen sich im Englischen ebenso wie in den vielen Sprachen, in denen es eine direkte Übersetzung gibt, gut für unseren Zweck. Definieren wir also zunächst einmal die beiden Schlüsselbegriffe vor dem Hintergrund der modernen Neurobiologie.

Emotionen sind komplexe, größtenteils automatisch ablaufende, von der Evolution gestaltete Programme für *Handlungen*. Ergänzt werden diese Handlungen durch ein *kognitives* Programm, zu dem bestimmte Gedanken und Kognitionsformen gehören; die Welt der Emotionen besteht aber vorwiegend aus Vorgängen, die in unserem Körper ablaufen, von Gesichtsausdruck und Körperhaltung bis zu Veränderungen in inneren Organen und innerem Milieu.

Gefühle von Emotionen dagegen sind zusammengesetzte *Wahrnehmungen* dessen, was in unserem Körper und unserem Geist abläuft, wenn wir Emotionen haben. Was den Körper betrifft, so sind Gefühle nicht die Abläufe selbst, sondern Bilder von Abläufen; die Welt der Gefühle ist eine Welt der Wahrnehmungen, die in den Gehirnkarten ausgedrückt werden. Hier gilt es allerdings eine Einschränkung zu machen: Die Wahrnehmungen, die wir als Gefühle von Emotionen bezeichnen, enthalten eine besondere Zutat, die den zuvor erwähnten ursprünglichen Gefühlen entspricht. Diese Gefühle gründen sich auf eine einzigartige Beziehung zwischen Körper und Gehirn, die der Interozeption eine bevorzugte Stellung einräumt. In den emotionalen Gefühlen sind natürlich auch andere Aspekte des Körpers repräsentiert, aber die Interozeption beherrscht den Prozess und ist für das verantwortlich, was wir als den *gefühlten* Aspekt dieser Wahrnehmungen bezeichnen.

Damit ist die allgemeine Unterscheidung zwischen Emotion und Gefühl einigermaßen klar. Während es sich bei Emotionen um Abläufe handelt, die von Ideen und Denkweisen begleitet sind, handelt es sich bei emotionalen Gefühlen meist um Wahrnehmungen dessen, was unser Körper während des Ablaufs der Emotionen tut, und hinzu kommen Wahrnehmungen unseres Geisteszustands während der gleichen Zeit. Bei einfachen Lebewesen, die zu Verhalten in der Lage sind, ohne aber über geistige Prozesse zu verfügen, können Emotionen sehr lebhaft und gut ausgeprägt sein, aber aus ihnen folgen nicht zwangsläufig emotionale Gefühle.

Emotionen treten auf, wenn im Gehirn verarbeitete Bilder emotionsauslösende Regionen anregen, beispielsweise die Amygdala oder besondere Abschnitte der Stirnlappen. Sobald eine dieser Auslöseregionen aktiviert wird, scheiden endokrine Drüsen und subkortikale Gehirnkerne chemische Substanzen (bei Angst beispielsweise Cortisol) aus, die sowohl ins Gehirn als auch in den Körper gelangen. Darüber hinaus werden bestimmte Handlungen eingeleitet (zum Beispiel, wiederum im Fall der Angst, Flüchten oder Stehenbleiben sowie Kontraktionen des Darms) und bestimmte Ausdrucksweisen (beispielsweise von Angst geprägte Gesichtsausdrücke oder Körperhaltungen) gezeigt. Zumindest für den Menschen gilt, dass auch bestimmte Gedanken und Pläne im Geist auftauchen. Ein negatives Gefühl wie Trauer führt zum Beispiel dazu, dass man sich an negative Tatsachen erinnert; bei positiven Emotionen ist es umgekehrt. Auch die in unserem Gehirn abgebildeten Handlungspläne stehen im Einklang mit dem Gesamtsignal der Emotion. Mit Entstehung einer Emotion werden sofort bestimmte Formen der geistigen Verarbeitung in Gang gesetzt. Trauer verlangsamt das Denken und kann dazu führen, dass man in der Situation, von der sie ausgelöst wurde, verharrt; Freude kann das Denken beschleunigen und die Aufmerksamkeit für Ereignisse, die nichts damit zu tun haben, verringern. Die Gesamtheit all dieser Reaktionen stellt den »emotionalen Zustand« dar, der sich recht schnell entfaltet und dann wieder nachlässt, bis neue Reize, die ebenfalls Emotionen verursachen können, im Geist hinzukommen und eine erneute emotionale Kettenreaktion anstoßen.

Den nächsten Schritt bilden die Gefühle der Emotion. Sie folgen der Emotion selbst auf dem Fuße und sind die legitime, konsequente, letzte Hervorbringung des emotionalen Prozesses: die zusammengesetzte Wahrnehmung all dessen – Handlungen, Gedanken, die Art des Gedankenflusses –, was während der Emotion langsam oder schnell abgelaufen ist, bei einem Bild hängenbleibt oder schnell ein Bild gegen das andere eintauscht.

Aus Sicht der Neuronen beginnt der Zyklus des Fühlens von Emotionen im Gehirn mit der Wahrnehmung und Einschätzung eines Reizes, der potenziell eine Emotion hervorrufen kann, und dem anschließenden Auslösen der Emotion. Der Vorgang breitet sich dann an anderen Stellen des Gehirns und im übrigen Körper aus und baut den emotionalen Zustand auf. Am Ende kehrt der Prozess zu dem Teil des Kreislaufs, der dem Fühlen entspricht, ins Gehirn zurück, allerdings in andere Regionen als die, von denen er ursprünglich ausgegangen war.

Emotionsprogramme beinhalten alle Bestandteile des Lebenssteuerungsapparats, die sich im Laufe der Evolution herausgebildet haben: Sinneswahrnehmung und Erkennen von Umweltbedingungen, das Erfassen des Ausmaßes eines inneren Bedürfnisses, den Anreizprozess mit den Aspekten Belohnung und Bestrafung sowie die Hilfsmittel zur Vorhersage. Triebe und Motive gehören zu den einfacheren Bestandteilen der Emotionen. Das ist der Grund, warum sich bei Glück oder Trauer der Zustand unserer Triebe und Motive verändert, warum sich die Mischung aus Wünschen und Bestrebungen sofort wandelt.

Der Ablauf von Emotionen

Wie werden Emotionen ausgelöst? Ganz einfach: durch Bilder von Objekten oder Ereignissen, die sich in diesem Augenblick abspielen oder die sich in der Vergangenheit abgespielt haben und nun erinnert werden. Für den emotionalen Apparat ist es von großer Bedeutung, in welcher Situation man sich befindet. Vielleicht durchleben wir gerade eine reale Szene und reagieren auf eine Musikaufführung oder auf die Gegenwart eines Freundes; oder aber wir sind allein und erinnern uns an ein Gespräch, über das wir uns gestern geärgert haben. Ob die Bilder »live« sind, aus dem Gedächtnis rekonstruiert oder aus dem Nichts in der Fantasie erschaffen werden, sie setzen eine Kette von Ereignissen in Gang. Signale aus den verarbeiteten Bildern werden verschiedenen Gehirnregionen zugänglich gemacht. Manche dieser Regionen wirken an der Sprache mit, andere an Bewegungen, wieder andere an Vorgängen, die das vernünftige Denken ausmachen. Aktivität in einer dieser Regionen führt zu verschiedenen Reaktionen: etwa zu Worten, mit denen man einen Gegenstand benennt, oder zum schnellen Abruf anderer Bilder, mit deren Hilfe wir Rückschlüsse über ein Objekt ziehen können und so weiter. Was dabei wichtig ist: Signale von den Bildern, die ein bestimmtes Objekt repräsentieren, landen auch in Regionen, die ganz bestimmte emotionale Kettenreaktionen auslösen können. Eine solche Region ist in Angstsituationen beispielsweise die Amygdala oder in Situationen, die Mitgefühl hervorrufen, der ventromediale präfrontale Cortex. Die Signale werden allen diesen Stellen zugänglich gemacht. Bestimmte Signalkombinationen aktivieren aber – vorausgesetzt, die Signale sind intensiv genug und der Zusammenhang ist dafür geeignet – bevorzugt eine bestimmte Stelle, die anderen Stellen dagegen, an denen die gleichen Signale zur Verfügung stehen, werden nicht aktiviert. Es ist fast, als hätten bestimmte Reize den richtigen Schlüssel zum Öffnen eines ganz bestimmten Schlosses, die Metapher fängt allerdings die Dynamik und Flexibilität des gesamten Prozesses nicht ein. Ein Beispiel sind die Angst auslösenden Reize, die häufig die Amygdala aktivieren und die Angstkaskade in Gang setzen. Die gleiche Reizkombination aktiviert andere Stellen wahrscheinlich nicht. Gelegentlich sind manche Reize jedoch so zweideutig, dass mehrere Stellen aktiviert werden, was zu einem zusammengesetzten emotionalen Zustand führt. Die Folge ist ein bittersüßes Erlebnis, ein »gemischtes Gefühl«, das aus einer gemischten Emotion erwächst.

In vielerlei Hinsicht ist dies die Strategie, mit der auch das Immunsystem auf eingedrungene Organismen aus der Umgebung des Körpers reagiert. Weiße Blutzellen, Lymphocyten genannt, tragen auf ihrer Oberfläche eine Vielzahl verschiedener Antikörper, die zu einer ebenso großen Zahl möglicher Antigene der Eindringlinge passen. Wenn eines dieser Antigene ins Blut gelangt und mit den Lymphocyten in Kontakt kommt, bindet es letztlich an denjenigen Antikörper, der seiner Form am besten entspricht. Das Antigen passt zum Antikörper wie ein Schlüssel zum Schloss, und das Ergebnis ist eine Reaktion: Der Lymphocyt produziert den betreffenden Antikörper nun in so großer Menge, dass er zur Zerstörung des eingedrungenen Antigens beiträgt. Als Entsprechung zum Immunsystem habe ich den Begriff *emotional kompetenter Reiz* vorgeschlagen, um damit die formale Ähnlichkeit des emotionalen Apparats mit einem anderen grundlegenden Apparat der Lebenssteuerung deutlich zu machen.

Was geschieht, wenn »der Schlüssel ins Schloss passt«, ist geradezu aufwühlend – im wahrsten Sinne des Wortes: Der laufende Lebenszustand wird auf mehreren Ebenen des Organismus, vom Gehirn selbst bis zu den meisten Teilen des übrigen Körpers, durcheinandergebracht. Dieses Durcheinander sieht, wiederum am Beispiel der Angst, folgendermaßen aus:

Die Kerne in der Amygdala senden Befehle an den Hypothalamus und den Hirnstamm, was zu mehreren parallelen Abläufen führt. Die Pulsfrequenz verändert sich ebenso wie der Blutdruck, die Atmung und der Kontraktionszustand des Darms. Die Blutgefäße in der Haut ziehen sich zusammen. Cortisol wird im Blut ausgeschüttet, verändert das Stoffwechselprofil des Organismus und bereitet ihn damit auf zusätzlichen Energiebedarf vor. Die Gesichtsmuskeln bewegen sich und nehmen den charakteristischen Ausdruck der Angst an. Je nachdem, in welchem Zusammenhang die Angst auslösenden Bilder auftauchen, bleibt man entweder wie angewurzelt stehen oder man läuft von der Gefahrenquelle weg. Stehenbleiben oder Weglaufen, zwei sehr spezifische Reaktionen, werden von getrennten Regionen im periaquäduktalen Grau (PAG) des Hirnstamms gesteuert, und jede der beiden Reaktionen hat ihre besonderen motorischen Abläufe einschließlich der physiologischen Begleiterscheinungen. Dem Stehenbleiben folgen automatisch ruhiges Verhalten, flache Atmung und eine Abnahme der Pulsfrequenz, was von Vorteil ist, wenn man reglos bleiben und der Aufmerksamkeit des Angreifers entgehen will; beim Weglaufen dagegen steigen Pulsfrequenz und die Durchblutung der Beine an, weil man zum Weglaufen gut versorgte Beinmuskeln braucht. Wenn sich das Gehirn fürs Weglaufen entscheidet, dämpft das PAG außerdem automatisch die Nervenbahnen für die Schmerzverarbeitung. Warum? Weil sich damit die Gefahr verringert, dass eine beim Laufen erlittene Verletzung den Läufer durch heftige Schmerzen lähmt.

Es ist ein raffinierter Mechanismus: Auch das Kleinhirn, eine weitere Struktur, versucht, auf die Angstreaktion Einfluss zu nehmen. Das ist der Grund, warum die Angstreaktion bei einem ausgebildeten Angehörigen militärischer Spezialeinheiten anders ausfällt als bei jemandem, der ruhig und behütet aufgewachsen ist.

Schließlich wird auch die Verarbeitung der Bilder in der Großhirnrinde selbst durch die ablaufenden Emotionen beeinflusst. Kognitive Ressourcen wie Aufmerksamkeit und Arbeitsgedächtnis stellen sich entsprechend darauf ein. Manche Themen kommen einem nicht mehr in den Sinn – wer vor einem Scharfschützen wegläuft, denkt wohl kaum an Sex oder ans Essen.

In einem Zeitraum von wenigen Hundert Millisekunden gelingt es der emotionalen Kaskade, den Zustand mehrerer innerer Organe, des inneren Milieus, der quergestreiften Muskulatur in Gesicht und Körper sowie die Geschwindigkeit und die Inhalte unseres Denkens zu verändern. Dass dies tatsächlich aufwühlend ist, wird nach meiner festen Überzeugung niemand bestreiten. Wenn die Emotionen stark genug sind, ist *Aufruhr* – der Begriff, den die Philosophin Martha Nussbaum verwendete – das noch bessere Wort.[1] Alle diese Bestrebungen, die in ihrer Koordination kompliziert und im Hinblick auf ihren Energieverbrauch aufwändig sind – weshalb emotionaler Aufruhr so entsetzlich anstrengend ist –, dienen in der Regel einem nützlichen Zweck. Manchmal ist das aber auch nicht der Fall. Angst kann auch falscher Alarm sein, der durch eine fehlgeleitete Gewohnheit ausgelöst wurde. In solchen Fällen rettet sie nicht das Leben, sondern ist eine Ursache von Stress, und Stress zerstört auf lange Sicht das mentale und körperliche Leben. Dann hat der Aufruhr negative Folgen.[2]

Die gesamte Ansammlung emotionaler Veränderungen wird über den in Kapitel 4 skizzierten Mechanismus vom Körper zum Gehirn übermittelt.

Der seltsame Fall des William James

Bevor ich mich der Physiologie der Gefühle zuwende, halte ich es für richtig, William James zu erwähnen. Ich möchte erörtern, welche Situation er mit seinen Worten über die Phänomene von Emotion und Gefühl für sich selbst und für die gesamte seitherige Emotionsforschung geschaffen hat.

Zusammenfassen lässt sich das Thema sehr schnell und pointiert mit einem lapidaren Zitat von William James:

> Unsere übliche Vorstellung von Emotionen ist die, dass die mentale Wahrnehmung einer Tatsache jenen mentalen Affekt auslöst, den man als Emotion bezeichnet, und dass dieser Geisteszustand dann einen körperlichen Ausdruck findet. Meine These hingegen lautet, dass die kör-

> perlichen Veränderungen unmittelbar auf die WAHRNEHMUNG der aufregenden Tatsache folgen und dass unser Empfinden eben jener Veränderungen bei ihrem Auftreten die Emotion IST.[3]

Dies schrieb James im Jahr 1884, einschließlich der Hervorhebung von *Wahrnehmung* und *ist*.

Wie wichtig dieser Gedanke ist, kann gar nicht genug betont werden. James stellte die traditionelle Reihenfolge der Abläufe im Emotionsprozess auf den Kopf und ordnete den Körper zwischen dem auslösenden Reiz und dem Erlebnis der Emotion ein. Es gab keinen »mentalen Affekt« mehr, der als Emotion bezeichnet wurde und »seinen körperlichen Ausdruck findet«. An seine Stelle trat die Wahrnehmung eines Reizes, die bestimmte körperliche Wirkungen hatte. Dies war ein kühner Gedanke, der aber durch die moderne Forschung in vollem Umfang unterstützt wird. Das Zitat wirft aber ein wichtiges Problem auf. Nachdem James unmissverständlich auf »unser Empfinden eben jener Veränderungen« Bezug nimmt, stiftet er dann mit seiner Behauptung, das Gefühl *sei* letztlich die Emotion, Verwirrung. Genau genommen verwechselt er damit Emotion und Gefühl. James verneint die Emotion als mentalen Affekt, der körperliche Veränderungen verursacht, und erkennt sie dann als mentalen Affekt wieder an, der durch das Empfinden der körperlichen Veränderungen entsteht – eine ganz andere Anordnung, als ich sie zuvor dargestellt habe. Ob es sich hier um eine unglückliche Wortwahl handelt oder ob es genau das ausdrückt, was James wirklich dachte, bleibt unklar. Wie dem auch sei: Meine Vorstellung, wonach Emotionen ein Programm für Handlungen sind, entspricht nicht James' Ansicht, wie sie in seinem Text zum Ausdruck kommt; sein Begriff von Gefühlen stimmt mit meinem nicht überein. Seine Überlegung zum Mechanismus der Gefühle ist aber mehr oder weniger die gleiche, die auch ich unter dem Stichwort »Körperschleifensystem der Gefühle« vertrete. (James dachte nicht über einen Als-ob-Mechanismus nach, eine Fußnote in seinem Text legt aber die Vermutung nahe, dass er die Notwendigkeit eines solchen Mechanismus erkannte.)

Die Kritik, die James' Theorie der Emotionen im 20. Jahrhundert erdulden musste, richtete sich zum größten Teil gegen die Wortwahl in diesem Abschnitt. Führende Physiologen wie Charles Serrington und Walter Cannon nahmen James' Formulierungen wörtlich und gelangten zu dem Schluss, ihre experimentellen Befunde seien mit dem darin beschriebenen Mechanismus nicht vereinbar. Weder Serrington noch Cannon sollte Recht behalten, aber man kann ihnen ihre falsche Deutung nicht uneingeschränkt zum Vorwurf machen.[4]

Andererseits gibt es durchaus stichhaltige Kritik an James' Theorie der Emotionen. So ließ er beispielsweise die Beurteilung von Reizen völlig außen vor und beschränkte den kognitiven Aspekt der Emotionen auf die Wahrnehmung des Reizes sowie auf die körperlichen Vorgänge. Für James gab es nur die Wahrnehmung der aufregenden Tatsache (die meinem emotional kompetenten Reiz entspricht), und daraus folgten unmittelbar die körperlichen Veränderungen. Heute wissen wir, dass ein solcher Ablauf von der schnellen Wahrnehmung zur Auslösung von Emotionen zwar möglich ist, in der Regel sind aber bewertende Schritte eingeschoben: Der Reiz wird gefiltert und kanalisiert, während er seinen Weg durch das Gehirn nimmt und schließlich in die auslösende Region gelangt. Das Stadium der Bewertung kann sehr kurz sein und unbewusst ablaufen, aber es bedarf der Erwähnung. In dieser Hinsicht wird James' Vorstellung zur Karikatur: Der Reiz drückt immer sofort auf den roten Knopf und löst die Explosion aus. Und was noch wichtiger ist: Die von einem emotionalen Zustand in Gang gesetzte Kognition beschränkt sich keineswegs auf Bilder des Reizes und der körperlichen Veränderungen, wie James es vermutet hätte. Wie wir erfahren haben, löst das Emotionsprogramm beim Menschen vielmehr auch bestimmte kognitive Veränderungen aus, welche die körperlichen Veränderungen begleiten. Wir können sie als späte Bestandteile der Emotion oder sogar als vorweggenommene, relativ klischeehafte Bestandteile des bevorstehenden Gefühls der Emotion auffassen. Dennoch schmälert keine dieser Einschränkungen in irgendeiner Form James' außergewöhnlichen Beitrag.

Gefühle der Emotion

An den Anfang möchte ich eine Definition stellen. Gefühle von Emotionen sind zusammengesetzte Wahrnehmungen aus erstens einem bestimmten körperlichen Zustand während einer tatsächlichen oder simulierten Emotion und zweitens einem Zustand veränderter kognitiver Ressourcen und der Anwendung bestimmter mentaler Drehbücher. In unserem Geist sind diese Wahrnehmungen mit dem Objekt verknüpft, das sie verursacht hat.

Wenn klar ist, dass Gefühle von Emotionen im Wesentlichen Wahrnehmungen unseres körperlichen Zustands während eines Emotionszustands sind, kann man vernünftigerweise sagen: Alle Gefühle von Emotionen enthalten eine Variation des Themas der ursprünglichen Gefühle, welche das in diesem Moment auch sein mögen; verstärkt werden sie durch andere körperliche Veränderungen, die mit Interozeption zusammenhängen können oder auch nicht. Ebenso wird deutlich, dass man den Nährboden solcher Gefühle in den bilderzeugenden Regionen des Gehirns finden kann, insbesondere in den somatosensorischen Regionen zweier verschiedener Abschnitte: dem oberen Hirnstamm und der Großhirnrinde. Gefühle sind Geisteszustände, die auf einem bestimmten Nährboden gedeihen.

Der wichtigste an Gefühlen mitwirkende Teil der Großhirnrinde ist die Inselrinde, ein gar nicht kleiner, aber unscheinbarer Teil der Rinde, der sich unter den Opercula frontalia und parietalia verbirgt. Sie sieht aus wie eine Insel, wie der Name schon vermuten lässt, und besteht aus mehreren Gyri. Der vordere Teil der Insula ist sehr alt und hat mit dem Geschmacks- und Geruchsempfinden zu tun; um die Sache noch komplizierter zu machen, ist sie nicht nur eine Plattform für Gefühle, sondern auch ein Auslöser für manche Emotionen. Insbesondere kann sie eine sehr wichtige Emotion auslösen: den Ekel, eine der ältesten Emotionen im Repertoire. Ekel war anfangs ein Mechanismus, der verhindern sollte, dass potenziell giftige Nahrung in den Körper gelangen konnte. Menschen ekeln sich nicht nur, wenn sie verdorbene Lebensmittel sehen und den damit verbundenen fauligen Geruch und Geschmack wahrnehmen, sondern auch in verschiedenen anderen Situationen, in denen Gegenstände oder Verhaltensweisen »verunreinigt« sind. Wichtig ist dabei, dass Menschen auch Abscheu empfinden, wenn sie moralisch verwerfliche Taten wahrnehmen. Deshalb wurden viele Abläufe, die beim Menschen zum »Abscheuprogramm« gehören, darunter auch die typischen Gesichtsausdrücke, ebenso für eine zwischenmenschliche Emotion herangezogen: für die *Verachtung*. Verachtung ist häufig eine Metapher für moralische Abscheu.

Der hintere Teil der Insula besteht aus modernen Neocortex, der mittlere Teil ist phylogenetisch von mittlerem Alter. Wie man schon seit Langem weiß, ist die Inselrinde an den Funktionen der inneren Organe beteiligt: Sie repräsentiert diese Organe und wirkt an ihrer Steuerung mit. Zusammen mit dem primären und dem sekundären somatosensorischen Cortex (SI und SII genannt) erzeugt die Inselrinde Karten des Körpers. Bezogen auf die inneren Organe und das innere Milieu ist sie die Entsprechung zur primären Seh- oder Hörrinde.

Ende der 1980er Jahre stellte ich eine Hypothese auf, wie die somatosensorischen Cortices an Gefühlen beteiligt sein könnten, und als vermutlichen Gefühlslieferanten nannte ich die Inselrinde. Damit wollte ich von der hoffnungslosen Vorstellung Abstand gewinnen, man könne den Ursprung von Gefühlszuständen in Regionen wie den Amygdalae suchen, die Handlungen antreiben. Wenn man damals von Emotionen sprach, erntete man Mitleid oder sogar Spott, und die Vorstellung, es könne für Gefühle einen eigenen Nährboden geben, führte zu Verblüffung.[5] Seit 2000 wissen wir aber, dass Aktivitäten der Inselrinde tatsächlich allen möglichen Gefühlen entsprechen, von jenen, die mit Emotionen assoziiert sind, bis hin zu anderen, die alle Schattierungen von Freude oder Schmerz abdecken und durch ein breites Spektrum von Reizen ausgelöst werden: durch das Hören von Musik, die man mag oder nicht mag, durch den Anblick von Bildern, die einem gefallen, zum Beispiel erotische Darstellungen, oder durch einen Ekel erregenden Anblick, durch das Trinken von Wein, durch Sex, durch einen Drogenrausch, durch die Entzugserscheinungen nach einem Drogenrausch und so weiter.[6] Die Idee, die Inselrinde sei ein wichtiger Nährboden für Gefühle, ist sicher richtig.

Geht es aber um die Korrelate von Gefühlen, ist die Geschichte mit der Inselrinde durchaus nicht zu Ende. Wenn wir Gefühle empfinden, wird parallel zur Inselrinde häufig der Cortex cingulatus anterior aktiv. Beide Strukturen sind durch gegenseitige Verknüpfungen eng verflochten. Die Inselrinde hat sowohl sensorische als auch motorische Funktionen, wobei allerdings die sensorische Seite das Übergewicht hat, der Cortex cingulatus anterior dagegen fungiert als motorische Struktur.[7]

Am wichtigsten ist natürlich, was bereits in den beiden vorangegangenen Kapiteln erwähnt wurde: Am Aufbau von Gefühlszuständen wirken auch mehrere subkortikale Regionen mit. Auf den ersten Blick sehen Regionen wie der Nucleus tractus solitarius oder der Nucleus parabrachialis wie Zwischenstationen für Signale aus dem Körperinneren aus, die dann an die dafür vorgesehenen Abschnitte des Thalamus weitergeleitet werden, damit sie von dort zur Inselrinde gelangen können. Aber wie bereits erwähnt, haben Gefühle ihren Ausgangspunkt wahrscheinlich in Aktivitäten dieser Kerne mit ihrer Sonderstellung: Beide sind die ersten Empfänger von Informationen aus den inneren Organen und dem inneren Milieu, und sie sind in der Lage, Signale aus dem gesamten Körperinneren zusammenzuführen. Auf dem Weg vom Rückenmark nach oben zum Endhirn sind diese Strukturen die ersten, die

Informationen über eine umfassende innere Landschaft – Brustkorb und Bauchraum mit ihren Organen – ebenso integrieren können wie die organischen Aspekte von Gliedmaßen und Kopf.

Die Behauptung, dass Gefühle subkortikal entstehen, ist angesichts der zuvor zusammenfassend dargestellten Befunde plausibel: Die vollständige Schädigung der Inselrinde bei intakten Strukturen des Hirnstamms ist mit einem breiten Spektrum von Gefühlszuständen vereinbar. Kinder mit Hydranenzephalie, denen die Inselrinde und andere somatosensorische Rindenbereiche fehlen, während die Strukturen des Hirnstamms vorhanden sind, zeigen Verhaltensweisen, die auf Gefühlszustände schließen lassen.

Nicht weniger wichtig für die Entstehung von Gefühlen ist eine physiologische Anordnung, die in meinen Vorstellungen von Geist und Selbst eine zentrale Rolle spielt: Die Gehirnregionen, die am Aufbau von Körperkarten beteiligt sind und somit die Gefühle unterstützen, gehören zusammen mit der Quelle der Signale, die sie kartieren, zu einer Rückkopplungsschleife. Der Apparat im oberen Hirnstamm, dessen Aufgabe die Kartierung des Körpers ist, tritt in unmittelbare Wechselbeziehung zur Quelle der von ihm hergestellten Karte; es handelt sich um eine sehr enge Verbindung, ja fast um eine Verschmelzung von Körper und Gehirn. Gefühle von Emotionen erwachsen aus einem physiologischen System, das im Organismus keine Parallele hat.

Zum Schluss dieses Abschnitts möchte ich noch an eine andere wichtige Komponente der Gefühlszustände erinnern: all die Gedanken, die von der gerade ablaufenden Emotion ausgelöst werden. Manche davon gehören, wie bereits erwähnt, zum Emotionsprogramm – sie werden hervorgerufen, während sich die Emotion entfaltet, so dass der kognitive Kontext mit der Emotion im Einklang bleibt. Andere Gedanken jedoch sind keine regelmäßigen Bestandteile des Emotionsprogramms, sondern spätere kognitive Reaktionen auf die Emotion. Die Bilder, die durch diese Reaktionen heraufbeschworen werden, sind am Ende zusammen mit der Repräsentation des Objekts, das die Emotion anfangs ausgelöst hat, der kognitiven Komponente des Emotionsprogramms und der Wahrnehmung des körperlichen Zustandes ein Teil der Gefühlswahrnehmung.

Wie fühlen wir eine Emotion?

Im Wesentlichen gibt es drei Wege, wie das Gefühl einer Emotion erzeugt werden kann. Der erste und naheliegendste besteht darin, dass die Emotion den Körper verändert. Dies tut jede Emotion automatisch und sehr schnell, denn sie ist ein Aktionsprogramm, und das Ergebnis der Aktion ist eine Veränderung des Körperzustands (siehe Kapitel 4).

Das Gehirn erzeugt also ständig einen Nährboden für Gefühle, weil permanent Signale aus dem Körper in seinem derzeitigen Zustand weitergeleitet, ausgewertet und an den zugehörigen Kartierungsstellen umgewandelt werden. Wenn sich eine Emotion entfaltet, spielt sich eine Reihe ganz bestimmter Veränderungen ab, und die *Emotionsgefühle-Karten* sind das Ergebnis, wenn eine *Variation* registriert wird, die die bisherigen in Hirnstamm und Inselrinde erzeugten Karten überlagert. Die Karten bilden das Substrat für ein zusammengesetztes, an vielen Stellen produziertes Bild.[8]

Damit eine Verbindung zwischen dem Gefühlszustand und der Emotion hergestellt werden kann, müssen das verursachende Objekt sowie die zeitliche Beziehung zwischen seinem Auftauchen und der emotionalen Reaktion entsprechend berücksichtigt werden. Dies ist ein bemerkenswerter Unterschied zu den Abläufen beim Sehen, Hören oder Riechen. Da diese anderen Sinne auf die Außenwelt gerichtet sind, können die zugehörigen, kartenerzeugenden Regionen Tabula rasa machen und unendlich viele Muster aufbauen. Für die Stellen, die den Körper wahrnehmen, gilt das nicht: Sie sind ständig auf das Körperinnere gerichtet und Gefangene dessen, was das unendlich Gleiche des Körpers ihnen liefert. Das Gehirn mit seinem auf den Körper gerichteten Geist ist tatsächlich ein Gefangener des Körpers und seiner Signale.

Der erste Weg zur Erzeugung von Gefühlen setzt also eine Körperschleife voraus, wie ich sie nenne. Es gibt aber noch mindestens zwei weitere Wege. Der eine hängt von der in Kapitel 4 vorgestellten Als-ob-Körperschleife ab. Wie der Name schon vermuten lässt, ist sie eigentlich ein Taschenspielertrick. Die Gehirnregionen, welche die typische Emotionskaskade in Gang setzen, können auch Körperkartierungsregionen wie der Inselrinde den Befehl erteilen, sich so verhalten, als hätte der Körper ihnen seinen emotionalen Zustand mitgeteilt. Mit anderen Worten: Die Auslöserregionen erteilen der Inselrinde den Befehl, sich bereit zu machen und ihre Impulse so zu konfigurieren, »als ob« sie Signale empfangen würden, die den emotionalen Zustand X beschreiben. Welchen Vorteil ein solcher Umgehungsmechanismus hat, liegt auf der Hand. Der Aufbau eines kompletten emotionalen Zustands nimmt immerhin beträchtliche Zeit in Anspruch und kostet viel wertvolle Energie. Warum also soll man nicht auf einem kürzeren Weg zum Ziel gelangen? Der Mechanismus entstand im Gehirn zweifellos genau wegen der damit verbundenen Zeit- und Energieersparnis, aber auch weil ein kluges Gehirn extrem faul ist. Wenn es weniger statt mehr tun kann, ergreift es immer diese Gelegenheit – eine minimalistische Philosophie, an der es mit religiösem Eifer festhält.

Der Als-ob-Mechanismus hat nur einen Haken. Wie jede Simulation gleicht er dem Vorbild nicht völlig. Nach meiner Überzeugung sind Als-ob-Gefühlszustände uns allen sehr vertraut, und sie verringern sicher den Aufwand für unsere Emotionalität, aber es handelt sich bei ihnen nur um abgeschwächte Versionen der Emotionen, die aus der Körperschleife stammen. Als-ob-Zustände können sich einfach nicht wie die echten Körperschleifensystem-Gefühlszustände anfühlen, denn sie sind nicht das Echte, sondern nur eine Simulation. Außerdem ist es für die schwächeren Als-ob-Muster vermutlich schwieriger als für die normalen Körperschleifenzustände, mit den laufenden Mustern aus dem Körper zu konkurrieren.

Der andere Weg zum Aufbau von Gefühlszuständen besteht darin, die Übertragung der Körpersignale an das Gehirn zu verändern. Durch natürliche schmerzstillende Vorgänge oder nach der Verabreichung von Medikamenten, die im Körper die Signalübertragung beeinträchtigen (Schmerzmittel, Betäubungsmittel), empfängt das Gehirn ein verzerrtes Bild vom tatsächlichen derzeitigen Körperzustand. In Angstsituationen, in denen sich das Gehirn nicht fürs Stehenbleiben, sondern für das Weglaufen entscheidet, koppelt der Hirnstamm bekanntermaßen einen Teil der Schaltkreise für die Schmerzübertragung ab – es ist ein wenig so, als würde man den Telefonstecker herausziehen. Das periaquäduktale Grau, das solche Reaktionen steuert, kann auch die Ausschüttung natürlicher Opiate in Gang setzen und genau die gleiche Wirkung hervorrufen wie ein Schmerzmittel: Schmerzsignale werden ausgeschaltet.

Streng genommen, haben wir es hier mit einer *Halluzination* des Körpers zu tun: Was das Gehirn in seinen Karten aufzeichnet und was der bewusste Geist fühlt, entspricht nicht der wahrgenommenen Realität. Mit diesem Mechanismus spielen wir jedes Mal, wenn wir Wirkstoffe zu uns nehmen, die in der Übertragung oder der Kartierung von Signalen aus dem Körper eine Veränderung herbeiführen können. Alkohol hat diese Wirkung, ebenso Schmerz-

und Narkosemittel sowie unzählige Suchtmittel. Eines ist offenkundig: Menschen fühlen sich zu solchen Substanzen nicht nur aus Neugier hingezogen, sondern weil sie Gefühle des Wohlbefindens erzeugen wollen – Gefühle, bei denen Schmerzsignale gehemmt und Lustsignale ausgelöst werden.

Der zeitliche Ablauf von Emotionen und Gefühlen

Mein Kollege David Rudrauf untersuchte in jüngster Zeit mit dem Verfahren der Magnetenzephalographie den zeitlichen Ablauf von Emotionen und Gefühlen im menschlichen Gehirn.[9] Die Magnetenzephalographie liefert, was die räumliche Lokalisierung von Aktivitäten im Gehirn angeht, weit weniger genaue Ergebnisse als die funktionelle Magnetresonanztomographie, man kann mit ihrer Hilfe aber bemerkenswert gut abschätzen, welche Zeit bestimmte Vorgänge in einigermaßen großen Gehirnabschnitten in Anspruch nehmen. Genau wegen dieses zeitlichen Aspekts nutzten wir das Verfahren in unseren Studien.

Rudrauf verfolgte im Gehirn den zeitlichen Verlauf der Aktivität, die mit emotionalen und gefühlsmäßigen Reaktionen auf angenehme oder unangenehme visuelle Reize einherging. Von dem Augenblick, als die Reize in der Sehrinde verarbeitet wurden, bis zu dem Zeitpunkt, an dem die Versuchspersonen erstmals über Gefühle berichteten, vergingen fast 500 Millisekunden, das heißt rund eine halbe Sekunde. Ist das wenig oder viel? Das kommt auf die Sichtweise an. Als »Gehirnzeit« ist es ein ungeheuer langer Zeitraum – man muss bedenken, dass ein Neuron in ungefähr fünf Millisekunden »feuern« kann. Als »bewusste Geisteszeit« dagegen ist es nicht besonders viel. Es liegt zwischen den mehreren Hundert Millisekunden, die wir benötigen, bis wir uns eines wahrgenommenen Musters bewusst werden, und den 700 oder 800 Millisekunden für die Verarbeitung eines Begriffs. Jenseits der Grenze von 500 Millisekunden können Gefühle aber über Sekunden oder Minuten hinweg erhalten bleiben; dabei werden sie offensichtlich insbesondere dann, wenn es sich um – nun ja – lang anhaltende Gefühle handelt, immer wieder in einer Art Nachhall wiederholt.

Versuche, das vollständige Spektrum der menschlichen Emotionen zu beschreiben oder sie zu klassifizieren, sind nicht sonderlich interessant. Die Kriterien für die traditionelle Klassifikation sind fehlerhaft, und jede Kategorieneinteilung für Emotionen kann man kritisieren, weil manche Emotionen ausgeschlossen bleiben und andere fälschlich eingeschlossen werden. »Pi mal Daumen« sollten wir den Begriff Emotion für ein einigermaßen komplexes Aktivitätsprogramm (das mehr als nur ein oder zwei reflexartige Reaktionen umfasst) reservieren, das von einem identifizierbaren Objekt oder Ereignis – einem emotional kompetenten Reiz – ausgelöst wird. Die sogenannten universellen Emotionen (Angst, Wut, Trauer, Glück, Abscheu und Überraschung) erfüllen nach allgemeiner Ansicht diese Kriterien. Wie dem auch sei: Diese Emotionen treten sicher über alle Kulturgrenzen hinweg auf und sind leicht zu erkennen, weil ein Teil ihres Handlungsprogramms – die Gesichtsausdrücke – sehr charakteristisch ist. Solche Emotionen gibt es sogar in Kulturkreisen, die dafür keine eigenen Namen haben. Und die frühzeitige Erkenntnis, dass diese Allgemeingültigkeit nicht nur für Menschen gilt, sondern auch für Tiere, verdanken wir Charles Darwin.

Die allgemeine Verbreitung solcher Ausdrucksformen von Emotionen zeigt, in welchem Umfang das emotionale Handlungsprogramm nicht erlernt ist, sondern automatisch abläuft. Die Emotion kann beispielsweise bei jedem Auftreten abgewandelt werden, so dass sich Intensität oder Dauer der zugehörigen Bewegungen geringfügig ändern. Der grundlegende Programmablauf ist jedoch auf allen körperlichen Ebenen, auf denen er stattfindet, stereotyp: bei den körperlichen Bewegungen, den Veränderungen innerer Organe wie Herz, Lunge, Darm und Haut sowie bei den hormonellen Veränderungen. Die gleiche Emotion kann bei verschiedenen Gelegenheiten unterschiedlich ausfallen, doch die Unterschiede sind nicht so groß, dass die Emotion für das betroffene Individuum selbst oder für andere nicht mehr erkennbar wäre. Sie variiert so, wie die Interpretation von Gershwins »Summertime« von einem Interpreten zum anderen oder auch bei verschiedenen Auftritten desselben Interpreten variieren kann. Die Emotion ist immer noch eindeutig zu erkennen, weil die Grundzüge der Verhaltensweise beibehalten werden.

Die Tatsache, dass Emotionen nicht erlernt werden, sondern automatische, vorhersagbar stabile Handlungsprogramme darstellen, verrät ihre Herkunft aus der natürlichen Selektion und den daraus hervorgegangenen Anweisungen im Genom. Diese Anweisungen haben sich im Laufe der Evolution kaum verändert und führten dazu, dass das Gehirn auf eine ganz bestimmte, zuverlässige Weise zusammengesetzt wird. Deshalb können bestimmte Neuronenschaltkreise emotional kompetente Reize verarbeiten und die emotionsauslösenden Gehirnregionen dazu veranlassen, eine voll ausgeprägte emotionale Reaktion aufzubauen. Emotionen und die ihnen zugrunde liegenden Phänomene sind für die Aufrechterhaltung des Lebens und für die spätere Reifung des Individuums derart unentbehrlich, dass sie schon im frühen Stadium der Entwicklung zuverlässig angelegt werden.

Die Tatsache, dass Emotionen nicht erlernt werden, sondern automatisch ablaufen und vom Genom vorgegeben sind, beschwört immer das Gespenst des genetischen Determinismus herauf. Gibt es an den Emotionen nichts, was persönlich und durch Erziehung zu beeinflussen wäre? Die Antwort lautet: Es gibt eine Menge. Der grundlegende Emotionsmechanismus ist im gesunden Gehirn verschiedener Individuen tatsächlich recht ähnlich, und das ist auch gut so, verschafft es doch den Menschen verschiedener Kulturkreise eine gemeinsame Basis für das Erleben von Schmerz und Freude. Aber auch wenn sich die Mechanismen eindeutig ähneln, sind die Umstände, unter denen bestimmte Reize emotional kompetent werden, für Sie vermutlich andere als für mich. Der eine Mensch fürchtet bestimmte Dinge, der andere nicht; der eine liebt bestimmte Dinge, der andere nicht, und dann gibt es viele, viele weitere, die von vielen Menschen gefürchtet oder geliebt werden. Mit anderen Worten: Emotionale Reaktionen sind im Verhältnis zum auslösenden Reiz von beträchtlicher Individualität. In dieser Hinsicht sind wir uns zwar sehr ähnlich, aber nicht gleich. Darüber hinaus hat die Individualisierung weitere Aspekte. Unter dem Einfluss der Kultur, in der wir aufgewachsen sind, oder auch als Folge unserer individuellen Erziehung verfügen wir über die Möglichkeit, den Ausdruck unserer Emotionen teilweise zu steuern. Wir alle wissen, wie unterschiedlich Lachen oder Weinen in verschiedenen Kulturen öffentlich zur Schau gestellt werden und wie solche Äußerungen selbst unter den Mitgliedern bestimmter gesellschaftlicher Schichten unterschiedlich ausgeprägt sind. Die Ausdrucksformen für Emotionen ähneln sich, sind aber nicht genau gleich. Sie können abgewandelt werden und sehr individuell sein oder auf eine gesellschaftliche Gruppe schließen lassen.

Der Ausdruck von Emotionen kann zweifellos willkürlich abgewandelt werden. Diese Form der Kontrolle geht aber offensichtlich nicht über die äußere Manifestation hinaus. Da zu den Emotionen noch viele weitere Reaktionen gehören, von denen manche innerlich und für andere mit bloßem Auge nicht zu erkennen sind, läuft das Emotionsprogramm stets zum größten Teil ab, ganz gleich, mit wie viel Willenskraft wir es aufzuhalten versuchen. Am wichtigsten ist, dass die Gefühle der Emotion, die sich aus der Wahrnehmung der Gesamtheit aller emotionalen Veränderungen ergeben, auch dann stattfinden, wenn der äußere Ausdruck der Emotion teilweise unterbrochen wird. Emotionen und Gefühle haben, wie es ihren ganz unterschiedlichen physiologischen Mechanismen entspricht, zwei Gesichter. Einem Stoiker, der beim Eintreffen einer tragischen Nachricht höchstens ein wenig die Oberlippe verzieht, sollten wir deshalb nicht unterstellen, dass er keine Furcht oder Angst empfindet. Diese Erkenntnis wird in einem alten portugiesischen Sprichwort zusammengefasst: »Wer ein Gesicht sieht, bekommt nie das Herz zu sehen.«[10]

An den Rändern des Emotionsspektrums

Neben den universellen Emotionen verdienen zwei Gruppen von Emotionen eine besondere Erwähnung. Auf eine davon machte ich vor Jahren aufmerksam, und ich gab ihr auch einen Namen: Hintergrundemotionen. Beispiele dafür sind *Begeisterung* und *Entmutigung*, zwei Emotionen, die im Leben durch die verschiedensten äußeren Umstände ausgelöst werden können, aber auch durch innere Zustände wie Krankheit oder Erschöpfung. Noch mehr als bei anderen Emotionen wirkt der emotional kompetente Reiz bei Hintergrundemotionen häufig im Verborgenen und löst die Emotion aus, ohne dass wir uns seiner bewusst wären. Solche Emotionen können beispielsweise entstehen, wenn wir über eine vergangene Situation nachdenken oder eine Situation betrachten, die nur eine Möglichkeit darstellt. Die daraus erwachsenden Hintergrundgefühle stellen gegenüber den ursprünglichen Gefühlen nur einen kleinen Schritt aufwärts dar. Hintergrundemotionen sind enge Verwandte der Stimmungslagen, unterscheiden sich aber von diesen durch ihr genauer umrissenes zeitliches Profil und die genauere Identifizierung des Reizes.

Die zweite große Gruppe sind die sozialen Emotionen. Dies ist eine etwas eigenartige Bezeichnung, denn schließlich können alle Emotionen sozial sein und sind es häufig auch. Sie ist aber angesichts des eindeutigen sozialen Umfeldes dieser Phänomene zu rechtfertigen. Sehr einfach erkennt man dies, wenn man Beispiele für die wichtigsten sozialen Emotionen betrachtet: *Mitgefühl, Peinlichkeit, Scham, Schuldgefühle, Verachtung, Eifersucht, Neid, Stolz,*

Bewunderung. Solche Emotionen werden in sozialen Situationen ausgelöst und spielen im Leben sozialer Gruppen eine herausragende Rolle. In ihrer physiologischen Wirkungsweise unterscheiden sich soziale Emotionen nicht von anderen: Sie erfordern einen emotional kompetenten Reiz, sie sind von bestimmten Auslöserstellen abhängig, sie werden durch verwickelte Handlungsprogramme aufgebaut, an denen der Körper beteiligt ist, und sie werden von dem Betroffenen in Form von Gefühlen wahrgenommen. Es gibt aber auch einige erwähnenswerte Unterschiede. Die meisten sozialen Emotionen sind recht junger evolutionärer Herkunft, und manche dürfte es ausschließlich bei Menschen geben. Dies gilt offenbar für die Bewunderung und die verschiedenen Formen des Mitgefühls, das sich nicht auf die körperliche, sondern auf mentale und zwischenmenschliche Schmerzen bezieht. Vorläufer gewisser sozialer Emotionen findet man bei vielen Tierarten, insbesondere bei Primaten und den großen Menschenaffen. Gute Beispiele sind das Mitgefühl bei physischen Zwangslagen, Peinlichkeit, Neid und Stolz. Kapuzineraffen reagieren anscheinend auf erkennbare Ungerechtigkeiten. Die sozialen Emotionen schließen eine Reihe moralischer Prinzipien ein und bilden eine natürliche Grundlage für ethische Systeme.[11]

Exkurs: Bewunderung und Mitgefühl

Handlungen und Sachverhalte, die wir bewundern, aber auch unsere Reaktionen auf jene, die für diese Handlungen und Sachverhalte verantwortlich sind, definieren die Qualität einer Kultur. Ohne eine geeignete Belohnung werden bewundernswerte Verhaltensweisen mit geringerer Wahrscheinlichkeit nachgeahmt. Für Mitgefühl gilt das Gleiche. Notlagen aller Art gibt es im täglichen Leben in Hülle und Fülle, und wenn sich der Einzelne gegenüber denen, die davon betroffen sind, nicht mitfühlend verhält, verringern sich die Aussichten auf eine gesunde Gesellschaft erheblich. Wenn Mitgefühl nachgeahmt werden soll, muss es belohnt werden.

Was geht im Gehirn vor, wenn wir Bewunderung oder Mitgefühl empfinden? Ähneln die Vorgänge im Gehirn, die solchen Emotionen und Gefühlen entsprechen, in irgendeiner Form denen, die wir im Zusammenhang mit grundlegenden Emotionen wie Angst, Glück und Trauer benannt hatten? Sind sie anders? Soziale Emotionen scheinen so stark von der Umwelt abhängig zu sein, in der sich ein Mensch entwickelt, und sind offenbar so stark mit erziehungsbedingten Faktoren gekoppelt, dass sie vielleicht nur wie eine kognitive Tünche wirken, die lose auf die Gehirnoberfläche aufgebracht wurde. Wichtig ist auch eine Untersuchung der Frage, ob und wie die Verarbeitung solcher Emotionen und Gefühle, an der das Selbst des Betrachters eindeutig beteiligt ist, jene Gehirnstrukturen mit heranzieht, die wir mittlerweile mit den Zuständen des Selbst in Verbindung bringen.

An die Beantwortung solcher Fragen machte ich mich zusammen mit Hanna Damasio und Mary Helen Immordino-Yang, die sich für die Schnittstelle zwischen Neurowissenschaft und Bildungsforschung begeistert und sich gerade deshalb für die Frage interessiert. Wir stellten uns eine Studie vor, in der wir mithilfe der funktionellen Magnetresonanztomographie der Frage nachgehen wollten, wie Geschichten bei gesunden Menschen Gefühle von Bewunderung oder Mitgefühl auslösen können. Wir wollten bewundernde oder mitfühlende Reaktionen erzeugen, die durch bestimmte, in einer Erzählung dargelegte Verhaltensweisen hervorgerufen wurden. Die Frage, ob die Versuchspersonen Bewunderung oder Mitgefühl erkennen, wenn sie diese bei anderen beobachten, interessierte uns nicht. Wir wollten, dass die Versuchspersonen die Emotionen *erlebten*. Dabei wussten wir von Anfang an, dass wir mindestens vier charakteristische Bedingungen schaffen wollten, jeweils zwei für Bewunderung und Mitgefühl. Bei den Bedingungen für Bewunderung handelte es sich um die Bewunderung für tugendhaftes Handeln (die bewundernswerte Tugend eines Aktes der Großzügigkeit) oder die Bewunderung für virtuose Fähigkeiten (beispielsweise für herausragende Sportler oder faszinierende Musiksolisten). Bei den Bedingungen für Mitgefühl dagegen handelte es sich um Mitgefühl für körperliche Schmerzen (das Gefühl für das unglückliche Opfer eines Verkehrsunfalls) sowie für mentale und zwischenmenschliche Notlagen (Gefühl für einen Menschen, der sein Zuhause durch einen Brand oder einen engen Angehörigen durch eine unbegreifliche Krankheit verloren hat).

Die Unterschiede waren völlig klar, insbesondere da Mary Helen mit großem Erfindungsreichtum reale Geschichten mit einer effizienten Methode koppelte, um sie freiwilligen Versuchspersonen in einem Experiment mit funktioneller Magnetresonanztomographie vorzutragen.[12]

Wir prüften drei Hypothesen. Die erste betraf die Frage, welche Gehirnregionen an Gefühlen von Bewunderung und Mitgefühl beteiligt sind. Hier lieferte das Experiment eine eindeutige Antwort: Im Großen und Ganzen wirkten die gleichen Regionen mit wie bei den angeblich so bescheidenen grundlegenden Emotionen. Die Inselrinde war unter allen Bedingungen stark aktiv, ebenso der Cortex cingulatus anterior. Und erwartungsgemäß waren auch Regionen des oberen Hirnstamms eingebunden.

Dieser Befund sprach eindeutig gegen den Gedanken, soziale Emotionen würden den Apparat der Lebenssteuerung nicht im gleichen Umfang einschalten wie ihre grundlegenden Entsprechungen. Dass das Gehirn stark mit einbezogen war, stand im Einklang mit der Tatsache, dass das Erlebnis solcher Gefühle mit starken körperlichen Veränderungen gekoppelt ist. Die Verhaltensstudien von Jonathan Haidt zur Verarbeitung vergleichbarer sozialer Emotionen machen sehr genau deutlich, wie der Körper an solchen Situationen beteiligt ist.[13]

Die zweite von uns untersuchte Hypothese betraf das Hauptthema des vorliegenden Buches: Selbst und Bewusstsein. Nach unseren Befunden zieht das Gefühl dieser Emotionen die posteromedialen Cortices (PMCs) heran, eine Region, die nach unserer Kenntnis am Aufbau des Selbst mitwirkt. Dies steht im Einklang mit der Tatsache, dass die Versuchspersonen auf alle als Reiz verwendeten Geschichten nur dann reagieren konnten, wenn sie in vollem Umfang zum Zuschauer und Richter über die Situation wurden; sie mussten also im Fall des Mitgefühls die Notlage der Hauptpersonen vollständig nachvollziehen, und im Zusammenhang mit der Bewunderung erforderte dies die vorausschauende Nachbildung der guten Tat.

Wir fanden aber auch etwas Unerwartetes: In Situationen der Bewunderung für gute Fähigkeiten und des Mitgefühls für körperliche Schmerzen war ein anderer Teil der PMCs am aktivsten als bei der Bewunderung für die Tugendhaftigkeit und beim Mitgefühl für mentalen Schmerz. Die Trennung war so auffällig, dass die Aktivitätsmuster der PMCs bei den beiden Paaren von Emotionen buchstäblich wie zwei Puzzlesteine zusammenpassten.

Das gemeinsame Merkmal des einen Paares von Bedingungen – Fähigkeiten und körperliche Schmerzen – war die Beteiligung des Körpers mit seinen äußeren, handlungsorientierten Aspekten. Das andere Bedingungspaar – psychische Schmerzen durch große Leiden und Tugendhaftigkeit – hatte als gemeinsames Merkmal einen geistigen Zustand. Die Befunde an den PMCs besagen also, dass das Gehirn diese gemeinsamen Merkmale – Körperlichkeit im einen Fall, geistige Zustände im anderen – erkannt hatte und ihnen viel mehr Aufmerksamkeit schenkte als dem grundlegenden Unterschied zwischen Bewunderung und Mitgefühl.

Die mutmaßliche Erklärung für diesen schönen Befund ergibt sich aus den unterschiedlichen Verknüpfungen, die von den beiden Teilen des PMC im Gehirn der einzelnen Versuchspersonen relativ zu deren Körper ausgehen. Der eine Abschnitt ist eng mit Teilen des Bewegungsapparates verbunden, der andere mit dem Körperinneren, das heißt mit innerem Milieu und Organen. Der aufmerksame Leser vermutet wahrscheinlich schon, was wozu gehört. Das Merkmal der Körperlichkeit (Fähigkeit, körperliche Schmerzen) hängt mit Muskeln und Skelett zusammen. Das geistige (mentale Schmerzen, Tugendhaftigkeit) ist mit dem inneren Milieu und den Organen verbunden. Würde irgendjemand etwas anderes vermuten?

Schließlich gab es noch eine Hypothese und ein weiteres bemerkenswertes Ergebnis. Unsere Hypothese lautete: Mitgefühl für körperliche Schmerzen – die entwicklungsgeschichtlich ältere Reaktion des Gehirns, die es eindeutig auch bei mehreren anderen Tierarten gibt – sollte vom Gehirn schneller verarbeitet werden als das Mitgefühl für seelischen Schmerz, denn dieses erfordert die kompliziertere Verarbeitung einer weniger offenkundigen Notlage und wahrscheinlich auch ein breiteres Spektrum von Kenntnissen.

Die Befunde bestätigten die Hypothese. Das Mitgefühl für körperliche Schmerzen ruft in der Inselrinde eine schnellere Reaktion hervor als das Mitgefühl für seelischen Schmerz. Die Reaktionen auf körperliche Schmerzen stellen sich nicht nur schneller ein, sondern verschwinden auch schneller wieder. Im Fall des seelischen Schmerzes dauert die Ausbildung der Reaktion länger, sie löst sich aber auch nicht so schnell wieder auf.

Die Studie ist zwar vorläufiger Natur, aber sie verschafft uns einen ersten Eindruck davon, wie das Gehirn Bewunderung und Mitgefühl verarbeitet. Wie nicht anders zu erwarten, liegt die Wurzel dieser Prozesse tief im Gehirn und im Körper. Und wie ebenfalls nicht anders zu erwarten, werden sie stark durch die individuellen Erfahrungen beeinflusst.

6. Eine Architektur für das Gedächtnis

Irgendwie, irgendwo

»Wird jemals wieder einer von uns einen Zug abfahren sehen, ohne ein paar Schüsse zu hören?«, fragt Dick Diver, die Hauptfigur in dem Roman *Zärtlich ist die Nacht* von F. Scott Fitzgerald seine Begleiter, als sie an einem Pariser Morgen ihrem Freund Abe North zum Abschied winken. Diver und seine Gesellschaft sind gerade Zeugen eines unerwarteten Vorfalls geworden: Eine verzweifelte junge Frau hat einen kleinen, perlmuttbesetzten Revolver aus der Handtasche gezogen und ihren Geliebten erschossen, während der abfahrende Zug pfeifend den Bahnhof St. Lazare verließ.

Divers Frage macht auf augenfällige Weise deutlich, dass unser Gehirn über eine spektakuläre Fähigkeit verfügt: Es vermag zusammengesetzte Informationen zu erlernen und später mit beträchtlicher Originaltreue sowie aus unterschiedlichen Perspektiven wiederzugeben, ob wir es wollen oder nicht.

Diver und seine Begleiter werden von nun an immer, wenn sie einen Bahnhof betreten, im Geist imaginäre Schüsse *hören*; es ist eine schwächere, aber wiedererkennbare Annäherung an die Geräusche, die sie an jenem Morgen vernommen haben, und ein unwillkürlicher Versuch, die an jenem Morgen erlebten akustischen Bilder wiederzugeben. Und da wir zusammengesetzte Erinnerungen anhand der Repräsentation jedes beliebigen Teils abrufen können, der zu dem Ereignis gehört, hören sie die Schüsse vielleicht nicht nur, wenn sie tatsächlich einen Zug aus dem Bahnhof abfahren sehen, sondern auch wenn jemand einfach nur in einem beliebigen Umfeld abfahrende Züge erwähnt. Ebenso hören sie die Schüsse vielleicht, wenn jemand Abe North (die Person, deretwegen sie dort waren) oder den Bahnhof St. Lazare (den Ort des Geschehens) erwähnt. Das Gleiche erleben auch Menschen, die sich in Kriegsgebieten aufgehalten haben und die Kampfgeräusche und Kriegsszenarien nun ständig in Form quälender, unwillentlicher

Erinnerungsblitze wiedererleben. Das posttraumatische Stress-Syndrom ist die unerwünschte Nebenwirkung einer ansonsten großartigen Fähigkeit.

Ganz allgemein hilft es, wie auch in dieser Geschichte, wenn das Ereignis, an das man sich erinnert, emotional einen tiefen Eindruck hinterlässt und die Wertmaßstäbe erschüttert. Vorausgesetzt, die Szene hat einen gewissen Wert und zum fraglichen Zeitpunkt waren genügend Emotionen vorhanden, lernt das Gehirn in Multimedia-Manier Anblicke, Geräusche, Berührungen, Gefühle, Gerüche und Ähnliches, um sie dann auf ein Stichwort hin wieder gegenwärtig werden zu lassen. Im Laufe der Zeit wird die Erinnerung häufig schwächer. Im Laufe der Zeit und mit der Fantasie eines Märchenerzählers wird das Material unter Umständen ausgeschmückt, in Stücke zerlegt und als Roman oder Theaterstück neu zusammengestellt. Was als Stummfilm begann, verwandelt sich dann möglicherweise sogar Schritt für Schritt in eine bruchstückhafte mündliche Erzählung, an die man sich wegen der Worte ebenso erinnert wie wegen der visuellen und der anderen akustischen Elemente.

Betrachten wir nun einmal dieses Wunder der Erinnerung und denken wir daran, welche Ressourcen das Gehirn besitzen muss, um es hervorzubringen. Neben den wahrgenommenen Bildern in verschiedenen sensorischen Bereichen muss das Gehirn über eine Möglichkeit verfügen, die jeweiligen Muster irgendwie irgendwo zu speichern, und es muss über einen *Weg* verfügen, um die Muster irgendwie von irgendwo abzurufen; nur dann funktioniert irgendwie irgendwo die beabsichtigte Reproduktion. Wenn das alles geschieht und wenn außerdem das Geschenk des Selbst hinzukommt, *wissen* wir, dass wir gerade dabei sind, uns an etwas zu erinnern.

Von dieser Fähigkeit, zu lernen und uns zu erinnern, hängt unsere Fähigkeit ab, uns in der komplexen Welt um uns herum zurechtzufinden: Menschen und Orte erkennen wir nur deshalb, weil wir Aufzeichnungen ihrer Abbilder hergestellt haben und einen Teil dieser Aufzeichnungen im richtigen Augenblick wieder hervorholen. Auch unsere Fähigkeit, uns mögliche Ereignisse auszumalen, hängt von Lernen und Erinnerung ab. Sie ist die Grundlage von Überlegungen und Orientierungen, die sich auf die Zukunft beziehen, und – allgemeiner – für die Schaffung neuer Lösungen für ein Problem. Wenn wir verstehen wollen, wie sich das alles abspielt, müssen wir im Gehirn die Geheimnisse des Irgendwie lüften und das Irgendwo lokalisieren. Das ist eine der vertrackteren Fragestellungen in der zeitgenössischen Neurowissenschaft.

Wie man an die Frage von Lernen und Erinnerung herangeht, hängt davon ab, welche Funktionsebene wir untersuchen wollen. Mittlerweile wachsen unsere Kenntnisse darüber, was auf der Ebene der Neuronen und kleinen Schaltkreise geschehen muss, damit das Gehirn lernen kann. Aus praktischer Sicht wissen wir, wie Synapsen lernen, und wir kennen sogar einige am Lernen beteiligte Substanzen und Genexpressionsmechanismen auf der Ebene der Mikroschaltkreise.[1] Bekannt ist auch, dass bestimmte Gehirnteile beim Erlernen verschiedenartiger Informationen – Objekte wie Gesichter, Orte oder Wörter auf der einen Seite, Bewegungen auf der anderen – die Hauptrolle spielen.[2] Aber bevor wir die Mechanismen des Irgendwie und Irgendwo vollständig aufklären können, bleiben noch viele Fragen zu beantworten. Im Folgenden soll eine Gehirnarchitektur skizziert werden, die zur weiteren Klärung des Problems beitragen kann.

Das Wesen von Gedächtnisaufzeichnungen

Das Gehirn stellt Aufzeichnungen von Dingen her, von ihrem Aussehen, ihrem Klang und ihrer Tätigkeit; diese Aufzeichnungen werden für den späteren Abruf aufbewahrt. Ebenso geht es auch bei Ereignissen vor. In der Regel hält man das Gehirn für ein passives Aufzeichnungsmedium, wie das Zelluloid, auf dem die Eigenschaften eines Objekts, die von Sinnesdetektoren analysiert wurden, originalgetreu abgebildet werden können. Wenn das Auge die passive, unvoreingenommene Kamera ist, entspricht das Gehirn dem passiven, unbelichteten Zelluloid. Aber das ist reine Fiktion.

Der Organismus (der Körper und sein Gehirn) tritt mit Objekten in Wechselbeziehung, und auf diese Wechselbeziehung reagiert das Gehirn. Es bildet nicht einfach die Struktur eines Gegenstands ab, sondern es *zeichnet die vielfachen Folgen der Wechselbeziehungen zwischen dem Organismus und dem Gegenstand auf.* Was wir von unserer Begegnung mit einem bestimmten Objekt in Erinnerung behalten, ist mehr als seine visuelle Struktur, die in den optischen Bildern der Netzhaut festgehalten wurde. Darüber hinaus sind weitere Dinge erforderlich: erstens die sensomotorischen Muster, die mit dem Anblick des Objekts einhergehen (beispielsweise Augen- und Halsbewegungen, gegebenenfalls auch Bewegungen des ganzen Körpers), zweitens das sensomotorische Muster, das gegebenenfalls mit dem Berühren des Objekts und dem Hantieren mit ihm verbunden ist, drittens das sensomotorische Muster, das sich aus dem Heraufbeschwören früher erworbener, mit dem Objekt zusammenhängender Erinnerungen ergibt, und viertens die sensomotorischen Muster, die andere auf das Objekt bezogene Emotionen und Gefühle auslösen.

Was wir normalerweise als Erinnerung an ein Objekt bezeichnen, ist in Wirklichkeit *die zusammengesetzte Erinnerung an die sensorischen und motorischen Abläufe, die sich auf die Wechselwirkungen zwischen dem Organismus und dem Objekt beziehen* und sich während eines gewissen Zeitraums abspielen. Das Spektrum der sensomotorischen Aktivitäten wechselt je nach dem Wert des Objekts und den Umständen; Gleiches gilt für ihre Aufrechterhaltung. Unsere Erinnerungen an bestimmte Objekte werden von früher erworbenen Kenntnissen von vergleichbaren Objekten beeinflusst oder von Situationen, die der, welche wir gerade erleben, ähneln. Unsere Erinnerungen sind von unserer persönlichen Vorgeschichte *geprägt*. Die völlig originalgetreue Erinnerung ist ein Mythos, der nur auf triviale Gegenstände zutrifft. Die Vorstellung, das Gehirn könne jemals so etwas wie eine isolierte »Erinnerung an ein Objekt« enthalten, ist offenbar nicht mehr haltbar. Das Gehirn enthält die Erinnerung an das, was während einer Interaktion abgelaufen ist, und zu dieser Interaktion gehört als wichtiger Bestandteil unsere eigene Vergangenheit, oft auch die Vergangenheit unserer Spezies und unserer Kultur.

Die Tatsache, dass wir nicht durch passives Aufnehmen, sondern durch Mitwirkung wahrnehmen, ist das Geheimnis hinter dem »Proust-Effekt« des Erinnerungsvermögens und der Grund, warum wir uns häufig nicht nur an isolierte Dinge, sondern an Zusammenhänge erinnern. Es ist aber auch von Bedeutung, wenn man verstehen will, wie das Bewusstsein überhaupt zustande kommt.

Zuerst kam die Disposition, dann folgten die Karten

Das charakteristische Kennzeichen von Gehirnkarten ist der relativ gut durchschaubare Zusammenhang zwischen den repräsentierten Dingen – Form, Bewegung, Farbe, Geräusch – und dem Inhalt der Karte. Zwischen dem Muster in der Karte und dem kartierten Ding besteht eine offenkundige Entsprechung. Ein intelligenter Beobachter, der auf seinen wissenschaftlichen Wanderungen über die Karte stolpert, sollte theoretisch sofort erraten können, wofür die Karte stehen soll. Bekanntermaßen ist das bisher nicht möglich, doch mit neuen bildgebenden Verfahren hat man große Schritte in diese Richtung unternommen. In Untersuchungen mit der funktionellen Magnetresonanztomographie (fMRT) konnte man mit multivariater Musteranalyse nachweisen, dass im Gehirn der Versuchspersonen spezifische Aktivitätsmuster auftauchen, wenn sie bestimmte Objekte sehen oder hören. In einer kürzlich erschienenen Studie aus unserer Arbeitsgruppe (Meyer et al., zitiert in Kapitel 3) konnten wir in der Hörrinde Muster nachweisen, die dem entsprechen, was die Versuchspersonen mit ihrem »geistigen Ohr« hören (ohne dass tatsächlich Geräusche vorhanden waren). Die Ergebnisse betreffen unmittelbar die von Dick Diver gestellte Frage.

Die biologische Entwicklung der Kartierung und ihre unmittelbaren Folgen – Bilder und Geist – stellen einen bislang nur unzureichend gewürdigten entwicklungsgeschichtlichen Übergang dar. Nun könnte man fragen: Übergang von wo aus? Es war der Übergang von einer Form der neuronalen Repräsentation, die in einem kaum erkennbaren Zusammenhang mit dem repräsentierten Ding stand. Ich möchte ein Beispiel nennen. Stellen wir uns zunächst einmal vor, ein Objekt trifft auf ein Lebewesen, und als Reaktion gibt eine Neuronengruppe ihre Impulse ab. Das Objekt kann spitz oder stumpf sein, groß oder klein, von einer Hand geführt oder selbst beweglich, es kann aus Kunststoff, Stahl oder Fleisch bestehen. Entscheidend ist, dass es an irgendeiner Stelle auf die Oberfläche des Lebewesens *trifft*. Auf den Stoß reagiert eine Neuronengruppe mit Aktivität, ohne dass sie aber tatsächlich die Eigenschaften des Objekts repräsentiert. Jetzt stellen wir uns eine andere Neuronengruppe vor, die aktiv wird, nachdem sie ein Signal von der ersten Gruppe empfangen hat und nun dafür sorgt, dass sich der Organismus aus seiner bisherigen Position wegbewegt. Beide Gruppen repräsentieren weder den Ort, an dem sich der Organismus anfangs befand, noch den Ort, an dem er zum Stillstand kommen soll, und keine der beiden Gruppen repräsentiert die *physikalischen Eigenschaften* des Objekts. Notwendig sind nur die Wahrnehmung des Stoßes, ein Kommandoapparat und die Fähigkeit, sich zu bewegen. Das ist alles. Solche Neuronengruppen repräsentieren offenbar keine Karten, sondern *Dispositionen*, Knowhow-Formeln, die beispielsweise für Folgendes stehen: Wenn von einer Seite ein Stoß kommt, bewege dich *x* Sekunden lang in die andere Richtung, ohne darauf zu achten, was für ein Objekt dich getroffen hat oder wo du dich befindest.

In der Evolution funktionierten die Gehirne sehr lange auf der Grundlage solcher Dispositionen, und manche derart ausgestatteten Organismen kamen in einer geeigneten Umgebung hervorragend zurecht. Das Dispositions-Netzwerk erreichte eine Menge und wurde mit seiner Leistungsfähigkeit immer komplizierter und umfassender. Als dann aber Karten möglich wurden, konnten die Organismen über formelhafte Reaktionen hinausgehen und stattdessen auf der Grundlage der reichhaltigeren Informationen reagieren, die ihnen nun mit den Karten zur Verfügung standen. Entsprechend verbesserte sich die Qualität des Lebensmanagements. An die Stelle allgemeiner Reaktionen traten solche, die auf Objekte und Situationen zugeschnitten waren, und schließlich wurden auch diese Reaktionen immer präziser. Später taten sich die dispositionsorientierten Netzwerke, die keine Karten produzierten, mit den kartenerzeugenden Netzwerken zusammen, und damit erlangten die Lebewesen ein noch flexibleres Lebensmanagement.

Daraus ergibt sich die faszinierende Tatsache, dass das Gehirn sein altbewährtes Hilfsmittel (die Dispositionen) nicht zu Gunsten der neuen Erfindung (Karten und ihre Bilder) aufgab. Die Natur ließ nicht nur beide Systeme mit Volldampf weiterlaufen, sondern sie führte sie zusammen und nutzte so ihre Synergie. Durch die Kombination wurde das Gehirn vielseitiger, und ein solches Gehirn bekommen wir Menschen bei der Geburt mit.

Am Menschen zeigt sich das komplizierteste Beispiel für diese gemischte, synergistische Funktionsweise, mit der wir die Welt wahrnehmen, etwas über sie lernen, uns an das Erlernte erinnern und Informationen kreativ manipulieren. Von vielen früheren biologischen Arten haben wir umfangreiche Dispositions-Netzwerke geerbt, die bei uns für die grundlegenden Mechanismen des Lebensmanagements zuständig sind. Dazu gehören die Gehirnkerne, die das Hormonsystem steuern, und jene, die den Belohnungs- und Bestrafungsmechanismen dienen sowie Emotionen auslösen und ausführen. Dass diese Dispositions-Netzwerke mit vielen Kartensystemen in Kontakt kamen, die die Welt im Inneren und die Welt um uns herum abbilden sollten, war eine nützliche Neuerung. Deshalb haben die grundlegenden Mechanismen des Lebensmanagements Auswirkungen auf die Tätigkeit der Kartierungsregionen in der Großhirnrinde. Nach meiner Auffassung ist die Neuerung damit aber nicht zu Ende: Das Gehirn der Säugetiere ging noch einen Schritt weiter.

Als die Gehirne der Menschen nun ungeheuer große Mengen aufgezeichneter Bilder schufen, fehlte ihnen der Platz zu ihrer Speicherung. Zur Lösung dieses technischen Problems griffen sie auf die Strategie der Disposition zurück. Sie schlugen zwei Fliegen mit einer Klappe: Einerseits konnten sie zahlreiche Erinnerungen auf begrenztem Raum unterbringen, andererseits bewahrten sie sich aber auch die Fähigkeit, diese Erinnerungen schnell und mit beträchtlicher Zuverlässigkeit abzurufen. Wir Menschen und unsere Säugetierverwandtschaft brauchten nie viele verschiedene Bilder auf Mikrofilm zu übertragen und in Aktenschränken aufzubewahren; wir speicherten einfach nur eine flexible Formel für ihre Rekonstruktion und bauten sie dann mit dem vorhandenen Wahrnehmungsapparat so gut wie möglich wieder auf. Wir waren immer postmodern.

Das Gedächtnis bei der Arbeit

Dabei stellt sich allerdings ein Problem. Das Gehirn schafft nicht nur Karten-Repräsentationen, die zu Wahrnehmungsbildern führen, sondern ihm gelingt noch eine nicht weniger bemerkenswerte Leistung: Es schafft Erinnerungsaufzeichnungen der sensorischen Karten und spielt ihren ursprünglichen Inhalt näherungsweise wieder ab. Dieser Prozess wird als *Abruf* bezeichnet. Die Erinnerung an eine Person oder ein Ereignis, aber auch das Erzählen einer Geschichte erfordert den Abruf; das Erkennen von Objekten und Situationen in unserem Umfeld erfordert ebenfalls den Abruf; das Gleiche gilt für Gedanken über Objekte, mit denen wir in Wechselbeziehung getreten sind, und über Ereignisse, die wir wahrgenommen haben, ebenso der gesamten Vorstellungsapparat, mit dem wir für die Zukunft planen.

Wenn wir verstehen wollen, wie das Gedächtnis funktioniert, müssen wir zunächst einmal wissen, wie das Gehirn eine Karte aufzeichnet und ihren Aufbewahrungsort festgelegt. Schafft es ein Faksimile des Gegenstandes, der erinnert werden soll, eine Art Kopie, die in einem Ordner gespeichert wird? Oder reduziert es das Bild auf einen Code – wird es also praktisch digitalisiert? Was? Wie? Wo?

Es gibt noch eine andere kritische Frage nach dem Wo: Wo befindet sich die Aufzeichnung, die beim Abruf so abgespielt wird, dass man die wesentlichen Eigenschaften des ursprünglichen Bildes wieder erfassen kann? Angenommen, Dick Diver aus *Zärtlich ist die Nacht* hört noch einmal die Schüsse: Wo in seinem Gehirn werden sie abgespielt? Wenn wir an einen verstorbenen Freund denken oder an das Haus, in dem wir früher gewohnt haben, dann beschwören wir eine Sammlung von Bildern dieser Gegenstände herauf. Sie sind weniger lebhaft als die Realität oder ein Foto. Aber erinnerte Bilder können die grundlegenden Eigenschaften des Originals aufweisen, und das so genau, dass der erfindungsreiche Kognitionsforscher und Neurowissenschaftler Steve Kosslyn die relative Größe eines erinnerten und im Geist betrachteten Objekts abschätzen konnte.[3] Wo werden die Bilder rekonstruiert, so dass wir sie in unserer Träumerei untersuchen können?

Die traditionellen Antworten (*Annahmen* wäre allerdings das bessere Wort) auf diese Frage greifen auf eine konventionelle Beschreibung der Sinneswahrnehmung zurück. Danach steuern verschiedene frühe sensorische Rindenfelder (vorwiegend in den hinteren Bereichen des Gehirns) die einzelnen Bestandteile der wahrgenommenen Informationen bei und leiten sie über Nervenbahnen zu den sogenannten multimodalen Rindenfeldern (vor allem in den vorderen Bereichen), wo sie integriert werden. Wahrnehmung funktioniert demnach als Kaskade von Prozessen, die in eine Richtung verlaufen. In dieser Kaskade werden Schritt für Schritt immer stärker verfeinerte Signale entnommen – zuerst in den sensorischen Rindenfeldern einer einzigen Modalität (beispielsweise der visuellen) und später in den multimodalen Feldern, die Signale aus mehreren Modalitäten (zum Beispiel visuell, akustisch und somatisch) aufnehmen. Die Kaskade würde im Allgemeinen in caudo-rostraler Richtung (das heißt von hinten nach vorn) verlaufen und ihren Höhepunkt in den Rindenfeldern der vorderen Schläfen- und Stirnlappen finden, wo den Annahmen zufolge die am stärksten integrierten Repräsentationen der gerade laufenden multisensorischen Einschätzung der Realität stattfinden.

Diese Annahmen wurden unter dem Begriff »Großmutterzelle« auf den Punkt gebracht. Eine Großmutterzelle ist ein Neuron, das sich irgendwo fast an der Spitze der Verarbeitungskaskade (zum Beispiel im vorderen Schläfenlappen) befindet; mit seiner Aktivität würde es unsere Großmutter dann ganz und gar und ganz allein repräsentieren, wenn wir sie *wahrnehmen*. Solche einzelnen Zellen (oder kleinen Zellgruppen) würden während der Wahrnehmung eine vollständige Repräsentation von Objekten und Ereignissen enthalten. Und nicht nur das: Sie würden auch eine *Aufzeichnung* dieser wahrgenommenen Inhalte umfassen. Die Gedächtnisaufzeichnungen würden sich demnach am Ort der Großmutterzelle befinden. Und was noch großartiger wäre und eine unmittelbare Antwort auf die zuvor gestellte Frage darstellen würde: Reaktivierte Großmutterzellen würden jederzeit und ohne Abstriche den Abruf der gesamten wahrgenommenen Inhalte ermöglichen. Kurz gesagt, wäre die Aktivität dieser Neuronen die Erklärung für die Erinnerung an vielfältige, richtig integrierte Bilder, sei es nun das Gesicht unserer Großmutter oder Dick Divers Schüsse am Bahnhof. Dies wäre das *Wo* der Erinnerung.

Ich halte eine solche Zuordnung für unwahrscheinlich. Sie hätte zur Folge, dass Schäden an den vorderen Rindenfeldern von Schläfen- und Stirnlappen, also den vorderen Gehirnregionen, sowohl die normale Wahrnehmung als auch die normale Erinnerung verhindern. Die normale Wahrnehmung würde zusammenbrechen, weil die Neuronen, die eine vollständig integrierte Repräsentation eines zusammenhängenden Wahrnehmungserlebnisses schaffen können, nicht mehr funktionsfähig sind. Und die normale Erinnerung würde zusammenbrechen, weil die gleichen Zellen, die für die integrierte Wahrnehmung sorgen, auch integrierte Gedächtnisaufzeichnungen enthalten.

Pech für die traditionelle Sichtweise: Diese Voraussage wird auch durch die Realität der neueren psychologischen Befunde nicht gestützt. Die Wirklichkeit weicht in mehreren markanten Punkten davon ab. Patienten mit Schäden in den vorderen Gehirnarealen – Stirn- und Schläfenlappen – berichten über normale Wahrnehmung und zeigen nur selektive Defizite beim Abruf und Erkennen einzigartiger Objekte oder Ereignisse.

Solche Patienten schildern unter Umständen in allen Einzelheiten den Inhalt eines Bildes, das man ihnen zeigt: Sie benennen es korrekt als Bild von einer Feier (Geburtstag, Hochzeit), erkennen aber nicht, dass es ihre eigene Party war. Schäden in den vorderen Gehirnbereichen beeinträchtigen weder die integrierte Wahrnehmung der gesamten Szene noch die Interpretation ihrer Bedeutung. Auch die Wahrnehmung der vielen Objekte, die das Bild ausmachen, und der Abruf ihrer Bedeutung – Menschen, Stühle, Tische, Geburtstagskuchen, Kerzen, festliche Kleidung und so weiter – ist nicht beeinträchtigt. Trotz eines solchen Schadens ist also sowohl die integrierte Sicht als auch der Blick auf die Einzelteile möglich. Nur wenn Schäden an ganz anderen Stellen vorhanden sind, beeinträchtigen sie den Zugang zu abgrenzbaren Erinnerungsbestandteilen, die verschiedenen Objekten oder ihren Eigenschaften wie Farbe oder Bewegung entsprechen. Auch dieser Zugang kann gestört sein, aber nur wenn Bereiche der Großhirnrinde geschädigt sind, die weiter hinten im Gehirn in der Nähe der wichtigsten sensorischen und motorischen Regionen liegen.

Zusammenfassend kann man sagen: Schäden der integrativen, assoziativen Rindenfelder verhindern weder eine integrierte Wahrnehmung noch die Erinnerung an die Einzelteile, die eine Gruppe bilden, noch die Erinnerung an die Bedeutung von Objekten und Eigenschaften, die nicht einzigartig sind. Solche Schäden führen nur zu einer ganz spezifischen, wichtigen Störung des

Erinnerungsprozesses: *Sie verhindern die Erinnerung an die Einzigartigkeit und Spezifität von Objekten und Szenen.* Eine einzelne Geburtstagsparty ist auch weiterhin eine Geburtstagsparty, aber sie ist nicht mehr *die* spezifische Geburtstagsparty eines bestimmten Menschen mit dem zugehörigen Ort und Datum. Nur Schäden der geisterzeugenden frühen sensorischen Rindenfelder und ihrer Umgebung verhindern den Abruf von Informationen, die zuvor von diesen Rindenfeldern verarbeitet und in ihrer Nähe aufgezeichnet wurden.

Formen des Gedächtnisses: ein kurzer Exkurs

Zwischen verschiedenen Gedächtnistypen kann man nicht nur anhand der Themen unterscheiden, die Gegenstand der Erinnerungen sind, sondern auch anhand des Spektrums der in einer bestimmten Erinnerungssituation repräsentierten Umstände. So betrachtet, werden mehrere traditionelle Bezeichnungen, die man häufig auf das Gedächtnis angewandt hat (*generisch* versus *einzigartig, semantisch* versus *episodisch*), der Spannbreite des Phänomens nicht gerecht. Wenn ich zum Beispiel durch einen verbalen Auslöser oder ein Foto an ein Haus erinnert werde, in dem ich früher einmal gewohnt habe, fällt mir wahrscheinlich eine Fülle von Inhalten ein, die in Beziehung zu meinen persönlichen Erfahrungen mit diesem Haus stehen. Dazu gehört die Rekonstruktion sensomotorischer Muster unterschiedlicher Modalität und Art, so dass unter Umständen sogar persönliche Gefühle wiederaufleben. Werde ich dagegen gebeten, mir eine allgemeine Vorstellung von einem Haus zu machen, taucht zwar vor meinem geistigen Auge möglicherweise dasselbe einzigartige Haus auf, aber jetzt erläutere ich das allgemeine Konzept »Haus«. Unter solchen Umständen verändert die Art der Frage also den Erinnerungsprozess. Das Ziel der zweiten Frage hemmt vermutlich das Aufleben der vielen persönlichen Einzelheiten, die für die erste eine so große Rolle gespielt haben. Statt persönlicher Erinnerungen verarbeite ich nur eine Reihe von Tatsachen, was meinen momentanen Wunsch, den Begriff »Haus« zu definieren, befriedigt.

Der Unterschied zwischen dem ersten und dem zweiten Beispiel liegt in der Komplexität des Erinnerungsprozesses. Diese Komplexität kann man als Zahl und Vielfalt der Gegenstände messen, an die man sich in Verbindung mit einem bestimmten Zielpunkt oder Ereignis erinnert. Mit anderen Worten: *Je umfangreicher der sensomotorische Kontext ist, der im Verhältnis zu einem bestimmten Gegenstand oder Ereignis wiederauflebt, desto größer ist die Komple-*

xität. Die Erinnerung an einzigartige Gegenstände und Ereignisse, das heißt an solche, die sowohl einzigartig als auch persönlich sind, erfordert einen höchst komplexen Zusammenhang. Wir erkennen hier eine hierarchisch fortschreitende Komplexität: Die höchste Komplexität setzen einzigartig-persönliche Gegenstände und Ereignisse voraus, an zweiter Stelle stehen einzigartige, nicht persönliche Gegenstände und Ereignisse, und die geringste Komplexität erfordern Gegenstände und Ereignisse, die nicht einzigartig sind.

Unter praktischen Gesichtspunkten ist es nützlich, wenn man sagt, man erinnere sich an einen Begriff auf einer der genannten Ebenen, beispielsweise auf der nicht einzigartigen oder der einzigartig-persönlichen. Diese Unterscheidung ist ungefähr vergleichbar mit der zwischen *semantisch* und *episodisch* oder zwischen *generisch* und *kontextbezogen*.

Nützlich ist es auch, die Unterscheidung zwischen *deklarativem* und *prozeduralem* Gedächtnis beizubehalten, denn sie beschreibt einen grundlegenden Unterschied zwischen »Dingen« – das heißt Gebilden, die im Ruhezustand eine bestimmte Struktur haben – und der »Bewegung« der Dinge in Raum und Zeit. Aber auch diese Unterscheidung kann manchmal heikel werden.

Wie gut solche Kategorien des Gedächtnisses begründet sind, entscheidet sich letztlich danach, ob das Gehirn die Unterscheidung akzeptiert. Im Großen und Ganzen vollzieht es auf der Ebene des Abrufs die Unterscheidung zwischen einzigartigen und nicht einzigartigen Verarbeitungsebenen nach, und die Unterscheidung zwischen deklarativem und prozeduralem Gedächtnis wird sowohl bei der Konstruktion von Erinnerungen als auch bei ihrem Abruf berücksichtigt.

Eine mögliche Lösung für das Problem

Meine Gedanken über diese Beobachtungen veranlassten mich, für die neuronale Architektur ein Modell zu formulieren, mit dem sich Erinnerung und Wiedererkennen erklären lassen.[4] Dieses Modell besagt Folgendes:

Bilder können sowohl bei der Wahrnehmung als auch bei der Erinnerung erlebt werden. Die Karten, die allen jemals erlebten Bildern zugrunde liegen, in ihrem ursprünglichen Format zu speichern, wäre unmöglich. Unter anderem konstruieren die frühen sensorischen Rindenfelder ständig Karten der derzeitigen Umwelt, und sie verfügen nicht über die Ressourcen, um überholte Karten zu speichern. In einem Gehirn wie dem unseren können Karten aber dank der wechselseitigen Verknüpfungen zwischen den Gehirnarealen für Kartenerstellung und Disposition in Form von Dispositionen gespeichert werden. In einem solchen Gehirn ist die Disposition also auch ein Raumsparmechanismus für die Informationsspeicherung. Schließlich können Dispositionen auch genutzt werden, um die Karten in den frühen sensorischen Rindenfeldern in dem Format, in dem sie anfangs erlebt wurden, zu rekonstruieren.

Das Modell berücksichtigt die zuvor beschriebenen neuropsychologischen Befunde und postuliert, dass die Zellgruppen auf der obersten Ebene der Verarbeitungshierarchien keine expliziten Repräsentationen der Karten für Objekte und Ereignisse enthalten. Diese Gruppen enthalten vielmehr das Knowhow, das heißt die *Dispositionen* für die spätere Rekonstruktion expliziter Repräsentationen, die irgendwann einmal gebraucht werden. Mit anderen Worten: Ich bediene mich des zuvor vorgestellten einfachen Hilfsmittels der Disposition, aber dieses Mal steuert es nicht nur eine triviale Bewegung, sondern die Disposition *lenkt den Prozess der Reaktivierung und des Zusammensetzens von Aspekten früherer Wahrnehmungen* – unabhängig davon, wo diese verarbeitet und anschließend aufgezeichnet wurden. Insbesondere würden die Dispositionen demnach auf eine Fülle früher sensorischer Rindenfelder einwirken, die ursprünglich an der Wahrnehmung beteiligt waren. Dies würde auf dem Weg über die Verknüpfungen geschehen, die vom Ort der Disposition zurück zu den sensorischen Rindenfeldern laufen. Letztlich würde sich damit der Ort, an dem die Gedächtnisaufzeichnungen tatsächlich abgespielt werden, nicht stark von dem der ursprünglichen Wahrnehmung unterscheiden.

Konvergenz-Divergenz-Zonen

Kernstück des vorgeschlagenen begrifflichen Rahmens war eine neuronale Architektur von Verknüpfungen in der Großhirnrinde, die relativ zu bestimmten Knoten konvergente und divergente Signaleigenschaften haben. Die Knoten bezeichne ich als *Konvergenz-Divergenz-Zonen* (CDZs). CDZs zeichnen demnach die *gleichzeitige* Aktivität von Neuronen aus verschiedenen Gehirnzentren auf, Neuronen, die beispielsweise durch die Kartierung eines bestimmten Objekts aktiviert wurden. Damit die gesamte Karte des Objekts ihren Platz im Gedächtnis findet, muss kein Teil von ihr ständig in den CDZs

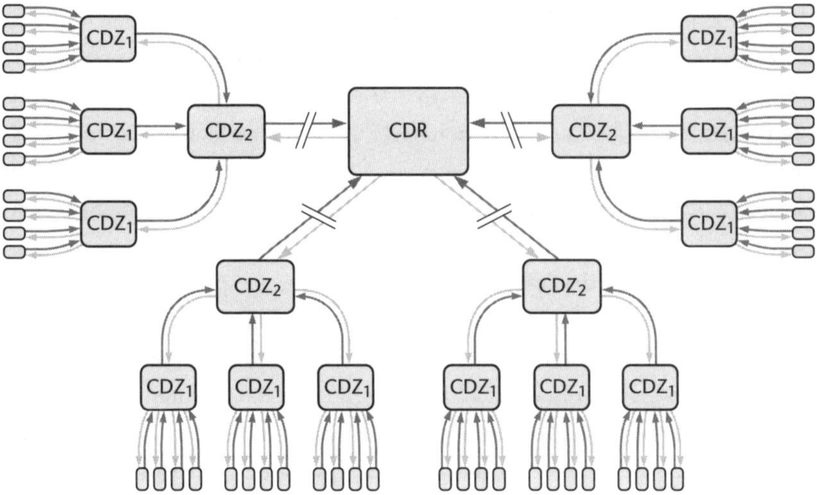

Abb. 6.1. Die Konvergenz-Divergenz-Architektur in schematischer Darstellung. Eingezeichnet sind vier Hierarchieebenen. Die primäre Ebene der Rindenfelder wird durch kleine Rechtecke symbolisiert, die drei Ebenen der Konvergenz-Divergenz-Zonen (größere Rechtecke) sind als CDZ_1, CDZ_2 und CDR markiert. Zwischen den Ebenen von CDZ und CDR (unterbrochene Pfeile) können zahlreiche weitere CDZs angeordnet sein. Zu beachten ist, dass jeder vorwärts gerichtete Fortsatz (»Projektion«) im Netzwerk durch einen gegenläufigen Fortsatz ergänzt wird (Pfeile).

neu repräsentiert werden. Aufgezeichnet werden muss nur das gleichzeitige Auftreten von Signalen aus Neuronen, die mit der Karte verknüpft sind. Um zu erklären, wie die ursprüngliche Karte wiederaufgebaut und damit die Erinnerung hervorgerufen wird, habe ich den Mechanismus der *zeitarretierten Retroaktivierung* vorgeschlagen. Der Begriff *Retroaktivierung* deutet an, dass der Mechanismus einen Prozess des »Zurückgehens« erfordert, um eine Aktivität anregen zu können; das Wort *zeitarretiert* lenkt die Aufmerksamkeit auf eine andere Voraussetzung: Es ist notwendig, dass die Bestandteile einer Karte ungefähr im selben Zeitraum retroaktiviert werden, so dass Dinge, die in der Wahrnehmung gleichzeitig (oder nahezu gleichzeitig) geschehen sind, auch gleichzeitig (oder nahezu gleichzeitig) wiederhergestellt werden.

Das zweite entscheidende Element in dem skizzierten Mechanismus ist das Postulat, dass es eine Arbeitsteilung zwischen zweierlei Gehirnsystemen geben muss: Das eine verwaltet Karten bzw. Bilder, das andere Dispositionen. Im Zusammenhang mit den Rindenfeldern habe ich die Vermutung geäußert, dass der *Bilderraum* aus mehreren Inseln oder frühen sensorischen Rindenfeldern besteht, beispielsweise aus der Gruppe von Sehrindenfeldern, die rund um die primäre Sehrinde (Areal 17 oder V_1) angeordnet sind, aus der Gruppe der Hörrindenfelder, der somatosensorischen Rindenfelder und so weiter.

Zum *Dispositionsraum* der Großhirnrinde gehören demnach alle Assoziationsfelder höherer Ordnung im Schläfen-, Scheitel- und Stirnbereich; außerdem ist unterhalb der Großhirnrinde im basalen Vorderhirn, in den Basalganglien, dem Thalamus, dem Hypothalamus und dem Hirnstamm eine alte Gruppe von Dispositionsapparaten erhalten geblieben.

Kurz gesagt, tauchen im Bilderraum die expliziten Bilder aller sensorischen Formen auf, darunter sowohl solche, die bewusst werden, als auch jene, die unbewusst bleiben. Der Bilderraum befindet sich im kartenproduzierenden Gehirn, jenem großen Bereich, der aus der Gesamtheit aller frühen sensorischen Rindenfelder gebildet wird, jenen Regionen der Großhirnrinde, die in und um die Eintrittsstellen visueller, akustischer und anderer sensorischer Signale angeordnet sind. Ebenso gehören dazu die Bereiche des Nucleus tractus solitarius, des Nucleus parabrachialis und der Colliculi superiores, die ebenfalls die Fähigkeit zur Bilderzeugung besitzen.

Im *Dispositionsraum* sind sowohl die Dispositionen mit der Wissensgrundlage enthalten als auch die Mechanismen, mit denen dieses Wissen bei der Erinnerung rekonstruiert wird. Er ist die Quelle der Bilder für Fantasie- und Denkprozesse, und er dient auch dazu, Bewegungen zu erzeugen. Der Dispositionsraum liegt in Bereichen der Großhirnrinde, die nicht vom Bilderraum belegt sind (den Rindenfeldern höherer Ordnung und Teilen der limbischen Rindenfelder) sowie in zahlreichen subkortikalen Gehirnkernen. Wenn Dispositions-Schaltkreise aktiviert werden, senden sie Signale an andere Schaltkreise und sorgen dafür, dass Bilder oder Abläufe entstehen.

Die im Bilderraum dargestellten Inhalte sind *explizit*, der Inhalt des Dispositionsraumes dagegen ist *implizit*. Zum Inhalt der Bilder haben wir, wenn wir bei Bewusstsein sind, Zugang, den Inhalt des Dispositionsraumes dagegen können wir uns nie unmittelbar erschließen. Seine Inhalte sind *zwangsläufig stets unbewusst*. Sie liegen in verschlüsselter, ruhender Form vor.

Dispositionen können in die unterschiedlichsten Ergebnisse münden. Auf einer grundlegenden Ebene können sie sehr verschiedene, unterschiedlich komplexe Tätigkeiten entstehen lassen: beispielsweise die Ausschüttung eines Hormons ins Blut, die Kontraktion von Muskeln in den inneren Organen, aber auch Muskelkontraktionen in Extremitäten oder im Stimmapparat. Die Dispositionen in der Hirnrinde beinhalten aber auch Aufzeichnungen eines Bildes, das bei einer früheren Gelegenheit wahrgenommen wurde, und wirken an den Bestrebungen mit, eine Skizze dieses Bildes aus dem Gedächtnis zu rekonstruieren. Ebenso unterstützen Dispositionen die Verarbeitung kürzlich wahrgenommener Bilder, beispielsweise indem sie Einfluss darauf nehmen, welches Maß an Aufmerksamkeit dem derzeitigen Bild gewidmet wird. Der Kenntnisse, die zur Ausführung aller dieser Aufgaben notwendig sind, werden wir uns dabei ebenso wenig bewusst wie der dabei ablaufenden Zwischenschritte. Wir bemerken nur die Folgen, beispielsweise einen Zustand des Wohlbefindens, Herzrasen, die Bewegung einer Hand, das Bruchstück eines in der Erinnerung auftauchenden Geräusches, die veränderte Version der momentanen Wahrnehmung einer Landschaft.

Unsere Erinnerungen an Dinge, an Eigenschaften von Dingen, an Menschen und Orte, an Ereignisse und Beziehungen, an Fähigkeiten, an Prozesse des Lebensmanagements – oder kurz gesagt: alle unsere Erinnerungen, die wir aus der Evolution ererbt und bei der Geburt mitbekommen oder später durch Lernen erworben haben – liegen in unserem Gehirn in Form von Dispositionen vor und warten darauf, zu expliziten Bildern oder Tätigkeiten zu werden. *Unsere Wissensgrundlage ist implizit, verschlüsselt und unbewusst.*

Dispositionen sind keine Wörter, sondern abstrakte Aufzeichnungen von Möglichkeiten. Auch die Grundlage für die Inszenierung von Wörtern oder Zeichen liegt in Form von Dispositionen vor, die erst später in Form von Bildern und Handlungen, beispielsweise beim Sprechen oder bei der Erzeugung von Zeichensprache, zum Leben erwachen. Auch die Regeln, nach denen wir Wörter und Zeichen zusammensetzen, also die Grammatik einer Sprache, werden in Form von Dispositionen festgehalten.

Mehr über Konvergenz-Divergenz-Zonen

Eine Konvergenz-Divergenz-Zone (CDZ) ist eine Gruppe von Neuronen, in der sich viele Vorwärts-rückwärts-Schleifen treffen. Eine CDZ nimmt »vorwärts gerichtete« Verknüpfungen von sensorischen Rindenfeldern auf, die in der Signalverarbeitungskette eine »frühere« Position einnehmen; solche Ketten haben ihren Anfang an dem Punkt, an dem die sensorischen Signale in die Großhirnrinde eintreten. Eine CDZ sendet Rückkopplungssignale in umge-

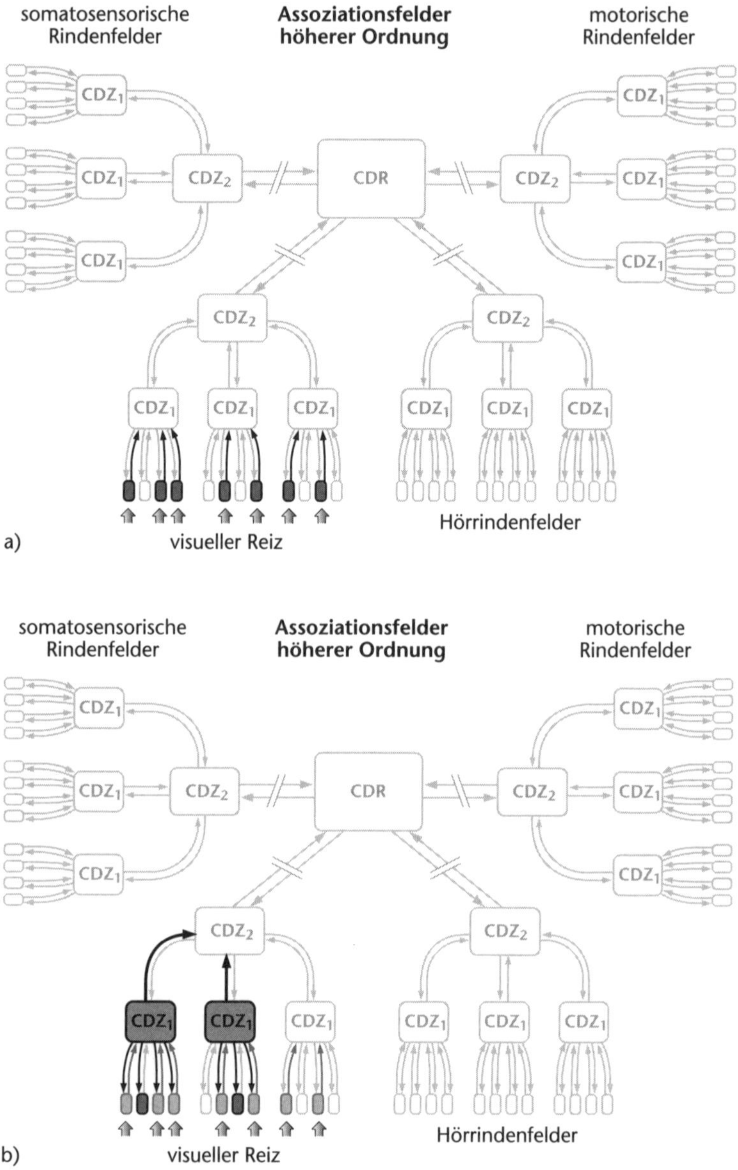

Abb. 6.2. Die Nutzung der CD-Architektur zum Abruf von Erinnerungen, der von einem bestimmten visuellen Reiz ausgelöst wird. In Abb. 6.2 a und 6.2 b löst das Eintreffen visueller Reize (hervorgehobene kleine dunkle Rechtecke) in den CDZs der Ebenen 1 und 2 eine vorwärtsgerichtete Aktivität aus (dunkle Pfeile und größere dunkler Rechtecke). In Abb. 6.2 c aktiviert diese vor-

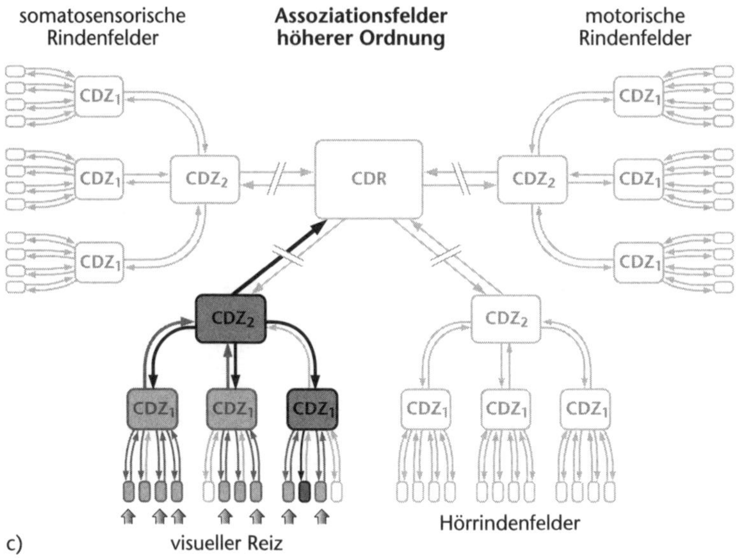

c)

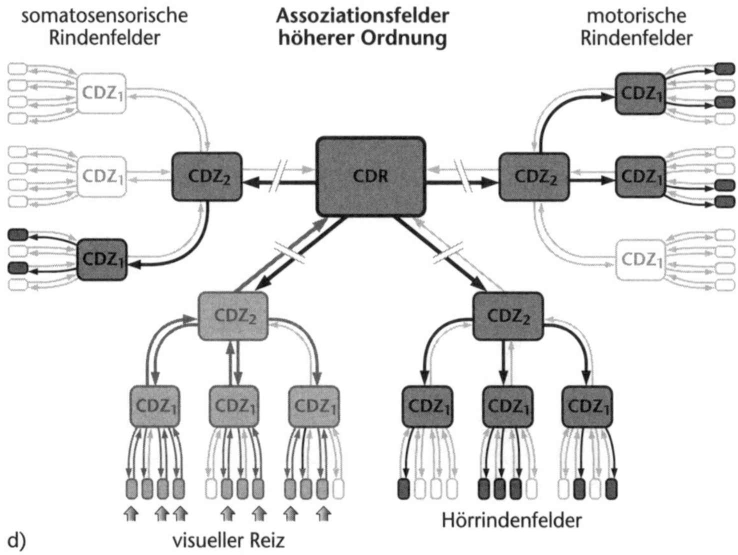

d)

wärtsgerichtete Aktivität bestimmte CDRs, in Abb. 6.2 d kommt es durch Retroaktivierung aus den CDRs zu Aktivität in frühen somatosensorischen, akustischen, motorischen und anderen visuellen Rindenfeldern (dicke Pfeile, dunkle Rechtecke). Die Retroaktivierung führt zu einer Darstellung im »Bilderraum« und zu Bewegungen (hervorgehobene kleine dunkle Rechtecke).

kehrter Richtung zu diesen Ausgangsarealen. Ebenso schickt sie vorwärts gerichtete Fortsätze (»Projektionen«) in Regionen, die sich auf der nächsten Verknüpfungsebene der Kette befinden, und sie erhält wiederum Rückkopplungsfortsätze von dort.

CDZs sind mikroskopisch klein und befinden sich in den Konvergenz-Divergenz-Regionen (CD-Regionen), die makroskopische Ausmaße haben. Nach meiner Vermutung liegt die Zahl der CDZs in der Größenordnung von vielen Tausend. Dagegen dürfte es nur einige Dutzend CD-Regionen geben. CDZs sind Mikroknoten, CD-Regionen sind Makroknoten.

CD-Regionen liegen in strategischen Bereichen der Assoziationsfelder, in denen mehrere große Übertragungswege zusammenlaufen. Man kann sich die CD-Regionen wie Drehkreuze des Luftverkehrs vorstellen. Man denke beispielsweise an Chicago, Washington, New York, Los Angeles, San Francisco, Denver oder Atlanta. Ein solches Drehkreuz nimmt Flugzeuge entlang der Speichen auf, die dort zusammenlaufen, und entlang der gleichen Speichen fliegen auch die Maschinen in der umgekehrten Richtung. Wichtig ist dabei, dass die Drehkreuze selbst untereinander verbunden sind, manche liegen dabei allerdings mehr an der Peripherie als andere. Und schließlich sind manche Drehkreuze größer als andere, was schlicht und einfach bedeutet, dass mehr CDZs unter ihrer Schirmherrschaft stehen.

Aus experimentellen neuroanatomischen Untersuchungen wissen wir, dass es im Primatengehirn solche Verknüpfungsmuster gibt.[5] Aus neueren Studien mit Magnetresonanztomographie und Diffusionsspektralverfahren wissen wir auch, dass solche Muster bei Menschen ebenfalls vorhanden sind.[6] Wie wir in den nächsten Kapiteln noch sehen werden, spielen die CD-Regionen eine wichtige Rolle für das Erstellen und die Organisation entscheidender Bestandteile des bewussten Geistes, darunter auch jene, die das autobiografische Selbst ausmachen.

Sowohl CD-Regionen als auch CDZs entstehen unter genetischer Kontrolle. Wenn der Organismus während seiner Entwicklung mit der Umwelt in Wechselbeziehung tritt, kommt es durch Stärkung oder Schwächung der Synapsen zu einer signifikanten Modifikation der Konvergenzregionen und einer massiven Abwandlung der CDZs. Zu einer Stärkung der Synapsen kommt es, wenn die äußeren Umstände zu den Überlebensbedürfnissen des Organismus passen.

Kurz gesagt, besteht die Aufgabe, die ich mir für die CDZs vorstelle, in der Wiedererschaffung getrennter Gruppen neuronaler Aktivitäten, die während der Wahrnehmung ungefähr gleichzeitig abgelaufen sind – das heißt, sie haben sich in dem Zeitraum ereignet, den wir brauchen, um unsere Aufmerksamkeit auf sie zu richten und uns ihrer bewusst zu werden. Zu diesem Zweck würden die CDZs eine äußerst schnelle Aktivierungsfolge auslösen, die dafür sorgt, dass getrennte neuronale Regionen in geordneter Form »online gehen«; die Reihenfolge ist dabei für das Bewusstsein nicht wahrnehmbar.

In einer solchen Architektur erfolgt der Abruf von Wissen durch die relativ gleichzeitige, gerichtete Aktivität vieler früher Rindenfelder, die durch die mehrfache Wiederholung solcher Reaktivierungszyklen erzeugt wird. Diese getrennten Aktivitäten wären dann die Grundlage rekonstruierter Repräsentationen. Auf welcher Ebene das Wissen abgerufen wird, würde vom Umfang der multiregionalen Aktivierung abhängen. Und der wiederum wäre davon abhängig, auf welchen Ebenen die CDZs aktiviert werden.[7]

Das Modell in der Praxis

Welche Befunde sprechen dafür, dass das Modell der Konvergenz und Divergenz der Realität entspricht? Vor Kurzem verschafften wir, mein Kollege Kaspar Meyer und ich, uns einen Überblick über eine große Zahl von Studien zur Wahrnehmung, zur Erzeugung geistiger Bilder und zu Spiegelneuronen. Dabei betrachteten wir die Ergebnisse aus der Sicht des Konvergenz-Divergenz-Modells.[8] Viele Befunde stellen interessante Prüfungen für das Modell dar. Ich möchte ein Beispiel nennen:

Im Gespräch mit einer anderen Person hören wir die Stimme des Sprechers und sehen gleichzeitig seine Lippenbewegungen. Das CDZ-Modell sagt voraus: Wenn die gleiche Lippenbewegung wiederholt gemeinsam mit einer ganz bestimmten akustischen Entsprechung auftritt, verbinden sich die beiden neuronalen Abläufe in der frühen Seh- und Hörrinde in einer gemeinsamen CDZ. Werden wir in Zukunft nur mit einem Bestandteil der Szene konfrontiert – beispielsweise wenn wir in einem Videoclip ohne Ton nur die Lippenbewegungen sehen –, regen die in der frühen Sehrinde ausgelösten Aktivitätsmuster die gemeinsame CDZ an, und diese wiederum retroaktiviert in der frühen Hörrinde die Repräsentation des Geräusches, das ursprünglich mit der Lippenbewegung assoziiert war.

Wie es der CDZ-Theorie entspricht, führt das Lippenlesen ohne jedes Geräusch tatsächlich zu Aktivität in den Hörrindenfeldern, und die dabei ausgelösten Aktivitätsmuster überschneiden sich mit denen, die bei der Wahrnehmung gesprochener Worte entstehen.[9] Die akustische Karte der Geräusche wird zu einem integralen Bestandteil der Repräsentation der Lippenbewegung. Die CDZ-Theorie erklärt, warum wir mit unserem geistigen Ohr Geräusche hören können, nachdem wir den zugehörigen visuellen Reiz wahrgenommen haben, oder umgekehrt.

Wer nun die Fähigkeit des Gehirns, visuelle und akustische Eindrücke zu synchronisieren, für eine triviale Leistung hält, sollte einmal daran denken, welche unguten Gefühle und Irritationen wir empfinden, wenn Ton- und Bildspur bei einer schlechten Filmvorführung nicht synchron laufen. Oder noch schlimmer: wenn man sich einen großartigen italienischen Film in einer schlechten, nicht lippensynchronen englischen Fassung ansehen muss. Auch verschiedene andere Studien, in denen es um die Wahrnehmung durch andere Sinneskanäle (Geruch, Berührung) ging, und sogar neuropsychologische Studien an nichtmenschlichen Primaten lieferten Ergebnisse, die sich mit dem CDZ-Modell zufriedenstellend erklären lassen.[10]

Weitere interessante Daten stammen aus Studien zur mentalen Bilderwelt. Wenn man sich etwas vorstellt, läuft ein Prozess ab, in dem Bilder abgerufen und anschließend manipuliert werden – sie werden geschnitten, vergrößert, neu geordnet und so weiter. Findet eine solche Imagination in Form von (visuellen, akustischen et cetera) »Bildern« statt, oder greift sie auf mentale Beschreibungen zurück, die denen der Sprache ähneln?[11] Die CDZ-Theorie spricht für die Bilder-These. Sie besagt, dass bei der Wahrnehmung von Objekten oder Ereignissen und bei ihrem Abruf aus dem Gedächtnis vergleichbare Gehirnregionen aktiviert werden. Die bei der Wahrnehmung konstruierten Bilder werden im Laufe der Imagination *re*-konstruiert. Sie sind keine Kopien, sondern Näherungen, Versuche, zu einer vergangenen Realität zurückzugelangen; deshalb sind sie nicht ganz so lebhaft oder genau.

Zahlreiche Studien zeigen zweifelsfrei, dass sich die von visuellen, akustischen und anderen mentalen Bildern ausgelösten Aktivitätsmuster im Gehirn weitgehend mit jenen Mustern decken, die man bei der tatsächlichen Wahrnehmung beobachtet.[12] Untersuchungen an Personen mit Gehirnschäden liefern ebenfalls überzeugende Indizien für das CDZ-Modell und die bildliche Grundlage der Imagination. Eng umgrenzte Gehirnschäden führen oftmals gleichzeitig zu Beeinträchtigungen von Wahrnehmung und geistiger Bilderwelt. Schäden der Scheitel-Schläfen-Region haben beispielsweise zur Folge, dass die Betroffenen Farben weder wahrnehmen noch sich vorstellen können. Patienten mit umgrenzten Schäden in diesem Bereich sehen ihre visuelle Welt in Schwarzweiß, das heißt buchstäblich in Grautönen, und sie können sich Farben auch im Geist nicht »ausmalen«. Sie wissen ganz genau, dass Blut rot ist, und doch können sie sich das Rot vor ihrem geistigen Auge ebenso wenig vorstellen, wie sie die Farbe sehen, wenn sie einen roten Spielstein betrachten.

Befunde der funktionellen Magnetresonanztomographie wie auch Untersuchungen an Menschen mit Gehirnschäden lassen darauf schließen, dass die Erinnerung an Gegenstände und Ereignisse zumindest teilweise auf der Aktivität in der Nähe der Stellen beruht, an denen sensorische Signale in die Großhirnrinde eintreten und motorische Signale sie verlassen. Dass es sich dabei um die gleichen Areale handelt, die auch an der ursprünglichen Wahrnehmung von Gegenständen und Ereignissen mitwirken, ist sicher kein Zufall.

Untersuchungen an Spiegelneuronen liefern ebenfalls Hinweise, dass eine Konvergenz-Divergenz-Architektur ein befriedigendes Mittel ist, wenn man bestimmte komplexe Verhaltensweisen und geistige Vorgänge erklären will. Der wichtigste Befund der Spiegelneuronenforschung (Kapitel 4) lautet: Schon die Beobachtung einer Tätigkeit führt zu Aktivität in motorischen Arealen.[13] Diese Erkenntnis lässt sich mit dem CDZ-Modell problemlos erklären. Betrachten wir einmal, was sich abspielt, wenn wir etwas tun. Eine Tätigkeit besteht nicht nur aus einer Abfolge von Bewegungen, die von den motorischen Arealen des Gehirns erzeugt werden. Sie umfasst auch gleichzeitige sensorische Repräsentationen, die in den somatosensorischen, visuellen und akustischen Rindenfeldern entstehen. Nach dem CDZ-Modell führt das wiederholte gemeinsame Auftreten der verschiedenen sensomotorischen Karten, die eine bestimmte Tätigkeit beschreiben, zu wiederholten konvergenten Signalen, die zu einer bestimmten CDZ laufen. Wird die gleiche Tätigkeit bei einer späteren Gelegenheit beispielsweise visuell wahrgenommen, aktiviert die Aktivität in den Sehrindenfeldern die zugehörige CDZ. Anschließend schickt die CDZ divergente, rückwärtsgerichtete Projektionen in Richtung der sensorischen Rindenfelder und reaktiviert die zu der Handlung gehörigen Assoziationen in somatosensorischen, akustischen und anderen Sinneskanälen. Die CDZ kann auch Signale in Richtung der motorischen Rindenfelder senden und eine Spiegelbewegung erzeugen. Aus unserer Sicht sind Spiegelneuronen nichts anderes als CDZ-Neuronen, die an Bewegungen mitwirken.[14]

Nach dem CDZ-Modell würden die Spiegelneuronen allein den Beobachter nicht in die Lage versetzen, die Bedeutung einer Handlung zu begreifen. CDZs beinhalten nicht die Bedeutung von Objekten und Ereignissen selbst; sie rekonstruieren diese Bedeutung vielmehr über eine zeitlich arretierte, multiregionale Retroaktivierung verschiedener früher Rindenfelder. Da es sich bei den Spiegelneuronen wahrscheinlich um CDZs handelt, kann die Bedeutung einer Handlung nicht nur von den Spiegelneuronen erfasst werden. Vielmehr muss es zu einer Rekonstruktion verschiedener sensorischer Karten kommen, die zuvor mit der Handlung zu tun hatten, und diese Rekonstruktion muss unter der Kontrolle jener CDZs stattfinden, in denen die Verbindung zu den ursprünglichen Karten aufgezeichnet wurde.[15]

Das Wie und Wo von Wahrnehmung und Erinnerung

Die Wahrnehmung der meisten Objekte und Ereignisse – oder die Erinnerung an sie – ist abhängig von der Aktivität verschiedener Bilder erzeugender Gehirnregionen, und häufig sind daran auch Gehirnteile beteiligt, die mit Bewegungen zu tun haben. Dieses höchst dezentrale Aktivitätsmuster spielt sich im *Bilderraum* ab. Seine Aktivität – und nicht die Aktivität der Neuronen am Vorderende der Verarbeitungsketten – versetzt uns in die Lage, explizite Bilder von Objekten und Ereignissen wahrzunehmen. Aus funktioneller wie auch aus anatomischer Sicht ist die Aktivität am Ende der Verarbeitungsketten im *Dispositionsraum* angesiedelt. Der Dispositionsraum besteht aus CDZs und CDRs in den Assoziationsfeldern, die keine Bilder erzeugen. Der Dispositionsraum lenkt die Bilderzeugung, ist daran aber selbst nicht beteiligt.

In diesem Sinne enthält der Dispositionsraum »Großmutterzellen«; diese sind locker definiert als Neuronen, deren Aktivität im Zusammenhang mit der Gegenwart eines bestimmten Objekts steht, nicht aber als solche, deren Aktivität von sich aus explizite geistige Bilder von Objekten und Ereignissen möglich macht. Neuronen in den vorderen mediotemporalen Rindenfeldern können tatsächlich in Wahrnehmung oder Erinnerung sehr spezifisch auf einzigartige Objekte ansprechen, was vermuten lässt, dass sie konvergente Signale empfangen.[16] Die Aktivierung dieser Neuronen allein versetzt uns aber ohne die nachfolgende Retroaktivierung nicht in die Lage, unsere Großmutter zu erkennen oder uns an sie zu erinnern. Dazu müssen wir vielmehr wieder einen beträchtlichen Teil der Sammlung expliziter Karten heranziehen, die in

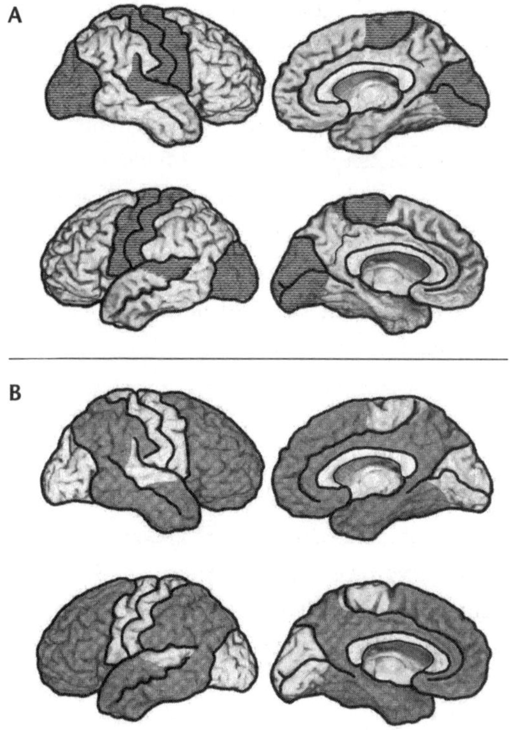

Abb. 6.3. Der Bilderraum (kartiert) und der Dispositionsraum (nicht kartiert) in der Großhirnrinde. Der Bilderraum entspricht zusammen mit den primären motorischen Rindenfeldern den dunkel schattierten Bereichen der vier Darstellungen in Abb. 6.3 A.

Der Dispositionsraum ist in den vier Darstellungen in Abb. 6.3 B ebenfalls durch Schattierung gekennzeichnet.

Die einzelnen Teile des Bilderraums erinnern an Inseln im Ozean des Dispositionsraums, der in den vier unteren Darstellungen wiedergegeben ist.

ihrer Gesamtheit diese Bedeutung repräsentieren. Wie die Spiegelneuronen, so sind auch die sogenannten Großmutterneuronen CDZs. Sie ermöglichen die zeitarretierte multiregionale Retroaktivierung expliziter Karten in den frühen sensomotorischen Rindenfeldern.

Zusammenfassend kann man sagen: Die CDZ-Theorie postuliert zwei mehr oder weniger getrennte »Gehirnräume«. Der eine konstruiert während der Wahrnehmung explizite Karten von Objekten und Ereignissen und rekonstruiert sie beim Erinnern. Sowohl bei der Wahrnehmung als auch bei der Erinnerung besteht eine offenkundige Entsprechung zwischen den Eigenschaften des Objekts und der Karte. Der andere Raum enthält keine Karten, sondern Dispositionen, das heißt implizite Formeln dafür, wie die Karten im Bilderraum rekonstruiert werden.

Der explizite Bilderraum wird durch die Gesamtheit der frühen sensomotorischen Rindenfelder gebildet. Wenn ich im Zusammenhang mit den Stellen, an denen die Bilder zusammengesetzt werden, von einem »Arbeitsraum« spreche, stelle ich mir einen solchen Raum als Spielplatz für das Puppentheater vor, das wir im bewussten Geist betrachten. Der implizite Dispositionsraum ist aus der Gesamtheit der Assoziationsfelder aufgebaut. Er ist der Raum, in dem viele unbewusste Puppenspieler die unsichtbaren Puppenfäden ziehen.

Die beiden Räume weisen auf unterschiedliche Phasen der Gehirnevolution hin: In der einen reichten Dispositionen aus, um angemessene Verhaltensweisen zu steuern, in der anderen ließen Karten schließlich Bilder entstehen. Heute sind beide bruchlos integriert.

III. Bewusst sein

7. Das beobachtete Bewusstsein

Bewusstsein: eine Definition

Sucht man in einem gängigen Wörterbuch nach einer Definition für *Bewusstsein,* so findet man, mit leichten Abwandlungen, ungefähr Folgendes: »Bewusstsein ist ein Zustand der Wahrnehmung des eigenen Ichs und der Umgebung.« Ersetzt man *Wahrnehmung* durch *Kenntnis* und *Ich* durch *eigene Existenz,* so erhält man eine Aussage, die einige wesentliche Aspekte des Bewusstseins, wie ich es sehe, einschließt: *Bewusstsein ist ein Geisteszustand, in dem man Kenntnis von der eigenen Existenz und der Existenz einer Umgebung hat.* Bewusstsein ist ein *Zustand des Geistes* – ohne Geist gibt es auch kein Bewusstsein. Bewusstsein ist aber auch ein ganz *bestimmter* Zustand des Geistes, mit einem Gespür für den Organismus, in dem der Geist arbeitet. Zu einem solchen Geisteszustand gehört außerdem das Wissen darüber, dass sich besagte Existenz irgendwo *befindet,* dass es um sie herum Objekte und Ereignisse gibt. Bewusstsein ist ein Geisteszustand, zu dem ein Selbst-Prozess hinzukommt.

Den bewussten Geisteszustand erleben wir aus der exklusiven, unmittelbaren Perspektive unseres eigenen Organismus, und er kann nie von irgendjemand anderem beobachtet werden. Das Erleben ist einzig und allein dem jeweiligen Organismus eigen und verfügbar. Aber auch wenn das Erlebnis ausschließlich privater Natur ist, können wir ihm gegenüber eine relativ »objektive« Sichtweise einnehmen. Ich tue das beispielsweise, wenn ich versuche, eine neuronale Grundlage für das Selbst-als-Objekt, für das materielle Ich zu finden. Ein angereichertes materielles Ich ist auch in der Lage, Wissen an den Geist zu liefern. Mit anderen Worten: Das Selbst-als-Objekt kann auch als Wissender tätig werden.

Diese Definition können wir ausweiten und sagen: Bewusste Geisteszustände haben immer einen Inhalt (es geht darin immer um irgendetwas), und manche dieser Inhalte werden als integrierte Ansammlungen von Einzelteilen wahrgenommen (beispielsweise wenn wir sehen und hören, wie eine andere Person spricht und auf uns zukommt). Bewusste Geisteszustände zeigen charakteristische qualitative Eigenschaften im Verhältnis zu den verschiedenen Inhalten, die man kennenlernt (es ist ein qualitativer Unterschied, ob man sieht oder hört, tastet oder schmeckt), und *normale* bewusste Geisteszustände enthalten stets einen Aspekt des *Fühlens* – sie fühlen sich für uns wie irgendetwas an. Und schließlich muss unsere vorläufige Definition auch besagen, dass bewusste Geisteszustände nur möglich sind, wenn wir wach sind; teilweise ausgenommen von dieser Definition ist allerdings die paradoxe Form des Bewusstseins, die beim Schlafen in Form der Träume auftritt. Zusammengefasst, ist Bewusstsein in seiner üblichen Form also ein Geisteszustand, der auftritt, wenn wir wach sind und in dem es ein privates, persönliches Wissen um unsere eigene Existenz gibt, das im Verhältnis zu allem, was in einem bestimmten Augenblick seine Umgebung ausmacht, einen bestimmten Platz einnimmt. Zwangsläufig arbeiten bewusste Geisteszustände mit Wissen, das auf verschiedenartigen – körperlichen, visuellen, akustischen et cetera – Sinneseindrücken beruht, und weisen für die verschiedenen Sinnesströme vielfältige qualitative Formen des Ausdrucks auf. Bewusste Geisteszustände werden *gefühlt*.

Wenn ich von Bewusstsein spreche, meine ich damit nicht einfach nur den Wachzustand; dieser verbreitete, falsche Wortgebrauch ist darauf zurückzuführen, dass mit dem Wachzustand häufig auch das *normale* Bewusstsein verlorengeht. (Das Traum-Bewusstsein ist ein anderer Bewusstseinszustand.) Die Definition macht deutlich, dass der Begriff *Bewusstsein* nicht einfach nur einen schlichten geistigen Prozess ohne das Merkmal des Selbst bezeichnet. Leider wird Bewusstsein auch häufig mit dem Geist gleichgesetzt, was nach meiner Auffassung ebenfalls ein falscher Wortgebrauch ist. Oft sagt man, man sei sich einer Sache bewusst, und meint damit nur, dass man sie »im Kopf« hat oder dass etwas zu einem wichtigen Thema geworden ist, wie in dem Satz »die globale Erwärmung ist endlich ins Bewusstsein der westlichen Staaten gedrungen«. In einer beträchtlichen Zahl moderner Untersuchungen wird Bewusstsein mit dem Geist gleichgesetzt. »Bewusstsein«, wie es hier in diesem Buch gebraucht wird, meint auch nicht »Selbstbewusstsein« wie in dem Satz »John wurde immer selbstbewusster, als sie ihn anstarrte«, und auch nicht für »Gewissen« – eine komplexe Funktion, die Bewusstsein voraussetzt, aber weit darüber hinausgeht und mit moralischer Verantwortung zu tun hat. Und schließlich ist Bewusstsein in dieser Definition nicht im umgangssprachlichen Sinn gleichbedeutend mit James' »Bewusstseinsstrom«. Dieser Begriff bezeichnet häufig den einfachen geistigen Inhalt, der in der Zeit weiterfließt wie Wasser in einem Flussbett, nicht aber die Tatsache, dass solche Inhalte mehr oder weniger subtile Aspekte von Subjektivität umfassen. Wenn im Zusammenhang von Shakespeares Monologen oder Joyces Romanen von Bewusstsein gesprochen wird, ist häufig diese einfachere Sichtweise gemeint. Ursprünglich untersuchten diese Autoren das Phänomen jedoch offensichtlich in seiner ganzen Bedeutung, und sie schrieben aus der Sicht des Selbst einer literarischen Figur. Deshalb äußerte Harold Bloom sogar die Vermutung, Shakespeare könne das Phänomen des Bewusstseins ganz allein in die Literatur eingeführt haben. (Eine Alternative ist allerdings die völlig plausible Behauptung von James Wood, dass das Bewusstsein schon sehr viel früher in Form von Monologen Eingang in die Literatur gefunden hat, beispielsweise in Gebeten und in der griechischen Tragödie.)[1]

Das Bewusstsein wird seziert

Bewusstsein und Wachzustand sind nicht das Gleiche. Wachsein ist eine Voraussetzung für das normale Bewusstsein. Wenn man auf natürliche Weise einschläft oder durch eine Narkose zum Schlafen gezwungen wird, verschwindet das Bewusstsein in seiner üblichen Form. Eine Ausnahme ist der besondere Bewusstseinszustand, der Träume begleitet, aber er steht nicht wirklich im Widerspruch zu der Voraussetzung des Wachzustands, denn das Traum-Bewusstsein unterscheidet sich vom normalen Bewusstsein.

In der Regel betrachten wir den Wachzustand als Alles-oder-nichts-Phänomen mit einer 0 für den Schlaf und einer 1 für den Wachzustand. Bis zu einem gewissen Grad stimmt das, aber eine solche Alles-oder-nichts-Vorstellung verschleiert Abstufungen, die uns allen vertraut sind. Im Zustand der Schläfrigkeit oder Benommenheit ist das Bewusstsein sicher vermindert, aber es wird nicht plötzlich auf null reduziert. Das Ausschalten des Lichts ist keine genaue Analogie, die Betätigung eines Dimmers trifft es eher.

Was sehen wir, wenn »das Licht« plötzlich oder allmählich eingeschaltet wird? In den meisten Fällen etwas, das wir in der Regel als »Gedanken« oder »geistige Inhalte« bezeichnen. Und aus was bestehen die Gedanken, die uns auf diese Weise offenbart werden? Aus Mustern, die in der Sprache der verschiedenen Sinne kartiert sind – visuell, akustisch, taktil, propriorezeptiv und so weiter. Und das alles in fantastischen Schattierungen, Tönen, Variationen und Kombinationen, die geordnet oder chaotisch dahinfließen – kurz gesagt: *Bilder*. Meine Ansichten über die Herkunft von Bildern habe ich zuvor bereits dargelegt (Kapitel 3); hier müssen wir uns nur daran erinnern, dass Bilder die wichtigste Währung unseres Geistes sind und dass der Begriff Muster alle sensorischen Formen bezeichnet, nicht nur visuelle Muster und nicht nur konkrete, sondern auch abstrakte.

Wird der einfache physiologische Vorgang des Lichteinschaltens – das Erwachen aus dem Schlaf – zwangsläufig in einen bewussten Zustand umgesetzt? Das ist eindeutig nicht der Fall. Um Belege für das Gegenteil zu finden, brauchen wir nicht lange zu suchen. Fast jeder hat es schon einmal erlebt: Wir wachen übermüdet und von der Zeitumstellung gezeichnet in einem fremden Land jenseits des Meeres auf, und es dauert eine dankenswerterweise nur kurze, scheinbar aber lange Sekunde oder auch zwei, bis uns klar wird, wo wir uns eigentlich befinden. In diesem kurzen Zeitraum ist zwar ein Geist vorhanden, er ist aber noch nicht mit allen Eigenschaften des Bewusstseins versehen. Wenn ich das Bewusstsein verliere, weil ich mit dem Kopf gegen einen harten Gegenstand geschlagen bin, erlebe ich ebenfalls einen segensreich kurzen, aber messbaren Zeitraum, bis ich wieder »zu mir komme«. Nebenbei bemerkt, ist »zu sich kommen« nur eine verkürzte Form von »zu Bewusstsein kommen«, also zu einem Selbst-orientierten Geist zurückzukehren; es klingt zwar wie eine schlichte Redensart, trifft den Kern der Sache aber recht gut. In der Neurologie spricht man von einer Erholungszeit, bis man nach einer Verletzung ohne offene Kopfwunde das Bewusstsein wiedererlangt; in dieser Zeit ist die betroffene Person räumlich und zeitlich nicht vollständig orientiert, und erst recht nicht im Hinblick auf Personen.

Solche Beispiele zeigen, dass komplexe geistige Funktionen keine Monolithen sind, sondern dass man sie buchstäblich sezieren kann. Ja, das Licht ist eingeschaltet, und wir sind wach (ein Punkt für das Bewusstsein). Ja, der Geist ist eingeschaltet, und von allem, was sich vor uns befindet, werden Bilder gebildet; Bilder aus der Vergangenheit werden aber nur in geringer Zahl und in großen Abständen abgerufen (ein halber Punkt für das Bewusstsein). Aber nein, bisher weist kaum etwas darauf hin, wem dieser schwankende Geist gehört – es gibt kein Selbst, das ihn für sich beanspruchen könnte (kein Punkt für das Bewusstsein). Insgesamt hat das Bewusstsein die Prüfung nicht bestanden. Die Moral der Geschichte: Damit das Bewusstsein die notwendige Punktzahl erreicht, muss es erstens wach sein, zweitens einen funktionsfähigen Geist besitzen und drittens in diesem Geist ein automatisches, keines Auslösers bedürfendes, nicht abgeleitetes Selbst-Gefühl haben, das den Protagonisten der Erfahrung darstellt, ganz gleich, wie subtil dieses Selbst-Gefühl vielleicht ist. Wachzustand und Geist vorausgesetzt, die wir beide brauchen, um bewusst zu sein, könnte man sagen: Das entscheidende Merkmal unseres Bewusstseins besteht, poetisch ausgedrückt, gerade in dem Gedanken an uns selbst. Aber damit die Poesie stimmt, müsste man sagen: in dem *gefühlten* Gedanken an uns selbst.

Dass Wachsein und Bewusstsein nicht ein und dasselbe sind, zeigt sich sehr deutlich, wenn wir die neurologische Störung betrachten, die »vegetativer Zustand« genannt wird. Bei einem Patienten im vegetativen Zustand deutet kein äußerliches Zeichen auf Bewusstsein hin. Wie Patienten in dem ähnlichen, aber schlimmeren Zustand des Komas, reagieren vegetative Patienten auf keinerlei Signale der untersuchenden Person, und sie geben in keiner Weise zu erkennen, dass sie sich ihrer selbst oder der Umgebung bewusst wären. Dennoch zeigt ihr Elektroenzephalogramm oder EEG (die Aufzeichnung der elektrischen Wellenmuster, die von einem lebenden Gehirn ständig produziert werden) abwechselnd Muster, wie sie für Schlaf oder Wachzustand charakteristisch sind. Neben dem EEG, das auf den Wachzustand hindeutet, haben die Patienten oftmals auch die Augen geöffnet, sie starren aber leer in den Raum und richten den Blick nicht auf ein bestimmtes Objekt. Bei Patienten im Koma findet man kein solches Wellenmuster; hier fehlen offenbar alle Phänomene, die mit dem Bewusstsein (Wachzustand, Geist und Selbst) einhergehen.[2]

Der beunruhigende vegetative Zustand liefert auch wertvolle Informationen über einen anderen Aspekt der Unterscheidungen, die ich hier skizziere. In einer Studie, die zu Recht große Aufmerksamkeit erregte, konnte Adrian Owen mithilfe der funktionellen Magnetresonanztomographie nachweisen, dass das Gehirn einer Frau im vegetativen Zustand Aktivitätsmuster zeigte, die mit an sie gerichteten Fragen und Aufforderungen des Untersuchers zusammenpassten. Dass man bei ihr eine Bewusstlosigkeit diagnostiziert hatte, braucht nicht besonders erwähnt zu werden. Sie reagierte äußerlich nicht auf Fragen oder Aufforderungen, und spontan deutete nichts auf einen aktiven Geist hin. Dennoch zeigte sich in der fMRT-Untersuchung, dass die Hörfelder ihrer Großhirnrinde aktiv wurden, wenn man ihr Fragen stellte. Das Aktivierungsmuster ähnelte dem, das man auch bei einer normalen, bei Bewusstsein befindlichen Versuchsperson beobachtet, wenn man eine vergleichbare Frage stellt. Noch eindrucksvoller war die Reaktion der Patientin, wenn sie gebeten wurde, sich einen Rundgang durch ihr eigenes Haus auszumalen: Dann wurde in der Großhirnrinde ebenfalls ein Aktivitätsmuster erkennbar, wie man es bei gesunden Versuchspersonen während einer ähnlichen Aufgabe beobachtet. In anderen Fällen zeigte die Patientin nicht ganz genau dasselbe Muster, man hat aber seither ein paar andere Patienten untersucht, bei denen – wenn auch nicht immer – ein vergleichbares Muster auftrat.[3] Insbesondere ein Patient konnte Reaktionen produzieren, die er vorher als Symbole für *Ja* oder *Nein* eingeübt hatte.[4]

Die Studie deutet darauf hin, dass selbst dann, wenn am Verhalten keinerlei Anzeichen für Bewusstsein zu erkennen sind, jene Formen von Gehirntätigkeit ablaufen können, die in der Regel mit Geistesprozessen im Zusammenhang stehen. Mit anderen Worten: Die unmittelbare Beobachtung des Gehirns liefert Indizien, die für eine gewisse Aufrechterhaltung von Wachzustand und Geist sprechen, während die Beobachtung des Verhaltens keinerlei Anhaltspunkte dafür liefert, dass eine solche Tätigkeit von Bewusstsein in dem zuvor erörterten Sinn begleitet wird. Diese wichtigen Befunde kann man am einfachsten im Zusammenhang mit der Vielzahl von Belegen interpretieren, wonach Geistesprozesse ohne Bewusstsein ablaufen (wie in diesem Kapitel und in Kapitel 11 zusammenfassend dargestellt wird). Die Befunde lassen sich sicherlich mit der Vorstellung vereinbaren, dass ein Geistesprozess und sogar ein geringfügiger Selbst-Prozess vorhanden sind. Aber obwohl diese Befunde wissenschaftlich und unter dem Gesichtspunkt der medizinischen Versorgung von großer Bedeutung sind, widerstrebt es mir, in ihnen einen Beleg für bewusste Kommunikation zu sehen und deshalb die zuvor erörterte Definition des Bewusstseins aufzugeben.

Das Selbst entfernen und den Geist behalten

Vielleicht der überzeugendste Beleg für die Trennung von Wachzustand und Geist auf der einen Seite und dem Selbst auf der anderen ergibt sich aus einer anderen neurologischen Störung: dem epileptischen Automatismus, der auf bestimmte epileptische Anfallsepisoden folgen kann. Das Verhalten des Patienten wird dabei für kurze Zeit unterbrochen, und seine Tätigkeit kommt völlig zum Stillstand. In der nachfolgenden, meist ebenfalls kurzen Periode nimmt der Patient sein aktives Verhalten wieder auf, ohne dass es aber Anhaltspunkte für einen normalen, bewussten Zustand gibt. Der Patient kann sich schweigend bewegen, aber seine Handlungen – beispielsweise wenn er zum Abschied winkt oder ein Zimmer verlässt – lassen keine übergeordnete Absicht erkennen. Sie zeigen unter Umständen eine »Miniabsicht«, beispielsweise wenn der Patient ein Glas Wasser nimmt und daraus trinkt, aber nichts deutet darauf hin, dass diese Absicht Teil eines größeren Zusammenhangs ist. Der Patient unternimmt keinen Versuch, mit dem Beobachter zu kommunizieren, und spricht auch nicht auf Verständigungsversuche des Beobachters an.

Wenn wir uns in eine Arztpraxis begeben, ist unser Verhalten Teil eines größeren Zusammenhangs, wie dem Zweck des Arztbesuchs, unseren weiteren Plänen für den betreffenden Tag sowie den größeren Plänen und Absichten für unser Leben. Je nachdem in welcher der unterschiedlichen Zeitskalen sich dieser Zusammenhang darstellt, hat der Arztbesuch vielleicht eine Bedeutung oder auch nicht. Alles, was wir in der »Szene« in der Arztpraxis tun, ist von diesen möglichen Inhalten durchdrungen, selbst wenn wir sie nicht alle im Kopf haben müssen, um uns folgerichtig zu verhalten. Dem Arzt ergeht es im Rahmen seiner Rolle in der Szene genauso. In einem Zustand des verminderten Bewusstseins jedoch reduzieren sich diese gesamten Hintergrundeinflüsse auf wenig oder nichts. Das Verhalten wird dann durch unmittelbare Anhaltspunkte gesteuert und ist nicht in einen größeren Zusammenhang eingebettet. Ein Glas in die Hand zu nehmen und daraus zu trinken, ist sinnvoll, wenn man durstig ist, aber diese Tätigkeit braucht in keiner Beziehung zum umfassenderen Kontext zu stehen.

Ich kann mich noch gut erinnern, wie ich zum ersten Mal einen Patienten mit einer solchen Störung beobachtete. Sein Verhalten war für mich etwas völlig Neues, Unerwartetes und höchst Beunruhigendes. Der Patient hörte mitten in unserem Gespräch auf zu sprechen und stellte auch seine Bewegungen ein. Sein Gesichtsausdruck schwand, und seine offenen Augen blickten an mir vorbei an die Wand hinter mir. Mehrere Sekunden lang verharrte er völlig bewegungslos. Er fiel nicht vom Stuhl, schlief nicht ein, hatte keine Krämpfe und zuckte nicht. Ich sprach ihn mit seinem Namen an, aber er antwortete nicht. Als er sich wieder – anfangs nur sehr wenig – bewegte, schmatzte er mit den Lippen. Seine Blicke wanderten umher und konzentrierten sich anscheinend vorübergehend auf eine Kaffeetasse, die auf dem Tisch zwischen uns stand. Sie war leer, aber er griff dennoch danach und versuchte, daraus zu trinken. Immer wieder sprach ich ihn an, aber ich bekam keine Antwort. Ich fragte ihn, was los sei – keine Antwort. Sein Gesicht war immer noch ausdruckslos, und er sah mich nicht an. Ich rief seinen Namen – wiederum keine Antwort. Schließlich stand er auf, drehte sich um und ging langsam zur Tür. Ich sprach ihn noch einmal an. Er blieb stehen, sah mich an, und sein Gesicht nahm einen verblüfften Ausdruck an. Wieder nannte ich seinen Namen, und er sagte: »Was?«

Der Patient hatte eine Absence (eine Form eines epileptischen Anfalls) erlebt, gefolgt von einer Phase des Automatismus. Er war da und doch nicht da gewesen. Sicher, er war wach gewesen und verhielt sich, war teilweise aufmerksam und körperlich anwesend, aber als Person war er nicht vorhanden. Viele Jahre später schrieb ich, dieser Patient sei »abwesend gewesen, ohne weggegangen zu sein«, eine Beschreibung, die auch heute noch zutrifft.[5]

Der Mann war ohne Zweifel wach im vollen Sinne des Wortes. Seine Augen waren geöffnet, und seine Muskelspannung versetzte ihn in die Lage, sich hin und her zu bewegen. Er konnte ohne Frage eine Tätigkeit ausführen, aber diese Tätigkeit ließ nicht auf einen organisierten Plan schließen. Er verfolgte keine übergeordnete Absicht und nahm keine Rücksicht auf die Situation; seine Handlungen waren nicht angemessen und hatten nur einen geringen Zusammenhang. Sein Gehirn erzeugte zweifellos geistige Bilder, über ihre Zahl oder Stimmigkeit können wir aber keine Angaben machen. Um nach einer Tasse zu greifen, sie hochzuheben, an die Lippen zu führen und zurück auf den Tisch zu stellen, muss das Gehirn Bilder produzieren, und zwar eine ganze Menge – zumindest im visuellen, kinästhetischen und taktilen Bereich –, sonst könnte der Mann die Bewegungen nicht richtig ausführen. Dies spricht zwar für das Vorhandensein eines Geistes, es liefert aber keine Anhaltspunkte für ein Selbst. Der Mann erkannte offenbar nicht, wer er war, wo er war, wer ich war oder warum er vor mir saß.

Tatsächlich fehlten nicht nur Anhaltspunkte für solche offenkundigen Kenntnisse, sondern es deutete auch nichts auf eine *verborgene* Verhaltenssteuerung hin, auf eine Art unbewussten Autopiloten, der uns in die Lage versetzt, nach Hause zu gehen, ohne dass wir uns bewusst auf den Weg konzentrieren. Ebenso gab es im Verhalten des Mannes keine Anzeichen für Emotionen – ein aufschlussreicher Hinweis auf ein schwerwiegend gestörtes Bewusstsein.

Solche Fälle liefern stichhaltige Belege – vielleicht sogar die bisher einzigen definitiven Belege – für einen Bruch: Auf der einen Seite zwei Funktionen – Wachzustand und Geist – die verfügbar bleiben, auf der anderen die

Funktion des Selbst, die nach allem, was man sagen kann, nicht zur Verfügung steht. Der Mann hatte kein Gespür für seine eigene Existenz, und sein Gespür für die Umgebung war gestört.

Wie so häufig, wenn man komplexe Verhaltensweisen analysiert, die durch Gehirnkrankheiten beeinträchtigt werden, erweisen sich auch hier die Kategorien, mit deren Hilfe man Hypothesen über die Gehirnfunktion aufstellen und die eigenen Beobachtungen sinnvoll interpretieren will, als schwammig. Wachzustand und Geist sind keine »Dinge« nach dem Motto »alles oder nichts«. Und natürlich ist das Selbst kein Ding, sondern ein dynamischer Prozess, der während unserer wachen Stunden meist auf einem relativ stabilen Niveau bleibt, aber auch während dieses Zeitraums und insbesondere an seinem Anfang und seinem Ende von Schwankungen geprägt ist. Wachzustand und Geist, wie sie hier beschrieben werden, sind ebenfalls Prozesse und nichts Starres. Prozesse zu Dingen zu machen, ist nur eine Folge unseres Bedürfnisses, anderen komplizierte Ideen schnell und effizient mitzuteilen.

In dem gerade beschriebenen Fall kann man mit Sicherheit annehmen, dass der Wachzustand intakt und die Geistesprozesse vorhanden waren. Man kann aber nichts darüber sagen, wie reichhaltig der Geistesprozess war; er reichte nur aus, um sich in dem begrenzten Umfeld, mit dem der Mann zurechtkommen musste, zu orientieren. Und was das Bewusstsein angeht, so war es ganz offensichtlich nicht normal.

Wie interpretiere ich die Situation des Mannes mit dem Wissen von heute? Nach meiner Überzeugung war der Aufbau seiner Selbst-Funktion schwer gestört. Er verfügte nicht mehr über die Fähigkeit, in jedem Augenblick den größten Teil der Selbst-Prozesse zu erzeugen, die ihm automatisch einen ganz eigenen Überblick über seinen Geist verschafft hätten. Zu diesen Selbst-Abläufen hätten auch Elemente seiner Identität, seiner jüngeren Vergangenheit und seiner beabsichtigten Zukunft gehört, und sie hätten ihm das Gefühl der Handlungsfähigkeit vermittelt. Die geistigen Inhalte, über die der Selbst-Prozess einen Überblick verschafft, waren vermutlich stark reduziert. Unter den beschriebenen Umständen war der Mann in einem ziellosen, situationslosen Jetzt gefangen. Das Selbst als materielles Ich war zum größten Teil verschwunden und mit ihm höchstwahrscheinlich auch das Selbst als Wissender.

Wach sein, einen Geist zu haben und ein Selbst zu haben, sind unterschiedliche Gehirnprozesse, die sich aus der Tätigkeit unterschiedlicher Bestandteile des Gehirns zusammensetzen. Sie verschmelzen in unserem Gehirn Tag für Tag bruchlos zu einem bemerkenswerten Funktionskontinuum, das verschiedene Ausdrucksformen des Verhaltens zulässt und offenbart. »Abteilungen« wäre aber nicht das richtige Wort. Es handelt sich nicht um Räume, die durch starre Wände getrennt sind – biologische Prozesse gleichen in nichts den von Menschen konstruierten Dingen. Dennoch lassen sie sich auf ihre chaotische, unscharfe, biologische Art trennen, und wenn wir uns nicht um die Beantwortung der Frage bemühen, wie sie sich unterscheiden und wo die subtilen Übergänge stattfinden, haben wir keine Chance zu verstehen, wie das Ganze funktioniert.

Ich würde sagen: Bei einem Menschen, der wach ist und Inhalte im Geist hat, entsteht Bewusstsein, wenn zum Geist eine Selbst-Funktion hinzukommt, die den geistigen Inhalt entsprechend den jeweiligen Bedürfnissen ausrichtet und so Subjektivität hervorbringt. Die Selbst-Funktion ist kein allwissender Homunculus, sondern innerhalb des virtuellen Musterungsprozesses, den wir Geist nennen, das emergente Ergebnis eines weiteren virtuellen Elements: eines erdachten *Protagonisten* für unsere geistigen Vorgänge.

Die Arbeitsdefinition vervollständigen

Wenn das Bewusstsein durch eine neurologische Erkrankung geschädigt wird, sind keine emotionalen Reaktionen vorhanden, und vermutlich fehlen auch die zugehörigen Gefühle. Patienten mit Bewusstseinsstörungen lassen keine Emotionen erkennen. Ihr Gesicht hat einen nichtssagenden, leeren Ausdruck. Selbst kleine Muskelregungen fehlen, ein bemerkenswerter Aspekt angesichts der Tatsache, dass sogar das sogenannte Pokerface emotional belebt ist und Andeutungen von Erwartungen, Gewandtheit, Verachtung und Ähnlichem verrät. Personen, bei denen irgendeine Form des akinetischen Mutismus oder des vegetativen Zustandes vorliegt, zeigen wenig oder gar keinen Ausdruck von Emotionen, von Komapatienten ganz zu schweigen. Das Gleiche gilt auch für eine tiefe Narkose, erwartungsgemäß aber nicht für den Schlaf: Im Schlaf können Emotionen auftreten, wenn das jeweilige Schlafstadium eine paradoxe Form von Bewusstsein ermöglicht.

Der bewusste Zustand anderer ist an wachem, folgerichtigem, zielgerichtetem Verhalten zu erkennen, zu dem auch Anzeichen für die gerade ablaufenden emotionalen Reaktionen gehören. Schon sehr früh in unserem Leben lernen wir durch direkte Rückmeldungen, dass solche emotionalen Reaktionen regelmäßig von Gefühlen begleitet sind. Später unterstellen wir, dass die Menschen, die wir um uns herum sehen, bestimmte Gefühle erleben, auch wenn sie kein einziges Wort sagen und kein Wort an sie gerichtet wird. Tatsächlich können schon minimale Ausdrücke von Emotionen einem aufmerksamen, einfühlsamen Geist selbst dann Gefühle verraten, wenn sich diese in aller Stille abspielen. Dieser Prozess des Unterstellens von Gefühlen hat nicht das Geringste mit Sprache zu tun. Er stützt sich auf die eingehend geübte Beobachtung von sich ändernden Körperhaltungen und Gesichtsausdrücken.

Warum sind Emotionen ein so charakteristisches Anzeichen für Bewusstsein? Weil die meisten Emotionen vom periaquäduktalen Grau (PAG) in engem Zusammenwirken mit dem Nucleus tractus solitarius (NTS) und dem Nucleus parabrachialis (NPB) ausgehen, jenen Strukturen, die gemeinsam körperliche Gefühle (darunter die ursprünglichen Gefühle) und die Variationen davon, die wir als emotionale Gefühle bezeichnen, hervorbringen. Diese Gehirnstrukturen werden häufig in Mitleidenschaft gezogen, wenn neurologische Schäden einen Bewusstseinsverlust verursachen; bestimmte Narkosemittel, die hier ansetzen, können sie funktionsunfähig machen.

Wie wir im nächsten Kapitel noch genauer erfahren werden, sind Anzeichen für Emotionen nicht nur ein Teil des äußerlich erkennbaren bewussten Zustandes, sondern das Erlebnis körperlicher Gefühle ist auch ein tiefgreifender, unverzichtbarer Bestandteil des Bewusstseins, wie wir es in der ersten Person introspektiv erleben.

Arten des Bewusstseins

Bewusstsein ist wandelbar. Unterhalb einer gewissen Schwelle arbeitet es nicht, und auf einem bestimmten Niveau ist seine Tätigkeit besonders effizient. Bezeichnen wir diese Spanne einmal als »Intensitätsskala« des Bewusstseins, und betrachten wir Beispiele für ihre verschiedenen Ebenen. In manchen Augenblicken fühlen wir uns schläfrig und stehen dicht davor, in Morpheus' Arme zu sinken, in anderen beteiligen wir uns an einer hitzigen Diskussion, die größte Aufmerksamkeit für die neu auftauchenden Details erfordert. Die Intensitätsskala reicht von dumpf bis scharf mit allen dazwischenliegenden Abstufungen.

Neben der Intensität gibt es aber noch ein anderes Kriterium, mit dem wir das Bewusstsein einteilen können. Es hat mit der *Reichweite* zu tun. Eine minimale Reichweite lässt uns das Selbst spüren, wenn wir beispielsweise zu Hause eine Tasse Kaffee trinken, ohne dass wir uns über die Herkunft der Tasse oder des Kaffees Gedanken machen oder darüber, wie er sich auf den Puls auswirken wird oder was wir heute noch tun müssen. In diesem Augenblick sind wir ganz ruhig, einfach nur im Hier und Jetzt. Nun nehmen wir an, wir sitzen mit einer ähnlichen Tasse Kaffee in einem Restaurant. Wir wollen uns dort mit unserem Bruder treffen, um über das Erbe der Eltern zu sprechen und zu diskutieren, was wir mit unserer Halbschwester anfangen, die sich so seltsam benommen hat. In diesem Augenblick sind wir ebenfalls sehr präsent, aber wir begeben uns im Geist nacheinander an viele andere Orte, treffen außer unserem Bruder noch viele andere Menschen und befinden uns in Situationen, die wir nicht erlebt haben, sondern die Produkte unserer gut informierten, reichhaltigen Vorstellungskraft sind. Unser bisheriges Leben wird sehr schnell, Stück für Stück aus der Erinnerung zurückgerufen, und Stück für Stück wird auch unser zukünftiges Leben, wie wir es uns jetzt oder früher ausgemalt haben, gegenwärtig. Wir sind überall, in vielen vergangenen und zukünftigen Epochen unseres Lebens, beschäftigt. Dennoch gerät das Ich in uns nie außer Sicht. Alle diese Inhalte sind unauflöslich an einen einzigen Bezugspunkt gebunden. Selbst wenn wir uns auf ein weit entferntes Ereignis konzentrieren, bleibt die Verbindung bestehen. Das Zentrum ist fest. Das ist Bewusstsein mit großer Reichweite, eine der großartigen Errungenschaften des menschlichen Gehirns und ein definierendes Merkmal des Menschseins. Solche Gehirnprozesse haben uns dahin geführt, wo wir heute – in Freud und Leid – mit unserer Zivilisation stehen. Es ist die Art von Bewusstsein, die in Romanen, Filmen und Musik deutlich wird und die Philosophen mit ihren Überlegungen feiern.

Ich habe diesen beiden Formen des Bewusstseins eigene Namen gegeben. Den Typ mit der minimalen Reichweite nenne ich *Kernbewusstsein*: Es ist das Gespür für das Hier und Jetzt, das kaum durch Vergangenheit und fast gar nicht durch Zukunft belastet ist. Es dreht sich um ein Kern-Selbst, und es geht dabei um das Personsein, aber nicht unbedingt um Identität. Die Form mit der großen Reichweite bezeichne ich als *erweitertes* oder *autobiografisches* Bewusstsein, denn es findet seinen stärksten Ausdruck, wenn ein nennenswerter Teil des eigenen Lebens ins Spiel kommt und wenn sowohl die durchlebte Vergangenheit als auch die vorweggenommene Zukunft in seinem Ablauf dominieren. Hier geht es sowohl um Personsein als auch um Identität. Die Leitung hat dabei ein autobiografisches Selbst.

Wenn wir an das Bewusstsein denken, meinen wir in den meisten Fällen jenes Bewusstsein mit großer Reichweite, das mit dem autobiografischen Selbst einhergeht. Hier erweitert sich der bewusste Geist und schließt mühelos sowohl tatsächliche als auch imaginäre Inhalte ein. Hypothesen darüber, wie das Gehirn bewusste Zustände hervorbringt, müssen diese hohe Ebene des Bewusstseins ebenso berücksichtigen wie die Ebene des Kernbewusstseins.

In meiner heutigen Vorstellung verändert sich die Reichweite des Bewusstseins viel stärker, als ich anfangs geglaubt hatte – so als würde ein Regler auf einer Skala hin und her geschoben. Die Verschiebung nach oben oder unten kann, je nach Bedarf, auch sehr schnell *innerhalb* eines bestimmten Ereignisses stattfinden. Mit dieser Wandelbarkeit und Dynamik unterscheidet sich die Reichweite nicht sonderlich von den schnellen Intensitätsveränderungen, die sich bekanntermaßen im Laufe des Tages abspielen und mit denen wir uns bereits beschäftigt haben. Wenn wir uns in einer Vorlesung langweilen, wird das Bewusstsein stumpf, oder wir dösen sogar ein, und es geht völlig verloren. Ich hoffe natürlich, dass es Ihnen jetzt gerade nicht so geht.

Bei Weitem am wichtigsten ist, dass sich die Bewusstseinsebenen mit der Situation verändern. Wenn ich beispielsweise meinen Blick von der Manuskriptseite hebe und nachdenke, und wenn dann Delfine vorüberschwimmen und meine Aufmerksamkeit fesseln, nutze ich nicht die volle Reichweite meines autobiografischen Selbst, denn dafür besteht in diesem Augenblick kein Bedarf; es wäre eine Verschwendung von Gehirn-Verarbeitungsleistung, vom Brennstoff ganz zu schweigen. Ebenso brauchte ich kein autobiografisches Selbst für die Gedanken, die mir durch den Kopf gegangen sind, bevor ich die vorangegangenen Sätze geschrieben habe. Wenn mir aber ein Interviewer gegenübersitzt und von mir wissen will, warum und wie ich nicht Ingenieur oder Filmemacher, sondern Neurologe und Neurowissenschaftler geworden bin, muss ich mein autobiografisches Selbst heranziehen. Diesem Bedürfnis kommt mein Gehirn nach.

Die Bewusstseinsebene verändert sich auch schnell, wenn wir tagträumen oder die Gedanken schweifen lassen. Man könnte auch sagen: Wir lassen das Selbst wandern, denn Tagträume erfordern nicht nur eine horizontale Wanderung weg vom Inhalt der momentanen Tätigkeit, sondern auch ein Herabsteigen zum Kern-Selbst. Dann treten die Produkte unserer »Offline«-Fantasie in den Vordergrund – Pläne, Beschäftigungen, Fantasien, alle möglichen

Bilder, die einem durch den Kopf gehen, wenn man auf dem Santa Monica Freeway im Stau steht. Aber auch ein Online-Bewusstsein, das sich auf das Kern-Selbst hinunterbegibt und durch ein anderes Thema abgelenkt wird, ist immer noch normales Bewusstsein. Dies gilt jedoch nicht für das Bewusstsein von Menschen, die schlafwandeln, unter Hypnose stehen oder mit »bewusstseinsverändernden« Drogen experimentieren. Was Drogen angeht, so ist die Liste der von ihnen hervorgerufenen, anormalen Bewusstseinszustände lang und vielfältig – die unglaublichsten Abweichungen von Geist und Selbst eingeschlossen. Der Wachzustand kann dabei verlorengehen, und am Ende solcher Abenteuer stehen häufig Schlaf oder ein Erstarrungszustand.

Zusammenfassend kann man sagen: In welchem Umfang das Protagonisten-Selbst in unserem Geist gegenwärtig ist, hängt stark von den Umständen ab. Das Spektrum reicht von einem höchst detaillierten, genau platzierten Abbild dessen, wer wir sind, bis zu einer schwachen Ahnung, dass wir Herr unseres Geistes, unserer Gedanken und unserer Tätigkeiten sind. An einer Idee muss ich aber festhalten: Auch wenn das Selbst manchmal nur subtil und schwach ist, ist seine Gegenwart im Geist notwendig. Die Behauptung, das Selbst sei nirgendwo zu finden, wenn man auf einen Berg steigt oder wenn ich diesen Satz schreibe, ist nicht ganz richtig. Natürlich ist das Selbst in solchen Fällen nicht auffällig zur Schau gestellt; es zieht sich bequemerweise in den Hintergrund zurück und macht in unserem Bilder erzeugenden Gehirn Platz für all die anderen Dinge, die Verarbeitungskapazität erfordern, beispielsweise die Flanke des Berges oder die Gedanken, die ich dem Papier anvertrauen will. Dennoch wage ich zu behaupten: Würde der Selbst-Prozess völlig aussetzen und verschwinden, würde der Geist seine Orientierung und die Fähigkeit, seine Teile zu sammeln, verlieren. Unsere Gedanken würden im Leerlauf kreisen, ohne dass ein Besitzer Anspruch darauf erhebt. Unsere praktische Leistungsfähigkeit würde auf ein sehr geringes Maß zurückgehen oder völlig verschwinden, und für andere, die uns beobachten, wären wir verloren. Wie würden wir aussehen? Nun, wir würden bewusstlos wirken.

Ich fürchte, der Umgang mit dem Selbst ist nicht einfach, denn je nach Blickwinkel kann das Selbst sehr Verschiedenes sein: Es ist ein »Objekt« der psychologischen und neurowissenschaftlichen Forschung, es kann dem Geist, aus dem es erwächst, Wissen liefern, es kann kaum merklich sein und sich wie hinter einem Vorhang zurückziehen oder selbstbewusst ins Rampenlicht treten, es kann sich auf das Hier und Jetzt beschränken oder eine ganze Lebensgeschichte umfassen, und schließlich können sich manche dieser Aspekte auch vermischen, beispielsweise wenn das wissende Selbst kaum merklich und doch autobiografisch ist oder wenn es auffallend präsent ist, sich aber nur mit dem Hier und Jetzt beschäftigt. Das Selbst ist wahrlich ein höchst beweglicher Gegenstand.

Menschliches und nichtmenschliches Bewusstsein

Das Bewusstsein ist also kein Ding, und ebenso sind Kern- und erweitertes bzw. autobiografisches Bewusstsein keine starren Kategorien. Ich habe mir zwischen den Endpunkten der Skala – dem Kern- und dem autobiografischen Selbst – immer viele Abstufungen vorgestellt. Aber die verschiedenen Arten des Bewusstseins voneinander abzugrenzen, bringt praktischen Nutzen: Es erlaubt uns die Annahme, dass die unteren Stufen der Bewusstseinsskala nicht nur dem Menschen gehören. Aller Wahrscheinlichkeit nach sind sie auch bei zahlreichen Tierarten vorhanden, deren Gehirn komplex genug ist, um sie aufzubauen. Die Tatsache, dass das Bewusstsein des Menschen in seinen höchsten Regionen ungeheuer kompliziert, weitreichend und damit etwas ganz *Besonderes* ist, liegt so auf der Hand, dass es keiner besonderen Erwähnung bedarf. Manch einer mag sich aber darüber wundern, dass sich einige Menschen durch vergleichbare Bemerkungen von mir in der Vergangenheit beleidigt fühlten, entweder weil ich den nichtmenschlichen Arten ein zu geringes Bewusstsein zuschrieb oder weil ich die Sonderstellung des menschlichen Bewusstseins angeblich herabwürdigte, indem ich die Tiere mit einschloss. Wünschen Sie mir dieses Mal Glück!

Dass nichtmenschliche, nicht mit Sprache begabte Wesen ein Kern- oder sonstiges Bewusstsein besitzen, kann niemand zufriedenstellend beweisen; man kann aber vernünftigerweise die indirekten Indizien, über die wir verfügen, triangulieren und daraus den Schluss ziehen, dass es höchstwahrscheinlich der Fall ist.

Eine solche Triangulation würde folgendermaßen aussehen: Wenn sich erstens die Verhaltensweisen einer Spezies besser mit einem Gehirn, in dem Geistesprozesse ablaufen, erklären lassen als mit einem Gehirn mit reinen Verhaltensdispositionen (beispielsweise Reflexen) und wenn zweitens das Gehirn der Spezies alle Bestandteile enthält, die in den vorangegangenen Kapiteln als notwendige Voraussetzungen für den bewussten Geist der Menschen beschrieben wurden, dann folgt drittens, geschätzter Leser, dass die betreffende Art ein Bewusstsein hat. Unter dem Strich bin ich bereit, alle Ausdrucksformen von Tierverhalten, die auf Gefühle schließen lassen, als Zeichen dafür zu deuten, dass ein Bewusstsein nicht weit entfernt ist.

Das Kern-Bewusstsein erfordert keine Sprache und muss der Sprache vorausgegangen sein, bei nichtmenschlichen Arten natürlich ebenso wie beim Menschen. Letztlich hätte Sprache in der Evolution wahrscheinlich nicht entstehen können, wenn es nicht Individuen mit einem Kern-Bewusstsein gegeben hätte. Warum hätten sie eine Sprache brauchen sollen? Am oberen Ende der Skala dagegen ist das autobiografische Bewusstsein in großem Umfang auf Sprache angewiesen.

Was Bewusstsein nicht ist

Wenn wir wirklich verstehen wollen, welche Bedeutung das Bewusstsein hat und welche Errungenschaft seine Entstehung in den Lebewesen darstellt, müssen wir vollständig ermessen, was vorher da war. Wir müssen ein Gespür dafür bekommen, wozu Lebewesen mit normalem Gehirn und einem vollständigen, funktionsfähigen Geist in der Lage waren, bevor ihre Spezies ein Bewusstsein besaß und bevor das Bewusstsein das geistige Leben derer, die es besaßen, beherrschte. Wenn man sieht, wie sich das Bewusstsein bei einem Epilepsiepatienten oder bei einem Menschen im vegetativen Zustand auflöst, könnte bei einem arglosen Beobachter der falsche Eindruck entstehen, die Prozesse, die normalerweise unterhalb des Bewusstseins stehen, seien trivial oder nur von begrenzter Leistungsfähigkeit. Der unbewusste Bereich unseres eigenen Geistes straft solche Vorstellungen eindeutig Lügen. Damit meine ich hier nicht nur das Freud'sche Unbewusste mit seiner berühmten (und berüchtigten) Tradition, das mit bestimmten Inhalten, Situationen und Vorgängen gleichgesetzt wird. Ich meine vielmehr das große Unbewusste, das aus zwei Zutaten besteht: einer aktiven mit allen Bildern, die zu allen Themen und in allen Spielarten gebildet werden – Bilder, die wahrscheinlich nicht erfolgreich um die Gunst des Selbst konkurrieren können und deshalb größtenteils unbekannt bleiben, und einer ruhenden Zutat mit dem Vorrat verschlüsselter Aufzeichnungen, aus denen explizite Bilder hervorgehen können.

Sehr deutlich wird die Gegenwart dieses nicht bewussten Teils an einem typischen Partyphänomen. Während wir uns mit dem Gastgeber unterhalten, hören wir streng genommen auch andere Gespräche: ein Gesprächsfetzen hier, ein Gesprächsfetzen da, alle an den Rändern des Bewusstseinsstroms – das heißt des *Haupt*stroms unseres Bewusstseins. Aber Hören ist zwangsläufig nicht dasselbe wie Zuhören, ganz zu schweigen von aufmerksamem Zuhören und einer inneren Verbundenheit mit dem, was man gehört hat. Deshalb bekommen wir viele Dinge mit, die nicht die Tätigkeit unseres Selbst erfordern. Dann macht plötzlich irgendetwas »klick«, ein Gesprächsfetzen verbindet sich mit anderen, und im Zusammenhang mit einigen Dingen, die wir zuvor nur lose mitbekommen haben, ergibt sich ein sinnvoller Zusammenhang. In diesem Augenblick konstruieren wir eine Bedeutung, die das Selbst »anlockt« und uns nun buchstäblich vom letzten Satz unseres Gastgebers wegführt. Dieser bemerkt die vorübergehende Ablenkung, und während wir das Thema, das in unseren Bewusstseinsstrom eingedrungen ist, abzuwehren versuchen, kommen wir auf die letzte Aussage unseres Gegenübers zurück und sagen in entschuldigendem Ton: »Tut mir leid, können Sie das noch einmal sagen?«

Soweit man es feststellen kann, ist dieses Phänomen die Folge mehrerer Umstände. Erstens produziert das Gehirn ständig eine Überfülle von Bildern. Was wir sehen, hören und berühren, ruft zusammen mit dem, woran wir uns – ausgelöst durch die neu wahrgenommenen Bilder oder auch ohne erkennbaren Grund – ständig erinnern, eine Vielzahl expliziter Bilder hervor, und diese werden von einem ebenso großen Gefolge anderer Bilder begleitet, die den Zustand des eigenen Körpers während der Entfaltung all dieser Bilder darstellen.

Zweitens neigt das Gehirn dazu, diese Überfülle von Material ganz ähnlich zu organisieren wie ein Filmregisseur: Es unterlegt ihm eine Art zusammenhängende Handlungsstruktur, in der bestimmte Handlungen bestimmte Wirkungen nach sich ziehen sollen. Dies erfordert, dass die richtigen Bilder *ausgewählt* und in einer Folge zeitlicher Einheiten und räumlicher Rahmen *geordnet* werden. Das ist keine einfache Aufgabe, denn die Bilder sind aus der Sicht ihres Besitzers nicht alle gleich. Manche stehen in einem engeren Zusammenhang mit den eigenen Bedürfnissen als andere und sind deshalb auch von anderen Gefühlen begleitet. Bilder werden unterschiedlich bewertet. Nebenbei bemerkt: Ich sage mit voller Absicht: »das Gehirn neigt zum Organisieren« und nicht »das Selbst organisiert«. Bei manchen Gelegenheiten läuft der Redaktionsvorgang ganz natürlich und mit nur geringer selbstauferlegter Lenkung ab. Wie erfolgreich er ist, hängt in solchen Fällen davon ab, wie gut unser reifes Selbst die unbewussten Prozesse »erzogen« hat. Auf dieses Thema werde ich im letzten Kapitel zurückkommen.

Drittens kann zu jedem Zeitpunkt nur eine kleine Zahl von Bildern deutlich dargestellt werden, weil der Raum zur Produktion von Bildern knapp ist: Nur eine bestimmte Zahl von Bildern kann aktiv sein und in einem bestimmten Augenblick zum potenziellen Gegenstand der Aufmerksamkeit werden. Eigentlich bedeutet das, dass die metaphorischen »Leinwände«, auf denen unser Gehirn die ausgewählten, zeitlich geordneten Bilder darstellt, sehr begrenzt sind. In dem heute gebräuchlichen Computerjargon könnte man auch sagen: Man kann auf dem Bildschirm nur eine begrenzte Zahl von Fenstern öffnen. (In der Generation, die im digitalen Zeitalter mit Multitasking aufgewachsen ist, steigen die Obergrenzen für die Aufmerksamkeit im Gehirn steil an; dadurch werden sich voraussichtlich bestimmte Aspekte des Bewusstseins in nicht allzu ferner Zukunft verändern, wenn es nicht bereits geschehen ist. Das Glasdach der Aufmerksamkeit zu durchbrechen, hat offenkundige Vorteile, und die durch das Multitasking geschaffenen Assoziationsfähigkeiten sind ein ungeheurer Vorteil; sie dürften aber in den Bereichen von Lernen, Erinnerungskonsolidierung und Emotionen auch ihren Preis haben. Wir haben keine Ahnung, was für ein Preis das sein könnte.)

Diese drei Einschränkungen (Fülle der Bilder, Neigung, sie in einer zusammenhängenden Handlung zu organisieren, und die Knappheit des Platzes für explizite Darstellung) bestehen in der Evolution schon seit langer Zeit und erforderten leistungsfähige Managementstrategien, damit sie den Organismus, in dem sie auftreten, nicht schädigen. Angesichts der Tatsache, dass die Produktion von Bildern in der Evolution von der natürlichen Selektion begünstigt wurde, weil Bilder eine präzisere Beurteilung der Umwelt und bessere Reaktionen auf sie ermöglichen, entwickelte sich das strategische Management der Bilder wahrscheinlich von unten nach oben, und zwar schon ganz zu Anfang, lange bevor das Bewusstsein entstand. Die Strategie bestand darin, automatisch jene Bilder auszuwählen, die für das fortlaufende Lebensmanagement am wertvollsten waren – es ist genau das gleiche Kriterium, das auch für die natürliche Selektion von Bilderzeugungsapparaten gilt. Besonders wertvolle Bilder wurden wegen ihrer großen Bedeutung für das Überleben durch emotionale Faktoren »herausgehoben«. Diese besondere Kennzeichnung bewerkstelligt das Gehirn vermutlich durch Schaffung eines emotionalen Zustands, der das Bild in einer Art Parallelspur begleitet. Das Ausmaß der Emotion dient dabei als »Markierung« für die relative Bedeutung des Bildes. Genau diesen Mechanismus beschreibt die »Hypothese der somatischen Marker«.[6] Der somatische Marker muss keine voll ausgeprägte Emotion sein, die als Gefühl offen erlebt wird. (Nichts anderes ist ein »Bauchgefühl«.) Es kann sich auch um ein verdecktes, an Emotionen geknüpftes Signal handeln, dessen sich der Betreffende nicht bewusst ist – in diesem Fall bezeichnen wir es als *Voreingenommenheit*. Die Vorstellung von somatischen Markern lässt sich nicht nur auf hohe Kognitionsebenen anwenden, sondern auch auf frühere Evolutionsstadien. Die Hypothese der somatischen Marker beschreibt einen Mechanismus, nach dem die Gehirne eine wertbasierte Auswahl von Bildern vornehmen und diese Auswahl in bearbeitete, ununterbrochene Bildfolgen umsetzen. Mit anderen Worten: Das Prinzip für die Auswahl der Bilder wurde mit den Notwendigkeiten des Lebensmanagements verknüpft. Nach meiner Vermutung erfolgte die Gestaltung der ursprünglichen Handlungsstrukturen, an denen der Körper, seine Stellung, seine Wechselbeziehungen und seine Wege durch die Umwelt beteiligt waren, nach dem gleichen Prinzip.

Die Evolution aller zuvor genannten Strategien begann nach meiner Vermutung lange bevor es ein Bewusstsein gab, zu einer Zeit, als gerade genügend Bilder vorhanden waren und vielleicht zum ersten Mal ein echter Geist aufblühte. Das riesige Unbewusste ist vermutlich schon seit sehr langer Zeit ein Teil der Organisation des Lebendigen. Das Seltsame dabei: Es ist als großer, unterirdischer Bereich unter unserem begrenzten, bewussten Dasein immer noch in uns.

Warum setzte sich das Bewusstsein durch, sobald es den Organismen als eine Möglichkeit zur Verfügung stand? Warum wurden die das Bewusstsein erzeugenden Vorrichtungen im Gehirn von der natürlichen Selektion begünstigt? Eine mögliche Antwort werden wir am Ende des Buches betrachten: Das Erzeugen, Ausrichten und Organisieren von Bildern des Körpers und der Umwelt unter dem Gesichtspunkt der Bedürfnisse des Organismus steigerten die Wahrscheinlichkeit eines effizienten Lebensmanagements und verbesserten so die Überlebenschancen. Durch das Bewusstsein kam schließlich die Möglichkeit hinzu, über die Existenz des eigenen Organismus und seine Bemühungen, am Leben zu bleiben, *Bescheid zu wissen*. Das Wissen war natürlich nicht nur von der Schaffung und Darstellung expliziter Bilder abhängig, sondern auch von ihrer Speicherung in impliziten Aufzeichnungen. Das Wissen verknüpfte den Kampf ums Dasein mit einem einheitlichen, identifizierbaren Organismus. Nachdem solche Wissenszustände ans Gedächtnis übermittelt wurden, konnten sie mit anderen aufgezeichneten Tatsachen verknüpft werden, und allmählich sammelte sich das Wissen über die individuelle Existenz an. Die in diesem Wissen enthaltenen Bilder wiederum konnten in einem Prozess des Überlegens, der den Weg für Reflexion und zielgerichtetes Handeln eröffnete, erinnert und manipuliert werden. Der Bildverarbeitungsapparat konnte nun durch Reflexion gesteuert werden und dazu dienen, *Situationen gedanklich vorwegzunehmen, mögliche Folgen vorherzusehen, sich in der möglichen Zukunft zu orientieren und praktische Lösungen zu erfinden.*

Das Bewusstsein versetzte den Organismus in die Lage, seiner eigenen Notlage gewahr zu werden. Der Organismus hatte nicht mehr nur Gefühle, die zu fühlen waren, sondern er konnte seine Gefühle auch in einem ganz bestimmten Zusammenhang *kennen.* Das Kennen im Gegensatz zu Sein und Tun war ein entscheidender Umschwung.

Bevor das Selbst und das normale Bewusstsein auf der Bildfläche erschienen, hatten die Organismen bereits einen Apparat für die Lebenssteuerung perfektioniert, auf dem dann das Bewusstsein aufgebaut wurde. Bevor einige einschlägige Voraussetzungen im bewussten Geist bekannt werden konnten, waren diese Voraussetzungen bereits vorhanden, und um sie herum hatte der Apparat der Lebenssteuerung seine Evolution durchgemacht. Der Unterschied zwischen der Lebenssteuerung vor und nach Auftauchen des Bewusstseins bestand einfach in automatischem beziehungsweise überlegtem Handeln. Bevor es das Bewusstsein gab, lief die Lebenssteuerung völlig automatisch ab; danach behielt sie ihre Automatismen bei, geriet aber nach und nach unter den Einfluss von auf das Selbst bezogenen Überlegungen.

Die Grundlagen für den Bewusstseinsprozess sind also die unbewussten Prozesse, die für die Lebenssteuerung sorgen: blinde Dispositionen, die Stoffwechselfunktionen regulieren und in den Zentren des Gehirnstamms sowie im Hypothalamus untergebracht sind, Dispositionen, die Belohnungen und Bestrafungen verteilen und Triebe, Motivation und Emotionen antreiben, und der Kartierapparat, der in Wahrnehmung und Erinnerung Bilder erzeugt und solche Bilder in dem Kino, das wir als Geist bezeichnen, auswählen und bearbeiten kann. Das Bewusstsein ist im Lebensmanagement ein Nachzügler, aber es bringt das ganze Spiel noch ein Stück weiter voran. Klugerweise rührt es nicht an den alten Tricks und lässt sie die einfachen Arbeiten ausführen.

Das Freud'sche Unbewusste

Freuds interessantester Beitrag zur Bewusstseinsforschung findet sich in seinem allerletzten Aufsatz, den er in der zweiten Hälfte des Jahres 1938 verfasste und bei seinem Tod unvollendet hinterließ.[7] Ich las den Artikel erst kürzlich, angeregt durch die Einladung, einen Vortrag über das Thema »Freud und die Neurowissenschaft« zu halten. Es war eine jener Anfragen, die man energisch ablehnen sollte, aber ich ließ mich in Versuchung führen und sagte zu. Anschließend sah ich wochenlang Freuds Schriften durch, wobei ich wie jedes Mal, wenn ich Freud lese, zwischen Irritation und Bewunderung schwankte. Am Ende der Plackerei stand dieser letzte Aufsatz, den Freud in London auf Englisch geschrieben hatte. In ihm nimmt er in der Frage des Bewusstseins den einzigen Standpunkt ein, den ich plausibel finde. Der Geist ist ein ganz natürliches Ergebnis der Evolution, und er ist zum größten Teil unbewusst, innerlich und verborgen. Bekannt wird er uns durch das schmale Fenster des Bewusstseins. Genau so sehe ich es auch. Bewusstsein schafft die Möglichkeit, den Geist unmittelbar zu erleben, aber der Vermittler dieses Erlebnisses ist ein Selbst, und das ist kein äußerer, zuverlässiger Beobachter, sondern ein innerer, unvollkommen konstruierter Informant. Das Gehirn-Sein des Geistes kann weder der natürliche innere Beobachter noch der von außen beobachtende Wissenschaftler unmittelbar sehen. Man muss es sich in einer vierten Perspektive vorstellen und aufgrund dieser imaginären Sichtweise Hypothesen formulieren. Auf der Grundlage der Hypothesen muss man Voraussagen machen, und um sich ihnen zu nähern, braucht man dann ein Forschungsprogramm.

Freuds Ansichten über das Unbewusste waren zwar von der Sexualität beherrscht, er war sich aber des ungeheuren Geltungsbereiches und der Leistungsfähigkeit geistiger Prozesse, die unter der Oberfläche des Bewusstseins ablaufen, durchaus bewusst. Damit war er übrigens nicht der Einzige: Die Vorstellung von unbewussten Verarbeitungsvorgängen war unter Psychologen im letzten Viertel des 19. Jahrhunderts sehr beliebt. Auch mit seinen Streifzügen im Bereich der Sexualität, deren wissenschaftliche Erforschung zu jener Zeit begann, war Freud nicht allein.[8]

Eine Fülle von Anhaltspunkten über das Unbewusste verschaffte Freud sich sicher dadurch, dass er sich auf Träume konzentrierte. Dieser Schachzug war seinen Zwecken sehr dienlich, lieferte er ihm doch Material für seine Untersuchungen. Die gleiche Quelle wurde auch von Künstlern, Komponisten, Schriftstellern und allen möglichen anderen Kreativen angezapft, die nach neuen Bildern suchten und sich dazu von den Fesseln des Bewusstseins befreien wollten. Hier kommt ein höchst interessantes Spannungsverhältnis ins Spiel: Kreative mit scharfem Bewusstsein suchen bewusst das Unbewusste als Quelle und gelegentlich auch als Methode für ihre bewussten Vorhaben. Dies widerspricht in keiner Weise dem Gedanken, Kreativität könne ohne Bewusstsein nicht begonnen und erst recht keine Blüte erlebt haben. Es unterstreicht nur, wie bemerkenswert und gemischt und flexibel unser Geistesleben ist.

Die Vernunft ist in Träumen, gelinde gesagt, stark gelockert. Dies gilt für angenehme Träume ebenso wie für Albträume. Das Kausalitätsprinzip bleibt zwar oftmals erhalten, die Fantasie gerät aber außer Rand und Band, und die Realität spielt keine Rolle. Dennoch bieten Träume unmittelbare Anhaltspunkte für geistige Prozesse, die nicht vom normalen Bewusstsein unterstützt werden. Im Traum werden unbewusste Verarbeitungsprozesse von beträchtlicher Tiefe angezapft. Wer diese Erkenntnis nur widerwillig akzeptiert, lässt sich vielleicht am ehesten von Fällen überzeugen, in denen Träume von Themen der einfachen Lebenssteuerung handeln. Ein Beispiel: Man träumt in allen Einzelheiten von kaltem Wasser und Durst, nachdem man ein sehr salziges Abendessen zu sich genommen hat. »Moment mal!«, höre ich den Leser schon sagen, »was meinen Sie damit, wenn Sie sagen, der träumende Geist werde ›nicht vom normalen Bewusstsein unterstützt‹!? War ein Traum, an den man sich erinnern kann, kein bewusster Vorgang?« Nun, in vielen Fällen ist es tatsächlich so. Während der Träume läuft eine Art Bewusstsein ab, das nicht dem Üblichen entspricht, und es gibt sicher einen Prozess des Selbst, der sie ermöglicht. Mir geht es aber um Folgendes: Der im Traum abgebildete Fantasieprozess wird nicht von einem normalen, richtig funktionierenden Selbst gelenkt, wie wir es einsetzen, wenn wir nachdenken und abwägen. (Eine Ausnahme ist das sogenannte bewusste Träumen, in dem es einem geübten Träumenden gelingt, bis zu einem gewissen Grad selbst Regie über den Traum zu führen.) Unser Geist, der bewusste wie der unbewusste, wird vermutlich von der Außenwelt, deren Einflüsse bei der Organisation von Inhalten helfen, auf Trab gehalten. Wäre dieser äußere Schrittmacher nicht vorhanden, könnte der Geist ohne Weiteres träumerisch abschweifen.[9]

Die Erinnerung an Träume ist ein heikles Thema. Wir träumen in großem Umfang und mehrmals jede Nacht, wenn wir uns im REM-Schlaf (REM = *rapid eye movement*, schnelle Augenbewegungen) befinden, und wir träumen sogar – allerdings weniger – während des so genannten Nicht-REM- oder N-REM-Schlafs, der durch langsame Gehirnwellen gekennzeichnet ist. Am besten erinnern wir uns aber offenbar an Träume, die kurz vor der Wiederkehr des Bewusstseins ablaufen, also kurz bevor wir mehr oder weniger allmählich an die Oberfläche zurückkehren.

Ich gebe mir große Mühe, mich an meine Träume zu erinnern, aber wenn ich sie nicht aufschreibe, verschwinden sie spurlos, und das war schon immer so. Verwunderlich ist es nicht: Wenn wir aufwachen, ist der Apparat für die Konsolidierung von Erinnerungen noch kaum aktiv – ganz ähnlich wie der Ofen einer Bäckerei im Morgengrauen.

Nur an eine Art von Träumen erinnerte ich mich ein wenig besser, vielleicht weil ich sie so häufig durchlebt habe: Es handelt sich um einen immer wiederkehrenden leichten Albtraum, der sich in der Nacht einstellt, wenn ich am nächsten Tag einen Vortrag halten soll. Seine verschiedenen Varianten haben immer den gleichen Kern: Ich habe mich entsetzlich verspätet, und irgendetwas Unentbehrliches fehlt. Meine Schuhe sind weg, oder die morgendlichen Bartstoppeln haben sich in einen Zweitagebart verwandelt, und ich kann den Rasierapparat nicht finden, oder der Flughafen wurde wegen Nebels geschlossen, und ich kann nicht abfliegen. Es quält mich, und manchmal ist es mir peinlich, beispielsweise wenn ich (natürlich im Traum) barfuß (aber im Armani-Anzug) an das Rednerpult trete. Deshalb stelle ich meine Schuhe bis heute nie im Hotel zum Putzen vor die Tür.

8. Ein bewusster Geist wird aufgebaut

Eine Arbeitshypothese

Dass der Aufbau eines bewussten Geistes ein höchst komplexer Vorgang ist, braucht nicht besonders betont zu werden. Er ist das Ergebnis von Jahrmillionen biologischer Evolution, in denen Gehirnmechanismen hinzukamen und weggelassen wurden. Die Komplexität des bewussten Geistes ist mit keinem einzelnen Apparat oder Mechanismus zu erklären. Man muss die verschiedenen Teile des Bewusstseinspuzzles getrennt betrachten und sie angemessen würdigen; erst dann kann man versuchen, eine umfassende Beschreibung zu formulieren.

Dennoch ist es nützlich, mit einer allgemeinen Hypothese zu beginnen. Diese Hypothese hat zwei Teile. Der erste besagt, dass das Gehirn ein Bewusstsein konstruiert, indem es innerhalb eines wachen Geistes einen Selbst-Prozess erzeugt. Das Wesen des Selbst besteht darin, dass der Geist sich auf den materiellen Organismus konzentriert, in dem er zu Hause ist. Wachzustand und Geist sind unverzichtbare Bestandteile des Bewusstseins, sein charakteristisches Element aber ist das Selbst.

Der zweite Teil der Hypothese ist die Annahme, dass das Selbst stufenweise aufgebaut wird. Die einfachste Stufe erwächst aus jenem Gehirnteil, der den Organismus vertritt (dem *Protoselbst*). Sie besteht aus einer Ansammlung von Bildern, die relativ stabile Aspekte des Körpers beschreiben und spontane Gefühle des lebenden Körpers (ursprüngliche Gefühle) erzeugen. Die zweite Stufe ergibt sich aus dem Aufbau einer Beziehung zwischen dem *Organismus* (wie er im Protoselbst repräsentiert ist) und jedem Teil des Gehirns, der ein *zu kennendes Objekt* repräsentiert. Das Ergebnis ist das Kern-Selbst. Die dritte Stufe lässt mehrere Objekte, die zuvor als erlebte Erfahrung oder vorhergesehene Zukunft aufgezeichnet wurden, mit dem Protoselbst in Wechselbeziehung treten und eine Fülle von Kern-Selbst-Pulsen erzeugen. Hieraus entsteht das *autobiografische Selbst*. Alle drei Stufen werden in getrennten, aber

Stufe 1: DAS PROTOSELBST

Das Protoselbst ist eine neuronale Beschreibung relativ stabiler Aspekte des Organismus.

Das Hauptprodukt des Protoselbst sind spontane Gefühle für den lebenden Körper *(ursprüngliche Gefühle).*

Stufe 2: DAS KERN-SELBST

Ein Puls des Kern-Selbst wird erzeugt, wenn das Protoselbst durch eine Interaktion zwischen dem Organismus und einem Objekt verändert wird und wenn sich dadurch auch die Bilder des Objekts verändern.

Die abgewandelten Bilder von Objekten und dem Organismus werden vorübergehend zu einem zusammenhängenden Muster verknüpft.

Die Beziehung zwischen Organismus und Objekt wird in einer Handlungsfolge von Bildern beschrieben; manche dieser Bilder sind Gefühle.

Stufe 3: DAS AUTOBIOGRAFISCHE SELBST

Das autobiografische Selbst tritt in Erscheinung, wenn Objekte aus der eigenen Biografie Pulse des Kern-Selbst entstehen lassen, die anschließend vorübergehend zu einem großen, zusammenhängenden Muster verbunden werden.

Abb. 8.1. Drei Stufen des Selbst

koordinierten Arbeitsbereichen des Gehirns konstruiert. Es handelt sich dabei um die Bildräume, den Spielplatz für die Einflüsse der laufenden Wahrnehmung wie auch der Dispositionen, die in den Konvergenz-Divergenz-Regionen enthalten sind.

Bevor ich mehrere hypothetische Mechanismen erläutere, die zur Umsetzung der allgemeinen Arbeitshypothese notwendig sind, noch etwas Hintergrundinformation: Im Laufe der Evolution traten die ersten Selbst-Prozesse erst auf, nachdem Geist und Wachheit als Gehirntätigkeiten vorhanden waren. Die Selbst-Prozesse waren sehr effizient darin, den Geist auf die Homöostasenotwendigkeiten des Organismus auszurichten und zu organisieren. Damit steigerten sie die Überlebensaussichten. Wie nicht anders zu erwarten, wurden die Selbst-Prozesse von der natürlichen Selektion begünstigt, so dass sie sich in der Evolution durchsetzten. In den ersten Stadien erzeugten die Selbst-Prozesse vermutlich kein Bewusstsein im eigentlichen Sinn des Wortes, sondern waren auf die Ebene des Protoselbst beschränkt. In späteren Evolutionsphasen erzeugten komplexere Ebenen des Selbst – das Kern-Selbst und alles, was danach kam – im Geist eine Subjektivität, so dass man nun von Bewusstsein sprechen konnte. Noch später dienten wiederum komplexere Konstruktionen dazu, zusätzliches Wissen über einzelne Organismen und ihre Umwelt zu erwerben und anzuhäufen. Dieses Wissen wurde in Erinnerungen abgelegt, die innerhalb des Gehirns angesiedelt waren; sie wurden einerseits in den Konvergenz-Divergenz-Regionen festgehalten, andererseits aber auch in Erinnerungen, die extern mit den Instrumenten der Kultur aufgezeichnet wurden. Bewusstsein im vollständigen Sinn des Wortes entstand, nachdem derartiges Wissen in Kategorien eingeteilt, in unterschiedlichen Formen (darunter eine rekursive Sprache) zu Symbolen verarbeitet sowie durch Fantasie und Vernunft manipuliert wurde.

Noch zwei weitere Kriterien sind hier von Bedeutung. Erstens erschienen die verschiedenen Verarbeitungsebenen – Geist, bewusster Geist und ein bewusster Geist, der eine Kultur hervorbringen konnte – nacheinander auf der Bildfläche. Dies sollte allerdings nicht den Eindruck entstehen lassen, dass der Geist nach dem Erwerb des Selbst seine Evolution eingestellt hätte oder dass das Selbst sich irgendwann nicht mehr weiterentwickelte. Im Gegenteil: Der Evolutionsprozess setzte (und setzt) sich fort, möglicherweise angereichert und beschleunigt durch den Druck, der sich aus dem Wissen des Selbst ergibt; ein Ende ist nicht in Sicht. Die derzeitige digitale Revolution, die Globalisierung kultureller Informationen und das bevorstehende Zeitalter des Mitgefühls sind Einflüsse, die vermutlich zu strukturellen Veränderungen von Geist und Selbst führen werden; damit meine ich Modifikationen gerade jener Gehirnprozesse, die dem Geist und dem Selbst ihre Form geben.

Zweitens werden wir in diesem Buch von nun an die Frage, wie ein bewusster Geist aufgebaut wird, aus menschlicher Sicht betrachten; wo es möglich und angebracht ist, werden wir aber auch andere biologische Arten berücksichtigen.

Annäherung an das bewusste Gehirn

Die neurowissenschaftliche Erforschung des Bewusstseins geht oft nicht vom Selbst aus, sondern vom Geist als seinem Bestandteil.[1] Wenn ich mich dafür entscheide, das Bewusstsein über das Selbst zu betrachten, möchte ich damit die Komplexität und die Reichweite des reinen Geistes keineswegs gering schätzen oder gar übergehen. Aber dem Selbst-Prozess einen herausragenden Platz einzuräumen, steht in Einklang mit der Sichtweise, die ich von Anfang an eingenommen habe: Danach setzte sich der bewusste Geist in der Evolution durch, weil Bewusstsein die Lebenssteuerung optimierte. Das Selbst ist in jedem bewussten Geist der oberste Vertreter individueller Lebenssteuerungsmechanismen, der Wächter und Bewahrer des biologischen Wertes. Die ungeheure kognitive Komplexität, die das charakteristische Kennzeichen des heutigen bewussten Geistes von Menschen darstellt, wird zu einem beträchtlichen Teil vom Selbst als Stellvertreter des Wertes begründet und koordiniert.

Welchen Teil der Dreiheit von Wachzustand, Geist und Selbst ein Wissenschaftler auch als Forschungsobjekt bevorzugen mag, eines liegt auf der Hand: Das Geheimnis des Bewusstseins liegt nicht im Wachzustand. Im Gegenteil: Was Neuroanatomie und Neurophysiologie des Wachzustands angeht, verfügen wir über beträchtliche Kenntnisse. Es ist vielleicht kein Zufall, dass die Erforschung von Gehirn und Bewusstsein ihre historischen Wurzeln tatsächlich in der Frage des Wachzustands hat.[2]

Der zweite Bestandteil in der Dreiheit des Bewusstseins ist der Geist, und auch was seine neuronalen Grundlagen angeht, tappen wir nicht mehr im Dunkeln. Wie in Kapitel 3 dargelegt wurde, haben wir hier einige Fortschritte erzielt, auch wenn noch viele Fragen offen bleiben. Damit bleibt der dritte, zentrale Bestandteil der Dreiheit: das Selbst, dessen Erforschung häufig hinausgeschoben wird, weil es so kompliziert ist, dass wir es mit unserem derzeitigen Kenntnisstand nicht angehen können. Dieses und das nächste Kapitel beschäftigen sich vorwiegend mit dem Selbst und skizzieren, durch welche Mechanismen es erzeugt und in den wachen Geist eingebettet werden könnte. Das Ziel ist dabei die Identifizierung der neuronalen Strukturen und Mechanismen, die vermutlich Selbst-Prozesse erzeugen; das Spektrum reicht dabei vom einfachen Selbst, das anpassungsorientierte Verhaltensweisen hervorbringt, bis zu jener komplexen Vielfalt von Selbst-Mechanismen, die wissen können, dass der eigene Organismus existiert, und die das Leben entsprechend steuern.

Der bewusste Geist: eine Vorschau

Das Selbst hat viele Ebenen, und die komplexesten verstellen häufig den Blick auf die einfacheren, weil sie unseren Geist mit einer Überfülle von Wissen beherrschen. Wir können uns aber darum bemühen, diese natürliche Verschleierung zu überwinden und die Komplexität sinnvoll zu nutzen. Wie? Indem wir die komplexen Ebenen des Selbst auffordern, die Vorgänge auf den einfacheren Ebenen zu *beobachten*. Dies ist eine schwierige Übung und nicht ohne Risiken. Introspektion kann, wie wir bereits erfahren haben, irreführende Informationen liefern. Aber da Introspektion den einzigen unmittelbaren Blick auf das ermöglicht, was wir erklären möchten, lohnt es sich, das Risiko einzugehen. Und nebenbei bemerkt: Wenn die derart gesammelten Informationen zu fehlerhaften Hypothesen führen, wird sich dies in zukünftigen empirischen Untersuchungen offenbaren. Die Introspektion erweist sich dann auf faszinierende Weise als innerhalb des Geistes ablaufende Übersetzung eines Prozesses, den komplexe Gehirne in der Evolution schon seit langer Zeit durchexerzieren: Sie sprechen mit sich selbst, und zwar sowohl buchstäblich als auch in der Sprache der Neuronenaktivität.

Schauen wir also in unseren bewussten Geist hinein und versuchen wir zu erkennen, wie der Geist am unteren Ende seiner vielschichtigen Struktur aussieht, wenn man ihn vom Ballast der Identität, der durchlebten Vergangenheit und der vorausgesehenen Zukunft befreit – der bewusste Geist im Hier und Jetzt. Ich kann natürlich nicht für alle Menschen sprechen, aber meine eigenen Überlegungen sagen mir Folgendes: Zunächst einmal ist der einfache, bewusste Geist auf der untersten Ebene nicht unähnlich dem von William James beschriebenen fließenden Strom mit Objekten darin. Die Objekte in dem Strom sind aber nicht gleichermaßen auffällig. Manche wirken wie vergrößert, andere nicht. Außerdem sind die Objekte relativ zu mir nicht alle auf die gleiche Weise angeordnet. Manche befinden sich in einer bestimmten Perspektive relativ zu einem materiellen Ich, das ich während der meisten Zeit nicht nur in meinem Körper, sondern sogar genauer in einem kleinen Raum hinter meinen Augen und zwischen meinen Ohren ausmachen kann. Genauso bemerkenswert ist, dass manche – aber nicht alle – Objekte von einem Gefühl begleitet sind, das sie eindeutig mit meinem Körper und Geist verbindet. Ohne dass ein einziges Wort gesprochen wird, sagt mir dieses Gefühl, dass ich die Objekte für den derzeitigen Zeitraum besitze und mit ihnen machen kann, was ich will. Dies ist ganz buchstäblich »das Gefühl für das, was passiert«, jenes objektgebundene Gefühl, über das ich früher bereits geschrieben habe. Was die Frage der Gefühle im Geist angeht, muss ich allerdings etwas hinzufügen: *Das Gefühl für das, was passiert, ist nicht alles.* Man kann ein noch tieferes Gefühl vermuten und es in den Tiefen des bewussten Geistes auch finden. Es ist das Gefühl, dass mein eigener Körper existiert; es ist unabhängig von irgendwelchen Objekten, mit denen es interagieren könnte, vorhanden und bestätigt mir wortlos und unbeirrbar, dass ich am Leben bin. Dieses grundlegende Gefühl, dessen Erwähnung ich in früheren Beschreibungen des Problems nicht für notwendig hielt, möchte ich jetzt als entscheidendes Element des Selbst-Prozesses vorstellen. Ich bezeichne es als *ursprüngliches Gefühl* und stelle fest, dass es irgendwo im Bereich zwischen Lust und Schmerz eine eindeutige *Qualität* hat, eine *Valenz.* Es ist der Urgrund hinter allen Gefühlen von Emotionen und damit auch die Grundlage aller Gefühle, die durch Wechselbeziehungen zwischen Objekten und Organismus verursacht werden. Wie wir noch genauer erfahren werden, werden ursprüngliche Gefühle vom Protoselbst hervorgebracht.[3]

Kurz gesagt, entdecke ich beim Eintauchen in die Tiefen des bewussten Geistes, dass dieser aus verschiedenen Bildern zusammengesetzt ist. Ein solches Bilderensemble beschreibt die *Objekte* im Bewusstsein. Andere Bilder beschreiben *mich*, und zu diesem *Ich* gehören: erstens die *Perspektive*, aus der die Objekte kartiert werden (die Tatsache, dass mein Geist einen Standpunkt hat, von dem aus er sieht, tastet, hört und so weiter; dieser Standpunkt ist mein Körper), zweitens das Gefühl, dass die Objekte in einem Geist repräsentiert sind, der zu mir und niemand anderem gehört (*Eigentum*), drittens das Gefühl, dass ich relativ zu den Objekten eine *Handlungsvollmacht* habe und dass die Tätigkeiten, die mein Körper ausführt, von meinem Geist angeordnet werden, und viertens *ursprüngliche Gefühle*, welche die Existenz meines Körpers unabhängig davon kennzeichnen, ob und wie er sich mit Objekten beschäftigt.

Die Elemente eins bis vier ergeben zusammengefügt die einfache Version eines Selbst. Kombiniert man die Bilder dieser Selbst-Gesamtheit mit den Bildern von nicht zum Selbst gehörigen Objekten, ist das Ergebnis ein bewusster Geist.

Das Wissen um all das ist »einfach so« vorhanden. Man erlangt es nicht durch vernünftiges Folgern oder Interpretationen. Zunächst ist es noch nicht einmal verbaler Natur. Es besteht aus Ahnungen und Hinweisen, aus Gefühlen, die *relativ zum lebenden Körper* und *relativ zu einem Objekt* auftreten.

Das einfache Selbst am unteren Ende des Geistes ähnelt stark der Musik, aber noch nicht der Dichtung.

Die Zutaten zu einem bewussten Geist

Die wichtigsten Bestandteile für den Aufbau eines bewussten Geistes sind *Wachzustand* und *Bilder*. Der Wachzustand ist bekanntermaßen abhängig von der Tätigkeit bestimmter Kerne im Tegmentum des Hirnstamms und im Hypothalamus. Diese Kerne nehmen auf neuronalem und chemischem Weg Einfluss auf die Großhirnrinde. In der Folge wird die Wachheit entweder geringer (bis zum Einschlafen), oder sie wird verstärkt (bis zum Wachzustand). Unterstützt wird die Tätigkeit der Kerne im Hirnstamm durch den Thalamus, manche Kerne beeinflussen die Großhirnrinde aber auch unmittelbar. Die Kerne im Hypothalamus arbeiten vorwiegend über die Ausschüttung chemischer Substanzen, die anschließend auf neuronale Schaltkreise einwirken und deren Verhalten verändern.

Das empfindliche Gleichgewicht des Wachzustands hängt vom Wechselspiel zwischen Hypothalamus, Hirnstamm und Großhirnrinde ab. Die Funktion des Hypothalamus ist eng an die verfügbare Lichtmenge gekoppelt und sorgt für jenen Teil des Wachzustands, dessen Störung bei Flugreisen über mehrere Zeitzonen hinweg zum Jetlag führt. Diese Abläufe sind ihrerseits eng an die Ausschüttung von Hormonen gekoppelt, die zum Teil einem Tag-Nacht-Zyklus unterliegt. Die Kerne im Hypothalamus steuern im ganzen Organismus die Tätigkeit der endokrinen Drüsen – Hypophyse, Schilddrüse, Nebennieren, Pankreas, Hoden und Eierstöcke.[4]

Die Hirnstammkomponente des Wachzustands steht in enger Beziehung zum natürlichen Wert der jeweiligen Situation. Spontan und unbewusst beantwortet der Hirnstamm Fragen, die niemand gestellt hat, beispielsweise die, wie wichtig die Situation dem Betrachter sein soll. Der Wert legt also nicht nur das Signal und das Ausmaß emotionaler Reaktionen auf eine Situation fest, sondern auch, wie wach und aufmerksam wir sind. Langeweile beeinträchtigt den Wachzustand ebenso wie bestimmte Stoffwechsellagen. Wir wissen, was bei der Verdauung großer Mahlzeiten geschieht, insbesondere wenn bestimmte chemische Bestandteile vorhanden sind, beispielsweise das Tryptophan, das aus rotem Fleisch freigesetzt wird. Alkohol verstärkt zunächst den Wachzustand, führt aber später mit steigendem Blutalkoholspiegel zu Schläfrigkeit. Betäubungsmittel heben den Wachzustand völlig auf.

Noch eine letzte warnende Bemerkung zum Wachzustand: Der Abschnitt des Hirnstamms, der an diesem Zustand beteiligt ist, unterscheidet sich hinsichtlich seiner Neuroanatomie und Neurophysiologie von demjenigen Teil, der die Grundlagen des Selbst, nämlich das Protoselbst, erzeugt (und im nächsten Abschnitt behandelt wird). Dass die für den *Wachzustand zuständigen Kerne im Hirnstamm* anatomisch dicht neben den *Kernen für das Protoselbst* liegen, hat einen guten Grund: Beide Gruppen von Gehirnkernen sind an der Lebenssteuerung beteiligt. Sie tragen aber auf unterschiedliche Weise zu diesem Regulationsprozess bei.[5]

Was die Frage der Bilder angeht, so mag es nach der Erörterung ihrer neuronalen Grundlagen in den Kapiteln 3 bis 6 so aussehen, als wüssten wir bereits alles, was wir wissen müssen. Es gibt aber noch mehr zu sagen. Bilder sind sicher im bewussten Geist die Quelle der *zu kennenden Objekte*, und zwar unabhängig davon, ob sich die Objekte in der Außenwelt (außerhalb des Körpers) oder im Körper selbst befinden (wie mein schmerzender Ellenbogen oder der Finger, den ich mir unabsichtlich verbrannt habe). Bilder sind nicht immer visueller Natur, sondern es gibt sie in allen sensorischen Varianten, und sie betreffen *alle Objekte und Handlungen, die im Gehirn verarbeitet werden*, gegenwärtige ebenso wie erinnerte, konkrete wie auch abstrakte. Dies umfasst sämtliche Muster, die *außerhalb des Gehirns* entspringen, ganz gleich, ob ihr Ursprung im Inneren des Körpers oder außerhalb davon liegt. Ebenso umfasst es Muster, die im Gehirn selbst durch Verbinden verschiedener Muster erzeugt werden. Mit seiner unbändigen Sucht, Karten herzustellen, kartiert das Gehirn auch seine eigene Tätigkeit – in gewisser Hinsicht spricht es mit sich selbst. Die Gehirnkarten über diese eigene Tätigkeit sind vermutlich die wichtigste Quelle für abstrakte Bilder, die beispielsweise die räumliche Anordnung und die Bewegung von Objekten, Beziehungen mehrerer Objekte, Geschwindigkeit und räumliche Bahn bewegter Objekte sowie die Gesetzmäßigkeiten des Auftauchens von Objekten in Raum und Zeit beschreiben. Solche Bilder lassen sich ebenso wie musikalische Kompositionen und Aufführungen in mathematische Beschreibungen umsetzen. Bei dieser Form der Bilderzeugung erbringen Mathematiker und Komponisten besonders gute Leistungen.

Nach der zuvor formulierten Arbeitshypothese erwächst der bewusste Geist daraus, dass eine *Beziehung* zwischen dem *Organismus* und einem *zu kennenden Objekt* hergestellt wird. Aber wie werden der Organismus, das Objekt und die Beziehung im Gehirn umgesetzt? Alle drei Komponenten bestehen aus Bildern. Das zu kennende Objekt wird als Bild kartiert. Das Gleiche gilt für den Organismus, seine Bilder sind allerdings etwas Besonderes. Und auch das Wissen, das einen Zustand des Selbst darstellt und die Entstehung von Subjektivität ermöglicht, setzt sich aus Bildern zusammen. Das gesamte Gewebe des bewussten Geistes ist aus dem gleichen Stoff gemacht: *aus Bildern, die durch die Kartierungsfähigkeiten des Gehirns entstehen.*

Alle Aspekte des Bewusstseins sind also aus Bildern aufgebaut, aber nicht alle Bilder sind im Hinblick auf ihren neuronalen Ursprung oder ihre physiologischen Eigenschaften gleich (siehe Abbildung 3.1). Die Bilder, mit denen die meisten zu kennenden Objekte beschrieben werden, sind konventionell in dem Sinn, dass sie durch Kartierungsvorgänge entstehen, wie wir sie für die äußeren Sinne erörtert haben. Die Bilder, die für den Organismus stehen, stellen jedoch eine besondere Gruppe dar. Sie haben ihren Ursprung im Körperinneren und repräsentieren Aspekte des Körpers während seiner Tätigkeit. Sie nehmen eine Sonderstellung ein und vollbringen eine besondere Leistung: Sie werden von Anfang an spontan und ganz natürlich *gefühlt*, bevor irgendeine andere am Aufbau des Bewusstseins beteiligte Tätigkeit abläuft. Es sind *gefühlte* Bilder des Körpers, ursprüngliche Körpergefühle, die Urbilder aller anderen Gefühle, einschließlich der Gefühle von Emotionen. Wie wir später noch sehen werden, greifen die Bilder, welche die Beziehung zwischen Organismus und Objekt beschreiben, auf Bilder beider Typen zurück – auf konventionelle sensorische Bilder ebenso wie auf Variationen der Körpergefühle.

Und schließlich erscheinen alle Bilder in einem gemeinsamen Arbeitsraum, der von verschiedenen frühen Sinnesfeldern der Großhirnrinde und im Falle der Gefühle von einzelnen Regionen des Hirnstamms gebildet wird. Dieser Bilderraum steht unter der Kontrolle mehrerer Zentren aus Cortex und Subcortex, deren Schaltkreise Kenntnisse über Dispositionen enthalten; solche Kenntnisse sind in ruhender Form in der im Kapitel 6 erörterten neuronalen Konvergenz-Divergenz-Architektur aufgezeichnet. Die Regionen können entweder bewusst oder unbewusst tätig werden, in beiden Fällen arbeiten sie aber auf genau dem gleichen neuronalen Nährboden. Der Unterschied zwischen der bewussten und der unbewussten Tätigkeit der beteiligten Regionen hängt vom Ausmaß des Wachzustands und vom Niveau der Selbst-Verarbeitung ab.

Was die neuronale Umsetzung angeht, unterscheidet sich der hier beschriebene Begriff des Bilderraums deutlich von den Vorstellungen, die sich in den Arbeiten von Bernard Baars, Stanislas Dehaene und Jean-Pierre Changeux finden. Baars, der Urheber des Begriffs vom globalen Arbeitsraum, betrachtete diesen unter rein psychologischen Gesichtspunkten und lenkte die

Aufmerksamkeit auf die intensive Kommunikation zwischen verschiedenen Bestandteilen des Geistesprozesses. Dehaene und Changeux benutzten den Begriff des globalen Arbeitsraums auch im Hinblick auf die neuronalen Grundlagen und bezeichneten damit die stark dezentralisierte, eng verknüpfte Neuronenaktivität, die dem Bewusstsein zugrunde liegen muss. Was das Gehirn angeht, so konzentrieren sie sich auf die Großhirnrinde als Lieferanten für Bewusstseinsinhalte, und eine Sonderstellung räumen sie dabei den – insbesondere präfrontalen – Assoziationsfeldern ein, die sie als notwendiges Element für den Zugang zu diesen Inhalten betrachten. In späteren Arbeiten stellte auch Baars den Begriff des globalen Arbeitsraums in den Dienst des *Zugangs* zu Bewusstseinsinhalten.

Ich für meinen Teil konzentriere mich auf die bilderzeugenden Regionen, jenen Spielplatz, auf dem die Puppen der Show tatsächlich tanzen. Die Puppenspieler und ihre Schnüre befinden sich außerhalb des Bilderraums im Raum der Dispositionen, der in den Assoziationsfeldern der Stirn-, Schläfen- und Scheitelregionen angesiedelt ist. Diese Sichtweise entspricht den Befunden mit bildgebenden Verfahren und den Ergebnissen elektrophysiologischer Studien, in denen das Verhalten dieser beiden abgegrenzten Areale (Bilderraum und Dispositionsraum) im Verhältnis zu bewussten beziehungsweise unbewussten Bildern beschrieben wurde. Beispiele sind die Arbeiten von Nikos Logothetis oder Giulio Tononi über die Konkurrenz der beiden Augen oder die Untersuchungen von Stanislas Dahaene und Lionel Naccache über die Verarbeitung von Wörtern. Bewusste Zustände setzen eine frühzeitige Beteiligung der Sinnesorgane *und* der Assoziationsfelder voraus, denn nach meiner Sichtweise organisieren die Puppenspieler die Show von dort aus.[6] Ich bin davon überzeugt, dass meine Beschreibung des Problems nicht mit der Vorstellung von einem globalen neuronalen Arbeitsraum im Konflikt steht, sondern sie ergänzt.

Das Protoselbst

Das Protoselbst ist der Trittstein, der für den Aufbau des Kern-Selbst gebraucht wird. Es ist *eine integrierte Ansammlung verschiedener neuronaler Muster, die in jedem Moment die stabilsten Aspekte der physischen Struktur des Organismus kartieren.* Typisch für die vom Protoselbst erzeugten Karten ist, dass sie nicht nur Bilder des Körpers erzeugen, sondern auch *gefühlte* Bilder des

Körpers. Diese ursprünglichen Körpergefühle sind im normalen, wachen Gehirn spontan vorhanden.

Die Beiträge zum Protoselbst stammen von *interozeptiven übergeordneten Karten, übergeordneten Karten des Organismus* und *Karten der sensorischen Portale für die Außenwelt*. Anatomisch betrachtet, entstehen diese Karten sowohl im Hirnstamm als auch in den Rindenfeldern. Der Grundzustand des Protoselbst ist der Durchschnitt aus seiner interozeptiven Komponente und den Beiträgen der Sinnesportale. Die Integration dieser vielfältigen, räumlich verteilten Karten findet durch wechselseitige Signalübertragung innerhalb des gleichen Zeitfensters statt. Eine einzelne Stelle im Gehirn, an der die verschiedenen Komponenten neu kartiert werden, ist nicht erforderlich. Im Folgenden wollen wir die Elemente, die zum Protoselbst beitragen, einzeln betrachten.

Übergeordnete interozeptive Karten

Der Inhalt dieser Karten und Bilder wird aus den interozeptiven Signalen zusammengesetzt, die aus dem inneren Milieu und den Organen kommen. Solche Signale unterrichten das Zentralnervensystem laufend über den Zustand des Organismus; das Spektrum reicht dabei von einem optimalen oder Routinezustand bis zu problematischen Situationen, bei denen ein Organ oder Gewebe verletzt wurde und im Körper ein Schaden eingetreten ist. (Hier meine ich insbesondere die nozizeptiven Signale, welche die Grundlage für Schmerzempfindungen bilden.) Interozeptive Signale weisen auf die Notwendigkeit physiologischer Korrekturen hin und können sich, beispielsweise als Hunger- oder Durstgefühle, im Geist manifestieren. Unter dieser Überschrift lassen sich alle Signale einordnen, die Temperatur und unzählige andere Parameter des inneren Milieus übermitteln. Und schließlich sind interozeptive Signale auch an der Entstehung lustvoller Zustände und den zugehörigen angenehmen Gefühlen beteiligt.

In jedem einzelnen Augenblick erzeugt eine Untergruppe dieser Signale, die in bestimmten Kernen des oberen Hirnstamms zusammengesetzt und modifiziert werden, ursprüngliche Gefühle. Der Hirnstamm stellt für die Signale nicht nur eine Durchgangsstation vom Körper zur Großhirnrinde dar. Er ist auch eine Entscheidungsstelle, die genau auf dieser Ebene Veränderungen wahrnehmen und auf vorbestimmte, aber abgestufte Weise reagieren kann. Die Funktionsweise dieses Entscheidungsapparats trägt zum *Aufbau* der ursprünglichen Gefühle bei; deshalb sind solche Gefühle nicht nur einfa-

EBENE DES HIRNSTAMMS

Nucleus tractus solitarius (NTS)
Nucleus parabrachialis (NPB)
periaquäduktales Grau (PAG)
Area postrema
Hypothalamus
Colliculus superior (tiefe Schichten)
— **interozeptive Integration**

EBENE DER GROSSHIRNRINDE

Inselrinde
Cortex cingulatus anterior
— **interozeptive Integration**

vordere Sehfelder (BA 8)
somatosensorische Rindenfelder
— **äußere Sinnesportale**

Abb. 8.2. Die Hauptbestandteile des Protoselbst

che »Abbildungen« des Körpers, sondern komplizierter als einfache Karten. Ursprüngliche Gefühle sind ein Nebenprodukt der Art und Weise, wie die Kerne des Hirnstamms organisiert werden, und deren unauflöslicher Verbindungsschleife mit dem Körper. Einen Beitrag leisten möglicherweise auch die Funktionsbesonderheiten der jeweils beteiligten Neuronen.

Ursprüngliche Gefühle gehen allen anderen Gefühlen voraus. Sie beziehen sich gezielt und ausschließlich auf den lebenden Körper, der mit seinem Hirnstamm verbunden ist. Alle Gefühle von Emotionen sind Varianten der momentan vorhandenen ursprünglichen Gefühle. Alle Gefühle, die durch die Wechselbeziehung von Objekten mit dem Organismus verursacht werden, sind Varianten der momentan vorhandenen ursprünglichen Gefühle. Ursprüngliche Gefühle und ihre emotionalen Varianten erzeugen einen Beobachterchor, der alle anderen im Geist ablaufenden Bilder begleitet.

Wie wichtig das interozeptive System ist, wenn man den bewussten Geist verstehen will, kann man gar nicht nachdrücklich genug betonen. Die Prozesse in diesem System sind im Wesentlichen *unabhängig* von der Größe der Strukturen, in denen sie entstehen, und sie stellen eine besondere Form von Input dar, der schon früh in der Entwicklung und durch die gesamte Kindheit und Jugend hindurch vorhanden ist. Mit anderen Worten: Interozeption ist eine geeignete Grundlage für die relative *Unveränderlichkeit*, die notwendig ist, damit für das, was später das Selbst darstellt, eine Art stabiles Gerüst geschaffen wird.

Die Frage der relativen Unveränderlichkeit ist von entscheidender Bedeutung, denn das Selbst ist ein einzigartiger Prozess, und für diese Einzigartigkeit müssen wir eine plausible biologische Verankerung finden. Genau genommen, sollte schon der *eine* Körper eines Organismus für diese unbedingt notwendige, biologische Einzigartigkeit sorgen. Wir leben nicht in zwei Körpern, sondern in *einem* (diese Tatsache leugnen nicht einmal siamesische Zwillinge), und wir haben *einen* Geist, der zu diesem Körper gehört, sowie *ein* Selbst, das zu beiden gehört. (Ein multiples Selbst und multiple Persönlichkeiten sind keine normalen Geisteszustände.) Diese Verankerung kann aber wahrscheinlich nicht der *gesamte Körper* sein, denn der Körper als Ganzes führt ständig verschiedene Tätigkeiten aus und verändert entsprechend seine Form, ganz zu schweigen von seinem Größenwachstum von der Geburt bis zum Erwachsenenalter. Die Verankerung muss man also an anderer Stelle suchen: nicht im Körper als Gesamtheit, sondern in einem Körperteil, der sich *innerhalb* des Körpers befindet. Sie muss jenen Abschnitten des Körpers entsprechen, die sich am wenigsten oder überhaupt nicht verändern. Die am wenigsten veränderlichen Aspekte des Organismus sind das innere Milieu und viele mit ihm verbundene Parameter der inneren Organe; dies gilt in allen Altersgruppen während des ganzen Lebens, und zwar nicht deshalb, weil sich die Parameter nicht verändern würden, sondern weil ihre Tätigkeit voraussetzt, dass ihr Zustand nur innerhalb eines sehr engen Bereichs schwankt. Die Knochen wachsen während der gesamten Entwicklung, ebenso die Muskeln, die sie bewegen; aber die chemische Mischung, in der sich das Leben abspielt – der Durchschnittsbereich ihrer Parameter –, bleibt im Wesentlichen die gleiche, unabhängig davon, ob man drei, 50 oder 80 Jahre alt ist. Und ganz egal, ob man 60 Zentimeter oder 1,80 Meter groß ist, das, was das biologische Wesen eines Angst- oder Glückszustandes ausmacht, ist im Hinblick darauf, wie solche Zustände durch chemische Veränderungen des inneren Milieus und durch Zusammenziehen oder Entspannen der glatten Muskulatur in den Eingeweiden entstehen, aller Wahrscheinlichkeit das Gleiche. Dabei sollte man festhalten, dass die Ursachen eines Angst- oder Glückszustands – die Gedanken, die solche Zustände verursachen – im Laufe eines Lebens sehr unterschiedlich sein können; für das Profil der emotionalen Reaktionen auf solche Ursachen gilt das aber nicht.

Abb. 8.3. Kerne des Hirnstamms, die an der Erzeugung des Kern-Selbst mitwirken. Wie in Abbildung 4.1 gezeigt, gewährleisten mehrere Kerne des Hirnstamms durch ihr Zusammenwirken die Homöostase. Die mit der Homöostase beschäftigten Kerne entsenden aber auch Fortsätze zu anderen Gruppen von Kernen im Hirnstamm (hier als *andere Hirnstammkerne* bezeichnet). Diese bilden mehrere Funktionsfamilien: die *klassischen Kerne der retikulären Formation* wie Nucleus pontis oralis und Nucleus cuneiformis, die über die intralaminaren Kerne des Thalamus Einfluss auf die Großhirnrinde nehmen, die *monoaminergen Kerne,* die unmittelbar Moleküle wie Noradrenalin, Serotonin und Dopamin in große Bereiche der Großhirnrinde ausschütten, und die *cholinergen Kerne,* die Acetylcholin freisetzen.

Nach der hier vertretenen Hypothese erzeugen die Homöostase-Kerne mit den »Gefühlen, etwas zu wissen« einen Bestandteil des Kern-Selbst. Die Neuronenaktivität, die diesem Prozess zugrunde liegt, zieht ihrerseits die anderen, nicht an der Homöostase beteiligten Kerne des Hirnstamms heran, die dann die »Objektbesonderheit« erzeugen. (Abkürzungen wie in Abbildung 4.1)

Wo ist das übergeordnete interozeptive System aktiv? Die Antworten auf diese Frage sind in den letzten zehn Jahren immer genauer geworden; das verdanken wir Forschungsarbeiten, deren Spektrum von physiologischen Messungen auf der Ebene der Zellen und experimentellen neuroanatomischen Untersuchungen an Tieren bis zur funktionellen Magnetresonanztomographie bei Menschen reichte. Unter dem Strich führten solche Arbeiten (die in Kapitel 4 genauer erörtert wurden) zu ungewöhnlich detaillierten Kenntnissen über die Wege, auf denen derartige Signale ins Zentralnervensystem gelangen.[7] Die neuronalen und chemischen Signale, die Körperzustände beschreiben, werden auf vielen Ebenen des Rückenmarks, des Trigeminuskerns im Hirnstamm und jener besonderen Neuronengruppen, die an den Rändern der Gehirnventrikel liegen, an das Zentralnervensystem übertragen. Von allen diesen Eintrittsstellen werden die Signale zu den großen integrativen Kernen im Hirnstamm weitergeleitet. Die wichtigsten dieser Kerne sind der Nucleus tractus solitarius, der Nucleus parabrachialis und der Hypothalamus. Dort werden die Signale lokal verarbeitet und dienen zur Regulation des Lebensprozesses sowie zur Erzeugung ursprünglicher Gefühle, sie werden aber außerdem auch über eine bequeme Zwischenstation in den Übertragungskernen des Thalamus an die Inselrinde weitergeleitet, den Abschnitt, den man am eindeutigsten mit der Interozeption in Verbindung bringen kann. Obwohl die Großhirnrinde ein wichtiger Bestandteil dieses Systems ist, halte ich den Hirnstamm für das Fundament des Selbst-Prozesses.

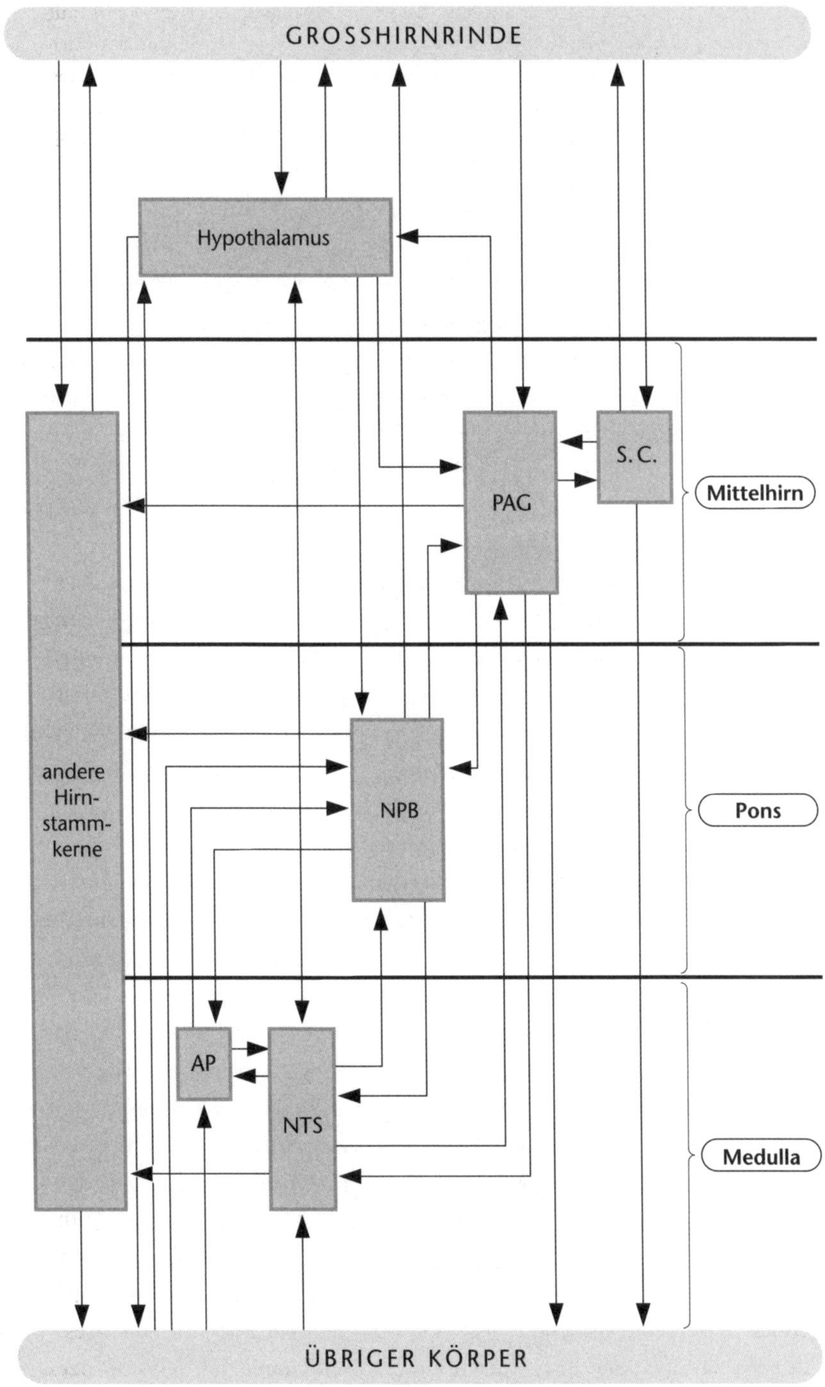
GROSSHIRNRINDE
Hypothalamus
PAG
S. C.
Mittelhirn
andere Hirn-stamm-kerne
NPB
Pons
AP
NTS
Medulla
ÜBRIGER KÖRPER

Wie in der Hypothese dargestellt, kann er selbst dann ein funktionsfähiges Protoselbst liefern, wenn die Rindenkomponente in großem Umfang geschädigt ist.

Übergeordnete Karten des Organismus

Die übergeordneten Karten des Organismus beschreiben schematisch den ganzen Körper mit seinen wichtigsten Teilen – Kopf, Rumpf, Gliedmaßen – im Ruhezustand. Die Bewegungen des Körpers werden im Vergleich zu dieser Hauptkarte aufgezeichnet. Im Gegensatz zu den interozeptiven Karten verändern sich die Hauptkarten des Organismus im Laufe der Entwicklung dramatisch, denn sie bilden das Muskel-Skelett-System und seine Bewegungen ab. Deshalb folgen diese Karten zwangsläufig der Zunahme der Körpergröße sowie dem Umfang und der Qualität der Bewegungen. Wie man sich leicht vorstellen kann, können sie bei einem Kleinkind, einem Jugendlichen und einem Erwachsenen nicht die gleichen sein, irgendwann wird aber eine Art vorübergehender Stabilität erreicht. Deshalb sind die übergeordneten Karten des Organismus keine ideale Quelle für die Einzigartigkeit, die zum Aufbau des Protoselbst notwendig ist.

Das übergeordnete interozeptive System muss zu dem allgemeinen Rahmen passen, der in allen Wachstumsphasen von der Hauptkarte des Organismus geschaffen wird. In einer groben Skizze würde sich das übergeordnete interozeptive System *innerhalb* des allgemeinen Rahmens für den Organismus befinden. Es handelt sich aber um verschiedene Systeme. Dass ein System in das andere passt, lässt nicht auf eine tatsächliche Übertragung von Karten schließen, sondern auf eine Koordination, durch die beide Kartensätze zur selben Zeit vergegenwärtigt werden können. Die Kartierung einer bestimmten Region im Körperinneren würde beispielsweise an jenen Abschnitt des allgemeinen Rahmens signalisiert, in dem die Region am besten zu dem anatomischen Gesamtschema passt. Übelkeit zum Beispiel verspüren wir oft im Verhältnis zu einem bestimmten Körperteil, beispielsweise dem Magen. Obwohl die interozeptive Karte so vage ist, wird sie in die Gesamtkarte des Organismus eingepasst.

Karten des sensorischen Portals für die Außenwelt

Indirekt habe ich die sensorischen Portale bereits in Kapitel 4 erwähnt, als ich beschrieben habe, in welche Fassung die Sinnesorgane – die Diamanten – eingesetzt sind. Hier stelle ich sie nun in den Dienst des Selbst. Die Repräsentation der verschiedenen sensorischen Portale im Körper ist – wie die Körperregionen, die Augen, Ohren, Zunge, Nase umschließen – eine eigene Unterkarte des Organismus und ein Sonderfall. In meiner Vorstellung »passen« die Karten des sensorischen Portals in das Gerüst der übergeordneten Karten des Organismus, ganz ähnlich, wie es auch für das übergeordnete System des Fühlens erforderlich ist: nicht durch tatsächliche Übertragung von Karten, sondern durch zeitliche Koordination. Die Frage, wo sich manche dieser Karten im Einzelnen befinden, ist derzeit Gegenstand der Forschung.

Die Karten der sensorischen Portale dürften eine Doppelrolle spielen: Einerseits bauen sie die Perspektive auf (ein wichtiger Aspekt des Bewusstseins), und andererseits dienen sie zur Konstruktion qualitativer Aspekte des Geistes. Zu den Merkwürdigkeiten bei der Wahrnehmung eines Objekts gehört die einzigartige Beziehung, die wir zwischen den geistigen Inhalten, die das Objekt beschreiben, und denen, die dem an der jeweiligen Wahrnehmung beteiligten Körperteil entsprechen, herstellen. Wir wissen, dass wir mit den Augen sehen, aber wir *spüren auch, wie wir mit den Augen sehen*. Wir wissen, dass wir mit den Ohren hören, nicht aber mit den Augen oder der Nase. Wir spüren Geräusche im Außenohr und am Trommelfell. Wir tasten mit den Fingern, riechen mit der Nase und so weiter. Dies mag auf den ersten Blick trivial erscheinen, ist es aber in Wirklichkeit durchaus nicht. Die »Lage der Sinnesorgane« kennen wir schon im zarten Alter, vermutlich schon bevor wir sie durch Schlussfolgerungen entdecken, indem wir eine bestimmte Wahrnehmung mit einer bestimmten Bewegung verknüpfen, und vielleicht noch bevor Reime und Lieder uns in der Schule lehren, woher die Sinne ihre Information beziehen. Dennoch ist dies eine seltsame Form des Wissens. Immerhin kommen visuelle Bilder von den Neuronen in der Netzhaut, und die sagen uns eigentlich nichts über den Teil unseres Körpers, in dem die Netzhäute zufällig liegen: im Inneren der Augäpfel, die sich im Inneren der Augenhöhlen in einem bestimmten Teil des Gesichts befinden. Wie finden wir überhaupt heraus, dass die Netzhäute gerade dort ihren Platz haben? Ein Kind bemerkt natürlich, dass es nicht mehr sehen kann, wenn es die Augen schließt, und dass es weniger hört, wenn es sich die Ohren zuhält. Aber darum geht es wohl kaum. Entscheidend ist, dass wir »fühlen«, wie der Schall in die Ohren gelangt, und dass wir »fühlen«, dass wir mit den Augen herumschauen und etwas sehen. Ein Kind vor einem Spiegel würde das Wissen bestätigen, das es aufgrund zusätzlicher Informationen aus Körperteilen »rund um« die Netzhäute bereits erworben hat. Die Gesamtheit dieser Körperstrukturen stellt ein *sensorisches Portal* dar, wie ich es nenne. Im Falle des Sehens gehört zum sensorischen Portal nicht nur die Augenmuskulatur, mit der wir die Augen bewegen, sondern auch vieles andere: der gesamte Apparat, mit dem wir ein Objekt scharf stellen, indem wir die Größe der Linse anpassen, der Apparat für die Anpassung der Lichtintensität, der den Durchmesser der Pupillen (die Kamerablende unserer Augen) vergrößert oder verkleinert, und schließlich die Muskeln im *Umfeld* der Augen, mit denen wir die Stirn runzeln, blinzeln oder Heiterkeit ausdrücken. Augenbewegungen und Blinzeln sind für die Verarbeitung unserer visuellen Bilder von entscheidender Bedeutung, und interessanterweise wirken sie auch an der effizienten, realistischen Bearbeitung von Filmaufnahmen mit.

Das Sehen beschränkt sich nicht darauf, dass ein geeignetes Lichtmuster auf die Netzhaut fällt. Es umfasst auch alle anderen begleitenden Reaktionen; manche davon sind unentbehrlich, damit auf der Netzhaut ein scharfes Muster entsteht, manche sind gewohnheitsmäßige Begleiter des Sehvorgangs, und manche sind bereits schnelle Reaktionen auf die Verarbeitung des eigentlichen Musters.

Vergleichbare Verhältnisse herrschen auch beim Hören. Die Vibration des Trommelfells und einer Reihe winzig kleiner Knochen im Mittelohr können dem Gehirn parallel zum Geräusch selbst signalisiert werden, das sich im Innenohr auf der Ebene der Schnecke abspielt: Dort werden Frequenz, zeitlicher Verlauf und Klangfarbe kartiert.

Die komplexen Vorgänge an den Sinnesportalen dürften einer der Gründe sein, warum Kindern wie auch Erwachsenen manchmal Irrtümer bei der Wahrnehmung eines Ereignisses unterlaufen: Dann berichten sie zum Beispiel, sie hätten ein Objekt zuerst gesehen und dann gehört, obwohl es in Wirklichkeit umgekehrt war. Das Phänomen ist wird als »Quellenirrtum« bezeichnet.

Die unauffälligen sensorischen Portale spielen eine entscheidende Rolle für die Definition der *Perspektive* des Geistes im Verhältnis zur übrigen Welt. Ich spreche hier nicht von dem biologisch einzigartigen Phänomen des Protoselbst, sondern ich meine einen Effekt, den wir alle im Geist erleben: Wir haben eine *Position* zu allem, was sich außerhalb des Geistes abspielt. Dabei handelt es sich nicht nur um eine »An-Sicht«, auch wenn das Sehen für die sehfähige Mehrheit der Menschen in den meisten Fällen die Tätigkeit des Geistes beherrscht. Wir haben auch eine Position zu den Geräuschen der Umwelt, eine Position zu den Gegenständen, die wir berühren, und sogar eine Position zu den Objekten, die wir in unserem eigenen Körper spüren – dem Ellenbogen und seinen Schmerzen oder unseren Füßen, mit denen wir über den Sand gehen.

Wir glauben nicht fälschlich, wir würden mit dem Bauchnabel sehen oder mit den Achselhöhlen hören (so faszinierend diese Möglichkeiten auch sein mögen). Die sensorischen Portale, in deren Nähe die Daten zur Bilderzeugung gesammelt werden, liefern dem Geist die Position des Organismus relativ zu einem Objekt. Diese Position wird aus der Gesamtheit der Körperregionen hergeleitet, um die herum Wahrnehmungen entstehen. Aufgegeben wird diese Position nur unter anormalen Bedingungen (Out-of-Body-Erlebnisse), die eine Folge von Gehirnerkrankungen, psychischen Traumata oder experimentellen Manipulationen mit Apparaturen für virtuelle Realität sein können.[8]

Nach meiner Vorstellung erwächst die Perspektive des Organismus aus verschiedenen Quellen. Sehen, Hören, Gleichgewicht, Geschmack und Geruch sind von sensorischen Portalen abhängig, die alle nicht weit voneinander entfernt im Kopf liegen. Den Kopf können wir uns als vieldimensionales Überwachungsinstrument vorstellen, das dazu da ist, die Welt in sich aufzunehmen. Der Tastsinn verteilt sich über den ganzen Körper und hat damit ein breiteres sensorisches Portal, aber auch die durch Tasten vermittelte Perspektive weist eindeutig auf den einzelnen Organismus als Ausgangspunkt hin und signalisiert eine Stelle an dessen Oberfläche. Die gleiche umfassende Verteilung gilt für die Wahrnehmung unserer eigenen Bewegungen, die ebenfalls im Verhältnis zum ganzen Körper erfolgt, aber ihren Ursprung stets im einzelnen Organismus hat.

Was die Großhirnrinde angeht, so müssen die meisten Daten aus den sensorischen Portalen im somatosensorischen System landen, wobei SI und SII gegenüber der Inselrinde bevorzugt werden. Daten aus dem individuellen sensorischen Portal für das Sehen werden auch an die sogenannten frontalen Augenfelder weitergegeben, die im Brodman-Areal 8 der oberen und seitlichen Stirnlappen liegen. Auch diese räumlich getrennten Gehirnareale müssen durch irgendeinen Integrationsmechanismus funktionell verknüpft werden.

Eine letzte notwendige Anmerkung betrifft die Ausnahmesituation der somatosensorischen Rindenfelder. Diese Felder übertragen Signale aus der Außenwelt (Berührungskarten sind das wichtigste Beispiel), aber auch aus dem Körper (wie im Fall der Interozeption) und aus den sensorischen Portalen. Die Komponente der sensorischen Portale gehört natürlich zur Struktur des Organismus und damit zum Protoselbst.

Demnach besteht zwischen zwei Gruppen von Mustern ein bemerkenswerter Kontrast. Einerseits gibt es unendlich viele verschiedene Muster, die herkömmliche Objekte beschreiben (von denen sich manche als Anblicke und Geräusche, Geschmack und Geruch außerhalb des Körpers befinden, während andere, beispielsweise Gelenke oder Hautabschnitte, zum Körper selbst gehören). Auf der anderen Seite gibt es die große Ähnlichkeit zwischen den zahlenmäßig relativ überschaubaren Mustern, die mit dem Körperinneren und seiner streng kontrollierten Regulation zu tun haben. Es besteht ein unausweichlicher, grundlegender Unterschied zwischen dem streng kontrollierten Aspekt der Lebensvorgänge innerhalb unseres eigenen Organismus und all den vorstellbaren Dingen und Ereignissen in der Außenwelt oder im übrigen Körper. Dieser Unterschied ist von entscheidender Bedeutung, wenn man die biologischen Grundlagen des Selbst-Prozesses verstehen will.

Den gleichen Kontrast zwischen Vielfalt und Ähnlichkeit gibt es auf der Ebene der sensorischen Portale. Wenn die sensorischen Portale einen Übergang von ihrem Grundzustand in den mit dem Sehen verbundenen Zustand durchmachen, müssen die damit verbundenen Änderungen nicht umfangreich sein, sie können es aber. Die Veränderungen müssen nur deutlich machen, dass eine Beteiligung von Organismus und Objekt stattgefunden hat. Über das Objekt, auf das sich diese Beteiligung bezieht, müssen sie nichts aussagen.

Kurz gesagt, bietet die Kombination aus innerem Milieu, Struktur der inneren Organe und dem Grundzustand der sensorischen Portale für die Außenwelt eine Insel der Stabilität in einem Meer der Bewegung. Sie sorgt für einen relativ zusammenhängenden funktionellen Zustand in einer Umgebung aus dynamischen Prozessen, die ausgeprägte Schwankungen erleben. Man stelle sich eine große Menschenmenge vor, die eine Straße entlangmarschiert; eine kleine Gruppe in der Mitte der Menge bewegt sich stetig und in zusammenhängender Formation, die restlichen Menschen eilen locker in einer Art Brown'scher Bewegung hin und her, wobei manche hinter den anderen zurückbleiben, manche die Kerngruppe überholen und so weiter.

Zu dem Gerüst, das sich aus der relativen Unveränderlichkeit des inneren Milieus ergibt, muss noch ein weiteres Element hinzukommen: die Tatsache, dass der restliche Körper stets untrennbar mit dem Gehirn verbunden bleibt. Diese Verbindung ist die Grundlage der Entstehung ursprünglicher Gefühle und der einzigartigen Beziehung zwischen dem Körper als Objekt und dem Gehirn, das dieses Objekt repräsentiert. Wenn wir Karten von Objekten und Vorgängen in der Außenwelt erzeugen, bleiben diese Objekte und Vorgänge in der Außenwelt. Kartieren wir dagegen Objekte und Vorgänge im Körper, bleiben sie im Organismus und wandern nirgendwo anders hin. Sie wirken auf das Gehirn, können aber auch selbst jederzeit einer Wirkung unterliegen; auf diese Weise bildet sich eine Resonanzschleife, die eine Art Körper-Geist-Verschmelzung bewirkt. Damit stellen sie das lebendige Material dar, das den notwendigen Zusammenhang für alle anderen geistigen Inhalte garantiert. Das Protoselbst ist mehr als eine Ansammlung von Karten des Körpers, vergleichbar der hübschen Sammlung von Bildern und abstrakten expressionistischen Gemälden, welche ich in meinem Gehirn herumtrage. Die Ansammlung von Karten, die das Protoselbst bilden, bleibt vielmehr interaktiv mit seiner Quelle verbunden, eine tiefe Wurzel, die nicht abgeschnitten werden kann. Leider haben die Bilder meiner abstrakten expressionistischen Lieblingsgemälde, die ich in meinem Gehirn mitführe, keinerlei physische Verbindung zu ihrer Quelle. Ich würde mir das zwar wünschen, sie befinden sich aber nur in meinem Gehirn.

Schließlich sollte ich anmerken, dass man das Protoselbst nicht mit einem Homunculus verwechseln darf, ebenso wenig wie das Selbst, das aus seiner Abwandlung entsteht, nicht homunculoid ist. Die traditionelle Vorstellung vom Homunculus sieht einen kleinen Menschen im Gehirn sitzen, der alles weiß, weise ist, Fragen über die Vorgänge im Geist beantworten kann und Interpretationen für das Geschehen liefert. Das gut untersuchte Problem, das der Homunculus aufwirft, liegt in dem damit geschaffenen unendlichen Regress. In dem kleinen Menschen, dessen Wissen uns zu bewussten Wesen machen würde, müsste ein noch kleinerer Mensch sitzen, der ihm wiederum die notwendigen Kenntnisse vermittelt, und so immer weiter. Das funktioniert nicht. Das Wissen, das unseren Geist zu einem bewussten Geist macht, muss von unten nach oben konstruiert werden. Nichts könnte von dem hier dargestellten Gedanken an ein Protoselbst weiter entfernt sein als die Vorstellung von einem Homunculus. Das Protoselbst ist eine einigermaßen stabile

Plattform und damit ein Quell der Kontinuität. Die Plattform nutzen wir zur Aufzeichnung der Veränderungen, die dadurch entstehen, dass ein Organismus mit seiner Umgebung interagiert (beispielsweise wenn man ein Objekt sieht und danach greift), oder um die Veränderungen in Struktur oder Zustand des Organismus festzuhalten (beispielsweise wenn man eine Verletzung erleidet oder wenn der Blutzuckerspiegel übermäßig absinkt). Die Veränderungen werden *im Verhältnis zum derzeitigen Zustand des Protoselbst registriert*, und die Störung löst physiologische Abläufe aus; das Protoselbst besitzt aber keine Information außer der, die in seinen Karten enthalten ist. Das Protoselbst ist kein Weiser, der in Delphi sitzt und uns die Frage beantwortet, wer wir sind.

Konstruktion des Kern-Selbst

Wenn man über eine Strategie zum Aufbau des Selbst nachdenkt, beginnt man am besten mit den Erfordernissen für das Kern-Selbst. Das Gehirn muss in den Geist etwas einführen, das zuvor nicht vorhanden war: einen Protagonisten. Wenn dieser inmitten anderer geistiger Inhalte zur Verfügung steht und wenn dieser Protagonist widerspruchsfrei mit einigen derzeitigen Inhalten verknüpft ist, wohnt dem Prozess zum ersten Mal Subjektivität inne. Wir müssen uns zuerst auf die Protagonisten-Schwelle konzentrieren, jenen Punkt, an dem die unverzichtbaren Wissenselemente aufeinandertreffen, verschmelzen und Subjektivität hervorbringen.

Angenommen, wir haben eine einheitliche Insel der relativen Stabilität, die einem bestimmten Teil des Organismus entspricht: Kann daraus mit einem Schlag das Selbst erwachsen? Wenn dem so wäre, müssten Anatomie und Physiologie der Gehirnareale, in denen das Protoselbst angesiedelt ist, den größten Teil der Geschichte über die Entstehung des Selbst erzählen. Das Selbst würde sich demnach aus der Fähigkeit des Gehirns ableiten, Wissen über die stabilsten Aspekte des Organismus anzusammeln und zu integrieren, basta. Das Selbst wäre dann die nicht ausgeschmückte, *gefühlte* Repräsentation des Lebens im Gehirn, eine reine Erfahrung, die mit nichts anderem verbunden ist als mit ihrem eigenen Körper. Das Selbst würde aus dem ursprünglichen Gefühl bestehen, das vom Protoselbst in seinem unveränderten Zustand spontan und gnadenlos Augenblick für Augenblick geliefert wird.

Wenn es aber um das vielschichtige geistige Leben geht, das jeder von uns gerade in diesem Augenblick erlebt, reichen Protoselbst und ursprüngliche Gefühle als Erklärung für das Selbst-Phänomen, das wir hervorbringen, nicht aus. Das Protoselbst und seine ursprünglichen Gefühle sind wahrscheinlich die Grundlage des materiellen Ich, und bei zahlreichen biologischen Arten sind sie aller Wahrscheinlichkeit nach die wichtigste und höchste Ausdrucksform des Bewusstseins. Wir brauchen aber einen Selbst-Prozess, der dazwischen liegt – der zwischen dem Protoselbst mit seinen ursprünglichen Gefühlen auf der einen Seite und den autobiografischen Formen des Selbst, die uns unser Gefühl für Persönlichkeit und Identität vermitteln, auf der anderen angesiedelt ist. Im Zustand des Protoselbst als solchem muss eine entscheidende Veränderung stattfinden, damit es ein Selbst im eigentlichen Sinn des Wortes wird, das heißt ein *Kern-Selbst*. Dazu muss einerseits das geistige Profil des Protoselbst geschärft werden, so dass es sich *abhebt*. Zum anderen muss das Protoselbst eine *Verbindung* mit den Ereignissen eingehen, an denen es beteiligt ist. In der Handlung des Augenblicks muss es zum *Protagonisten* werden. Die entscheidende Veränderung des Protoselbst ergibt sich aus meiner Sicht durch diese jeden Augenblick neu ablaufende Beteiligung, die von jedem wahrgenommenen Objekt ausgelöst wird. Die Beteiligung erfolgt in engem zeitlichem Zusammenhang mit der sensorischen Verarbeitung des Objekts. Jedes Mal, wenn der Organismus auf ein Objekt – ein beliebiges Objekt – trifft, wird das Protoselbst verändert. Der Grund: Um das Objekt zu kartieren, muss das Gehirn den Körper auf geeignete Weise darauf abstimmen, und die Ergebnisse dieser Abstimmung sowie der Inhalt des kartierten Bildes werden an das Protoselbst übermittelt.

Veränderungen im Protoselbst setzen augenblicklich die Schaffung des Kern-Selbst sowie eine Kette von Ereignissen in Gang. Das erste Glied in dieser Kette ist eine Umwandlung des ursprünglichen Gefühls, die zu einem Gefühl führt, »das Objekt zu kennen«; dieses Gefühl differenziert zwischen dem Objekt und anderen, im gleichen Augenblick vorhandenen Gegenständen. Das zweite Ereignis in der Kette ist eine Folge dieses Gefühls, etwas zu kennen: Dem fraglichen Objekt wird eine »Besonderheit« zuerkannt, ein Prozess, den man allgemein als *Aufmerksamkeit* subsumiert – das heißt, die Verarbeitungsressourcen werden stärker auf ein bestimmtes Objekt gerichtet als auf andere. Das Kern-Selbst entsteht dann durch Verknüpfung des abgewandelten Protoselbst mit dem Objekt, das für die Abwandlung gesorgt hat und jetzt durch Gefühl gekennzeichnet sowie durch Aufmerksamkeit verstärkt wurde.

Am Ende des Kreislaufs gehören zum Geist auch Bilder, die eine einfache, sehr häufige Ereignisfolge betreffen: Ein Objekt sprach den Körper an, weil es aus einer bestimmten Perspektive heraus angesehen, berührt oder gehört wurde, die Ansprache führte im Körper zu einer Veränderung, die Gegenwart des Objekts wurde gefühlt, und das Objekt wurde auffälliger gemacht.

Die nonverbale Darstellung solcher unaufhörlich stattfindenden Ereignisse erzeugt im Geist den Eindruck, dass es einen Protagonisten gibt, dem bestimmte Dinge zustoßen, und dieser Protagonist ist das materielle Ich. Dieser von der nonverbalen Darstellung hervorgerufene Eindruck erschafft den Protagonisten und macht ihn gleichzeitig sichtbar; er verknüpft die vom Organismus ausgeführten Handlungen mit dem Protagonisten und erweckt zusammen mit dem Gefühl, das die Beschäftigung mit dem Objekt hervorruft, die Vorstellung von Eigentümerschaft.

Um einen bewussten Geist zu schaffen, muss eine Reihe von Bildern zu dem einfachen Geistesprozess hinzukommen: ein *Bild* des Organismus (das von dem abgewandelten Protoselbst als Stellvertreter geliefert wird), das *Bild* einer objektbezogenen emotionalen Reaktion (das heißt, ein Gefühl) und ein *Bild* von dem vorübergehend verstärkten, verursachenden Objekt. *Das Selbst tritt in Form von Bildern in den Geist ein, die unermüdlich eine Geschichte solcher Beschäftigungen erzählen.* Die Bilder des abgewandelten Protoselbst und des Gefühls, etwas zu kennen, müssen nicht besonders intensiv sein. Es reicht aus, wenn sie auf subtile Weise im Geist vorhanden sind, kaum mehr als Ahnungen, die eine Verknüpfung zwischen Objekt und Organismus herstellen. Schließlich ist das Objekt das Wichtigste, damit der Prozess der Anpassung dienen kann.

Für mich ist diese wortlose Darstellung ein Bericht darüber, was sich im Leben wie auch im Gehirn abspielt, aber sie ist noch keine Interpretation. Es handelt sich vielmehr um eine unverlangte Beschreibung der Ereignisse – das Gehirn schwelgt in der Beantwortung von Fragen, die niemand gestellt hat. Michael Gazzaniga vertritt die Vorstellung vom »Dolmetscher« als Erklärung für die Entstehung des Bewusstseins. Außerdem brachte er sie sinnvollerweise mit der Tätigkeit der linken Gehirnhälfte und den dort angesiedelten Sprachprozessen in Verbindung. Mir gefällt diese Idee sehr gut (sie klingt sogar deutlich nach Wahrheit); nach meiner Überzeugung trifft sie allerdings in vollem Umfang nur auf die Ebene des autobiografischen Selbst zu, nicht aber auf die des Kern-Selbst.[9]

In einem Gehirn, das üppig mit Gedächtnis, Sprache und Vernunft ausgestattet ist, werden solch einfache Darstellungen angereichert und dürfen noch mehr Kenntnisse zum Ausdruck bringen, so dass ein gut definierter Protagonist entsteht, das heißt ein autobiografisches Selbst. Vermutungen können hinzukommen, und tatsächliche Interpretationen des Ablaufs können erzeugt werden. Wie wir aber im nächsten Kapitel noch genauer erfahren werden, kann das autobiografische Selbst ausschließlich mit Mitteln des Kern-Selbst-Mechanismus aufgebaut werden. Der gerade beschriebene Kern-Selbst-Mechanismus, der im Protoselbst und seinen ursprünglichen Gefühlen verankert ist, stellt den zentralen Mechanismus für die Erzeugung eines bewussten Geistes dar. Die komplexen Hilfsmittel, die notwendig sind, um den Prozess auf die Ebene des autobiografischen Selbst zu erweitern, sind auf eine normale Tätigkeit des Kern-Selbst-Mechanismus angewiesen.

Gilt der Mechanismus für die Verknüpfung von Selbst und Objekt nur für tatsächlich wahrgenommene Objekte, nicht aber für solche, die erinnert werden? Nein. Wenn wir etwas über ein Objekt in Erfahrung bringen, zeichnen wir nicht nur seine äußere Erscheinung auf, sondern auch unsere Interaktionen mit ihm (unsere Augen-, Kopf- und Handbewegungen und so weiter); zur Erinnerung an ein Objekt gehört deshalb auch die Erinnerung an vielfältige motorische Interaktionen. Wie im Fall der tatsächlichen motorischen Interaktionen mit einem Objekt, so können auch erinnerte oder imaginäre motorische Interaktionen das Protoselbst von einem Augenblick zum anderen verändern.

Sollte dieser Gedanke stimmen, könnte man mit ihm erklären, warum wir nicht das Bewusstsein verlieren, wenn wir in einem ruhigen Raum mit geschlossenen Augen tagträumen – was nach meiner Vermutung ein recht tröstlicher Gedanke ist.

Zusammenfassend kann man sagen: Die Erzeugung von Kern-Selbst-Pulsen bietet – dank einer großen Zahl von Objekten, die mit dem Organismus in Wechselbeziehung treten – die Gewähr für die Erzeugung objektbezogener Gefühle. Solche Gefühle wiederum bauen einen robusten Selbst-Prozess auf, der zur Aufrechterhaltung des Wachzustands beiträgt. Die Kern-Selbst-Pulse versehen die Bilder des verursachenden Objekts auch mit Wertabstufungen und verleihen ihm so eine mehr oder weniger große Besonderheit. Diese Differenzierung zwischen den fließenden Bildern organisiert die Landschaft des Geistes und prägt sie je nach den Bedürfnissen und Zielen des Organismus.

Der Zustand des Kern-Selbst

Wie könnte das Gehirn den Zustand des Kern-Selbst installiert haben? Die Bemühungen zur Beantwortung dieser Frage führen uns zunächst zu recht lokalen Vorgängen, an denen eine begrenzte Zahl von Gehirnregionen beteiligt ist, und dann zu Prozessen, die das ganze Gehirn betreffen und viele Regionen gleichzeitig einbeziehen. Sich die Schritte in Verbindung mit dem Protoselbst im Hinblick auf die Neuronen vorzustellen, ist nicht allzu schwierig. Der interozeptive Bestandteil des Protoselbst ist im oberen Hirnstamm und in der Inselrinde angesiedelt; die Komponente der sensorischen Portale hat ihren Ursprung in den konventionellen somatosensorischen Rindenfeldern und in den Sehfeldern der Stirnlappen.

Damit das Kern-Selbst entstehen kann, müssen einige dieser Komponenten ihren Zustand verändern. Was geschieht, wenn ein wahrgenommenes Objekt eine emotionale Reaktion auslöst und die übergeordneten interozeptiven Karten abwandelt, haben wir bereits erfahren: Es folgt eine Modifikation des Protoselbst, womit sich auch die ursprünglichen Gefühle verändern. Ebenso verändern sich im Protoselbst die Bestandteile der sensorischen Portale, wenn sich ein Wahrnehmungssystem mit einem Objekt beschäftigt. Entsprechend wandeln sich in den Teilbereichen des Protoselbst – Hirnstamm, Inselrinde und somatosensorische Rindenfelder – zwangsläufig auch die Regionen, die an der Erzeugung von Bildern des Körpers mitwirken. Durch diese vielfältigen Ereignisse entstehen kleine Bildfolgen, die in den Geistesprozess einfließen; damit meine ich, dass sie Eingang in den Bilderarbeitsraum der frühen sensorischen Rindenfelder und ausgewählter Regionen des Hirnstamms finden, nämlich in jene, in denen Gefühlszustände erzeugt und abgewandelt werden. Die kleinen Bilderreihen folgen unregelmäßig, aber zuverlässig aufeinander wie Pulsschläge, solange sich die Ereignisse weiterhin abspielen und der Wachzustand gerade noch aufrechterhalten wird.

Bis hierher, in den einfachsten Formen des Kern-Selbst-Zustands, besteht vermutlich kein Bedarf an einem zentralen Koordinationsapparat und erst recht kein Bedarf an einer einzelnen Leinwand, auf der die Bilder gezeigt werden. Die Münzen (das heißt die Bilder) fallen, wohin sie fallen müssen (nämlich in die bilderzeugenden Regionen) und fließen dabei in der richtigen zeitlichen Reihenfolge in den Geistesstrom ein.

Für den vollständigen Aufbau des Selbst-Zustands ist es jedoch erforderlich, dass das abgewandelte Protoselbst mit den Bildern des verursachenden

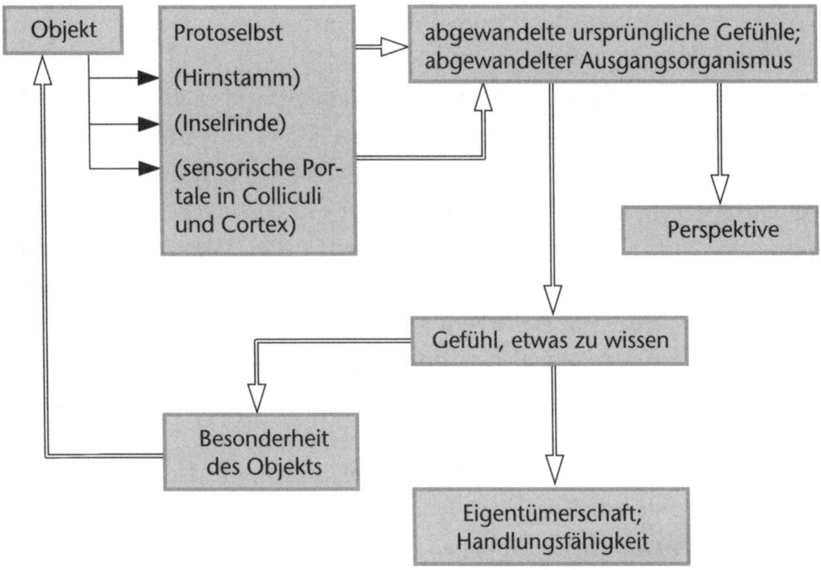

Abb. 8.4. Die Mechanismen des Kern-Selbst in schematischer Darstellung. Das Kern-Selbst ist ein zusammengesetzter Zustand. Seine wichtigsten Bestandteile sind die *Gefühle, etwas zu wissen,* und die *Besonderheit* des Objekts, das diese Gefühle ursprünglich ausgelöst hat. Weitere wichtige Bestandteile sind die Perspektive sowie das Gefühl der *Eigentümerschaft* und der *Handlungsfähigkeit.*

Objekts verknüpft wird. Wie kann das geschehen? Und wie wird die Gesamtheit dieser ganz unterschiedlichen Bildergruppen so organisiert, dass sich eine zusammenhängende Szene und damit ein voll ausgeprägter Puls des Kern-Selbst ergibt?

Wahrscheinlich spielt auch hier der zeitliche Ablauf eine Rolle, das heißt der Zeitpunkt, zu dem das verursachende Objekt erstmals verarbeitet wird und die ersten Veränderungen des Protoselbst auftreten. Diese Schritte finden in engem zeitlichem Zusammenhang in Form eines Handlungsablaufs statt, der durch Echtzeit-Abläufe erzwungen wird. Die erste Ebene der Verknüpfungen zwischen dem abgewandelten Protoselbst und dem Objekt ergibt sich ganz natürlich aus der zeitlichen Abfolge, in der die jeweiligen Bilder erzeugt und in den Bewusstseinsstrom aufgenommen werden. Kurz gesagt, muss das Protoselbst einsatzbereit sein – das heißt wach genug, um das ursprüngliche, aus seinem Zwiegespräch mit dem Körper geborene Gefühl des eigenen Daseins zu erzeugen. Dann muss die Verarbeitung des Objekts die verschiedenen Aspekte des Protoselbst abwandeln, und diese Ereignisse müssen miteinander verknüpft werden.

Ist möglicherweise ein neuronaler Koordinationsapparat erforderlich, damit die zusammenhängende Handlung, die das Protoselbst definiert, ablaufen kann? Die Antwort hängt davon ab, wie komplex die Szene ist und ob sie zahlreiche Objekte einschließt. Wenn das der Fall ist, brauchen wir nach meiner Überzeugung selbst dann, wenn die Komplexität nicht annähernd jenes Niveau erreicht, das wir im nächsten Kapitel im Zusammenhang mit dem autobiografischen Selbst betrachten werden, einen Koordinationsapparat zur Herstellung der Zusammenhänge. Für diese Funktion gibt es auf der subkortikalen Ebene gute Kandidaten.

Der erste ist der Colliculus superior. Dass ich ihn nenne, wird ein Lächeln auslösen, obwohl die Koordinationsleistungen dieses altbewährten Hilfsmittels nicht infrage gestellt werden können. Aus den in Kapitel 3 skizzierten Gründen sind die tieferen Schichten der Colliculi superiores für eine solche Funktion gut geeignet. Da sie die Möglichkeit bieten, Bilder von verschiedenen Aspekten der inneren und äußeren Welt zu überlagern, sind die tiefen Schichten der Colliculi ein Musterbeispiel dafür, in welche Richtung sich das Geist und Selbst erzeugende Gehirn am Ende entwickelte.[10] Aber auch die Einschränkungen liegen auf der Hand. Wenn es um die Komplexität des autobiografischen Selbst geht, können wir nicht damit rechnen, dass die Colliculi die Führungsrolle für die Koordination von Bildern in der Hirnrinde übernehmen.

Der zweite Kandidat für die Funktion des Koordinators ist der Thalamus, insbesondere seine Assoziationskerne, die von ihrer Lage her ideal dafür geeignet wären, funktionelle Verknüpfungen zwischen getrennten Rindenaktivitäten herzustellen.

Dem Gehirn beim Aufbau eines bewussten Geistes zuschauen

Stellen wir uns einmal folgende Situation vor: Ich sehe zu, wie Pelikane ihren Jungen das Frühstück bringen. Anmutig fliegen sie über den Ozean, manchmal knapp über der Oberfläche, manchmal auch höher. Wenn sie einen Fisch ausmachen, schießen sie plötzlich zur Wasseroberfläche hinab, der Concordeähnliche Schnabel befindet sich in Landestellung, die Flügel sind in einer wunderschönen Delta-Form nach hinten gerichtet. Sie verschwinden im Wasser und tauchen im nächsten Augenblick wieder auf, triumphierend und mit einem Fisch im Schnabel.

Meine Augen sind damit beschäftigt, den Pelikanen mit Blicken zu folgen. Während sich die Vögel hin und her bewegen, mal näher und mal weiter entfernt, verändern die Linsen in meinen Augen die Brennweite, die Pupillen passen sich an die wechselnden Lichtverhältnisse an. Die Augenmuskeln arbeiten auf Hochtouren, um den schnellen Bewegungen der Vögel zu folgen, mein Hals hilft ebenfalls mit geeigneten Anpassungsbewegungen. Der Lohn für meine Neugier und mein Interesse ist der Anblick dieses außergewöhnlichen Rituals – die Show macht mir Spaß.

Infolge dieser Betriebsamkeit in der Realität und in meinem Gehirn gelangen Signale in meine Sehrinde. Sie stammen von den Netzhautkarten, die das Treiben der Pelikane aufzeichnen und ihr Auftauchen als zu kennende Objekte definieren. Es entsteht eine Fülle bewegter Bilder. Die Signale werden auf parallelen Spuren in verschiedenen Gehirnregionen verarbeitet: in den Sehfeldern der Stirnlappen (Areal 8, das für die Augenbewegungen zuständig ist, nicht aber für die Bilder als solche), in den seitlichen somatosensorischen Rindenfeldern (die dafür zuständig sind, die Muskeltätigkeit von Kopf, Hals und Gesicht aufzuzeichnen), in den emotionsassoziierten Strukturen von Hirnstamm, basalem Vorderhirn und Basalganglien und der Inselrinde (deren gemeinsame Tätigkeit dazu beiträgt, meine angenehmen Eindrücke von der Szene zu erzeugen), in den Colliculi superiores (deren Karten Informationen über die abgebildete Szene, die Augenbewegungen und den Zustand des Körpers aufnehmen) und in den Assoziationskernen des Thalamus, die durch den gesamten Signalaustausch in Großhirnrinde und Hirnstammregionen angesprochen werden.

Und was kommt unter dem Strich bei allen diesen Veränderungen heraus? Die Karten, die den Zustand der sensorischen Portale abbilden, und jene, die sich auf den inneren Zustand des Organismus beziehen, registrieren eine Störung. Durch Abwandlung des ursprünglichen Gefühls des Protoselbst entsteht nun, bezogen auf die verursachenden Objekte, das differenzierende Gefühl, etwas zu kennen. Infolgedessen fallen die jüngsten visuellen Karten des zu kennenden Objekts (des jagenden Pelikanschwarmes) stärker auf als anderes Material, das unbewusst in meinem Geist verarbeitet wird. Dieses andere Material konkurriert vielleicht um bewusste Verarbeitung, aber damit hat es keinen Erfolg, weil die Pelikane aus verschiedenen Gründen für mich so interessant – das heißt so wertvoll – sind. Belohnungskerne in Regionen wie dem Tegmentum ventralis des Hirnstamms, dem Nucleus accumbens und den Basalganglien sorgen für eine Sonderbehandlung der Bilder von den Pelikanen, indem sie selektiv in den bilderzeugenden Arealen geeignete Neuromodulatoren ausschütten. Aus solchen Gefühlen, etwas zu kennen, entstehen Gefühle für das Eigentum an den Bildern und auch Handlungsfähigkeit. Gleichzeitig haben die Veränderungen in den sensorischen Portalen das zu kennende Objekt bezogen auf mich in eine ganz bestimmte Perspektive gesetzt.[11]

Aus dieser umfassenden Gehirnkarte erwachsen die Zustände des Kern-Selbst in pulsartiger Form. Aber plötzlich klingelt das Telefon, und der Zauber ist dahin. Widerstrebend, aber unausweichlich bewegen sich mein Kopf und meine Augen in Richtung des Hörers. Ich stehe auf. Jetzt beginnt der ganze Kreislauf der Erzeugung eines bewussten Geistes von vorn, und dieses Mal ist er auf das Telefon konzentriert. Die Pelikane sind aus meinem Blickfeld und meinem Geist verschwunden; dafür befindet sich jetzt das Telefon darin.

9. Das autobiografische Selbst

Erinnerung, bewusst gemacht

Eine Autobiografie besteht aus persönlichen Erinnerungen, aus der Gesamtheit unserer Lebenserfahrungen, einschließlich der mehr oder weniger spezifischen oder vagen Pläne, die wir für die Zukunft gemacht haben. Das autobiografische Selbst ist die bewusst gemachte Autobiografie. Es greift auf das gesamte Spektrum unserer im Gedächtnis verbliebenen Vergangenheit zurück, der jüngeren ebenso wie der entfernten. Zu dieser Vergangenheit gehören die zwischenmenschlichen Erlebnisse, an denen wir teilhatten oder gern Anteil gehabt hätten, aber auch Erinnerungen, die unsere tiefsten emotionalen Erlebnisse beschreiben, nämlich jene, die wir als spirituell bezeichnen könnten.

Während das Kern-Selbst unaufhaltsam pulsiert und ständig »online« ist – von der halb erahnten Ahnung bis zur aufdringlichen Gegenwart –, führt das autobiografische Selbst ein Doppelleben. Es kann einerseits offen auftreten und bildet dann den bewussten Geist in seiner großartigsten, am stärksten menschlichen Form; andererseits kann es auch ruhen, wobei seine unzähligen Bestandteile warten, bis sie an der Reihe sind und aktiv werden. Dieses zweite Leben des autobiografischen Selbst findet hinter den Kulissen statt, entfernt vom zugänglichen Bewusstsein; dort und in solchen Ruhephasen reift das Selbst vermutlich heran, weil sich Erinnerungen allmählich verfestigen und umgebaut werden. Wenn die durchlebten Erfahrungen wieder zusammengesetzt und – ob in bewusster Reflexion oder durch unbewusste Verarbeitung – erneut abgespielt werden, wird ihre Substanz neu bewertet und zwangsläufig auch neu angeordnet. Dabei kann es sich um eine geringfügige Modifikation handeln, aber auch um einen weitreichenden Umbau im Hinblick auf die Tatsachenzusammensetzung und ihre emotionale Begleitung. Durch diesen Prozess erhalten Inhalte und Ereignisse ein neues emotionales Gewicht. Manche Erinnerungsbilder fallen auf den Fußboden des geistigen Schneideraumes, andere werden restauriert und verstärkt, und wieder andere sind so raffiniert mit unseren Wünschen oder den Unwägbarkeiten des Zufalls verknüpft, dass sie neue Szenen entstehen lassen, die nie aufgenommen wurden. Auf diese Weise wird unsere eigene Geschichte im Laufe der Jahre auf subtile Weise immer neu geschrieben. Das ist der Grund, warum Fakten eine neue Bedeutung erlangen können und warum die Musik der Erinnerung heute anders spielt als vor einem Jahr.

Neurologisch betrachtet, spielt sich dieser Bau- und Umbauvorgang vorwiegend in Form unbewusster Verarbeitung ab, und nach allem, was wir wissen, kann er sogar in Träumen stattfinden; gelegentlich taucht er aber auch im Bewusstsein auf. Er bedient sich der Konvergenz-Divergenz-Architektur und macht mit ihrer Hilfe das verschlüsselte, im Dispositionsraum enthaltene Wissen zu einem expliziten, entschlüsselten Vorgang im Bilderraum.

Glücklicherweise – das muss man angesichts der Fülle von Aufzeichnungen über die eigene gelebte Vergangenheit und die vorhergesehene Zukunft wirklich sagen – müssen wir uns nicht jedes Mal an alle oder auch nur die meisten von ihnen erinnern, wenn unser Selbst auf autobiografische Weise tätig wird. Nicht einmal Proust hätte auf seine gesamte, höchst detaillierte und lange zurückliegende Vergangenheit zurückgreifen müssen, um einen Augenblick einhundertprozentiger Selbst-Proustigkeit zu konstruieren. Dankenswerterweise können wir uns auf Schlüsselepisoden verlassen, sogar auf eine ganze Sammlung von ihnen. Je nach den Notwendigkeiten des Augenblicks erinnern wir uns einfach an eine bestimmte Anzahl davon und bringen sie in der neuen Episode zur Geltung. In bestimmten Situationen kann es sich dabei um eine sehr hohe Zahl von herangezogenen Episoden handeln, um eine wahre Flut von Erinnerungen, durchsetzt mit den Emotionen und Gefühlen, von denen sie ursprünglich begleitet waren. (So kann man immer damit rechnen, dass Bach einen in eine solche Situation bringt.) Aber selbst wenn es sich nur um eine begrenzte Zahl von Episoden handelt, ist die Komplexität der an der Strukturierung des Selbst beteiligten erinnerten Inhalte, bescheiden gesagt, sehr hoch. Darin liegt das Problem beim Aufbau des autobiografischen Selbst.

Der Aufbau des autobiografischen Selbst

Wenn ich mit meiner Vermutung recht habe, geht das Gehirn beim Aufbau des autobiografischen Selbst nach folgender Strategie vor: Zuerst müssen nennenswerte Gruppen von charakteristischen biografischen Erinnerungen so angeordnet werden, dass jede von ihnen ohne Weiteres als einzelnes Objekt behandelt werden kann. Jedes derartige Objekt kann das Protoselbst abwandeln und einen Impuls des Kern-Selbst auslösen, wobei es die jeweiligen Gefühle, etwas zu wissen, und die nachfolgende Besonderheit der Objekte im Schlepptau hat. Da die Objekte in unserer Biografie so zahlreich sind, muss das Gehirn als Zweites über Hilfsmittel verfügen, mit denen es das Heraufbeschwören von Erinnerungen koordinieren, sie zu den erforderlichen Interaktionen an das Protoselbst weitergeben und die Ergebnisse der Interaktion in einem zusammenhängenden, mit den verursachenden Objekten verknüpften Muster festhalten kann. Das ist alles andere als eine triviale Aufgabe. Komplexe Ebenen des autobiografischen Selbst – beispielsweise jene, die wesentliche soziale Aspekte einschließen – umfassen so viele biografische Objekte, dass sie zahlreiche Impulse des Kern-Selbst benötigen. Entsprechend erfordert der Aufbau des autobiografischen Selbst einen neuronalen Apparat, der in der Lage ist, in einem kurzen Zeitraum und für eine beträchtliche Zahl von Komponenten viele Pulse des Kern-Selbst aufzunehmen und die Ergebnisse noch dazu vorübergehend zusammenzuhalten.

Aus neuronaler Sicht wird der Koordinationsprozess vor allem dadurch kompliziert, dass die Bilder, aus denen sich eine Autobiografie zusammensetzt, im Großen und Ganzen in den Bilder-Arbeitsräumen der Großhirnrinde umgesetzt werden, wobei Erinnerungen aus den Dispositionsfeldern die Grundlage bilden. Damit solche Bilder bewusst werden, müssen sie jedoch mit dem Apparat des Protoselbst in Wechselwirkung treten, der, wie wir erfahren haben, vorwiegend auf der Ebene des Hirnstamms lokalisiert ist. Der Aufbau eines autobiografischen Selbst setzt also höchst verwickelte Koordinationsmechanismen voraus, Mechanismen, die für den Aufbau des Kern-Selbst im Großen und Ganzen entbehrlich sind.

Als Arbeitshypothese können wir also sagen: Der Aufbau des autobiografischen Selbst hängt von zwei miteinander verknüpften Mechanismen ab. Der erste unterstützt den Mechanismus des Kern-Selbst und stellt sicher, dass jede Gruppe biografischer Erinnerungen als Objekt behandelt und in einem Puls des Kern-Selbst bewusst gemacht wird. Der zweite sorgt über das ganze

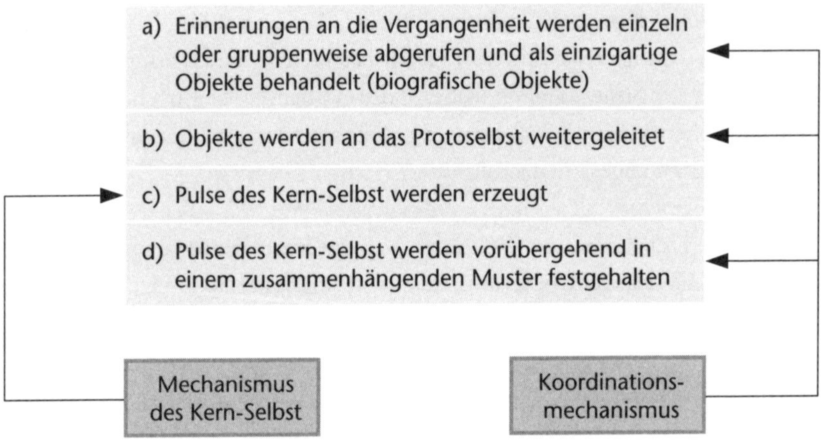

Abb. 9.1. Neuronale Mechanismen des autobiografischen Selbst

Gehirn hinweg für Koordination, zu der folgende Schritte gehören: Erstens bestimmte Inhalte werden aus dem Gedächtnis heraufbeschworen und als Bilder dargestellt. Zweitens die Bilder können in geordneter Form mit einem anderen, an anderer Stelle im Gehirn angesiedelten System interagieren, nämlich mit dem Protoselbst. Drittens die Ergebnisse der Interaktion werden über einen bestimmten Zeitraum hinweg als Einheit zusammengehalten.

Bei den Strukturen, die am Aufbau des autobiografischen Selbst beteiligt sind, handelt es sich einerseits um alle, die auch für das Kern-Selbst notwendig sind und sich in Hirnstamm, Thalamus und Großhirnrinde befinden, andererseits aber auch um die Strukturen, die an den im Folgenden erörterten Koordinationsmechanismen mitwirken.

Die Frage der Koordination

Bevor ich mich weiter über Koordination äußere, möchte ich sicherstellen, dass meine Gedanken nicht falsch interpretiert werden. Bei den Koordinationsmechanismen, die ich postuliere, handelt es sich *nicht* um cartesianische Theater. (In ihnen wird kein Schauspiel aufgeführt.) Es handelt sich *nicht* um Bewusstseinszentren. (So etwas gibt es nicht.) Es handelt sich *nicht* um die Interpreten-Homunculi. (Sie wissen nichts, und sie interpretieren nichts.) Sie sind vielmehr genau das, was sie nach meiner Hypothese sein sollen, und nichts anderes: spontane *Organisatoren* eines Prozesses. Die Ergebnisse des gesamten Vorgangs *zeigen sich nicht innerhalb des Koordinationsapparats*, sondern *an anderer Stelle*, nämlich insbesondere in den bilderzeugenden, geisterzeugenden Strukturen des Gehirns, die sowohl in der Großhirnrinde als auch im Hirnstamm angesiedelt sind.

Angetrieben wird die Koordination nicht von irgendeiner geheimnisvollen, von außerhalb des Gehirns kommenden Triebkraft, sondern durch natürliche Faktoren, unter anderem durch die Reihenfolge, in der die zu Bildern gewordenen Inhalte in den Geistesprozess einfließen, und durch den Wert, der dem Inhalt beigemessen wird. Wie wird die Bewertung bewerkstelligt? Man muss bedenken, dass jedes Bild während seiner Verarbeitung durch das Gehirn automatisch beurteilt und mit einem Wert versehen wird – ein Prozess, der sich auf die ursprünglichen Dispositionen des Gehirns (das heißt auf sein biologisches Wertsystem) stützt; außerdem spielen Dispositionen, die durch lebenslanges Lernen erworben wurden, eine Rolle. Die Markierung erfolgte während der ursprünglichen Wahrnehmung und wurde zusammen mit dem Bild aufgezeichnet, sie wird aber auch jedes Mal, wenn wir uns daran erinnern, wiederbelebt. Die Koordinationsmechanismen des Gehirns werden, kurz gesagt, mit Abfolgen von Ereignissen sowie mit einer Fülle früherer, gefilterter und mit Werten gekennzeichneter Kenntnisse konfrontiert und unterstützen dann die Organisation der derzeitigen Inhalte. Außerdem leiten die Koordinationsmechanismen die Bilder an das Protoselbst weiter, und am Ende halten sie die Ergebnisse der Interaktion (Pulse des Kern-Selbst) vorübergehend in Form eines zusammenhängenden Musters fest.

Die Koordinatoren

Nach der hier beschriebenen Arbeitshypothese erfordert das erste Stadium der Umsetzung des neuronalen autobiografischen Selbst Strukturen und Mechanismen, die bereits im Zusammenhang mit dem Kern-Selbst erörtert wurden. Etwas Besonderes sind aber die Strukturen und Mechanismen, die zur Umsetzung des zweiten Stadiums erforderlich sind: der zuvor beschriebenen Koordination über das gesamte Gehirn hinweg.

Wer sind die Kandidaten für die Aufgabe, das System im großen Umfang zu koordinieren? Hier fallen einem mehrere Strukturen ein, aber nur wenige kommen ernsthaft in Betracht. Ein wichtiger Kandidat ist der Thalamus, der in allen Diskussionen über die neuronale Grundlage des Bewusstseins immer wieder vorkommt, und insbesondere seine Sammlung von Assoziationskernen. Die Stellung der Kerne im Thalamus, zwischen Großhirnrinde und Hirnstamm, eignet sich ideal für die Vermittlung und Koordination von Signalen. Der assoziative Thalamus ist zwar schwer damit beschäftigt, den Hintergrund aller Bilder aufzubauen, er spielt aber eine sehr wichtige – allerdings vielleicht nicht die führende – Rolle, wenn es um die Koordination der Inhalte geht, die das autobiografische Selbst definieren. Ausführlicher werde ich den Thalamus und die Koordination im nächsten Kapitel erörtern.

Wer sind die anderen mutmaßlichen Kandidaten? Ein guter Anwärter ist eine zusammengesetzte Gruppe von Regionen in beiden Hirnhälften, die durch ihre besondere Verknüpfungsarchitektur charakterisiert ist. Jede Region ist ein makroskopischer Knoten und liegt an einem wichtigen Verzweigungspunkt der konvergenten und divergenten Signalübertragung. Solche Areale habe ich in Kapitel 6 als Konvergenz-Divergenz-Regionen oder CD-Regionen bezeichnet und darauf hingewiesen, dass sie aus zahlreichen Konvergenz-Divergenz-Zonen bestehen. CD-Regionen liegen strategisch günstig in Assoziationsfeldern höherer Ordnung, aber nicht innerhalb der Sinnesfelder, welche die Bilder produzieren. An die Oberfläche treten sie an Stellen wie der temporoparietalen Verbindung, den seitlichen und mittleren Schläfenlappen, den seitlichen Scheitellappen, den seitlichen und mittleren Stirnlappen sowie den posteromedialen Rindenregionen. Diese CD-Regionen beinhalten Aufzeichnungen zuvor erworbener Kenntnisse über die verschiedensten Themen. Die Aktivierung jeder dieser Regionen begünstigt die Rekonstruktion verschiedener Aspekte früheren Wissens mittels Divergenz und Retroaktivierung in Richtung der bilderzeugenden Areale. Dabei kann es sich um Aspekte der eigenen Biografie handeln, aber auch um solche, die genetisches, unpersönliches Wissen beschreiben.

Wie man sich leicht vorstellen kann, könnten die wichtigsten CD-Regionen durch weitreichende Verknüpfungen innerhalb der Hirnrinde, wie sie von Jules Déjérine vor 100 Jahren erstmals identifiziert wurden, weiter integriert werden. Mit solchen Verknüpfungen würde sich eine weitere Ebene der Koordination zwischen den Arealen ergeben.

Eine der wichtigsten CD-Regionen, die posteromedialen Rindenfelder

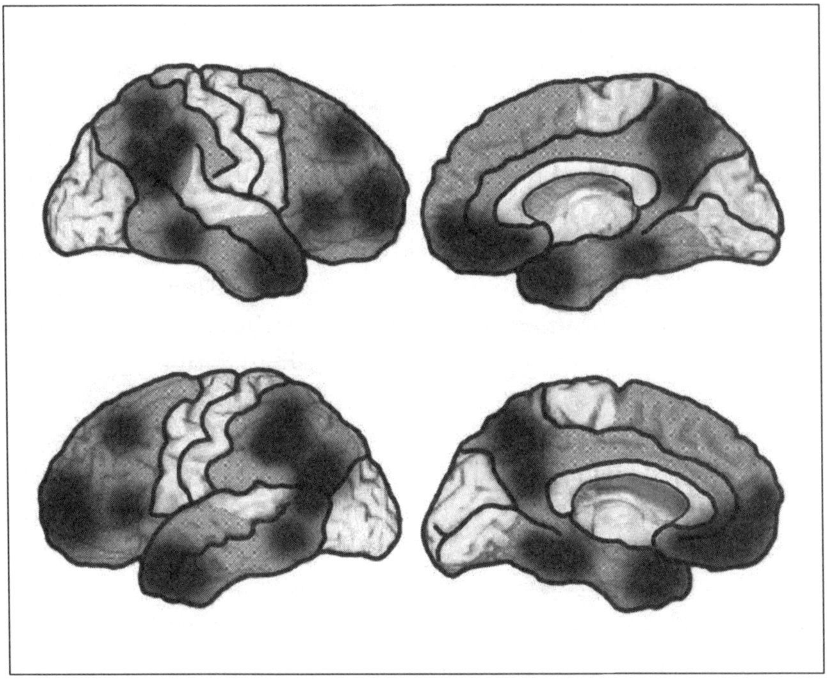

Abb. 9.2. Die Koordination der vielfältigen Bilder, die durch die fortlaufende Wahrnehmung und Erinnerung erzeugt werden, wird von den Konvergenz-Divergenz-Regionen (CD-Regionen) unterstützt, die in den nichtkartierten Assoziationsfeldern liegen. Das Diagramm zeigt die ungefähre mutmaßliche Lage der wichtigsten CD-Regionen: Sie befinden sich in den vorderen Abschnitten der oberen und der mittleren Schläfenlappen, den mittleren Präfrontallappen, den Verbindungen zwischen Schläfen- und Scheitellappen und den posteromedialen Cortices (PMCs). Aller Wahrscheinlichkeit nach gibt es noch andere derartige Regionen. Die meisten in der Abbildung wiedergegebenen CD-Regionen gehören auch zu Raichles »Standard-Netzwerk«, das später in diesem Kapitel erörtert wird.

Zur Architektur dieser Regionen siehe Kapitel 6 sowie Abbildung 6.1 und 6.2. Einzelheiten zur Verknüpfung einer CD-Region, der PMCs, finden sich in Abbildung 9.4.

(*posteromedial cortices*, PMCs), steht offenbar in der Funktionshierarchie höher als die anderen und unterscheidet sich auch in mehreren anatomischen und funktionellen Eigenschaften von ihnen. Vor zehn Jahren äußerte ich die Vermutung, die PMC-Region könne mit dem Selbst-Prozess im Zusammenhang stehen, allerdings nicht in der Rolle, die ich mir heute vorstelle.

Befunde aus den letzten Jahren legen die Vermutung nahe, dass die PMC-Region tatsächlich am Bewusstsein mitwirkt, insbesondere an den Prozessen im Zusammenhang mit dem Selbst; die Ergebnisse führten zu neuen Informationen über Neuroanatomie und Physiologie dieser Gehirnregion. (Die Befunde werden in den letzten Abschnitten dieses Kapitels genauer erörtert.)

Der letzte Kandidat ist das Claustrum (auch Vormauer genannt), eine rätselhafte Struktur, die in enger Beziehung zu den CD-Regionen steht. Das Claustrum liegt in beiden Gehirnhälften zwischen der Inselrinde und den Basalganglien; seine Verknüpfungen mit der Hirnrinde könnten möglicherweise eine Koordinationsfunktion erfüllen. Francis Crick war überzeugt, das Claustrum sei eine Art Regisseur der Sinnesvorgänge, der die Aufgabe hat, getrennte Bestandteile einer multisensorischen Wahrnehmung miteinander in Verbindung zu bringen. Tatsächlich zeigen Befunde aus der experimentellen Neuroanatomie, dass Verbindungen zu verschiedenen sensorischen Regionen bestehen, so dass die Koordinationsfunktion recht plausibel erscheint. Faszinierenderweise besteht eine stabile Verbindung zum PMC, der zuvor erwähnten wichtigen CD-Region. Diese starke Verbindung wurde erst nach Cricks Tod entdeckt und fand deshalb keinen Eingang in den posthum veröffentlichten Artikel, in dem er zusammen mit Christof Koch seine Ansicht vertrat.[1] Problematisch ist das Claustrum als Kandidat für die Koordinationsfunktion, weil es im Verhältnis zu der Aufgabe, die es zu erfüllen gilt, sehr klein ist. Da wir aber andererseits nicht damit rechnen sollten, dass eine der zuvor erörterten Strukturen allein die Koordinationsfunktion erfüllen kann, spricht nichts gegen die Annahme, dass auch das Claustrum einen bedeutsamen Beitrag zum Aufbau des autobiografischen Selbst leistet.

Eine mögliche Rolle für die posteromedialen Rindenfelder

Wir müssen mit weiteren Forschungsarbeiten herausfinden, welche Rolle die PMCs beim Aufbau des Bewusstseins im Einzelnen spielen. Im weiteren Verlauf dieses Kapitels werde ich einen Überblick über Belege aus verschiedenen Quellen geben: Anästhesieforschung, Schlafforschung, Erforschung neurologischer Krankheiten (von Koma und vegetativem Zustand bis zur Alzheimer-Krankheit) und Untersuchung von Selbst-Prozessen mit funktionellen bildgebenden Verfahren. Zuerst wollen wir uns aber die Erkenntnisse über die PMCs ansehen, die anscheinend am stichhaltigsten und am einfachsten zu interpretieren sind: Befunde aus der experimentellen Neuroanatomie. Ich werde Spekulationen über die mögliche Wirkungsweise der PMCs anstellen und Gründe nennen, warum man sie näher untersuchen sollte.

Als ich die Vermutung äußerte, die PMCs könnten am Aufbau der Subjektivität mitwirken, standen zwei Gedankengänge hinter meinen Überlegungen. Der eine betraf das Verhalten und den mutmaßlichen geistigen Zustand neurologischer Patienten, bei denen umgrenzte Schäden in dieser Region vorliegen; dazu gehören Schäden, wie sie im Spätstadium der Alzheimer-Krankheit auftreten, aber auch extrem seltene Formen des Schlaganfalls und Krebsmetastasen im Gehirn. Der zweite Gedankengang bezog sich auf die theoretische Suche nach einer Gehirnregion, die sich mit ihren physiologischen Eigenschaften dafür eignet, Informationen über den Organismus sowie über die Objekte und Ereignisse, mit denen er in Wechselbeziehung tritt, zusammenzuführen. Dabei war die PMC-Region einer meiner Kandidaten, denn sie liegt offenbar an der Schnittstelle zwischen Nervenbahnen, die (interozeptive) Informationen aus den inneren Organen, (propriozeptive und kinästhetische) Informationen aus dem Muskel-Skelett-System und (exterozeptive) Informationen aus der Außenwelt weiterleiten. Diese Tatsachen stehen nicht infrage, aber ich kann mittlerweile nicht mehr erkennen, dass sie unbedingt die Funktionen erfüllen müssten, die ich mir vorgestellt hatte. Dennoch gab die Hypothese den Anlass zu Untersuchungen, die wichtige neue Erkenntnisse lieferten.

Aufgrund der Hypothese Fortschritte zu erzielen, war nicht einfach, vor allem stellte sich das Problem, dass über die fragliche Region nur sehr begrenzte neuroanatomische Informationen zur Verfügung standen. Einige wertvolle Studien beschäftigten sich bereits mit den Verknüpfungen von Teilen der PMCs,[2] aber insgesamt war der Schaltplan der Region noch nicht aufgeklärt. Die Region war noch nicht einmal unter einem Oberbegriff bekannt, sondern wurde mit den Namen ihrer Bestandteile bezeichnet: Cortex cingulatus posterior, Cortex retrosplenale und Precuneus. Unabhängig vom Namen gehörten die PMCs ganz eindeutig nicht zum Repertoire der bemerkenswerten Gehirnareale.

Zur Überprüfung der Hypothese, dass die PMCs zum Bewusstsein beitragen, waren bis dahin nicht vorhandene Kenntnisse über die neuroanatomi-

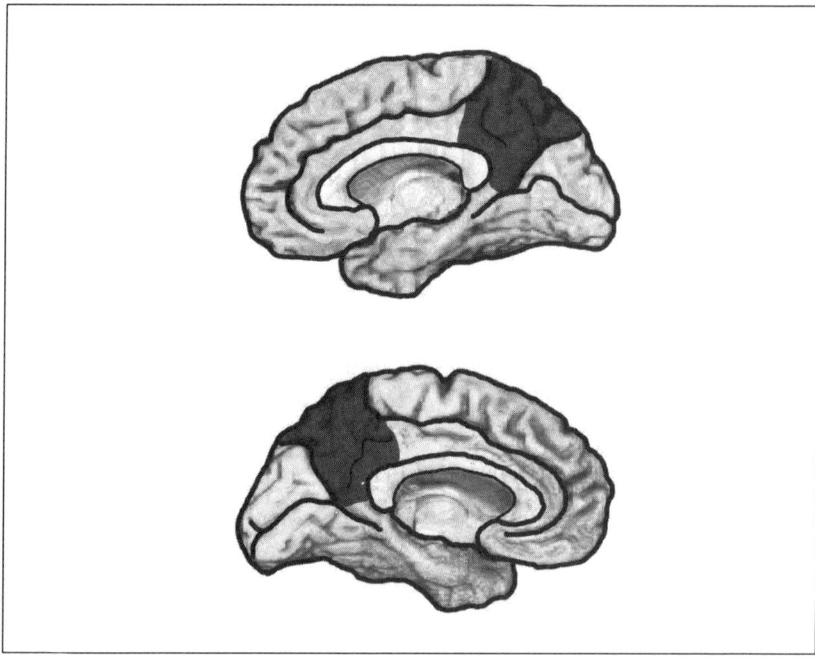

Abb. 9.3. Die Lage der posteromedialen Cortices im Gehirn des Menschen

schen Verknüpfungen in den PMCs erforderlich. Aus diesem Grund nahm unsere Arbeitsgruppe eine experimentell-neuroanatomische Studie an Affen in Angriff. Die Experimente wurden in Josef Parvizis Labor in Zusammenarbeit mit Gary Van Hoesen durchgeführt. Im Wesentlichen bestand die Studie darin, dass Makaken zahlreiche Injektionen biologischer Tracer in allen Regionen erhielten, deren Neuronenverknüpfungen wir untersuchen wollten. Spritzt man solche Tracer in ein bestimmtes Gehirnareal, werden sie von den Neuronen aufgenommen und über die Axone bis zu ihrem natürlichen Bestimmungsort transportiert, also zu der Stelle, mit der das Neuron gerade verknüpft ist. Solche Substanzen bezeichnet man als anterograde Tracer (»vorwärtsgehende Spurenleger«). Der zweite Typ sind die retrograden Tracer: Sie werden von den Axonenden aufgenommen und in umgekehrter Richtung zum Zellkörper transportiert, das heißt zu den Neuronen, von denen das jeweilige Axon ausgeht. Dieser Transport von Tracersubstanzen bietet die Möglichkeit, in jeder einzelnen Region festzustellen, von wo sie ihre Verknüpfungen erhält und wohin sie ihre Verknüpfungen aussendet.

Die PMCs bestehen aus mehreren Unterregionen. (In Brodmans cytoarchitektonischer Karte handelt es sich um die Areale 23a/b, 29, 30, 31 und 7m.) Zwischen diesen Unterregionen bestehen so vielschichtige Verknüpfungen, dass es vernünftig ist, sie bis zu einem gewissen Grad als Einheit zu betrachten. Einige charakteristische Verbindungsmuster innerhalb der Unterabschnitte deuten auf die Möglichkeit hin, dass manche von ihnen eigenständige Funktionen erfüllen. Dennoch erscheint der Oberbegriff, den wir für die ganze Gruppe geprägt haben, zumindest fürs Erste gerechtfertigt.

Das Muster der PMC-Verknüpfungen, über das in der ersten Veröffentlichung zu diesen arbeits- und zeitaufwändigen Untersuchungen berichtet wurde,[3] ist in Abbildung 9.4 zusammenfassend dargestellt. Man kann es folgendermaßen beschreiben:

1. Der Input aus den Assoziationsfeldern in Scheitel- und Schläfenlappen, Riechrinde und Stirnlappen läuft in den PMCs zusammen, ebenso der Input aus dem Cortex cingulatus anterior (einem wichtigen Endpunkt von Axonen aus der Inselrinde), dem Claustrum, dem basalen Vorderhirn, der Amygdala, der prämotorischen Region und den Sehfeldern in den Stirnlappen. Auch die intralaminaren und dorsalen Kerne des Thalamus entsenden Fortsätze in die PMCs.
2. Die Stellen, von denen in den PMCs zusammenlaufende Signale ausgehen, empfangen mit wenigen Ausnahmen von dort auch einen Output; bei den Ausnahmen handelt es sich um den ventromedialen präfrontalen Cortex, das Claustrum und die intralaminaren Kerne des Thalamus. Manche Stellen, die keine Fortsätze (Projektionen) zu den PMCs entsenden, nehmen von dort Fortsätze auf; dies gilt für den Nucleus caudatus, das Putamen, den Nucleus accumbens und das periaquäduktale Grau.
3. Es bestehen keine Verbindungen zwischen den PMCs und den frühen sensorischen oder den primären motorischen Rindenfeldern.
4. Wie die unter Ziffer 1 und 2 beschriebenen Befunde deutlich machen, handelt es sich bei den PMCs um eine Konvergenz- und Divergenz-Region höherer Ebene. Sie sind ein wichtiges Mitglied im Club der CD-Regionen, die nach meiner Überzeugung gute Kandidaten für die Koordination der Inhalte im bewussten Geist darstellen, und sie stehen sogar in einer wichtigen Verbindung mit einem anderen potenziellen Koordinator: dem Claustrum, das nachweislich Fortsätze zu den PMCs entsendet, aber schlecht erforscht ist.

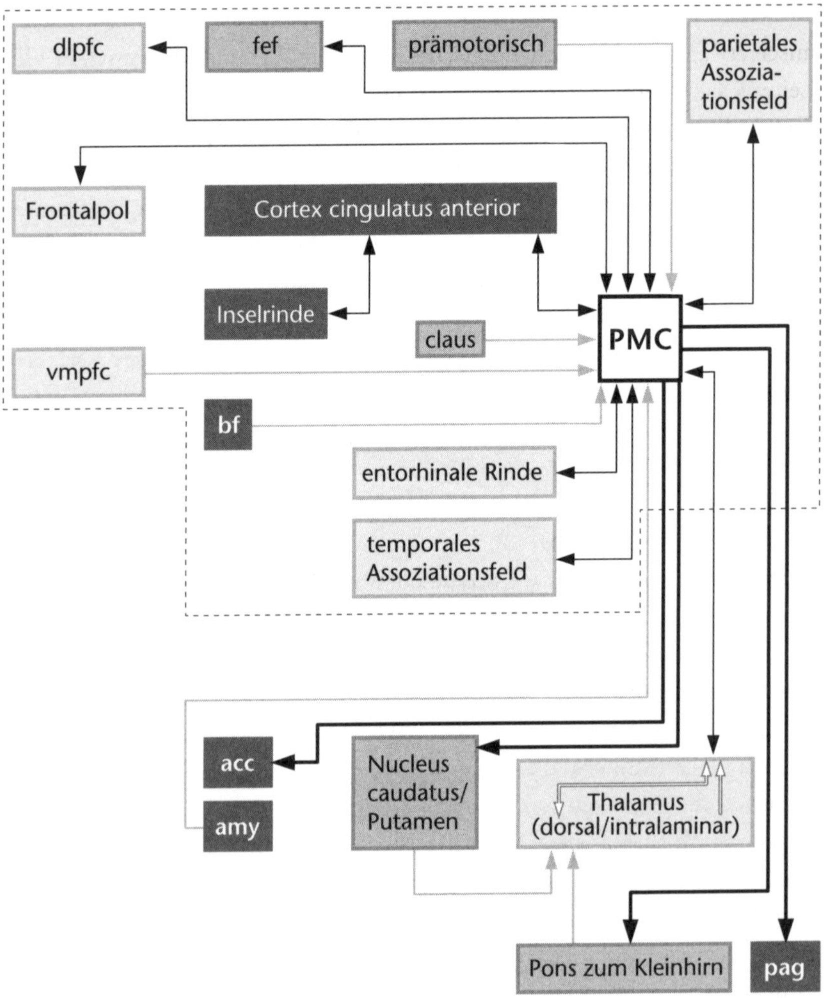

Abb. 9.4. Das Muster der Neuronenverknüpfungen der posteromedialen Cortices (PMCs), aufgeklärt in einer Studie an Affen.

Abkürzungen:
dlpfc = dorsolateraler präfrontaler Cortex
fef = frontale Sehfelder
vmpfc = ventromedialer präfrontaler Cortex
bf = basales Vorderhirn
claus = Claustrum
acc = Nucleus accumbens
amy = Amygdala
pag = periaquäduktales Grau

Weitere Unterstützung für die Vorstellung, dass die PMCs neuroanatomisch etwas Besonderes sind, lieferte kürzlich eine Studie an Menschen.[4] Ihr Leiter Olaf Sporns bediente sich des modernen Verfahrens der Diffusions-Tensor-Bildgebung, das Bilder der Neuronenverknüpfungen und ihrer ungefähren räumlichen Verteilung lieferte. Mit den so gewonnenen Daten konstruierten die Autoren Karten der Verknüpfungsanordnung in der gesamten menschlichen Großhirnrinde. Sie identifizierten mehrere über die ganze Hirnrinde verteilte Knotenpunkte, und einige davon entsprechen den zuvor beschriebenen CD-Regionen. Außerdem gelangten sie zu dem Schluss, dass die PMC-Region ein einzigartiges Drehkreuz darstellt, das mit anderen Knotenpunkten enger verbunden ist als jeder andere.

Die PMCs bei der Arbeit

Jetzt können wir uns besser vorstellen, wie die PMCs möglicherweise zum bewussten Geist beitragen. Sie machen zwar einen beträchtlichen Teil der Großhirnrinde aus, die Leistungsfähigkeit der PMCs speist sich aber nicht aus ihrem »Landbesitz«, sondern aus dem Umgang, den sie pflegen. Sie empfangen Signale von den meisten sensorischen Assoziationsfeldern und prämotorischen Feldern höherer Ordnung, und meistens erwidern sie die Gefälligkeit. Gehirnareale mit vielen Konvergenz-Divergenz-Zonen, die Schlüsselbereiche für das Bündeln multimodaler Informationen, können also Signale an die PMCs senden und in der Regel auch Signale zurückerhalten. Außerdem nehmen die PMCs Signale aus subkortikalen Kernen auf, die am Wachzustand mitwirken und ihrerseits Signale an verschiedene subkortikale Regionen (Hirnstamm und basales Vorderhirn) senden, die mit Aufmerksamkeit und Belohnung zu tun haben. Weitere Signale laufen in Regionen wie die Basalganglien und das periaquäduktale Grau, die motorische Abläufe erzeugen.

Wovon handeln die empfangenen Signale, und was fangen die PMCs mit ihnen an? Sicher wissen wir das nicht, aber das gewaltige Missverhältnis zwischen der großen Zahl und Stärke der in Richtung der PMCs verlaufenden Fortsätze und der kleinen Fläche, auf der sie ankommen, legt eine Antwort nahe. Die PMCs sind in ihrer Mehrzahl älteren Datums, Territorien, denen man eher Dispositionen zuschreiben würde als explizite Karten. Die PMCs sind keine modernen frühen sensorischen Felder wie das Seh- oder Hörfeld, wo detaillierte Karten von Dingen und Ereignissen zusammengestellt werden können. Man könnte auch sagen: Die PMC-Galerie verfügt nicht über ausreichende Wandflächen, um große Gemälde auszustellen oder – noch besser – einem Marionettentheater eine Bühne zu bieten. Das macht aber nichts, denn die Rindenfelder, die ihre Signale an die PMCs übermitteln, ähneln den frühen sensorischen Feldern ebenfalls nicht; sie können ebenso wenig große Gemälde ausstellen oder einem Marionettentheater eine Bühne bieten wie die PMCs selbst; vielmehr widmen auch sie sich vorwiegend den Dispositionen und halten als Konvergenz-Divergenz-Zonen aufgezeichnete Informationen fest.

So wie sie gebaut sind, verhalten sich sowohl die PMCs als Ganzes als auch ihre Einzelbestandteile wahrscheinlich selbst als Konvergenz-Divergenz-Regionen. Nach meiner Vorstellung können die in den PMCs und ihren Partnern enthaltenen Informationen nur dadurch wiedergegeben werden, dass sie als Signale in andere CD-Regionen aus dem Club zurückfließen, die dann das Signal ihrerseits an die frühen sensorischen Rindenfelder weiterleiten. In diesen Rindenfeldern können die Bilder erzeugt und ausgestellt werden – das heißt, hier werden große Gemälde gezeigt und Marionettentheater-Vorstellungen gegeben. Im Verhältnis zu den anderen Konvergenz-Divergenz-Regionen, die mit ihnen verbunden sind, nehmen die PMCs in der Hierarchie eine Sonderstellung ein. Die PMC-Region steht etwas höher auf der Leiter und ist in der Lage, interaktiven Signalaustausch mit den anderen CD-Regionen zu betreiben.

Wie unterstützen also die PMCs das Bewusstsein? Die Antwort: indem sie dazu beitragen, Zustände des autobiografischen Selbst aufzubauen. Das stelle ich mir so vor: Getrennte sensorische und motorische Tätigkeiten, die mit persönlichen Erfahrungen zu tun haben, wurden ursprünglich in den dafür zuständigen kortikalen und subkortikalen Gehirnregionen kartiert, und die Daten wurden in Konvergenz-Divergenz-Zonen und Konvergenz-Divergenz-Regionen aufgezeichnet. Die PMCs bilden ihrerseits eine CD-Region höherer Ordnung, die mit den anderen CD-Regionen verknüpft ist. Diese Anordnung schafft die Möglichkeit, dass die PMCs durch ihre Aktivität Zugang zu größeren, dezentralen Datenbeständen erhalten, allerdings mit dem Vorteil, dass der Zugriffsbefehl aus einem relativ kleinen und damit räumlich handhabbaren Gebiet stammt. Die PMCs könnten die Ausbildung vorübergehender, zeitlich zusammenhängender Darstellungen von Kenntnissen unterstützen.

An den PMCs ist nicht nur das Muster ihrer neuroanatomischen Verknüpfungen bemerkenswert, sondern auch ihre anatomische Lage. Die PMCs befinden sich in der Nähe der Mittellinie des Gehirns: Die linke Gruppe blickt über die Grenze zwischen den Gehirnhälften hinweg direkt auf die rechte. Diese geografische Lage eignet sich gut für konvergente und divergente Verknüpfungen mit den meisten Regionen der Hirnrinde und ist ideal, wenn Signale aus dem Thalamus empfangen und erwidert werden sollen. Interessanterweise bietet die Lage auch Schutz gegen äußere Einwirkungen, und da die Region von drei großen, getrennten Blutgefäßen versorgt wird, sind die PMCs relativ immun gegen Gefäßerkrankungen oder Verletzungen, durch die sie völlig zerstört werden könnten.

Wie ich bereits betont habe, haben Strukturen, die mit dem Bewusstsein im Zusammenhang stehen, mehrere gemeinsame anatomische Merkmale. Erstens befinden sie sich sowohl auf der subkortikalen als auch auf der kortikalen Ebene meist in den älteren Gehirnteilen. Dies ist nicht verwunderlich angesichts der Tatsache, dass die Anfänge des Bewusstseins zwar erst spät in der biologischen Evolution in Erscheinung traten, aber keineswegs eine neuere evolutionäre Entwicklung darstellen. Zweitens liegen sowohl die kortikalen als auch die subkortikalen Strukturen meist in der Nähe der Mittellinie, und wie die PMCs sehen sie oftmals wie ein rechter und linker Zwilling aus – dies gilt für die Kerne in Thalamus und Hypothalamus ebenso wie für die im Tegmentum des Hirnstamms. Hier besteht ein enger Zusammenhang zwischen entwicklungsgeschichtlichem Alter und praktischer Lage.

Die PMCs wirken als Partner im Netzwerk der kortikalen CD-Regionen mit. Die Funktion der anderen CD-Regionen und das Protoselbst-System sind aber so gestaltet, dass das Bewusstsein nach einer hypothetischen Zerstörung der gesamten PMC-Region zwar voraussichtlich beeinträchtigt, aber nicht völlig zerstört wird, vorausgesetzt, alle anderen CD-Regionen und das Protoselbst-System bleiben intakt. Das Bewusstsein würde dann – wenn auch nicht in vollem Umfang – wiederhergestellt. Im Spätstadium der Alzheimer-Krankheit, das ich im nächsten Abschnitt beschreiben werde, herrscht dagegen eine andere Situation: Hier ist die Schädigung der PMCs praktisch der letzte Schritt in einem Prozess der allmählichen Zerstörung, der zuvor bereits andere CD-Regionen und das Protoselbst-System funktionsunfähig gemacht hat.

Weitere Überlegungen zu den posteromedialen Rindenfeldern

Anästhesieforschung

Eine Vollnarkose ist in mehrfacher Hinsicht ein ideales Mittel, wenn man die neurobiologischen Grundlagen des Bewusstseins erforschen will. Sie gehört zu den spektakulärsten Entwicklungen in der Medizin und hat vielen Millionen Menschen, die man ohne sie nicht hätte operieren können, das Leben gerettet. Häufig stellt man sich eine Vollnarkose als Schmerzmittel vor: Sie verhindert die Schmerzen, die die Operationswunden verursachen würden. In Wirklichkeit verhindert die Anästhesie den Schmerz aber auf die radikalstmögliche Weise: Sie schaltet das Bewusstsein völlig aus, also nicht nur die Schmerzempfindung, sondern sämtliche Aspekte des bewussten Geistes.

Eine oberflächliche Anästhesie führte zu einer leichten Verminderung des Bewusstseins, lässt aber Platz für manche unbewussten Lernvorgänge und das gelegentliche »Durchbrechen« der bewussten Verarbeitung. Eine stärkere Anästhesie schneidet tief in die Bewusstseinsprozesse ein und ist eigentlich eine pharmakologisch gesteuerte Variante des vegetativen Zustandes oder sogar des Komas. Genau diesen Zustand braucht der Chirurg, wenn er in Ruhe am offenen Herzen oder am Hüftgelenk arbeiten will. Der Patient muss weit von allem weg sein und so tief schlafen, dass er sich nicht bewegen kann und seine Muskeln weich wie Butter sind. In diesem Zustand, dem Stadium III der Anästhesie, kann der Patient nichts hören, nichts spüren, an nichts denken. Spricht der Chirurg ihn an, reagiert er nicht.

In der Geschichte der Anästhesie bedienten sich Chirurgen zahlreicher pharmakologischer Wirkstoffe, und die Suche nach den Molekülen, die diese Aufgabe bei minimalem Risiko und geringer Giftwirkung möglichst effizient erfüllen können, ist bis heute nicht zu Ende. Allgemein gesprochen, entfalten Narkosemittel ihre Wirkung, indem sie für eine zunehmende Hemmung der neuronalen Schaltkreise sorgen. Dies lässt sich erreichen, indem man die Wirkung der GABA (Gamma-Aminobuttersäure) verstärkt, des wichtigsten hemmenden Transmitters im Gehirn. Anästhetika wirken, indem sie Neuronen hyperpolarisieren und das Acetylcholin blockieren, einen wichtigen Botenstoff für die normale Kommunikation zwischen den Neuronen. Allgemein herrschte die Ansicht, Narkosemittel würden die Gehirnfunktionen durch die Bank unterdrücken und die Aktivität der Neuronen nahezu überall dämpfen.

Neuere Studien belegen jedoch, dass manche Anästhetika sehr selektiv auf ganz bestimmte Gehirnzentren wirken. Ein gutes Beispiel ist das Propofol. Wie Untersuchungen mit funktioneller Magnetresonanztomographie gezeigt haben, entfaltet es seinen großartigen Effekt vor allem durch Einwirkung auf drei Areale: die posteromedialen Rindenfelder, den Thalamus und das Tegmentum des Hirnstamms. Wie wichtig jedes dieser drei Zentren für sich genommen bei der Herstellung der Bewusstlosigkeit ist, weiß man nicht; die Abnahme der Bewusstseinsstärke steht jedoch im Zusammenhang mit einer verminderten regionalen Durchblutung in den posteromedialen Teilen der Hirnrinde.[5] Die Belege gehen aber weit über das Propofol hinaus. Vergleichbare Effekte haben, wie eine umfassende Übersicht belegt, offenbar auch andere Anästhesiewirkstoffe. Bei einer Anästhesie mit Propofol wird selektiv die Aktivität in drei Gehirnarealen unterdrückt, die sich beiderseits der Mittellinie befinden und für den Aufbau des Bewusstseins von entscheidender Bedeutung sind.

Schlafforschung

Der Schlaf ist ein natürliches Umfeld für Bewusstseinsstudien, und die Schlafforschung trug bereits früh zu entsprechenden Erkenntnissen bei. Schon seit Langem weiß man, dass die im Elektroenzephalogramm aufgezeichneten Rhythmen der vom Gehirn erzeugten elektrischen Aktivitätsmuster mit verschiedenen Schlafphasen im Zusammenhang stehen. Den Ursprung solcher Aktivitätsmuster in einzelnen Gehirnregionen ausfindig zu machen, ist außerordentlich schwierig; daher kam die räumliche Lokalisierung mithilfe der funktionellen Magnetresonanztomographie den Forschern so gelegen. Dank bildgebender Verfahren konnte man sich die verschiedenen Schlafphasen im Laufe der letzten zehn Jahre genauer ansehen.

So ist beispielsweise das Bewusstsein während des sogenannten N-REM-Schlafes, der sich durch langsame Gehirnwellen und das Fehlen schneller Augenbewegungen auszeichnet, stark unterdrückt. Dies ist der tiefe »Schlaf des Gerechten«, aus dem uns nur das ungerechte Klingeln des Weckers reißt. Es ist ein »traumloser Schlaf«, vollständig fehlen Träume allerdings offenbar nur im ersten Teil der Nacht. Wie man aus Untersuchungen mit funktioneller Magnetresonanztomographie weiß, ist die Aktivität mehrerer Gehirnregionen während dieser Schlafphase mit langsamen Gehirnwellen vermindert; dies gilt vor allem für Teile des Mittelhirn-Tegmentums (an Pons und Mittelhirn), das Zwischenhirn (Thalamus und Hypothalamus bzw. basales Vorderhirn), die medialen und lateralen Teile des präfrontalen Cortex, den Cortex cingulatus anterior, den seitlichen Teil der Schläfenlappen und die PMCs. Der Funktionsrückgang ist während des Schlafs mit langsamen Gehirnwellen weniger selektiv verteilt als bei einer Vollnarkose (für die Annahme, das Verteilungsmuster müsse gleich sein, besteht auch kein Anlass), aber wie bei der Anästhesie lässt es nicht auf eine umfassende Unterdrückung der Funktionen schließen. Die Unterdrückung betrifft allerdings auffälligerweise ebenfalls drei Regionen (Hirnstamm, Thalamus und PMCs), die mit dem Aufbau des Bewusstseins in Zusammenhang stehen.

Auch während des REM-Schlafs, dessen charakteristisches Merkmal schnelle Augenbewegungen sind, ist das Bewusstsein unterdrückt; in dieser Phase treten die meisten Träume auf. Im REM-Schlaf können Träume ins Bewusstsein eindringen, und zwar entweder über Lernen und späteren Abruf oder über das sogenannte paradoxe Bewusstsein. Besonders stark vermindert ist die Aktivität während des REM-Schlafs in zwei Gehirnregionen: dem dorsolateralen präfrontalen Cortex und dem lateralen parietalen Cortex; dagegen ist die Aktivitätsabnahme in den PMCs erwartungsgemäß viel weniger ausgeprägt.[6]

Kurz gesagt, ist das Aktivitätsniveau in den PMCs während des Wachzustands am höchsten und während des Schlafs mit langsamen Gehirnwellen am niedrigsten. Im REM-Schlaf sind die PMCs auf einem mittleren Niveau tätig. Das erscheint auch plausibel. Während des Schlafs mit langsamen Gehirnwellen ist das Bewusstsein am weitesten ausgeschaltet; im Traumschlaf widerfahren die Ereignisse einem »Selbst«. Dieses Traumselbst ist natürlich nicht das normale Selbst, aber der mit ihm verbundene Gehirnzustand stellt sich offenbar unter Mitwirkung der PMCs ein.

Die Beteiligung der PMCs am Standard-Netzwerk

In einer Reihe von Studien mit bildgebenden Verfahren, wie der funktionellen Positronen-Emissions- und der Magnetresonanztomographie, lenkte Marcus Raichle die Aufmerksamkeit auf eine interessante Tatsache: Wenn sich Menschen im Ruhezustand befinden und keine Aufgabe lösen, die konzentrierte Aufmerksamkeit erfordert, ist offenbar immer wieder eine ganz bestimmte Gruppe von Gehirnregionen aktiv. Richtet sich die Aufmerksamkeit dann auf eine spezifische Aufgabe, geht die Aktivität dieser Regionen geringfügig zu-

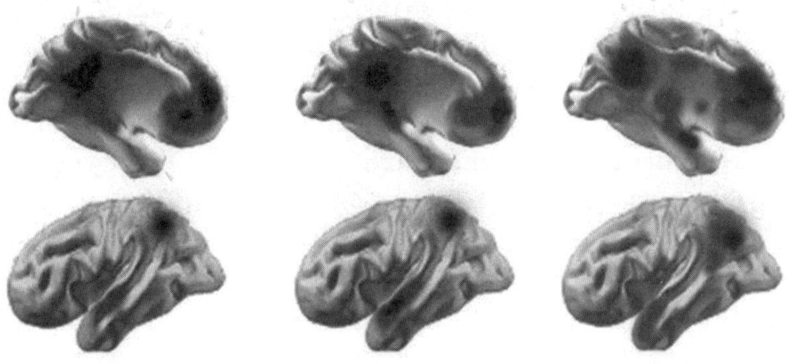

Abb. 9.5. Die PMCs werden (zusammen mit anderen CD-Regionen) bevorzugt aktiviert, wenn man die Lösung von Aufgaben, für die Selbstbezug eine Rolle spielt, mit funktionellen bildgebenden Verfahren untersucht. Solche Aufgaben sind beispielsweise der Abruf autobiografischer Erinnerungen, die Vorhersage zukünftiger Ereignisse und das Fällen moralischer Urteile.

rück, allerdings nie so weit, wie man es beispielsweise bei einer Narkose feststellt.[7] Zu dieser Gruppe von Regionen gehören der mediale präfrontale Cortex, die Verbindung zwischen Scheitel- und Schläfenlappen, Strukturen im mittleren und vorderen Teil der Schläfenlappen und die PMCs, alles Areale, von denen wir heute wissen, dass sie untereinander eng verknüpft sind. Dass die PMCs die Aufmerksamkeit so stark auf sich zogen, lag sogar gerade daran, dass sie zu diesen Regionen gehören.

Nach Raichles Vermutung stellt die Aktivität dieses Netzwerks eine Art »Standardmodus« dar, der von Aufgaben, die eine nach außen gerichtete Aufmerksamkeit erfordern, unterbrochen wird. Setzt eine Aufgabe dagegen eine nach innen gerichtete, selbstorientierte Aufmerksamkeit voraus, wie es beispielsweise beim Abruf autobiografischer Informationen und bei bestimmten Gefühlszuständen der Fall ist, ist die Aktivitätsabnahme in den PMCs, wie wir und andere nachweisen konnten, weniger ausgeprägt oder überhaupt nicht vorhanden. Unter solchen Bedingungen kann es sogar zu einer Zunahme kommen.[8] Beispiele sind der Abruf autobiografischer Erinnerungen, der Abruf von Plänen, die man für eine mögliche Zukunft gemacht hat, eine Reihe von Aufgaben aus dem Bereich der Theorie des Geistes und eine Fülle von Tätigkeiten, die Urteile über Menschen oder Situationen im Rahmen ethischer Prinzipien umfassen.[9] Bei allen diesen Tätigkeiten gibt es offenbar ein herausragendes, allerdings nicht so umfassendes Aktivitätszentrum. Auch dabei handelt es sich um ein mediales Rindenfeld, das allerdings vorn im präfrontalen Cortex liegt. Neuroanatomisch handelt es sich dabei ebenfalls um eine Konvergenz-Divergenz-Region.

Raichle betonte den »Innerlichkeitsaspekt« dieses Standardmodus, den er deshalb vernünftigerweise mit dem hohen Energieverbrauch bei »nach innen gerichteter« Gehirnaktivität in Verbindung brachte – im Gegensatz zu der Aktivität, die durch äußere Anregung motiviert ist; aller Wahrscheinlichkeit nach handelt es sich bei den PMCs um die metabolisch aktivsten Regionen der gesamten Großhirnrinde.[10] Auch das steht im Einklang mit der Funktion, welche die PMCs nach meiner Vermutung für den Aufbau des Bewusstseins erfüllen: als wichtiger Integrator bzw. Koordinator, der ständig aktiv bleibt und versucht, ganz unterschiedliche Hintergrundaktivitäten zu einem widerspruchsfreien Muster zu formen. Aber wie passt das Auf und Ab der Aktivität im Standardmodus zu dem Gedanken, eine Region wie die PMCs könne zum Bewusstsein beitragen? Möglicherweise spiegelt sich darin der Tanz zwischen Vordergrund und Hintergrund wider, den das Selbst im bewussten Geist aufführt. Wenn wir auf äußere Reize achten müssen, holt unser bewusster Geist das betrachtete Objekt in den Vordergrund und lässt das Selbst in den Hintergrund treten. Werden wir dagegen nicht von der Außenwelt bedrängt, rückt unser Selbst stärker in den Mittelpunkt der Bühne, und es kann noch weiter nach vorn treten, wenn es sich bei dem betrachteten Objekt um uns selbst – allein oder in unserem sozialen Umfeld – handelt.

Erforschung neurologischer Störungen

Die Liste der neurologischen Störungen, die mit einer Beeinträchtigung des Bewusstseins einhergehen, ist glücklicherweise kurz: Koma und vegetative Zustände, bestimmte Formen epileptischer Anfälle sowie der von einem Schlaganfall hervorgerufene akinetische Mutismus, Tumore und die Alzheimer-Krankheit im Spätstadium. Bei Koma und vegetativem Zustand kommt es zu einer radikalen Beeinträchtigung, so als habe man ein Gehirnareal gezielt und heftig mit einem Vorschlaghammer behandelt.

Alzheimer-Krankheit. Diese Krankheit, die ausschließlich bei Menschen vorkommt, ist eine der schlimmsten Gesundheitsstörungen unserer Zeit. Durch unsere Bemühungen, sie zu verstehen, hat sie aber auch eine positive Seite gewonnen: Die Alzheimer-Krankheit ist eine Quelle wertvoller Erkenntnisse über Geist, Verhalten und Gehirn. Welchen Beitrag sie zur Erforschung des Bewusstseins leistet, wird erst heute allmählich deutlich.

Seit den 1970er Jahren hatte ich die Gelegenheit, viele Patienten mit dieser Krankheit zu beobachten, und es war mir vergönnt, ihr Gehirn nach dem Tod sowohl makroskopisch als auch auf mikroskopischer Ebene zu untersuchen. Zu jener Zeit war ein Teil unseres Forschungsprogramms der Alzheimer-Krankheit gewidmet, und mein Kollege Gary W. Van Hoesen, mit dem ich eng zusammenarbeitete, war ein führender Experte für die Neuroanatomie des Alzheimer-Gehirns. Unser wichtigstes Ziel war damals die Klärung der Frage, wie Veränderungen der Schaltkreise im Gehirn zu den Gedächtnisstörungen führen können, die ein charakteristisches Symptom der Krankheit sind.

Die meisten Patienten mit der typischen Form der Alzheimer-Krankheit leiden im frühen oder mittleren Krankheitsstadium nicht unter Bewusstseinsstörungen. Die ersten Jahre sind durch fortschreitende Beeinträchtigungen beim Erlernen neuer Tatsacheninformationen und bei der Erinnerung an zuvor gelernte Tatsacheninformationen gekennzeichnet. Auch Störungen des Urteilsvermögens und der räumlichen Orientierung kommen häufig vor. Anfangs sind die Auswirkungen der Krankheit häufig so geringfügig, dass die gesellschaftlichen Umgangsformen erhalten bleiben und eine Zeit lang ein nahezu normales Leben möglich ist.

Anfang der 1980er Jahre stieß unsere Arbeitsgruppe, zu der damals auch Brad Hyman gehörte, auf einen plausiblen Grund für die Beeinträchtigungen des Tatsachengedächtnisses: umfangreiche neuropathologische Veränderungen in der entorhinalen Rinde und den benachbarten Feldern im vorderen Bereich der Schläfenlappen.[11] Diese hatten praktisch keine Verbindung mehr zum Hippocampus, jener Gehirnstruktur, die notwendig ist, damit Erinnerungen an Tatsachen an anderen Stellen im Gehirn festgehalten werden. Infolgedessen können keine neue Tatsachen mehr erlernt werden. Außerdem werden auch die vorderen Rindenfelder der Schläfenlappen im weiteren Verlauf der Krankheit so geschädigt, dass sie keinen Zugang zu früher erlernten Tatsacheninformationen mehr ermöglichen. Damit erodiert letztlich das Fundament des autobiografischen Gedächtnisses, und schließlich wird dieses ebenso ausgelöscht wie bei Patienten, deren Schläfenlappen durch eine Herpes-simplex-Enzephalitis zerstört wurde (diese Virusinfektion schädigt ebenfalls den vorderen Schläfenlappenbereich). Die Alzheimer-Krankheit zielt geradezu gespenstisch genau auf bestimmte Zellen. Die meisten oder sogar alle Neuronen der Schichten II und IV der entorhinalen Rinde verwandelten sich in Grabsteine – so die beste Beschreibung für das, was von den Neuronen noch übrig bleibt, nachdem die Krankheit sie in neurofibrilläre Knäuel verwandelt hat. Diese selektive Schädigung führte zu einem rasiermesserscharfen Schnitt durch die Nervenbahnen, die dem Hippocampus Input liefern und dabei die Schicht II als Relaisstation verwenden. Zu allem Unglück erzeugt die Krankheit außerdem einen ebenso scharfen Schnitt in den vom Hippocampus kommenden Output-Bahnen, die sich der Schicht IV bedienen. Da ist es kein Wunder, dass das Tatsachengedächtnis bei der Alzheimer-Krankheit zerstört wird.

Im weiteren Verlauf der Krankheit jedoch leidet neben anderen selektiven Störungen des Geistes auch das Bewusstsein. Wie nicht anders zu erwarten, beschränkt sich das Problem zunächst auf das autobiografische Bewusstsein. Da Erinnerungen an frühere persönliche Erlebnisse nicht mehr ordnungsgemäß abgerufen werden können, besteht keine zuverlässige Verbindung zwischen gegenwärtigen Ereignissen und der durchlebten Vergangenheit mehr. Das reflektierende Bewusstsein ist bei der absichtlichen, autarken Verarbeitung gestört. Aller Wahrscheinlichkeit nach sind solche Störungen teilweise – allerdings vielleicht nicht vollständig – auf Funktionsstörungen im mittleren Teil der Schläfenlappen zurückzuführen.

Im weiteren Verlauf dieses unausweichlichen Weges gehen die Zerstörungen weit über autobiografische Prozesse hinaus. Im Spätstadium der Alzheimer-Krankheit stellt sich bei Patienten, die ausreichend medizinisch versorgt und gepflegt werden und deshalb am längsten überleben, ein mehr oder weniger vegetativer Zustand ein. Ihre Verbindung zur Umwelt ist so stark reduziert, dass sie Personen mit akinetischem Mutismus ähneln. Die Patienten interagieren immer weniger mit ihrer physischen und sozialen Umwelt und reagieren auf immer weniger Reize. Ihre Emotionen sind gedämpft. Ihr Verhalten ist durch einen abwesenden, antriebslosen, leeren, unkonzentrierten, schweigenden Blick gekennzeichnet.

Wie lässt sich diese letzte Wendung im Verlauf der Alzheimer-Krankheit erklären? Eine definitive Antwort kann man nicht geben, denn während der jahrelangen Erkrankung bilden sich im Gehirn mehrere pathologisch verän-

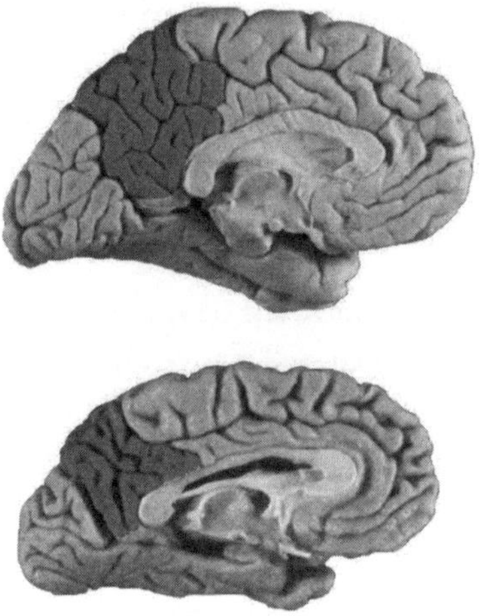

Abb. 9.6. Oben die linke Hirnhälfte eines gesunden älteren Menschen (Schnitt durch die Mittellinie); die PMC-Region ist dunkler schattiert. Unten das Gehirn einer ungefähr gleich alten Person (Schnitt an derselben Stelle) mit der Alzheimer-Krankheit im fortgeschrittenen Stadium. Die dunkel schattierte PMC-Region ist stark geschrumpft.

derte Stellen, und diese Veränderungen beschränken sich nicht auf die neurofibrillären Knäuel. Bis zu einem gewissen Grad scheint es sich aber um selektive Schäden zu handeln. Die bilderzeugenden Gehirnareale, genauer gesagt die frühen sensorischen Rindenfelder für Sehen und Hören, werden von der Krankheit ebenso wenig angegriffen wie die Felder der Großhirnrinde, die mit Bewegungen zu tun haben, sowie die Basalganglien und das Kleinhirn. Dagegen werden einige Regionen, die mit der Lebenssteuerung im Zusammenhang stehen und auf die das Protoselbst angewiesen ist, nach und nach immer stärker geschädigt. In diese Kategorie gehört nicht nur die Inselrinde, sondern, wie unsere Arbeitsgruppe nachweisen konnte, auch der Nucleus parabrachialis.[12] Und schließlich sind auch in anderen Gehirnteilen, die zahlreiche CD-Regionen enthalten, schwere Schäden zu erkennen. Zu der letzten Gruppe gehören vor allem auch die PMCs.

Dass ich diesen Tatsachen besondere Aufmerksamkeit schenke, liegt daran, dass in den PMCs zu Beginn der Erkrankung vorwiegend neuritische Plaques auftreten, im Spätstadium dagegen ist die Ablagerung neurofibrillärer

Knäuel die vorherrschende pathologische Veränderung. Diese Knäuel sind die Grabsteine einstmals gesunder Neuronen, auf die ich zuvor bereits angespielt habe. Ihr massenhaftes Auftreten in den PMCs legt die Vermutung nahe, dass die Funktionsfähigkeit dieser Region stark beeinträchtigt ist.[13]

Wir waren uns bereits bewusst, dass in den PMCs, die wir damals einfach als »Cortex cingulatus posterior und Umgebung« bezeichneten, wichtige pathologische Veränderungen eintreten. Aber die wiederholte klinische Beobachtung, dass im Spätstadium der Alzheimer-Krankheit bei umgrenzten Schäden dieser Region Bewusstseinsstörungen auftreten, veranlassten mich im Zusammenhang mit ihrer eigenartigen anatomischen Lage zu der Frage, ob eine schwere Schädigung der PMCs der Tropfen sein könnte, der das Fass zum Überlaufen bringt.[14]

Warum ist diese Region bei der Alzheimer-Krankheit ein Ziel der pathologischen Veränderungen? Dies könnte durchaus den gleichen Grund haben, den meine Kollegen und ich schon vor vielen Jahren anführten, um bei der gleichen Krankheit die Beteiligung im mittleren Bereich der Schläfenlappen zu erklären.[15] Bei normalem Gesundheitszustand stellen die entorhinale Rinde und der Hippocampus ihre Tätigkeit nie ein. Sie arbeiten Tag und Nacht und unterstützen die Verarbeitung von Tatsachenerinnerungen, indem sie Gedächtnisaufzeichnungen in Gang setzen und konsolidieren. Entsprechend würde eine lokale Schädigung der Zellen, wie sie mit stärkerer Abnutzung einhergeht, unter den kostbaren Neuronen dieser Region ihren Tribut fordern. Die gleiche Überlegung würde im Wesentlichen auch auf die PMCs zutreffen, die ja bei verschiedenen mit dem Selbst zusammenhängenden Prozessen ebenfalls nahezu ununterbrochen tätig sind.[16]

Insgesamt liegen bei Patienten, die im Spätstadium der Alzheimer-Krankheit an offenkundigen Bewusstseinsstörungen leiden, unverhältnismäßig große Schädigungen der Neuronen vor, und zwei Gehirnareale, deren Unversehrtheit die Voraussetzung für ein normales Bewusstsein ist, funktionieren nicht mehr richtig: die PMCs und das Tegmentum des Hirnstamms. Mit der Interpretation dieser Tatsachen sollte man vorsichtig sein, denn bei der Alzheimer-Krankheit sind auch andere Stellen in ihrer Funktion beeinträchtigt. Gleichzeitig wäre es aber töricht, diese Befunde nicht zu berücksichtigen.

Und wie steht es mit den Patienten selbst, deren Gehirngesundheit in diesem späten Krankheitsstadium einen weiteren Schlag erhält? Ich bin heute wie früher überzeugt, dass die neue Schädigung, so schmerzhaft sie sich für die Angehörigen der Betroffenen darstellt, für den Patienten selbst wahrscheinlich ein Segen ist. Patienten in diesem Spätstadium, deren Bewusstsein im beschriebenen Umfang beeinträchtigt ist, bemerken die verheerende Krankheit wahrscheinlich nicht mehr. Sie sind nur noch von ihrer äußeren Form her der Mensch, der sie früher waren, und sie verdienen unsere Liebe und Fürsorge bis zum bitteren Ende. Dankenswerterweise sind sie aber nun bis zu einem gewissen Grad von den Gesetzen von Schmerz und Leiden befreit, die für jene, die alles mit ansehen, nach wie vor gelten.

Koma, vegetativer Zustand und der Unterschied zum Locked-in-Syndrom

Komapatienten reagieren mehr oder weniger überhaupt nicht auf Kommunikation aus der Außenwelt. Sie befinden sich in einem tiefen Schlaf, in dem häufig sogar die Atemtätigkeit anormal klingt. Sie führen weder sinnvolle Gesten aus, noch äußern sie sinnvolle Geräusche, von Worten ganz zu schweigen. Von den entscheidenden Bestandteilen des Bewusstseins, die ich in Kapitel 8 aufgeführt habe, ist kein einziger zu erkennen. Der Wachzustand ist mit Sicherheit nicht vorhanden, und nach allem, was zu beobachten ist, kann man davon ausgehen, dass auch Geist und Selbst verschwunden sind.

Wenn ein Patient im Koma liegt, ist häufig der Hirnstamm geschädigt, und manchmal ist von der Schädigung auch der Hypothalamus betroffen. Die Ursache ist in den meisten Fällen ein Schlaganfall. Wir wissen, dass sich der Schaden im hinteren Teil des Hirnstamms, dem Tegmentum, befinden muss, und zwar insbesondere in seiner oberen Schicht. Dort liegen Gehirnkerne, die an der Lebenssteuerung mitwirken, es handelt sich aber nicht um jene, die für die Aufrechterhaltung von Atmung und Herztätigkeit unentbehrlich sind. Mit anderen Worten: Betrifft der Schaden auch die unteren Schichten des Tegmentums, ist nicht das Koma, sondern der Tod die Folge.

Tritt der Schaden im vorderen Teil des Hirnstamms auf, kommt es nicht zum Koma, sondern zum *Locked-in-Syndrom*, einem schrecklichen Zustand, in dem der Patient vollkommen bei Bewusstsein, aber auch nahezu vollständig gelähmt ist. Kommunizieren kann er nur durch Blinzeln, manchmal nur mit einem Auge, manchmal auch nur durch die Aufwärtsbewegung eines Auges. Die Patienten *sehen* aber ganz genau, was sich vor ihren Augen befindet, und können demnach auch lesen. Ebenso können sie gut hören und die Welt in allen Einzelheiten wahrnehmen. Sie befinden sich in einem nahezu vollständigen Gefängnis; nur durch die Abstumpfung der emotionalen Hintergrundreaktionen wird aus einer entsetzlichen eine schmerzhafte, aber gerade noch erträgliche Situation.

Von den einzigartigen Erlebnissen solcher Patienten wissen wir durch einige diktierte Berichte, die von intelligenten, aufmerksamen Betroffenen mit viel Mut und der Hilfe von Experten aufgezeichnet wurden. Eigentlich wurden die Berichte nicht diktiert, sondern »geblinzelt« – ein Blinzeln je Buchstabe. Früher hielt ich die Lou-Gehring-Krankheit (auch amyotrophe Lateralsklerose genannt) für die grausamste neurologische Erkrankung. Bei dieser Krankheit, einem Gehirnverfallsleiden, verlieren die Patienten ebenfalls bei vollem Bewusstsein allmählich die Fähigkeit, sich zu bewegen, zu sprechen und schließlich auch zu schlucken. Als ich dann aber zum ersten Mal einen Patienten mit dem Locked-in-Syndrom sah, wurde mir klar, dass dies noch schlimmer ist. Die beiden besten Bücher von solchen Betroffenen sind klein und einfach, aber menschlich bereichernd. Eines davon stammt von Jean-Dominique Bauby und diente als Vorlage für einen überraschend realitätsnahen Film mit dem Titel *Schmetterling und Taucherglocke*. Die Regie führte der Maler Julian Schnabel. Er bietet Laien eine gute Dokumentation der Krankheit.[17]

Das Koma geht häufig in den etwas weniger schweren vegetativen Zustand über. Der Patient ist immer noch bewusstlos, aber wie zuvor bereits erwähnt, unterscheidet sich dieser Zustand in zwei Punkten vom Koma. Erstens wechseln die Patienten zwischen Schlaf und Wachzustand, und wenn einer dieser Zustände auftritt, beobachtet man auch das zugehörige Elektroenzephalogramm. Während des Wachzustands sind die Augen der Patienten häufig geöffnet. Zweitens zeigen solche Patienten einige Bewegungen, und sie können auch mit Bewegungen reagieren. Sie sprechen aber nicht, und die Bewegungen haben nichts Gezieltes. Der vegetative Zustand kann in die Wiederkehr des Bewusstseins münden oder stabil bleiben – im zweiten Fall spricht man von einem persistierenden vegetativen Zustand. Dieser kann nicht nur nach Schäden im Tegmentum des Hirnstamms oder im Hypothalamus eintreten, wie sie für das Koma typisch sind, sondern auch durch Schäden im Thalamus und sogar durch dezentrale Schäden der Großhirnrinde oder der darunter liegenden weißen Gehirnsubstanz.

In welcher Beziehung stehen Koma und vegetativer Zustand zur Funktion der PMCs, wo doch die verursachenden Schäden an anderen Stellen lokalisiert sind? Diese Frage hat man mit funktionellen bildgebenden Verfahren untersucht, die auf die Frage abzielten, wie generalisiert oder begrenzt die

Funktionsveränderungen im Gehirn von Patienten mit diesen Krankheiten sind. Dabei zeigen sich die üblichen Verdächtigen: Funktionseinschränkungen in Hirnstamm, Thalamus und PMCs, wobei man in den PMCs einen besonders ausgeprägten Rückgang des Glucosestoffwechsels beobachtet.[18]

Man kann aber noch über einen weiteren bedeutsamen Befund berichten. Komapatienten sterben in der Regel irgendwann, oder ihr Zustand verbessert sich geringfügig und geht in einen persistierenden vegetativen Zustand über. Einige wenige haben jedoch mehr Glück: Sie tauchen allmählich aus ihrem Zustand eines zutiefst beeinträchtigten Bewusstseins wieder auf. Dabei spielen sich die deutlichsten Veränderungen des Gehirnstoffwechsels in den PMCs ab.[19] Dies legt die Vermutung nahe, dass das Aktivitätsniveau in diesem Bereich in enger Beziehung zum Bewusstseinsniveau steht. Angesichts der Tatsache, dass die PMCs einen so intensiven Stoffwechsel haben, könnte man versucht sein, diesen Befund als Folge einer allgemein stärkeren Gehirnaktivität abzutun. Demnach würden sich die PMCs schlicht wegen ihres starken Stoffwechsels als Erste erholen. Damit wäre aber nicht erklärt, warum gleichzeitig auch das Bewusstsein wiederkehrt.

Eine abschließende Bemerkung über pathologische Zustände des Bewusstseins

Pathologische Veränderungen haben wichtige Anhaltspunkte für die Umrisse einer Neuroanatomie des Bewusstseins geliefert und erlauben Vermutungen über verschiedene Aspekte der Mechanismen, die den Vermutungen zufolge für den Aufbau des Kern-Selbst und des autobiografischen Selbst verantwortlich sind. Vielleicht ist es hilfreich, zum Abschluss eine leicht verständliche Verbindung zwischen den Krankheiten des Menschen und den zuvor erläuterten Hypothesen herzustellen.

Lassen wir die Bewusstseinsänderungen, die auf natürliche Weise durch den Schlaf oder unter ärztlicher Kontrolle durch Narkosemittel entstehen, einmal beiseite: Dann sind die meisten Bewusstseinsstörungen die Folge dieser oder jener tiefgreifenden Funktionsstörung des Gehirns. In manchen Fällen sind die Ursachen chemischer Natur; dies gilt für Überdosen verschiedener Medikamente, darunter das zur Diabetestherapie verwendete Insulin, aber auch ein übermäßig hoher Blutzuckerspiegel bei unbehandeltem Diabetes. Solche Substanzen haben sowohl gezielte als auch allgemeine Wirkungen, aber bei sofortiger, geeigneter Behandlung lassen sich die Störungen rückgängig machen. Andererseits führen Strukturveränderungen, die durch Kopfverletzungen, Schlaganfälle oder verschiedene Verfallskrankheiten verursacht werden, häufig zu einer Form von Bewusstseinsstörungen, bei der eine vollständige Genesung unwahrscheinlich ist. Außerdem können Gehirnschäden in manchen Fällen auch zu Krampfanfällen führen, die mit gleichzeitig oder anschließend auftretenden Bewusstseinsveränderungen als herausragendem Symptom einhergehen.

Wenn durch Schäden des Hirnstamms das Koma oder der vegetative Zustand eingetreten ist, sind sowohl das Kern-Selbst als auch das autobiografische Selbst beeinträchtigt. Letztlich sind auch die wichtigsten Strukturen des Protoselbst entweder zerstört oder schwer geschädigt, und es entstehen weder ursprüngliche Gefühle noch »Gefühle für das, was geschieht«. Ein intakter Thalamus und eine intakte Großhirnrinde reichen nicht aus, um den Zusammenbruch des Kern-Selbst-Systems auszugleichen. Solche Störungen zeugen davon, dass das Kern-Selbst-System in der Hierarchie zuerst kommt und dass das gesamte System des autobiografischen Selbst von ihm abhängig ist. Das ist eine wichtige Feststellung, denn das Umgekehrte gilt nicht: Das autobiografische Selbst kann trotz eines ansonsten intakten Kern-Selbst beeinträchtigt sein.

Wenn der größte Teil der Schäden bei einem Koma oder einem persistierenden vegetativen Zustand nicht den Hirnstamm betrifft, sondern die Großhirnrinde, den Thalamus oder die Verbindung dieser Strukturen mit dem Hirnstamm, wird das Kern-Selbst unter Umständen nicht zerstört, sondern nur funktionsunfähig. Dies ist die Erklärung, warum sich in manchen solchen Fällen ein Fortschritt in Richtung eines »Minimalbewusstseins« einstellt und sich manche unbewussten, mit dem Geist zusammenhängenden Vorgänge erholen. Akinetischer Mutismus und der nach einem epileptischen Anfall einsetzende Automatismus verursachen reversible Störungen des Kern-Selbst-Systems und anschließend auch eine Veränderung im System des autobiografischen Selbst. Manche angemessenen Verhaltensweisen sind vorhanden und lassen, obwohl sie automatisch ablaufen, darauf schließen, dass die Geistesprozesse keineswegs beseitigt sind.

Wenn Störungen des autobiografischen Selbst bei einem ansonsten intakten Kern-Selbst-System eigenständig auftreten, liegt die Ursache in irgendeiner Gedächtnisstörung, einer erworbenen Amnesie. Die wichtigste Ursache der Amnesie ist die gerade erörterte Alzheimer-Krankheit, andere sind eine Virus-Enzephalitis oder akute Anoxie (Sauerstoffmangel im Gehirn), die bei einem Herzstillstand eintreten kann. Zu einer Amnesie gehört eine erhebliche Beeinträchtigung der einzigartigen Erinnerungen, die sich mit der eigenen Vergangenheit und den Plänen für die Zukunft beschäftigen. Wie nicht anders zu erwarten, schwindet bei Patienten mit Schäden in Hippocampus oder entorhinaler Rinde, bei denen die Fähigkeit zum Aufbau neuer Erinnerungen gestört ist, nach und nach der Geltungsbereich des autobiografischen Selbst, weil neue Ereignisse in ihrem Leben nicht mehr ordnungsgemäß aufgezeichnet und in die Biografie aufgenommen werden. In einer noch schlimmeren Situation sind Patienten, bei denen die Schädigung des Gehirns nicht nur den Hippocampus und die entorhinale Rinde betrifft, sondern auch die Regionen im Umfeld der entorhinalen Rinde und darüber hinaus im vorderen Teil des Schläfenlappens. Solche Patienten scheinen völlig bei Bewusstsein zu sein – die Tätigkeit ihres Kern-Selbst ist intakt – und sind sich sogar ihrer Erinnerungsstörung bewusst. Sie können aber ihre Biografie und die damit zusammenhängenden zwischenmenschlichen Informationen nur noch in vermindertem Ausmaß abrufen. Das Material, aus dem ein autobiografisches Selbst zusammengesetzt werden kann, ist verarmt – entweder weil es aus Aufzeichnungen der Vergangenheit nicht ans Licht geholt werden kann oder weil alles, was ans Licht geholt wird, nicht ordnungsgemäß koordiniert und/oder an das System des Protoselbst weitergeleitet wird. Ein extremer Fall ist der des Patienten B., dessen biografische Erinnerungen sich im Wesentlichen auf seine Kindheit beschränken und sehr schematisch sind. Er weiß, dass er verheiratet war und zwei Söhne hat, besitzt aber keine konkreten Kenntnisse über seine Angehörigen und erkennt sie weder auf Fotos noch bei persönlichen Begegnungen. Sein autobiografisches Selbst ist schwer beeinträchtigt. Bei Clive Wearing dagegen, einem anderen bekannten Patienten mit Amnesie, ist das biografische Erinnerungsvermögen weitaus besser erhalten. Er hat nicht nur ein normales Kern-Selbst, sondern auch ein robustes autobiografisches Selbst. Warum ich dieser Ansicht bin, erklärt ein Absatz aus einem Brief, den seine Frau Deborah Wearing mir schrieb:

> Er kann ungefähr die Einrichtung seines Zimmers aus Kindertagen beschreiben, er weiß, dass er schon in jungen Jahren im Erdington Parish Choir gesungen hat, er erinnert sich nach eigenen Angaben daran, wie er während des Krieges in Birmingham im Bunker saß und den Lärm der Bomben hörte. Er kennt eine Reihe bruchstückhafter Tatsachen aus sei-

ner Kindheit, über seine Eltern und seine Geschwister, und er kann seine Biografie als Erwachsener skizzieren: sein College in Cambridge, wo er dem Schulchor angehörte, wo er arbeitete, die London Sinfonietta, die Musikabteilung der BBC, seine Karriere als Dirigent, Musikwissenschaftler und Musikproduzent (so wie früher als Sänger). Aber wie Clive einem immer erklärt, kennt er zwar die vagen Umrisse, hat aber »alle Einzelheiten vergessen«.

Zu echten, sinnvollen Gesprächen ist Clive in letzter Zeit besser in der Lage als in den ersten zehn Jahren, als er völlig verängstigt und wütend war. Er hat ein gewisses Bewusstsein für das Verstreichen der Zeit, denn er spricht von seinem Onkel und seinen Eltern in der Vergangenheitsform (sein Onkel starb 2003; die Nachricht, dass er gestorben sei, regte ihn sehr auf, da sie sich sehr nahe standen, aber ich erinnere mich nicht daran, dass er seither von Onkel Geoff noch einmal in der Gegenwart gesprochen hätte). Wenn er abschätzen soll, wie lange er schon krank ist, nennt er mindestens 20 Jahre (in Wirklichkeit sind es 25), und eine ungefähre Vorstellung davon hatte er immer. Er hat wiederum nicht das Gefühl, es zu wissen, aber wenn er raten soll, trifft er es in der Regel.

Ein weiterer pathologischer Zustand, den man auf eine selektive Störung des autobiografischen Selbst zurückführen kann, ist die sogenannte Anosognosie. Nach der – meist durch einen Schlaganfall verursachten – Schädigung einer Region in der rechten Hirnhälfte, zu der auch die somatosensorischen und motorischen Rindenfelder gehören, leiden die Patienten an einer offenkundigen Lähmung der linken Körperhälfte und insbesondere des Armes. Dennoch »vergessen« sie immer wieder, dass sie gelähmt sind. Ganz gleich, wie oft man ihnen sagt, dass sie den linken Arm nicht bewegen können, sie behaupten auf Nachfragen stets mit ehrlicher Überzeugung, er bewege sich. Sie integrieren die Informationen über die Lähmung nicht in den Ablauf ihrer Lebensgeschichte. Ihre Biografie wird im Hinblick auf solche Tatsachen nicht aktualisiert, obwohl sie beispielsweise wissen, dass sie einen Schlaganfall erlitten haben und ins Krankenhaus gebracht wurden. Dieses buchstäbliche Vergessen einer offenkundigen Realität ist die Ursache ihrer scheinbaren Gleichgültigkeit gegenüber ihrem Gesundheitszustand und ihrer fehlenden Motivation, an der so dringend notwendigen Rehabilitation mitzuarbeiten.

Hinzufügen muss ich, dass bei Patienten mit einer entsprechenden Schädigung der *linken* Gehirnhälfte *niemals* eine Anosognosie auftritt. Mit anderen Worten: Der Mechanismus, mit dem wir unsere Biografie im Hinblick auf das Muskel-Skelett-System unseres Körpers aktualisieren, *erfordert* die Gesamtheit der somatosensorischen Rindenfelder, die in der *rechten Gehirnhälfte* angesiedelt sind.

Krampfanfälle, die im gleichen System auftreten, können einen bizarren, glücklicherweise aber nur vorübergehenden Zustand hervorrufen: die Asomatognosie. Bei solchen Patienten bleiben ein Gespür für das Selbst und bestimmte Aspekte der Wahrnehmung innerer Organe erhalten, aber sie sind für kurze Zeit nicht in der Lage, jene Aspekte ihres Körpers wahrzunehmen, die mit Muskeln und Skelett zu tun haben.

Noch eine letzte Anmerkung zur pathologischen Veränderung des Bewusstseins. Kürzlich wurde die Vermutung geäußert, die Inselrinde sei der Ausgangspunkt für die bewusste Wahrnehmung von Gefühlszuständen und demnach auch für das Bewusstsein.[20] Aus einer solchen Hypothese müsste man folgern, dass eine beidseitige Schädigung der Inselrinde verheerende Bewusstseinsstörungen nach sich zieht. Aus unmittelbarer Beobachtung wissen wir aber, dass dies nicht der Fall ist: Patienten, bei denen die Inselrinde beidseitig geschädigt ist, besitzen ein normales Kern-Selbst und einen vollständig aktiven, bewussten Geist.

10. Zusammenbau der Einzelteile

Eine Zusammenfassung

Jetzt ist es an der Zeit, die scheinbar ganz unterschiedlichen Tatsachen und Hypothesen zu Gehirn und Bewusstsein, die ich in den vorangegangenen drei Kapiteln vorgestellt habe, zusammenzuführen. Dazu möchte ich zunächst eine Reihe von Fragen behandeln, die dem Leser wahrscheinlich mittlerweile durch den Kopf gehen.

1. Angenommen, das Bewusstsein ist nicht in einem einzigen Gehirnzentrum angesiedelt: Sind bewusste Geisteszustände dann vorwiegend in bestimmten Gehirnarealen verankert, in anderen dagegen weniger? Hierauf antworte ich mit einem klaren Ja. Nach meiner Überzeugung werden die Bewusstseinsinhalte, zu denen wir Zugang haben, vor allem im Bilderraum der frühen Rindenfelder und im oberen Hirnstamm zusammengestellt, die gemeinsam den »Bühnenraum« des Gehirns bilden. Was aber in diesem Raum geschieht, wird ständig durch die Wechselwirkungen mit dem Dispositionsraum beeinflusst, der die Bilder spontan in Abhängigkeit von der augenblicklichen Wahrnehmung und den Erinnerungen an früher organisiert. Das bewusste Gehirn funktioniert zu jedem einzelnen Zeitpunkt global, es tut dies aber auf *anatomisch differenzierte* Weise.
2. Wenn man vom menschlichen Bewusstsein spricht, denkt jeder sofort an die hochentwickelte Hirnrinde, und dennoch habe ich viele der vorangegangenen Seiten darauf verwandt, eine Verbindung zwischen dem Bewusstsein und dem bescheidenen Hirnstamm herzustellen. Bin ich bereit, die hergebrachten Weisheiten über Bord zu werfen und den Hirnstamm als führenden Partner im Bewusstseinsprozess anzuerkennen? Nicht ganz. Das Bewusstsein des Menschen erfordert sowohl die Großhirnrinde als auch den Hirnstamm. Allein kann die Großhirnrinde es nicht erzeugen.

3. Wir verstehen heute immer besser, wie Neuronenschaltkreise funktionieren. Man konnte Geisteszustände mit der Impulsgeschwindigkeit von Neuronen und der Synchronisation von Schaltkreisen durch oszillierende Aktivitäten in Verbindung bringen. Wie wir wissen, gibt es im Gehirn des Menschen – und insbesondere in der Hirnrinde – im Vergleich zu bestimmten Tierarten eine größere Zahl stärker spezialisierter Areale. Außerdem enthält die Hirnrinde des Menschen (wie auch die der Menschenaffen, Wale und Elefanten) einige ungewöhnlich große Neuronen, die als Von-Economo-Neuronen bezeichnet werden, und auch die Dendritenverzweigungen mancher Neuronen im präfrontalen Cortex der Primaten sind im Vergleich zu anderen Rindenregionen und anderen biologischen Arten besonders zahlreich. Reichen diese neu entdeckten Eigenschaften aus, um das Bewusstsein des Menschen zu erklären? Die Antwort lautet Nein. Sie tragen dazu bei, den Reichtum des menschlichen Geistes zu erklären, jenes gewaltige Panorama, zu dem wir Zugang haben, wenn der Geist durch die vielfältigen Selbst-Prozesse das Bewusstsein erlangt. Allein erklären sie aber nicht, wie Selbst und Subjektivität erzeugt werden, auch wenn manche dieser Eigenschaften für die Selbst-Mechanismen eine Rolle spielen.
4. In Beschreibungen des Bewusstseins werden die Gefühle häufig übergangen. Kann es ein Bewusstsein ohne Gefühle geben? Nein. Das introspektive Erleben des Menschen umfasst immer auch Gefühle. Natürlich kann man den Nutzen der Introspektion infrage stellen, aber im Zusammenhang mit diesem Thema müssen wir erklären, warum uns Bewusstseinszustände immer so und nicht anders erscheinen.
5. Ich habe die Hypothese aufgestellt, dass Gefühlszustände vor allem von den neuronalen Systemen des Hirnstamms erzeugt werden, weil diese eine besondere Gestaltung aufweisen und dem Körper gegenüber positioniert sind. Ein Skeptiker könnte zu dem Schluss gelangen, dass ich die Frage, warum sich Gefühle so und nicht anders anfühlen, nicht beantwortet habe, ganz zu schweigen von der Frage, warum sie sich überhaupt nach etwas anfühlen. Hier stimme ich zu und auch wieder nicht. Ich habe sicher keine umfassende Erklärung für die Entstehung von Gefühlen abgegeben, aber ich vertrete eine ganz bestimmte Hypothese, deren Aspekte man auf den Prüfstand stellen kann.

Weder von den in diesem Buch erörterten Gedanken noch von denen, die mehrere auf dem gleichen Gebiet tätige Kollegen geäußert haben, kann man behaupten, sie würden die Rätsel rund um Gehirn und Bewusstsein lösen. Aber die derzeitigen Arbeiten haben zu mehreren Hypothesen geführt, die wissenschaftlich überprüft werden können. Ob sich ihre Verheißungen erfüllen, kann nur die Zeit zeigen.

Die Neurologie des Bewusstseins

Die Neurologie des Bewusstseins ist nach meiner Auffassung rund um die Gehirnstrukturen organisiert, die an der Erzeugung der Dreiheit von Wachzustand, Geist und Selbst mitwirken. Beteiligt sind insbesondere drei große anatomische Abschnitte: Hirnstamm, Thalamus und Großhirnrinde. Man muss aber bedenken, dass es zwischen den einzelnen anatomischen Strukturen und den Bestandteilen der Dreiheit keine exakte Zuordnung gibt. Alle drei Gehirnteile tragen zu einigen Aspekten von Wachzustand, Geist und Selbst bei.

Der Hirnstamm

An den Kernen des Hirnstamms kann man sehr schön sehen, wie sich die einzelnen anatomischen Strukturen am Multitasking beteiligen müssen. Sicher, die Kerne des Hirnstamms tragen gemeinsam mit dem Hypothalamus zum Wachzustand bei, sie sind aber auch für den Aufbau des Protoselbst und für die Erzeugung der ursprünglichen Gefühle verantwortlich. Dementsprechend sind bedeutende Aspekte des Kern-Selbst im Hirnstamm angesiedelt, und nachdem der bewusste Geist sich ausgeprägt hat, unterstützt der Hirnstamm die Steuerung der Aufmerksamkeit. Bei allen diesen Aufgaben arbeitete der Hirnstamm mit dem Thalamus und der Großhirnrinde zusammen.

Wenn wir uns ein besseres Bild davon machen wollen, wie der Hirnstamm zum bewussten Geist beiträgt, müssen wir die an diesen Abläufen beteiligten Bestandteile genauer betrachten. Die neuroanatomische Analyse des Hirnstamms zeigt mehrere Abschnitte mit Kernen. Der Abschnitt, der in der senkrechten Achse des Hirnstamms ganz unten und größtenteils in der Medulla oblongata liegt, enthält die Kerne, die mit der grundlegenden Steuerung von Organen beschäftigt sind, insbesondere mit Atmung und Herztätigkeit. Größere Schäden in diesen Kernen haben den Tod zur Folge. Eine Ebene höher, in Pons und Zwischenhirn, finden wir jene Kerne, deren Schädigung nicht mit dem Tod, sondern mit Koma und vegetativem Zustand einhergeht. Der fragliche Abschnitt verläuft ungefähr senkrecht von der mittleren Ebene der Pons bis zum oberen Rand des Zwischenhirns; er nimmt nicht den vorderen, sondern den hinteren Teil des Hirnstamms ein, hinter einer senkrechten Linie, welche die hintere Hälfte von der vorderen trennt. Darüber hinaus gehören zwei weitere Strukturen zum Hirnstamm: das Tectum und der Hypothalamus. Das Tectum besteht aus den in Kapitel 3 erörterten Colliculi superiores und inferiores; mit seinem Aufbau bildet es eine Art Dach auf der Ober- und Rückseite des Hirnstamms. Die Colliculi wirken nicht nur an Bewegungen mit, die mit der Wahrnehmung zu tun haben, sondern sie spielen auch eine Rolle für die Koordination und die Integration von Bildern. Der Hypothalamus liegt unmittelbar über dem Hirnstamm, seine starke Beteiligung an der Lebenssteuerung und seine vielschichtigen Wechselbeziehungen mit den Kernen des Hirnstamms lassen es jedoch gerechtfertigt erscheinen, ihn zur Hirnstammfamilie zu rechnen. Von der Rolle des Hypothalamus war bereits in Kapitel 8 in Verbindung mit dem Wachzustand die Rede (siehe Abbildung 8.3).

Die Vorstellung, dass bestimmte Abschnitte des Hirnstamms für das Bewusstsein von entscheidender Bedeutung sind, andere jedoch nicht, stammt von einer klassischen Beobachtung der beiden angesehenen Neurologen Fred Plum und Jerome Posner. Sie glaubten, nur Schäden oberhalb der Ebene der mittleren Pons gingen mit Koma und vegetativem Zustand einher.[1] Ich habe diese Idee zu einer gezielten Hypothese gemacht und als Grund für die Bedeutung der verschiedenen Ebenen folgende Vermutung aufgestellt: Wenn wir den Hirnstamm aus der Perspektive von Gehirnregionen betrachten, die sich im Nervensystem weiter oben befinden, so stellen wir fest, dass die Sammlung von *Informationen über den ganzen Körper* erst oberhalb der mittleren Pons vervollständigt wird. Auf den unteren Ebenen von Hirnstamm und Rückenmark kann das Nervensystem nur von *partiellen* Informationen über den Körper Gebrauch machen. Das liegt daran, dass der Trigeminusnerv auf der Ebene der mittleren Pons in den Hirnstamm eintritt und die Informationen über den oberen Teil des Körpers mitbringt – über das Gesicht und alles, was dahinter liegt, über Kopfhaut, Schädel und Hirnhäute. Erst oberhalb dieser Ebene verfügt das Gehirn über alle benötigten Informationen zur Schaffung umfassender Karten des ganzen Körpers und, innerhalb solcher

Karten, zur Erzeugung einer Repräsentation der relativ unveränderlichen Aspekte des Körperinneren, die zur Definition des Protoselbst beitragen. Unterhalb dieser Ebene hat das Gehirn noch nicht alle Signale gesammelt, die es braucht, um eine Momentaufnahme der Repräsentation des ganzen Körpers zu schaffen.

Diese Hypothese wurde in einer Studie überprüft, die Josef Parvizi und ich an Komapatienten durchführten. Wir untersuchten mit der Magnetresonanzmethode die genaue Lokalisierung ihrer Gehirnschäden. Dabei stellte sich heraus, dass das Koma ausschließlich mit Schäden oberhalb der Eintrittsstelle des Trigeminusnervs einherging. Die Studie sprach also voll und ganz für die frühere Beobachtung von Plum und Posner, die sich zu ihrer Zeit, als bildgebende Verfahren für das Gehirn noch nicht zur Verfügung standen, ausschließlich auf Autopsiematerial stützen mussten.[2]

In der Geschichte der Bewusstseinsforschung nahm man anfangs an, der Zusammenhang zwischen Schäden in dieser Region und dem Koma bzw. vegetativen Zustand müsse bedeuten, dass die Funktionsstörungen den Wachzustand oder die Aufmerksamkeit beeinträchtigen. Die Großhirnrinde, so glaubte man, erhält keine Energie mehr und wird nicht aktiviert. Ohne den Bestandteil des Wachzustands war der Geist nicht mehr bewusst. Noch plausibler wurde diese einfache Idee, als man ein Netzwerk lokal interagierender Neuronen identifizierte, das insgesamt nach oben in Richtung des Thalamus und der Großhirnrinde zielte. Dieses System von Fortsätzen erhielt einen Namen, der die Idee treffend wiedergibt: aufsteigendes retikuläres Aktivierungssystem (*ascending reticular activating system*, ARAS).[3] (Auch hier möchte ich auf Abbildung 8.3 verweisen. Dort gehört das ARAS zu den in der Bildunterschrift erwähnten »anderen Hirnstammkernen«.)

Dass es ein solches System gibt, wurde vielfach bestätigt, und wir wissen, dass seine Fortsätze auf die intralaminaren Kerne des Thalamus zielen, die ihrerseits Fortsätze zu den Rindenfeldern, einschließlich der PMCs, entsenden. Das ist aber noch nicht alles. Parallel zu klassischen Gehirnkernen wie Nucleus cuneiformis und Nucleus pontis oralis, von denen das ARAS ausgeht, gibt es noch eine ganze Reihe weiterer Kerne, etwa diejenigen, die an der Steuerung der inneren Körperzustände beteiligt sind: der Locus coeruleus, die Nuclei ventrales tegmentales und die Nuclei raphe, die für die Ausschüttung von Noradrenalin, Dopamin und Serotonin in bestimmten Abschnitten der Großhirnrinde und des basalen Vorderhirns sorgen. Die Fortsätze dieser Kerne umgehen den Thalamus.

Unter den Kernen, die an der Steuerung der Körperzustände beteiligt sind, finden wir den Nucleus tractus solitarius (NTS) und den Nucleus parabrachialis (NPB), deren Bedeutung in Kapitel 3, 4 und 5 im Zusammenhang mit der Entstehung einer ersten Gruppe körperlicher Gefühle – der ursprünglichen Gefühle – erörtert wurde. Zum oberen Hirnstamm gehören auch die Kerne des periaquäduktalen Graus (PAG): Ihre Tätigkeit führt zu den chemischen und den Verhaltensreaktionen, die ein unverzichtbarer Teil der Lebenssteuerung sind und im Rahmen dieser Funktion die Emotionen ausführen. Die Kerne des PAG sind eng mit denen des NPB und des NTS verknüpft, aber auch mit den tieferen Schichten der Colliculi superiores, die wahrscheinlich beim Aufbau des Kern-Selbst eine Koordinationsfunktion haben. Wie wir aus diesen komplizierten anatomischen Verhältnissen ablesen können, sind die klassischen Kerne und die aufsteigenden Aktivierungssysteme zwar zweifellos mit dem Schlaf-Wach-Zyklus verknüpft, die übrigen Kerne des Hirnstamms wirken aber an ebenso wichtigen Funktionen mit, die für das Bewusstsein von Bedeutung sind: an der Speicherung der Standards für biologischen Wert, an der Repräsentation des Körperinneren, auf deren Grundlage das Protoselbst zusammengesetzt und die ursprünglichen Gefühlszustände erzeugt werden, und an den entscheidenden ersten Stadien beim Aufbau des Kern-Selbst, das sich auf die Lenkung der Aufmerksamkeit auswirkt.[4]

Kurz gesagt, zeigt sich bei der Betrachtung dieser Fülle von Funktionen, dass die Zuständigkeit für das Lebensmanagement aufgeteilt ist. Aber mit der Vorstellung, die Tätigkeit dieser Gehirnkerne beschränke sich auf die Regulation der inneren Organe, des Stoffwechsels und des Wachzustands, wird man den von ihnen erzielten Leistungen nicht gerecht. Sie lenken das Leben noch auf viel umfassendere Weise. In ihnen liegt die neuronale Heimat des biologischen Wertes, und der biologische Wert hat weitreichenden Einfluss auf das gesamte Gehirn, seine Struktur und seine Tätigkeiten. Aller Wahrscheinlichkeit nach sind sie der Ort, an dem die Entstehung des Geistes in Form der ursprünglichen Gefühle beginnt, und dass auch das Selbst – der Prozess, der den bewussten Geist Wirklichkeit werden lässt – hier seinen Ursprung hat, ist offensichtlich. Selbst die Koordinierungstätigkeit der tieferen Schichten der Colliculi superiores wirkt unterstützend daran mit.

Der Thalamus

Bewusstsein wird häufig als das Ergebnis der umfangreichen Integration von Signalen aus vielen Gehirnbereichen beschrieben; die größte Rolle spielt in dieser Beschreibung der Thalamus. Er leistet zweifellos wichtige Beiträge für die Schaffung einer Grundstruktur des Geistes und für jene letzte Phase des Prozesses, die wir als bewussten Geist bezeichnen. Aber können wir über diese Beiträge etwas Genaueres sagen?

Wie der Hirnstamm, so trägt auch der Thalamus zu allen drei Bestandteilen des bewussten Geistes bei. Einige seiner Kerne sind für den Wachzustand unentbehrlich und verbinden den Hirnstamm mit der Hirnrinde, andere liefern den Input, mit dessen Hilfe die Karten in der Hirnrinde zusammengesetzt werden können, und der Rest trägt unterstützend zu jener Form von Integration bei, ohne die ein komplexer Geist nicht vorstellbar wäre, ganz zu schweigen von einem Geist mit einem darin enthaltenen Selbst.

Ich habe mich immer dagegen gewehrt, mich in den Thalamus vorzuwagen, und heute bin ich noch vorsichtiger. Das Wenige, was ich über die riesige Ansammlung von Kernen im Thalamus weiß, verdanke ich den wenigen Experten für diese Struktur.[5] Aber manche Funktionen des Thalamus stehen außer Frage und können hier zusammenfassend dargestellt werden. Der Thalamus dient als Zwischenstation für Informationen, die im Körper gesammelt werden und für die Großhirnrinde bestimmt sind. Zu ihm führen nahezu alle Kanäle, die Signale über den Körper und die Außenwelt weiterleiten, von Schmerzen und Temperaturen bis zu Berührungen, Hören und Sehen. Sämtliche Signale, die an die Großhirnrinde übermittelt werden sollen, machen an den Kernen des Thalamus Station und wechseln auf Leitungsbahnen, auf denen sie zu ihren Bestimmungsorten in den verschiedenen Arealen der Großhirnrinde gelangen. Nur der Geruch entgeht der Anziehungskraft des Thalamus und weht auf anderen Kanälen unmittelbar in die Großhirnrinde.

Der Thalamus beschäftigt sich auch mit den Signalen, die die gesamte Großhirnrinde aufwecken oder einschlafen lassen können; dies geschieht über Neuronenfortsätze aus der zuvor erwähnten retikulären Formation. Ihre Signale wechseln in den intralaminaren Kernen das Gleis, und ein wichtiger Bestimmungsort sind die PMCs.

Nicht weniger wichtig – und wenn es um das Bewusstsein geht, viel spezifischer – ist aber, dass der Thalamus auch als Koordinator für die Tätigkeiten der Hirnrinde dient. Diese Funktion beruht darauf, dass mehrere Kerne des Thalamus mit der Großhirnrinde im Austausch stehen und dass sich jeden Augenblick neu rekursive Schleifen bilden können. Solche Thalamuskerne verknüpfen benachbarte oder weit voneinander entfernte Teile der Großhirnrinde. Der Zweck solcher Verbindungen ist nicht die Übermittlung primärer Sinnesinformationen, sondern die Weiterleitung *interassoziativer* Informationen.

In diesem engen Wechselspiel zwischen Thalamus und Großhirnrinde erleichtert der Thalamus wahrscheinlich die gleichzeitige oder aufeinanderfolgende Aktivierung räumlich getrennter neuronaler Zentren, die so ein zusammenhängendes Muster bilden können. Eine solche Aktivierung ist verantwortlich für den Strom der Bilder im Gedankenstrom, jener Bilder, die bewusst werden, wenn es ihnen gelingt, Pulse des Kern-Selbst zu erzeugen. Die Koordinationsfunktion ist wahrscheinlich abhängig von einem Hin und Her zwischen den assoziativen Kernen im Thalamus und den CD-Regionen, die auch selbst an der Koordination der Rindentätigkeit beteiligt sind. Der Thalamus, so kann man kurz gefasst sagen, leitet einerseits entscheidende Informationen an die Großhirnrinde weiter und sorgt andererseits in großem Umfang für die Assoziation von Informationen in der Rinde. Die Großhirnrinde kann ohne Thalamus nicht funktionieren; beide sind in der Evolution gemeinsam entstanden und seit dem Frühstadium der Entwicklung untrennbar verbunden.

Die Großhirnrinde

Jetzt endlich wenden wir uns dem bisherigen Höhepunkt der Gehirnevolution zu: der Großhirnrinde des Menschen. Im Wechselspiel mit Thalamus und Hirnstamm hält sie uns wach, und sie hilft uns, auszuwählen, worauf wir unsere Aufmerksamkeit richten. Im Wechselspiel mit Hirnstamm und Thalamus baut die Großhirnrinde die Karten auf, die zum Geist werden. Im Wechselspiel mit Hirnstamm und Thalamus trägt die Großhirnrinde dazu bei, das Kern-Selbst zu erzeugen. Und schließlich baut die Großhirnrinde mithilfe der Aufzeichnungen von früheren Tätigkeiten, die in ihren riesigen Gedächtnisspeichern untergebracht sind, unsere Biografie auf, einschließlich der Erfahrungen mit der physischen und sozialen Umgebung, in der wir zu Hause waren. Die Großhirnrinde verleiht uns eine Identität und versetzt uns ins Zentrum jenes wundersamen, fortlaufenden Schauspiels, das unser bewusster Geist ist.[6]

Die Zusammenstellung der Bewusstseinsshow ist ein Gemeinschaftsunternehmen. Deshalb wäre es unangemessen, einen einzelnen Partner herauszugreifen. Wir können die autobiografischen Aspekte des Selbst, die das Bewusstsein des Menschen in so starkem Maße definieren, nicht erzeugen, ohne auf die üppige Fülle der Konvergenz-Divergenz-Regionen zurückzugreifen, die die Neuroanatomie und Neurophysiologie der Hirnrinde beherrschen. Eine Autobiografie könnte nicht entstehen ohne die entscheidenden Beiträge des Hirnstamms zum Protoselbst, ohne die unverzichtbare Zusammenarbeit des Hirnstamms mit dem übrigen Körper oder ohne die das ganze Gehirn erfassende rekursive Integration, die der Thalamus beisteuert.

Aber auch wenn wir die Gemeinschaftsarbeit dieser Hauptbeteiligten zur Kenntnis nehmen müssen, sollte man Vorstellungen gegenüber skeptisch sein, welche anstelle der Spezifität der beteiligten Komponenten eine funktionell unscharfe, auf das ganze Gehirn ausgeweitete Neuronentätigkeit betonen. Was das Fundament im Gehirn angeht, ist der bewusste Geist zweifellos globalisiert. Dennoch haben wir dank der neuroanatomischen Forschungsansätze gute Aussichten, mehr über die relativen Beiträge einzelner Gehirnteile zu dem Gesamtprozess herauszufinden.

Das anatomische Nadelöhr hinter dem bewussten Geist

Die drei gerade skizzierten Hauptteile und ihre räumliche Verteilung besagen etwas über anatomische Proportionen und Funktionsverwandtschaften, die man nur aus Sicht der Evolution erklären kann. Man braucht kein Neuroanatom zu sein, damit einem das seltsame Missverhältnis zwischen der Größe der Großhirnrinde des Menschen und der seines Hirnstamms auffällt.

Der Grundbauplan des Hirnstamms geht, von der Anpassung an die Körpergröße abgesehen, im Wesentlichen auf die Zeit der Reptilien zurück. Mit der Großhirnrinde des Menschen dagegen verhält es sich ganz anders. Sie hat sich bei den Säugetieren ungeheuer erweitert, und zwar nicht nur in der Größe, sondern insbesondere bei den Primaten auch in ihrem Aufbau.

Da der Hirnstamm seine Funktion der Lebenssteuerung so gut beherrscht, war er über lange Zeit der Empfänger und die lokale Verarbeitungsinstanz für die Informationen, die zur Repräsentation des Körpers und zur Steuerung seiner Lebensprozesse notwendig waren. Als er bei Tierarten, die nur eine sehr kleine oder gar keine Hirnrinde besaßen, diese uralte, wichtige

Funktion erfüllte, entwickelte sich in ihm auf dem Weg über das Protoselbst und die Mechanismen des Kern-Selbst auch der Apparat für grundlegende Geistesprozesse und sogar für Bewusstsein. Diese Funktionen erfüllt der Hirnstamm auch heute noch bei den Menschen. Andererseits schuf die Großhirnrinde mit ihrer größeren Komplexität die Voraussetzungen für eine detaillierte Bilderproduktion, eine erweiterte Gedächtniskapazität, Vorstellungskraft, Vernunft und schließlich auch Sprache. Hier liegt das große Problem: Trotz der anatomischen und funktionellen Ausweitung der Großhirnrinde wurden die Funktionen des Hirnstamms in der Rindenstruktur nicht noch einmal angelegt. Die Folge dieser ökonomischen Arbeitsteilung ist eine fatale, vollständige gegenseitige Abhängigkeit von Hirnstamm und Großhirnrinde. Sie sind zur Kooperation *gezwungen*.

In der Evolution des Gehirns ergab sich also ein größeres anatomisch-funktionelles Nadelöhr, aber wie nicht anders zu erwarten, wurde es von der natürlichen Selektion beseitigt. Angesichts der Tatsache, dass der Hirnstamm nach wie vor sowohl das gesamte Spektrum der Lebenssteuerung als auch die Grundlagen des Bewusstseins für das gesamte Nervensystem gewährleisten sollte, musste ein Weg gefunden werden, wie der Hirnstamm die Großhirnrinde beeinflussen konnte und – ebenso wichtig – wie auch die Tätigkeit der Großhirnrinde Rückwirkungen auf den Hirnstamm haben konnte. Entscheidend war das natürlich vor allem, als es um den Aufbau des Kern-Selbst ging. Umso wichtiger ist das, wenn man daran denkt, dass die meisten äußeren Objekte nur in der Großhirnrinde als Bilder existieren und im Hirnstamm nicht vollständig abgebildet werden können.

An dieser Stelle springt der Thalamus ein und schafft die Möglichkeit für eine Anpassung. Er sorgt dafür, dass Signale aus dem Hirnstamm auf weite Gebiete der äußeren Hirnrinde verteilt werden. Die ungeheuer erweiterte Großhirnrinde leitet ihrerseits Signale sowohl direkt als auch mithilfe subkortikaler Kerne der Amygdalae und der Basalganglien in den kleinen Hirnstamm. Letztlich beschreibt man den Thalamus vielleicht am besten als Ehevermittler für ein äußerst seltsames Paar.

Das Missverhältnis zwischen Hirnstamm und Großhirnrinde erlegte der Entwicklung der Kognitionsfähigkeiten im Allgemeinen und unseres Bewusstseins im Besonderen wahrscheinlich Beschränkungen auf. Was dabei faszinierend ist: Wenn sich die Kognition beispielsweise unter dem Druck der digitalen Revolution verändert, sagt dieses Missverhältnis vermutlich eine Menge über die Evolution des menschlichen Geistes aus. Nach meiner Formulierung bleibt der Hirnstamm der Lieferant grundlegender Aspekte des Bewusstseins, denn er ist die erste, unverzichtbare Quelle ursprünglicher Gefühle. Durch steigende Ansprüche an die Kognition wurde das Wechselspiel zwischen Großhirnrinde und Hirnstamm gröber und brutaler, oder, um es freundlicher auszudrücken: Der Zugang zum Ursprung der Gefühle wurde erschwert. Möglicherweise muss eine Seite nachgeben.

Wie ich bereits sagte, wäre es töricht, Partei zu ergreifen und einen der drei Hirnteile im Zusammenhang mit der Erzeugung des Bewusstseins zu bevorzugen. Dennoch muss man sich wohl der Meinung anschließen, dass der Hirnstamm eine funktionelle Voraussetzung darstellt, dass er ein ganz und gar unentbehrlicher Teil des Puzzles ist und dass er gerade aus diesem Grund, aber auch wegen seiner bescheidenen Größe und seiner dichten Anatomie, unter den drei großen Teilen am anfälligsten für pathologische Veränderungen ist. Dies muss in jedem Fall gesagt werden, und sei es auch nur, weil die Großhirnrinde im Krieg um das Bewusstsein so häufig die Oberhand behält.

Arbeitsteilung auf allen Ebenen

Bisher habe ich versucht, die Entstehung des bewussten Geistes vorwiegend aus Sicht der Komponenten zu erklären, die man mit bloßem Auge erkennen kann, darunter die kleinen Kerne von Hirnstamm und Thalamus. Das bloße Auge sieht aber weder die Millionen von Neuronen, die innerhalb dieser Strukturen die Netzwerke oder Systeme bilden, noch die zahlreichen kleinen Neuronengruppen, die zu dem Gesamtziel, einen Geist mit einem Selbst zu erzeugen, beitragen. Die Gemeinschaftsarbeit der großen anatomischen Teile baut auf der Gemeinschaftsarbeit von Komponenten auf, die allmählich immer kleiner werden, bis hinab zu winzigen Neuronenschaltkreisen. Bei dieser anatomischen Abwärtsbewegung treffen wir auf immer kleinere Regionen der Großhirnrinde, die durch eine Fülle von Verdrahtungen mit anderen Stellen im Gehirn verknüpft sind. Kleinere und immer kleinere Kerne sind auf ganz besondere Weise mit anderen Kernen und anderen Abschnitten der Großhirnrinde verbunden. Ganz unten in der Hierarchie schließlich finden wir winzige Neuronenschaltkreise, jene mikroskopisch kleinen Bausteine, deren von Augenblick zu Augenblick veränderliches räumliches Aktivitätsmuster den Geist entstehen lässt. Der bewusste Geist ist aus der verschachtelten, hierarchischen Komponentenstruktur des Gehirns aufgebaut.

Ganz allgemein geht man davon aus, dass die grundlegenden Phänomene bei der Bildung des Geistes dadurch entstehen, dass Neuronen, die über Synapsen verbunden sind, innerhalb mikroskopisch kleiner Schaltkreise feuern. Dies bezeichnet man bequemlichkeitshalber als »Protophänomene« der Kognition. Ebenso nimmt man an, dass die Summe aus einer großen Zahl solcher Phänomene zur Entstehung der Karten führt, die wir als Bilder bezeichnen, und dass ein Teil dieses Vergrößerungsprozesses, wie in Kapitel 3 formuliert, auf der Synchronisation verschiedener Protophänomene beruht.

Aber reicht es aus, die Mikroereignisse der Protokognition und der Synchronisierung zusammenzunehmen und sie in eine verschachtelte Hierarchie, die sich auf die drei eben erörterten neuroanatomischen Hirnteile verteilt, zu vergrößern? Nach der zuvor formulierten Erklärung wird die Übertragung der neuronalen Mikroereignisse und der Protokognition schließlich zum bewussten Geist hochvergrößert, die Gefühle fallen dabei aber unter den Tisch. Gibt es eine Entsprechung in Form von »Protogefühlen«, die ebenfalls aus neuronalen Mikroereignissen aufgebaut sind und parallel zur Protokognition auf einen größeren Maßstab übertragen werden?

In allen Überlegungen, die in den vorangegangenen Kapiteln vorgetragen wurden, habe ich die Gefühle als unverzichtbaren, grundlegenden Partner für die Entstehung des bewussten Geistes bezeichnet, aber nichts zu ihrem möglichen Ursprung in mikroskopischen Strukturen gesagt. Wie bereits erwähnt, beziehen wir spontane Gefühle vom Protoselbst, und diese Gefühle lassen gleichzeitig erstmals sowohl den Geist als auch die Subjektivität aufflackern. Später haben wir das Gefühl, etwas zu kennen, herangezogen, um Selbst von Nichtselbst zu trennen und ein eigenständiges Kern-Selbst zu formulieren. Schließlich haben wir aus zahlreichen solchen Gefühlskomponenten ein autobiografisches Selbst aufgebaut. Gefühle wurden als Kehrseite der Kognitionsmedaille dargestellt, aber ihre Entstehung wurde auf die Ebene der Systeme verlegt. Ich habe mich auf die einzigartige, durch Resonanzschleifen und Verknüpfungen charakterisierte Beziehung zwischen Hirnstamm und Körper berufen, außerdem aber auch auf die umfassende, rekursive Kombination der Signale aus dem Körper im oberen Hirnstamm, die eine Quelle für qualitativ unterschiedliche Körpergefühle darstellen. Dies könnte eine durchaus ausreichende Erklärung für die Entstehung der Gefühle sein. Vernünftigerweise sollte man aber nach einem zusätzlichen Aspekt fragen. Wenn wir den Ursprung der Bilder ganz allgemein auf die Mikroebene verlegen, auf der kleine Neuronenschaltkreise einzelne Fragmente der Protokognition erzeugen, warum sollen wir dann nicht der besonderen Klasse von Bildern, die wir als Gefühle bezeichnen, die gleiche Behandlung angedeihen lassen und ihren Ursprung in die gleichen kleinen Schaltkreise oder deren Nähe verlegen? Im nächsten Abschnitt werde ich die Vermutung äußern, dass Gefühle tatsächlich einen solchen bescheidenen Ursprung haben. Protogefühle würden dann hierarchisch aufsteigend in größere Schaltkreise hineinvergrößert, in diesem Fall in die Schaltkreise im Tegmentum des oberen Hirnstamms, wo aus ihnen durch weitere Verarbeitung die ursprünglichen Gefühle werden.

Wenn wir unsere Wahrnehmungen fühlen

Jeder, der sich für Gehirn, Geist und Bewusstsein interessiert, hat schon einmal von den Qualia gehört und hat auch eine Meinung dazu, was die Neurowissenschaft zu diesem Thema beitragen kann: Soll man es ernst nehmen und sich bemühen, damit umzugehen, oder soll man es für unzugänglich halten und zurückstellen oder völlig außer Acht lassen? Wie man leicht erkennt, nehme ich das Thema ernst. Aber da der Begriff der Qualia ein wenig unscharf ist, wollen wir zunächst einmal klären, worum es eigentlich geht.[7]

In dem nun folgenden Text wird Qualia als Summe zweier Fragen betrachtet. Einerseits bezeichnet der Begriff die Gefühle, die ein unverzichtbarer Teil jedes subjektiven Erlebens sind – eine Schattierung von Freude oder ihrem Fehlen, eine Schattierung von Schmerz oder Unwohlsein, Wohlgefühl oder deren Abwesenheit. Dies bezeichne ich als Qualia-I-Problem. Das zweite Problem geht tiefer. Wenn subjektive Erfahrungen von Gefühlen begleitet sind, wie kommen dann die Gefühlszustände zustande? Dies geht über die Frage hinaus, wie ein Erlebnis, beispielsweise der Klang eines Cellos, der Geschmack von Wein oder die Bläue des Meeres, in unserem Geist überhaupt eine bestimmte Sinnesqualität erhält. Man stellt vielmehr eine kühnere Frage: Warum soll sich der Aufbau von Wahrnehmungskarten, der ein physischer, neurochemischer Vorgang ist, wie etwas anfühlen? Warum sollen sie sich überhaupt irgendwie anfühlen? Dies ist das Qualia-II-Problem.

Qualia I

Es gibt keine bewussten Bilder irgendeines Typs, die nicht von einem ergebenen Chor aus Emotionen und den nachfolgenden Gefühlen begleitet wäre. Wenn ich auf den Pazifik blicke, der in seinen Morgenanzug gekleidet ist und von einem weichen, grauen Himmel beschützt wird, dann *sehe* ich die majestätische Schönheit nicht nur, sondern ich empfinde ihr gegenüber auch etwas und spüre eine ganze Reihe physiologischer Veränderungen, die sich jetzt, wo Sie fragen, in einen ruhigen Zustand des Wohlbefindens verwandeln. Das geschieht nicht durch meinen Willen, und die Gefühle zu verhindern, steht ebenso wenig in meiner Macht, wie ich die Möglichkeit habe, sie in Gang zu setzen. Sie sind gekommen, sie sind da, und sie werden in dieser oder jener Ausprägung bei mir bleiben, solange das gleiche Objekt bewusst in meinem Blickfeld bleibt und solange meine Gedanken darin eine Art Widerhall finden.

Ich stelle mir die Qualia I gern als Musik vor, als Partitur, die den *übrigen* gerade ablaufenden geistigen Prozess begleitet, wobei mir aber auffällt, dass die Aufführung auch *innerhalb* des geistigen Prozesses stattfindet. Wenn nicht der Ozean, sondern tatsächlich ein Musikstück das wichtigste Objekt meines Bewusstseins ist, läuft die Musik in meinem Geist zweispurig ab: einerseits das Stück von Bach, das gerade gespielt wird, und andererseits eine *musikähnliche* Spur, mit der ich in der Sprache von Emotionen und Gefühlen auf die tatsächliche Musik reagiere. Diese ist nichts anderes als die Qualia I für eine Musikaufführung – man könnte sie als Musik über Musik bezeichnen. Vielleicht bezog die polyphone Musik ihre Anregung aus einer Ahnung davon, wie sich solche parallelen »musikalischen« Linien im Geist ansammeln.

Bei einer kleinen Zahl realistischer Lebenssituationen kann die *obligatorische* Begleitung durch Qualia I vermindert sein oder sich sogar überhaupt nicht einstellen. Am harmlosesten wäre hier der Effekt einer Droge, die emotionale Reaktionen abschaltet – man denke an Beruhigungsmittel wie Valium, Antidepressiva wie Prozac oder einen Beta-Blocker wie Propranolol. Sie alle dämpfen in ausreichend hoher Dosierung die Fähigkeit, emotional zu reagieren und in der Folge emotionale Gefühle zu erleben.

Auch bei einer verbreiteten pathologischen Veränderung, der Depression, bleiben emotionale Gefühle aus: Manche Aspekte positiver Gefühle fehlen völlig, und selbst negative Gefühle wie Traurigkeit werden unter Umständen stark gedämpft – ein abgestumpfter affektiver Zustand ist die Folge.

Wie erzeugt das Gehirn den erforderlichen Qualia-I-Effekt? Wie wir in Kapitel 5 bereits erfahren haben, ist das Gehirn parallel zu den Wahrnehmungsapparaten, die jedes beliebige Objekt kartieren, und parallel zu den Regionen, die solche Karten darstellen, mit einer Reihe von Strukturen ausgestattet, die auf Signale aus diesen Karten *reagieren* und Emotionen hervorbringen, aus denen später Gefühle erwachsen. Zu solchen gefühlsbeladenen Regionen gehören Strukturen, die uns zuvor bereits begegnet sind: die berühmte Amygdala, ein fast ebenso berühmter Bereich des präfrontalen Cortex, der als ventromedialer Sektor bezeichnet wird, sowie eine Reihe von Kernen im basalen Vorderhirn und Hirnstamm.

Wie wir ebenfalls bereits erfahren haben, werden Emotionen auf faszinierende Weise ausgelöst. Die bilderzeugenden Regionen können Signale direkt oder nach weiterer Verarbeitung an sämtliche emotionsauslösenden Regionen übermitteln. Wenn die Zusammenstellung der Signale zu dem Profil passt, auf das eine bestimmte Region aufgrund ihrer Verdrahtung reagiert – das heißt, wenn sie als emotional kompetenter Reiz infrage kommt –, wird in der Folge eine Kaskade von Ereignissen ausgelöst, die sich in anderen Teilen des Gehirns sowie in der Folge auch im Körper selbst abspielen. Das Ergebnis ist eine Emotion, und das Auslesen der Emotion durch die Wahrnehmung ist ein Gefühl.

Das Geheimnis hinter meinem zusammengesetzten Erleben dieses Augenblicks ist die Fähigkeit des Gehirns, auf den *gleichen Inhalt* (beispielsweise mein Bild des Pazifischen Ozeans) *parallel* und *an unterschiedlichen Stellen* anzusprechen. Von einem Gehirnzentrum bekomme ich den emotionalen Prozess, der seinen Höhepunkt in einem Gefühl des Wohlbefindens erreicht, andere Orte im Gehirn liefern verschiedene Gedanken über das heutige Wetter (der Himmel hat nicht ganz die typische glatte Meeresbewölkung, sondern ist eher mit ungleichmäßigen Haufenwolken besetzt) oder über das Meer (das imposant-majestätisch oder offen-einladend aussehen kann, je nachdem, wie die Licht- und Windverhältnisse sind, ganz zu schweigen von der eigenen Stimmungslage) und so weiter.

Ein normaler, bewusster Zustand umfasst in der Regel die Kenntnis einer ganzen Reihe von Objekten, in seltenen Fällen auch nur die eines einzigen. Diese Objekte werden mehr oder weniger gemeinsam gehandhabt, allerdings kaum einmal in einem demokratischen Stil, bei dem jedem Objekt der gleiche Bewusstseinsraum und die gleiche Zeit zugebilligt wird. Verschiedene Bilder haben vielmehr unterschiedliche Werte, und dies führt zu einer ungleichmäßigen Bildverstärkung. Diese ungleichmäßige Verstärkung hat ihrerseits eine »Reihenfolge« der Bilder zur Folge, die man am besten als spontane Form der Bearbeitung bezeichnet. Der Prozess, durch den einzelnen Bildern unterschiedliche Werte zugeordnet werden, beruht zum Teil auf den von ihnen hervorgerufenen Emotionen und den Gefühlen, die darauf im Hintergrund des Bewusstseinsfeldes folgen – der subtilen, aber nicht zu beseitigenden Qualia-I-Reaktion. Aus diesem Grund glaube ich, dass die Frage der Qualia, die traditionell dem Problem des Bewusstseins zugeordnet wird, in Wirklichkeit eher in die Rubrik des Geistes gehört. Qualia-I-Reaktionen betreffen Objekte, die im Geist verarbeitet werden und ihm ein weiteres Element hinzufügen. Für ein Geheimnis halte ich das Qualia-I-Problem nicht.

Qualia II

Das Qualia-II-Problem dreht sich um eine schwierigere Frage: Warum sollten sich Wahrnehmungskarten, die doch neuronale und physische Vorgänge sind, überhaupt wie irgendetwas anfühlen? Um hier eine vielschichtige Antwort zu versuchen, sollte man sich zunächst auf den Gefühlszustand konzentrieren, den ich für die gleichzeitige Grundlage von Geist und Selbst halte: die ursprünglichen Gefühle, die den Zustand des Körperinneren beschreiben. Dass ich an dieser Stelle anfangen muss, liegt an der von mir vorgeschlagenen Lösung für das Qualia-I-Problem: Wenn Gefühle, die den Zustand des Organismus betreffen, die unverzichtbaren Begleiter aller Wahrnehmungskarten sind, müssen wir zuerst den Ursprung dieser Gefühle erklären.

Die erste Stufe dieser Erklärung berücksichtigt einige entscheidende Tatsachen. Gefühlszustände entstehen ursprünglich aus der Tätigkeit weniger Kerne im Hirnstamm, die untereinander eng verknüpft sind und höchst komplexe, integrierte Signale aus dem Körperinneren aufnehmen. Die Signale aus dem Körper, die auf diese Weise zur Lebenssteuerung beitragen, werden durch die Aktivität der Kerne verändert. Weiter verstärkt wird die Veränderung dadurch, dass die Signale einen schleifenförmigen Schaltkreis durchlaufen, durch den der Körper mit dem Zentralnervensystem kommuniziert, wobei dieses auf die Informationen aus dem Körper anspricht. Die Signale sind von den körperlichen Zuständen, in denen sie ihren Ursprung haben, nicht zu trennen. Das Ganze stellt eine dynamische, verbundene Einheit dar. Nach meiner Hypothese sorgt diese Einheit für die funktionsmäßige Verschmelzung der körperlichen Zustände mit den Wahrnehmungszuständen, so dass man zwischen beiden keine Grenze mehr ziehen kann. Neuronen, die für die Übertragung der Signale aus dem Körperinneren ins Gehirn zuständig sind, sind demnach so eng mit den Strukturen des Körperinneren assoziiert, dass es sich nicht mehr nur um Signale *über* den Zustand des Körpers handelt, sondern dass sie buchstäblich Erweiterungen des Körpers sind. Die Neuronen ahmen das Leben also so gründlich nach, dass sie eins mit ihm werden. Kurz gesagt, findet man in den komplexen Verflechtungen der Kerne im Hirnstamm die Anfänge einer Erklärung dafür, warum sich Gefühle – in diesem Fall die ursprünglichen Gefühle – nach etwas anfühlen.

Wie ich aber im vorangegangenen Abschnitt angedeutet habe, können wir vielleicht versuchen, uns noch tiefer hinab, auf die Ebene der kleinen Neuronenschaltkreise, zu begeben. Eine Begründung für diesen Gedanken liefert die Tatsache, dass Neuronen eine differenzierte Form anderer lebender Zellen darstellen: Sie haben eine eigenständige Funktion, unterscheiden sich organisch aber kaum. Neuronen sind keine Mikrochips, die Signale aus dem Körper aufnehmen. Die sensorischen Neuronen, deren Aufgabe die Interozeption ist, sind spezialisierte Körperzellen, die Signale von anderen Körperzellen empfangen. Außerdem gibt es Aspekte im Leben von Zellen, die darauf schließen lassen, dass die »Fühlfunktion« Vorläufer hatte. Einzeller sind »sensitiv« für bedrohliche Situationen. Stößt man eine Amöbe an, zieht sie sich an dieser Stelle zurück. Stößt man ein Pantoffeltierchen an, schwimmt es in entgegengesetzter Richtung davon. Solche Reaktionen können wir beobachten und ohne weiteres als »Verhalten« bezeichnen, wobei uns völlig klar ist, dass die Zellen nicht wissen, was sie tun – jedenfalls nicht in dem Sinn, in dem wir wissen, was wir tun, wenn wir einer Bedrohung ausweichen. Wie steht es aber mit der anderen Seite dieser Verhaltensweisen, das heißt mit dem inneren Zustand der Zelle? Die Zelle hat kein Gehirn, ganz zu schweigen von einem Geist, der die Stöße »fühlen« könnte, und doch reagiert sie, weil sich in ihrem Inneren etwas verändert hat. Übertragen wir nun diese Situation auf Neuronen: In ihnen könnte es einen physischen Zustand geben, dessen Abwandlung und Verstärkung über immer größere Schaltkreise schließlich zu einem *Protogefühl* führen, dem angemessenen Gegenstück zu der Protokognition, die auf der gleichen Ebene ihren Ursprung hat.

Neuronen verfügen tatsächlich über solche Reaktionsfähigkeiten. Ein Beispiel ist die ihnen innewohnende »Sensitivität« oder »Reizbarkeit«. Aufgrund dieses Anhaltspunktes äußerte Rodolfo Llinás die Vermutung, Gefühle könnten aus den spezialisierten sensorischen Funktionen der Neuronen erwachsen und würden dann durch die große Zahl der zu einem Schaltkreis gehörenden Neuronen in ihrem Umfang vergrößert.[8] Ich schließe mich dieser Argumentation an; sie ähnelt dem Gedanken, den ich in Kapitel 2 über den Aufbau eines »kollektiven Lebenswillens« geäußert habe: Dieser äußert sich in dem Selbst-Prozess aufgrund des »Verhaltens« zahlreicher Zellen, die sich in einem Organismus kooperativ verbunden haben. Dahinter steht die Vorstellung, dass sich die Beiträge der einzelnen Zellen summieren: Zahlreiche Muskelzellen ziehen sich ganz buchstäblich mit vereinten Kräften gleichzeitig zusammen und erzeugen so eine einzige, größere, zielgerichtete Kraft.

Die Idee hat faszinierende Nuancen. Die Spezialisierung von Neuronen relativ zu anderen Körperzellen ergibt sich zu einem beträchtlichen Teil aus der Tatsache, dass Neuronen ebenso wie Muskelzellen erregbar sind. Die Eigenschaft der Erregbarkeit erwächst aus einer Zellmembran, in der die lokale Durchlässigkeit für Ionen über die Länge eines Axons von einer Region zur anderen wandert. N. D. Cook äußerte die Vermutung, das vorübergehende, aber häufig wiederholte Öffnen der Zellmembran verletze das Prinzip der nahezu hermetischen Abdichtung, die das Leben im Inneren des Neurons schützt; eine solche Verletzlichkeit, so die Vermutung, könnte durchaus einen Moment von Protogefühl schaffen.[9]

Damit möchte ich keinesfalls behaupten, Gefühle müssten auf diese Weise entstehen, aber meines Erachtens lohnt es sich, diesen Forschungsansatz weiterzuverfolgen. Außerdem möchte ich feststellen, dass man solche Gedanken nicht mit den bekannten Bemühungen verwechseln sollte, den Ursprung des Bewusstseins mithilfe von Quanteneffekten auf der Ebene der Neuronen zu lokalisieren.[10]

Auf einer weiteren Ebene verlangt die Beantwortung der Frage, warum sich Wahrnehmungskarten des Körpers überhaupt wie etwas anfühlen sollten, nach evolutionstheoretischen Überlegungen. Wenn Wahrnehmungskarten des Körpers den Organismus effizienter dazu veranlassen, Schmerzen zu meiden und Lust zu suchen, sollten sie sich nicht nur wie etwas anfühlen, sondern sie *müssten* sich sogar wie etwas anfühlen. Die neuronale Konstruktion von Schmerz- und Lustzuständen müsste in der Evolution schon frühzeitig entstanden sein und für ihren weiteren Verlauf eine entscheidende Rolle gespielt haben. Vermutlich ging sie von der Verschmelzung von Körper und Gehirn aus, auf die ich bereits hingewiesen habe. Interessanterweise besaßen die

Organismen bereits vor der Entstehung von Nervensystem und Gehirn gut definierte Körperzustände, die zwangsläufig eine Entsprechung zu dem bildeten, was wir später als Schmerz und Lust erlebten. Als dann die Nervensysteme auf der Bildfläche erschienen, eröffneten sie einen Weg, solche Zustände durch detaillierte neuronale Signale abzubilden, während gleichzeitig die neuronalen und körperlichen Aspekte eng aneinander gebunden blieben.

Ein damit verbundener Aspekt der Antwort betrifft die funktionelle Trennung zwischen Lust- und Schmerzzuständen: Lust korreliert mit einem optimalen, reibungslosen Ablauf des Lebensmanagements, Schmerzen mit einem Lebensmanagement, das gehemmt und mit Problemen belastet ist. Diese Enden des Spektrums gehen mit der Ausschüttung bestimmter chemischer Substanzen einher, die sich auf den Körper (Stoffwechsel oder Muskelkontraktion) ebenso auswirken wie auf das Gehirn (wo sie die Verarbeitung neu zusammengestellter wie auch erinnerter Wahrnehmungskarten abwandeln können). Lässt man andere Gründe einmal beiseite, so sollten sich Lust und Schmerz schon deshalb unterschiedlich anfühlen, weil es sich bei ihnen um die Kartierung ganz unterschiedlicher körperlicher Zustände handelt, ganz ähnlich wie sich ein bestimmtes Rot von einem bestimmten Blau unterscheidet, weil beide unterschiedliche Wellenlängen haben, oder wie sich eine Sopranstimme von einem Bariton unterscheidet, weil der Sopran höhere Tonfrequenzen benutzt.

Oft wird übersehen, dass Informationen aus dem Körperinneren von zahlreichen chemischen Substanzen unmittelbar an das Gehirn übertragen werden. Diese Substanzen kreisen im Blut und wirken auf Gehirnteile, denen die Blut-Hirn-Schranke fehlt, nämlich auf die Area postrema im Hirnstamm und auf verschiedene Regionen, die zusammenfassend als zirkumventrikuläre Organe bezeichnet werden. Von »zahlreichen« potenziell aktiven Substanzen zu sprechen, ist keine Übertreibung: Eine einfache Liste enthält bereits Dutzende von Beispielen: die üblichen Verdächtigen unter den Transmittern bzw. Modulatoren, das heißt Noradrenalin, Dopamin, Serotonin und Acetylcholin, aber auch viele Hormone, darunter Steroide, Insulin und Opioide. Wenn das Blut diese empfänglichen Areale umspült, werden Neuronen unmittelbar von geeigneten Molekülen aktiviert. Auf diese Weise kann beispielsweise eine Giftsubstanz, die auf die Area postrema einwirkt, eine äußere Reaktion wie das Erbrechen herbeiführen. Aber welche Wirkungen haben die Signale, die von solchen Arealen ausgehen, sonst noch? Einer plausiblen Schätzung zufolge verursachen oder modulieren sie Gefühle. Fortsätze aus diesen Regionen führen in hoher Dichte zum Nucleus tractus solitarius, sie erstrecken sich aber auch zu vielen anderen Kernen in Hirnstamm, Hypothalamus, Thalamus und Großhirnrinde.

Von der Frage der Gefühle abgesehen, erscheint das restliche Qualia-II-Problem leichter zugänglich. Ein Beispiel sind die visuellen Karten. Sie sind Skizzen visueller Eigenschaften wie Form, Farbe, Bewegung oder Tiefe. Solche Karten zu verknüpfen – das heißt, ihre Signale gegenseitig fruchtbar werden zu lassen –, ist das richtige Rezept für die Erzeugung einer gemischten, vieldimensionalen visuellen Szenerie. Fügt man zu dieser Mischung noch die Information aus dem visuellen Portal hinzu – wodurch das Gewebe rund um die Augen in den Prozess einbezogen wird – sowie eine Gefühlskomponente, so kann man mit Fug und Recht ein voll ausgeprägtes, richtig »qualiertes« Erlebnis des Gesehenen erwarten.

Was können wir zu dieser komplexen Mischung noch hinzufügen, um so dem Wahrgenommenen eine wirklich charakteristische Qualität zu verleihen? Das eine hat mit den sensorischen Portalen zu tun, die an der Sammlung der Informationen beteiligt sind. Veränderungen dieser Portale spielen, wie wir gesehen haben, eine Rolle für den Aufbau der Perspektive, sie tragen aber auch zur Erzeugung der Wahrnehmungsqualität bei. Wie? Wir kennen den charakteristischen Klang, wenn Yo-Yo Ma Cello spielt, und wir wissen, wo die akustischen Karten im Gehirn geschaffen werden, aber wir hören die Töne sowohl *in* unseren Ohren als auch *mit* unseren Ohren. In den Ohren spüren wir den Klang aller Wahrscheinlichkeit nach deshalb, weil unser Gehirn eifrig zweierlei kartiert: einerseits die Informationen, die aus der gesamten akustischen Signalkette einschließlich der Cochlea zur sensorischen Sonde gelangt, andererseits aber auch die Fülle gleichzeitig eintreffender Signale aus dem Apparat, der das Sinnesorgan umgibt. Zu ihm gehören im Falle des Hörens das Epithel (die Haut) der Ohren, der äußere Gehörgang, das Trommelfell und die Gewebe, die das System der Gehörknöchelchen für die Übertragung der mechanischen Schwingungen an die Cochlea festhalten. Hinzu kommen noch die kleinen und weniger kleinen Kopf- und Halsbewegungen, die wir automatisch ausführen, um den Körper auf die Klangquelle auszurichten. Dies ist, was das Hören angeht, die Entsprechung zu den beträchtlichen Veränderungen, die sich während des Hinsehens und Sehens in den Augäpfeln sowie im umgebenden Muskel- und Hautgewebe abspielen, und es fügt dem Wahrgenommenen eine qualitative Beschaffenheit hinzu.

Durch entsprechende Mechanismen entstehen auch die Gefühle des Riechens, Schmeckens und Tastens. Unsere Nasenschleimhaut enthält beispielsweise olfaktorische Nervenenden, die unmittelbar auf die Konformation der Geruchsstoffmoleküle ansprechen – auf diesem Weg kartieren wir Düfte, und wir sorgen dafür, dass Jasmin oder Chanel No. 19 unserem Selbst begegnen. *Wo* wir aber den Duft spüren, hängt von anderen Nervenenden in der Nasenschleimhaut ab, nämlich von denen, die gereizt werden, wenn wir zu viel Wasabi auf die Sushi-Röllchen gestrichen haben und niesen müssen.

Und schließlich stellen wir fest, dass Nervenfortsätze vom Gehirn auch in umgekehrter Richtung zur Peripherie des Körpers verlaufen, unter anderem zu jenen Teilen der Peripherie, die spezialisierte Sinnesorgane enthält. Dies könnte für einen Sinnesprozess wie das Hören durchaus in abgeschwächter Form einen ähnlichen Effekt haben wie die Schleife zwischen Hirnstamm und Körper für das Fühlen: Es stellt eine funktionelle Kopplung dar, welche die Kluft zwischen dem Gehirn und den Ausgangspunkten der sensorischen Ketten in der Körperperipherie mit ihren Organen überbrückt. Die auf das Gehirn zielenden Input-Kaskaden würden demnach durch Output-Kaskaden ergänzt, die gerade auf jenes »Fleisch« zielen, in dem die Signale ihren Ursprung haben, womit sie zur Integration von Innen- und Außenwelt beitragen. Dass es solche Anordnungen gibt, wissen wir – eines der wichtigsten Beispiele ist der Hörapparat. Die Cochlea nimmt Rückkopplungssignale aus dem Gehirn auf, und die sind so stark, dass die Haarzellen der Cochlea bei einem Ungleichgewicht des Rückkopplungsmechanismus tatsächlich Töne *aussenden* können, statt sie zu übertragen, wie es ihrer normalen Aufgabe entspricht. Über die Schaltkreise der Sinnesmechanismen besitzen wir jedoch nur unvollständige Kenntnisse.[11]

Nach meiner Überzeugung lässt sich das Problem mit vorstehenden Ausführungen zum größten Teil erklären, denn danach werden im Gehirn dreierlei Karten zusammengefügt: erstens Karten einer bestimmten Sinneswahrnehmung, die von dem jeweiligen Sinnesorgan erzeugt wurden, das heißt von einem Anblick, Geräusch, Geruch und so weiter, zweitens Karten der Aktivität im sensorischen Portal, in dem das Sinnesorgan im Körper eingebettet ist, und drittens Karten der emotional-gefühlsmäßigen Reaktionen auf die Karten, die bei 1) und 2) erzeugt wurden, also auf Qualia-I-Reaktionen. Solche Wahrnehmungen entstehen in dieser Form, wenn verschiedenartige sensorische Signale in den geisterzeugenden Karten des Hirnstamms oder der Großhirnrinde zusammenfließen.[12]

Qualia und Selbst

Wie passen die Qualia I und II zum Selbst-Prozess? Da beide Aspekte der Qualia zum Aufbau des Geistes beitragen, gehören sie zu den Inhalten, die als Selbst-Prozess bezeichnet werden, der Aufbau des Selbst, der den Aufbau des Geistes erhellt. Ein wenig paradox ist dabei allerdings, dass die Qualia II auch die Grundlage für das Protoselbst bilden und dabei in einer Art Übergangsposition zwischen Geist und Selbst angesiedelt sind. Die neuronalen Konstruktionen, die Qualia möglich machen, liefern dem Gehirn *gefühlte* Wahrnehmung, ein Gespür für das reine Erleben. Nachdem zu dem Prozess ein Protagonist hinzugekommen ist, nimmt der damit neu geschaffene Eigentümer, das Selbst, das Erlebnis in Besitz.

Ein unvollendetes Projekt

Das Vorhaben, verstehen zu wollen, wie das Gehirn einen bewussten Geist aufbaut, bleibt unvollendet. Das Geheimnis des Bewusstseins ist nach wie vor ein Geheimnis, auch wenn wir ein wenig weiter vorgedrungen sind. Aber für die Behauptung, wir hätten es gelüftet, ist es noch zu früh.

Diskussionen über die neurologischen Grundlagen des Bewusstseins und das Geist-Gehirn-Problem leiden in der Regel daran, dass zweierlei Dinge gewaltig unterschätzt werden. Zum einen wird der Detail- und der Organisationsfülle des Körpers nicht genügend Aufmerksamkeit geschenkt, das heißt der Tatsache, dass es im Körper unzählige Mikrohaken und Mikroösen gibt und dass Mikrowelten aus Form und Funktion als Signale an das Gehirn übermittelt und kartiert werden, so dass die Ergebnisse für die verschiedensten Zwecke nutzbar gemacht werden können.

Der wichtigste Zweck dieser Signale ist wahrscheinlich die Regulation – das Gehirn muss Informationen über den Zustand der Systeme im Körper erhalten, damit es bewusst oder unbewusst eine angemessene Reaktion organisieren kann. Das offenkundige Ergebnis solcher Signale sind Gefühle von Emotionen, Gefühle spielen heute aber auch in unserem bewussten Leben und in unseren sozialen Beziehungen eine überragende Rolle. Aus den gleichen Gründen ist es durchaus möglich und sogar wahrscheinlich, dass sich auch andere Vorgänge im Körper – von denen manche bereits bekannt sind, andere noch zu entdecken bleiben – auf vielen Ebenen als

Ausgangspunkt wichtiger Einflüsse auf unser bewusstes Erleben erweisen werden.

Das Zweite, was unterschätzt wird, ist das Gehirn selbst. Die Vorstellung, wir wüssten genau, was das Gehirn ist und was es tut, ist pure Torheit. Andererseits wissen wir aber jedes Jahr mehr als im Jahr zuvor, und wir wissen heute viel, viel mehr als vor zehn Jahren. Probleme, die unsagbar rätselhaft und ungeheuer schwierig erscheinen, sind wahrscheinlich einer biologischen Erklärung zugänglich. Die Frage ist nicht ob, sondern wann das sein wird.

IV. Bewusstsein und seine Folgen

11. Leben mit Bewusstsein

Warum sich das Bewusstsein durchsetzte

Eigenschaften und Funktionen verändern sich in der Geschichte des Lebendigen, je nachdem, wie stark sie zum Erfolg von Lebewesen beitragen. Warum sich das Bewusstsein in der Evolution durchgesetzt hat, lässt sich am unmittelbarsten damit erklären, dass es die Überlebensaussichten der damit ausgerüsteten Spezies nennenswert verbesserte. Das Bewusstsein kam, sah und eroberte. Es gedieh. Es scheint, als werde es erhalten bleiben.

Aber welchen Beitrag hat das Bewusstsein eigentlich geleistet? Die Antwort: Es brachte viele, mehr oder weniger offensichtliche Vorteile für das Lebensmanagement mit sich. Schon auf seinen einfachsten Ebenen hilft das Bewusstsein, die Reaktionen auf Umweltbedingungen zu optimieren. Bilder, die im bewussten Geist verarbeitet werden, liefern Detailinformationen über die Umwelt, und diese Details können dafür genutzt werden, die Präzision einer notwendigen Reaktion zu verbessern – durch eine exakte Bewegung kann man beispielsweise einer Bedrohung entgehen oder eine Beute mit höherer Sicherheit packen. Aber die Genauigkeit der Bilder ist nur einer der vielen Vorteile eines bewussten Geistes. Der Löwenanteil der Vorteile ergibt sich nach meiner Vermutung aus der Tatsache, dass die Verarbeitung von Bildern aus der Umwelt in einem bewussten Geist durch ein bestimmtes Ensemble innerer Bilder – genauer gesagt, die Bilder des eigenen, lebenden Organismus, wie er im Selbst repräsentiert ist – eine *Orientierung* erhält. Das Selbst fokussiert den Geistesprozess, durchtränkt das Abenteuer, anderen Objekten und Ereignissen zu begegnen, mit einer Motivation, und infiltriert den Drang, die Welt zu erkunden, mit der größten und wichtigsten Sorge, die ein Organismus haben muss: der erfolgreichen Lebenssteuerung. Diese Besorgnis entsteht, ganz natürlich, direkt aus dem Selbst-Prozess heraus, der seine Grundlage in ursprünglichen und abgewandelten körperlichen Gefühlen hat. Das spontane und von innen heraus fühlende Selbst liefert – als Folge der Wertigkeit und

Intensität seiner affektiven Zustände – unmittelbare Signale, die das Ausmaß der Sorgen und Bedürfnisse in jedem einzelnen Augenblick anzeigen.

Als der Bewusstseinsprozess immer komplizierter wurde und die durch Koevolution entstandenen Funktionen Gedächtnis, Vernunft und Sprache ins Spiel kamen, konnte das Bewusstsein weiteren Nutzen bringen. Diese Nutzeffekte haben im Wesentlichen mit Planung und gezieltem Handeln zu tun. Hier sind die Vorteile Legion. Es wurde möglich, sich Zukunftsszenarien vorzustellen und automatische Reaktionen entweder hinauszuzögern oder völlig zu unterdrücken. Ein Beispiel für diese entwicklungsgeschichtlich neue Fähigkeit ist die aufgeschobene Belohnung, das vorberechnete Eintauschen von etwas Gutem gegen etwas, das später noch besser sein wird – oder der Verzicht auf etwas Gutes, wenn die Abschätzung der Zukunft vermuten lässt, dass damit später vielleicht auch etwas Schlechtes einhergeht. Diese Bewusstseinsentwicklung brachte uns einen immer besseren Umgang mit der grundlegenden Homöostase und letztlich auch die Anfänge der soziokulturellen Homöostase (auf die ich später in diesem Kapitel zurückkommen werde).

Eine Fülle bewusster, höchst erfolgreicher Verhaltensweisen findet man auch bei vielen Tierarten, deren Gehirn komplex genug ist: Beispiele um uns herum sind nicht zu übersehen und zeigen sich am deutlichsten bei Säugetieren. Seinen bisherigen Höhepunkt hat das Bewusstsein aber dank erweitertem Gedächtnis, Vernunft und Sprache beim Menschen erreicht. Ursache dafür ist meiner Meinung nach die Stärkung des wissenden Selbst und seiner Fähigkeit, die Misslichkeiten und Möglichkeiten des menschlichen Lebens zu erkennen. Manch einer wird vielleicht sagen, in dieser Erkenntnis liege auch ein tragischer Verlust, der Verlust von nichts Geringerem als der Unschuld, weil sie uns die Schwächen der Natur und unseres Daseins offenbart, weil sie uns so viele Versuchungen vor Augen führt, weil sie alles Böse demaskiert. Wie dem auch sei, eine Wahl haben wir nicht. Das Bewusstsein hat sicher das Wachstum des Wissens sowie die Entwicklung von Wissenschaft und Technologie ermöglicht; damit hat es zwei Wege eröffnet, auf denen wir uns bemühen können, mit den Misslichkeiten und Möglichkeiten umzugehen, die durch den bewussten Zustand der Menschen freigelegt werden.

Das Selbst und die Frage der Kontrolle

Jede Diskussion über die Vorteile des Bewusstseins muss die immer stärker werdenden Indizien berücksichtigen, wonach unsere Handlungen in vielen Fällen von unbewussten Prozessen gesteuert werden. Dies geschieht sehr häufig, in allen möglichen Umfeldern und verdient besondere Aufmerksamkeit. Das Prinzip zeigt sich bei der Ausführung erlernter Tätigkeiten vom Autofahren bis zum Spielen eines Musikinstruments und ist in unseren zwischenmenschlichen Interaktionen allgegenwärtig.

Die mehr oder weniger stichhaltigen Belege für eine Mitwirkung des Unbewussten an unseren Tätigkeiten kann man schnell falsch interpretieren. Es ist leicht, den Wert einer vom Selbst gelenkten, bewussten Kontrolle herunterzuspielen, nachdem sich in zahlreichen Experimenten – angefangen bei denen von Benjamin Libet und unter Einschluss derjenigen von Dan Wegener und Patrick Haggard – immer wieder gezeigt hat, dass sich der eigene, subjektive Eindruck, wann oder wodurch eine Tätigkeit in Gang gesetzt wurde, als falsch herausstellen kann.[1] Ebenso einfach ist es, solche Befunde, in Verbindung mit den Erkenntnissen der Sozialpsychologie, als Argument für die Behauptung zu nutzen, man müsse die traditionellen Vorstellungen von der Verantwortung der Menschen revidieren. Sind wir für unsere Handlungen wirklich noch verantwortlich, wenn Faktoren, die unseren bewussten Überlegungen unbekannt sind, Einfluss darauf haben?

In Wirklichkeit ist die Situation aber viel weniger problematisch, als es nach solchen oberflächlichen, ungerechtfertigten Reaktionen auf Befunde, deren Interpretation noch umstritten ist, den Anschein hat. Erstens stehen die Existenz unbewusster Verarbeitung und die Tatsache, dass sie Kontrolle über das Verhalten gewinnen kann, außer Zweifel. Und nicht nur das: Die unbewusste Kontrolle ist eine angenehme Realität, die uns, wie wir noch hören werden, handfeste Vorteile verschafft. Zweitens stehen unbewusste Prozesse zu einem beträchtlichen Teil und auf vielfältige Weise unter *bewusster* Lenkung. Mit anderen Worten: Es gibt zwei Formen der Lenkung von Handlungen, eine bewusste und eine unbewusste, aber die unbewusste Lenkung kann zum Teil durch die bewusste Form geprägt werden. Kindheit und Jugend nehmen beim Menschen gerade deshalb so viel Zeit in Anspruch, weil es sehr lange dauert, die unbewussten Vorgänge im Gehirn zu erziehen und innerhalb dieser unbewussten Domäne eine Form der Lenkung zu schaffen, die mehr oder weniger zuverlässig entsprechend den bewussten Absichten und Zielen funktioniert. In dieser langsamen Erziehung kann man einen Prozess sehen, durch den Teile der bewussten Lenkung an einen unbewussten Diener übertragen werden, ohne dass aber die bewusste Lenkung unbewussten Kräften unterworfen würde, die zweifellos im Verhalten der Menschen ein großes Durcheinander anrichten könnten. Diese Ansicht wurde von Patricia Churchland überzeugend formuliert.[2]

Das Bewusstsein wird durch die Tatsache, dass auch unbewusste Prozesse vorhanden sind, nicht entwertet. Vielmehr vergrößert sich damit sein Wirkungsbereich. Und wenn man ein normal funktionierendes Gehirn voraussetzt, vermindert sich die Verantwortung für eine Handlung nicht dadurch, dass manche Tätigkeiten durch gesunde, robuste unbewusste Prozesse ausgeführt werden.

Letztlich ist die Beziehung zwischen bewussten und unbewussten Vorgängen wieder einmal ein Beispiel für eine eigenartige funktionelle Partnerschaft, die sich durch die Koevolution von Prozessen ergibt. Bewusstsein und die unmittelbare, bewusste Steuerung von Handlungen konnten zwangsläufig erst entstehen, nachdem ein unbewusster Geist vorhanden war und seine Aufgaben meistens, aber nicht immer, mit guten Ergebnissen erfüllen konnte. Das Ganze war verbesserungsfähig. Das Bewusstsein wurde erwachsen, als es die unbewussten Handlungen zunächst teilweise einschränkte und dann erbarmungslos ausnutzte, um vorausgeplante, vorher entschiedene Tätigkeiten auszuführen. Die unbewussten Prozesse wurden zu einem nützlichen, bequemen Instrument für die Ausführung von Verhaltensweisen und sie verschafften dem Bewusstsein mehr Zeit für weitere Analysen und Planungen.

Wenn wir nach Hause gehen und dabei nicht über den Weg, sondern über die Lösung eines Problems nachdenken, und wenn wir am Ende dennoch heil und gesund ankommen, haben wir von einer unbewussten Fähigkeit profitiert, die wir zuvor durch viele bewusste Übungen (mit einer Lernkurve) erworben haben. Auf unserem Heimweg musste unser Bewusstsein nur das Ziel des Weges im Auge behalten. Alle übrigen bewussten Prozesse standen für die kreative Nutzung zur Verfügung.

Das Gleiche gilt im Wesentlichen auch für die berufliche Tätigkeit von Musikern und Sportlern. Ihre bewusste Informationsverarbeitung konzentriert sich auf das angestrebte Ziel, auf das Erreichen bestimmter Wegmarken zu bestimmten Zeitpunkten, auf die Vermeidung mancher Gefahren bei der Ausführung und auf das Entdecken unvorhergesehener Umstände. Der Rest ist Üben, Üben, Üben – die zweite Natur, die manch einen bis auf das Konzertpodium bringt.

Und schließlich entfaltet das kooperative Wechselspiel zwischen Bewusstem und Unbewusstem seine Wirkung in vollem Umfang auch bei moralischen Verhaltensweisen. Diese stellen ebenfalls eine Fähigkeit dar, die durch wiederholtes, langjähriges Üben erworben wurde. Sie speist sich aus bewusst formulierten Prinzipien und Gründen, ist aber ansonsten im kognitiven Unbewussten ebenfalls zu einer »zweiten Natur« geworden.

Zusammenfassend kann man sagen: Was wir als bewusstes Denken oder Überlegen bezeichnen, hat wenig mit der Fähigkeit zu tun, die gerade nötigen Tätigkeiten zu steuern. Es hat aber sehr viel mit der Fähigkeit zu tun, vorauszuplanen und zu entscheiden, welche Handlungen wir ausführen wollen und welche nicht. Beim bewussten Denken geht es im Wesentlichen um Entscheidungen, die längere Zeit »reifen« müssen; das können in manchen Fällen Tage oder auch Wochen sein, und nur selten sind es weniger als einige Minuten oder Sekunden. Um Entscheidungen, die in Sekundenbruchteilen fallen, geht es dabei nicht. Einer verbreiteten Ansicht zufolge sind blitzschnelle Entscheidungen »unüberlegt« und »automatisch«.[3] Zum bewussten Denken gehört die *Reflexion von Kenntnissen*. Reflexion und Kenntnisse machen wir uns zunutze, wenn wir in unserem Leben wichtige Entscheidungen treffen. Bewusstes Denken setzen wir ein, wenn es um Liebe und Freundschaft geht, um Schule und Beruf, um unsere Beziehungen zu anderen. Entscheidungen, die sich auf mehr oder weniger eindeutig definiertes moralisches Verhalten beziehen, erfordern bewusstes Denken und spielen sich über längere Zeiträume hinweg ab. Und nicht nur das: Solche Entscheidungen werden auch in einem »offline« gestellten mentalen Raum verarbeitet, der gegenüber der äußeren Wahrnehmung den Vorrang hat. Das Subjekt im Mittelpunkt des bewussten Denkens, das Selbst, das für das Erstellen von Zukunftsszenarien verantwortlich ist, wird häufig von der äußeren Wahrnehmung abgelenkt und schenkt deren Unwägbarkeiten keine Aufmerksamkeit mehr. Unter dem Gesichtspunkt der Gehirnphysiologie gibt es für diese Ablenkung einen stichhaltigen Grund: Der Raum für die Verarbeitung von Bildern ist, wie wir erfahren haben, die Gesamtheit der frühen sensorischen Rindenfelder. Diesen Raum müssen sich bewusste Reflexionsvorgänge und unmittelbare Wahrnehmung teilen, und es dürfte schwierig sein, sie so zu organisieren, ohne das eine gegenüber dem anderen zu begünstigen.

Bewusstes Denken unter der Leitung eines robusten Selbst, das auf einer organisierten Autobiografie und einer definierten Identität aufbaut, sind eine wichtige Folge des Bewusstseins. Gerade solche Errungenschaften strafen die Vorstellung Lügen, Bewusstsein sei ein nutzloses Epiphänomen, eine Verzierung, ohne die das Gehirn das Lebensmanagement genauso effizient und reibungslos bewerkstelligen würde. Unsere Lebensweise in dem physikalischen und sozialen Umfeld, das zum Lebensraum der Menschen geworden ist, wäre ohne reflektierendes, bewusstes Denken nicht möglich. Es stimmt aber auch, dass die Produkte des bewussten Denkens von zahlreichen unbewussten Gegebenheiten eingeschränkt werden. Manche davon sind biologisch vorgegeben, andere wurden kulturell erworben, und die unbewusste Steuerung von Handlungen ist auch ein Thema, über das es zu diskutieren gilt.

Die meisten wichtigen Entscheidungen werden aber innerhalb des bewussten Geistes getroffen, lange vor dem Zeitpunkt ihrer Ausführung, so dass sie simuliert und überprüft werden können; auf diese Weise kann bewusste Kontrolle die Auswirkungen unbewusster Voreingenommenheiten potenziell gering halten. Die Ausführung der Entscheidungen kann schließlich mithilfe der unbewussten Verarbeitung geistiger Inhalte zu einer konkreten Fähigkeit weiterentwickelt werden; diese verborgene Aktivität unseres Geistes in Fragen des allgemeinen Wissens und Urteilens wird häufig als kognitives Unbewusstes bezeichnet. Bewusste Entscheidungen beginnen mit Reflexion, Simulation und Überprüfung im bewussten Geist; diese Prozesse können im unbewussten Geist vervollständigt und geprobt werden, bis dieser schließlich die gerade beschlossenen Tätigkeiten ausführen lässt. Sowohl die bewussten als auch die unbewussten Bestandteile dieses komplexen, empfindlichen Entscheidungs- und Ausführungsapparats können durch die Mechanismen von Wünschen und Trieben aus dem Tritt gebracht werden – in diesem Fall ist ein Veto als letzte Zuflucht in den meisten Fällen wirkungslos. Ein solches in Sekundenbruchteilen ausgesprochenes Veto erinnerte uns an eine altbekannte Empfehlung im Zusammenhang mit der Drogensucht: »Sag einfach Nein.« Eine solche Strategie mag angemessen sein, wenn man nur eine harmlose Fingerbewegung vermeiden will, aber sie eignet sich nicht zum Beenden eines Tuns, das von einem starken Trieb oder Appetit motiviert wird – und genau das ist der Fall bei einer Abhängigkeit von Drogen, Alkohol, bestimmten Nahrungsmitteln oder Sex. Erfolgreiches Neinsagen setzt eine langwierige, bewusste Vorbereitung voraus.

Die Rolle des Unbewussten bei Entscheidungen

Da unser Gehirn die neue, durch das Bewusstsein ermöglichte Steuerung erfolgreich mit der alten, unbewussten, automatischen Regulation verbunden hat, eignen sich die unbewussten Gehirnprozesse dafür, Aufgaben im Auftrag der bewussten Entscheidungen auszuführen. Entsprechende Anhaltspunkte ergeben sich aus einer bemerkenswerten Studie des niederländischen Psychologen Ap Dijksterhuis.[4] Um die Bedeutung seiner Befunde einschätzen zu können, müssen wir beschreiben, wie die Untersuchung angelegt war. Dijksterhuis forderte gesunde Versuchspersonen auf, in zwei verschiedenen Situationen Kaufentscheidungen zu treffen. Im einen Fall setzten sie dazu vorwiegend bewusstes Denken ein, im anderen konnten sie aufgrund manipulierter Ablenkungen nicht bewusst nachdenken.

Es gab zwei Dinge zu kaufen. Das eine waren triviale Haushaltsgegenstände wie Toaster oder Handtücher, das andere große Anschaffungen wie Autos oder Häuser. In beiden Fällen erhielten die Versuchspersonen umfangreiche Informationen über das Für und Wider der einzelnen Gegenstände, eine Art Verbraucherinformation einschließlich der Preisangaben. Solche Informationen sind nützlich, wenn man sich beim Kauf für die »bestmögliche« Ware entscheiden soll. Als aber die Entscheidung anstand, gestattete Dijksterhuis einigen Versuchspersonen, die Informationen drei Minuten lang zu studieren und erst dann ihre Wahl zu treffen, während die anderen dieses Vorrecht nicht hatten und in den gleichen drei Minuten abgelenkt wurden. Für die Objekte beider Gruppen, die trivialen wie die nicht trivialen, wurden die Versuchspersonen unter beiden Bedingungen getestet – mit einem aufmerksamen, dreiminütigen Studium der Informationen und mit Ablenkung.

Welche Voraussagen würde man im Hinblick auf die Qualität der Entscheidungen machen? Einer völlig vernünftigen Annahme zufolge würden die Versuchspersonen bei trivialen Haushaltsgegenständen angesichts der geringen Bedeutung und Komplexität des Problems sowohl bei bewusstem als auch bei unbewusstem Denken eine gute Wahl treffen. Die Entscheidung zwischen zwei Toastern ist auch dann, wenn man wählerisch ist, wohl kaum besonders anspruchsvoll. Geht es aber um große Anschaffungen – beispielsweise um die Frage, welche viertürige Limousine man kauft –, so würde man damit rechnen, dass Versuchspersonen, die zuvor die Informationen studiert haben, angemessenere Entscheidungen treffen.

Die tatsächlichen Ergebnisse unterschieden sich erstaunlich deutlich von den Vorhersagen. Entscheidungen, die ohne vorheriges bewusstes Denken getroffen wurden, waren für Objekte beider Gruppen besser, insbesondere aber für die großen Anschaffungen. Oberflächlich kann man daraus folgende Schlussfolgerung ziehen: Wer ein Auto oder ein Haus kaufen will, sollte sich mit den Fakten vertraut machen, sich dann aber nicht lange mit kleinlichen Vergleichen zwischen möglichen Vor- und Nachteilen aufhalten. Man sollte es einfach tun. Soviel über Pracht und Herrlichkeit der bewussten Willensbildung.

Wie wohl nicht besonders betont werden muss, sollten diese faszinierenden Befunde niemanden davon abhalten, sich bewusst für etwas zu entscheiden. Sie legen aber die Vermutung nahe, dass unbewusste Prozesse durchaus und weit stärker, als man allgemein annimmt, zu einer Art Urteil in der Lage sind und dass diese Urteile bei ausreichender Übung durch frühere Erfahrungen und bei Zeitknappheit zu nützlichen Entscheidungen führen können. Unter den Voraussetzungen des Experiments lieferte das aufmerksame, bewusste Grübeln, das sich insbesondere mit großen Anschaffungen verbindet, nicht die besten Ergebnisse. Durch die große Zahl der Variablen, die es zu betrachten gilt, und den beschränkten Spielraum für bewusste Überlegungen – beschränkt durch die begrenzte Zahl von Gegenständen, auf die sich die Aufmerksamkeit gleichzeitig richten kann – verringert sich die Wahrscheinlichkeit, dass man innerhalb des begrenzten Zeitraums die beste Wahl trifft. Der unbewusste Raum im Gehirn dagegen hat eine wesentlich größere Kapazität. Er kann viele Variablen aufnehmen und handhaben und liefert deshalb in einem kleinen Zeitfenster womöglich die bessere Entscheidung.

Neben allem, was uns die Dijksterhuis-Studie allgemein über die unbewusste Verarbeitung lehrt, weist sie noch auf andere wichtige Themen hin. Eines davon ist der für eine Entscheidung benötigte Zeitraum. Vielleicht würden wir für das Abendessen das absolut beste Restaurant auswählen, wenn wir den ganzen Nachmittag Zeit hätten, die neuesten Restaurantkritiken zu lesen, die Preise auf den Speisekarten und das Ambiente zu vergleichen und dies alles mit unseren persönlichen Vorlieben, unserer Stimmungslage und dem Stand unseres Bankkontos abzugleichen. Aber wir haben nicht den ganzen Nachmittag Zeit. Die Zeit spielt eine Rolle, und wir können nur einen »vernünftigen« Teil davon der Entscheidung widmen. Was vernünftig ist, hängt natürlich von der Bedeutung der Frage ab, über die wir zu entscheiden haben. Angesichts der Tatsache, dass wir nicht alle Zeit der Welt haben und nicht ungeheuer viel in gewaltige Berechnungen investieren können, gibt es einige Abkürzungen. Die gute Nachricht: Aufzeichnungen früherer Emotionen helfen uns bei den Abkürzungen, und für solche Aufzeichnungen ist unser kognitives Unbewusstes ein guter Lieferant.

Was ich mit alledem sagen möchte: Mir gefällt die Vorstellung, dass unser kognitives Unbewusstes zum Urteilen in der Lage ist und für solche Tätigkeiten mehr »Raum« hat als sein bewusstes Gegenstück. Ein entscheidendes Element für die Erklärung solcher Befunde ist aber die frühere emotionale Erfahrung der betreffenden Person mit Gegenständen, die den verschiedenen großen Anschaffungen in dem Experiment ähneln. Der unbewusste Raum ist weit offen und eignet sich für solche verdeckten Manipulationen, seine Tätigkeit ist für den Betreffenden aber vor allem deshalb von Vorteil, weil bestimmte Möglichkeiten unbewusst durch Vor-Urteile gekennzeichnet wurden, die mit früher erlernten Emotions- und Gefühlsfaktoren im Zusammenhang stehen. Nach meiner Überzeugung sind die Schlussfolgerungen über den Nutzen des *Un*bewusstseins richtig, aber unsere Vorstellung von dem, was sich unterhalb der glitzernden Oberfläche des Bewusstseins abspielt, wird stark bereichert, wenn wir Emotion und Gefühl in die unbewussten Prozesse einbeziehen.

Das Dijksterhuis-Experiment verdeutlicht die Kombination aus unbewussten und bewussten Fähigkeiten. Unbewusste Verarbeitung allein könnte die Aufgabe nicht erfüllen. In den Experimenten leisten unbewusste Vorgänge eine Menge, aber die Versuchspersonen profitierten dabei von den bewussten Entscheidungen vieler Jahre, durch die ihre unbewussten Prozesse immer wieder trainiert wurden. Außerdem bleiben die Versuchspersonen vollständig bei Bewusstsein, während die unbewussten Prozesse pflichtschuldigst ausgeführt werden. Bewusstlose Patienten, die unter Narkose stehen oder im Koma liegen, treffen ebenso wenig Entscheidungen fürs wahre Leben, wie sie Spaß am Sex haben. Auch hier ist die gelungene Synergie zwischen verdeckter und offener Ebene das Entscheidende. Wir greifen den ganzen Tag über regelmäßig auf das Unbewusste zurück und übertragen ihm angesichts seiner Erfahrung ganz diskret eine Reihe von Aufgaben, darunter die Umsetzung von Reaktionen.

Sachkenntnis in den unbewussten Raum auszulagern – genau das tun wir, wenn wir eine Fähigkeit so fein abstimmen, dass wir uns der technischen Schritte zu ihrer Ausübung nicht mehr bewusst sind. Wir entwickeln Fähigkeiten im hellen Licht des Bewusstseins, aber dann schicken wir sie in den

Untergrund, in den geräumigen Keller unseres Geistes, wo sie nicht mehr die knappen Quadratmeter unseres bewussten Reflexionsraumes belegen.

Die Dijksterhuis-Studie setzt den laufenden Forschungen zur Rolle unbewusster Einflüsse bei Entscheidungen das sprichwörtliche Sahnehäubchen auf. In einer frühen Phase dieser Arbeiten hatte unsere Forschungsgruppe in dieser Hinsicht entscheidende Belege präsentiert.[5] Wie wir beispielsweise zeigen konnten, machen sich normale Versuchspersonen, die in einem mit Risiken und Unwägbarkeiten behafteten Kartenspiel sowohl gewinnen als auch verlieren können, die siegreiche Strategie ein wenig vor dem Zeitpunkt zu eigen, zu dem sie artikulieren können, warum sie es tun. Einige Minuten bevor sie die vorteilhafte Strategie anwenden, produziert das Gehirn abgestufte psychophysiologische Reaktionen, wenn die Versuchspersonen darüber nachgrübeln, ob sie eine Karte von einem der schlechten Stapel nehmen sollen, die zum Verlust führen, während die Aussicht, eine Karte von einem guten Stapel zu nehmen, keine solche Reaktion hervorruft. Die Schönheit dieses Befundes liegt darin, dass die psychophysiologischen Reaktionen, die in der ursprünglichen Studie anhand der Leitfähigkeit der Haut gemessen wurden, weder von der Versuchsperson selbst noch von einem Beobachter, der über keine Hilfsmittel verfügt, wahrgenommen werden. Sie laufen unterhalb des Bewusstseinsradars der Versuchspersonen ab und sind ebenso verborgen wie die Verhaltensänderung in Richtung der Gewinnstrategie.[6]

Was dabei im Einzelnen abläuft, ist bisher nicht vollständig geklärt, aber was es auch sein mag, Bewusstsein ist in dem Moment nicht erforderlich. Vielleicht gibt die unbewusste Entsprechung eines bewussten Bauchgefühls dem Entscheidungsprozess einen »Stoß«, so dass die unbewussten Berechnungen ein schwereres Gewicht erhalten und die Auswahl des falschen Gegenstands verhindern. Aller Wahrscheinlichkeit nach läuft im Untergeschoss des Geistes ein wichtiger unbewusster Denkprozess ab, und dieser Prozess führt zu Ergebnissen, ohne dass die Zwischenschritte jemals bekannt werden. Was das auch für ein Prozess sein mag, er erzeugt die Entsprechung zu einer *Intuition*, aber ohne das »Aha-Erlebnis«, dass sich die Lösung eingestellt hat; stattdessen liefert er die Lösung in aller Stille.

Die Belege für unbewusste Verarbeitung haben sich unaufhaltsam vermehrt. Mit unseren wirtschaftlichen Entscheidungen lassen wir uns nicht von der reinen Vernunft leiten, sondern wir werden stark von machtvollen »Neigungen« beeinflusst, wie etwa der Abneigung gegen Verluste und der Freude an Gewinnen.[7] Im Umgang mit anderen Menschen spielen Ab- und Zuneigungen, die mit Geschlecht, Rasse, Sitten, Akzent und Kleidung zu tun haben, eine große Rolle; in diesem Zusammenhang sprechen wir meist von Voreingenommenheit oder Vorurteil. Sogar die Situation, in der eine Interaktion stattfindet, trägt eine Art Vor-Urteil in sich: Wie vertraut ist sie mir? Wie gestaltet sie sich? Besorgnisse und Emotionen, die wir vor der Interaktion erleben, spielen ebenfalls eine wichtige Rolle, ebenso die Tageszeit: Haben wir Hunger? Sind wir satt? Blitzschnell drücken wir direkt oder indirekt unsere Vorliebe für Gesichter aus, ohne dass wir Zeit gehabt hätten, bewusst die Daten zu verarbeiten, die eine entsprechende, vernünftige Schlussfolgerung stützen würden. Das alles ist ein Grund mehr, bei wichtigen Entscheidungen in unserem privaten und staatsbürgerlichen Leben große Vorsicht walten zu lassen.[8] Uns von einer unbewussten Welle alter Emotionen leiten zu lassen, wenn wir ein Haus zum Kauf auswählen, ist so lange in Ordnung, wie wir vor Unterzeichnung des Vertrages innehalten und sorgfältig darüber nachdenken, welche Möglichkeit uns das Unbewusste hier eigentlich anbietet. Dann gelangen wir vielleicht zu dem Schluss, dass die Entscheidung nach erneuter Analyse der Daten nicht stichhaltig begründet erscheint, ganz gleich, wie wir die Situation intuitiv eingeschätzt haben – die Erfahrungen, die wir in diesem Bereich in der Vergangenheit gesammelt haben, könnten ja untypisch, einseitig oder unzureichend sein. Umso wichtiger ist dies, wenn wir bei einer Wahl oder als Geschworener abstimmen müssen. Starke emotionale bzw. unbewusste Faktoren gehören zu den größten Problemen, denen die Wähler bei politischen Entscheidungen und die Geschworenen in Gerichtsverfahren gegenüberstehen. Die Wirksamkeit unbewusster, emotionaler Faktoren ist so bekannt, dass sich in den letzten Jahrzehnten eine geradezu monströse Maschinerie zur Beeinflussung von Wahlen gebildet hat; in der Öffentlichkeit weniger bekannt ist, dass es ebenso raffinierte Methoden auch für die Einflussnahme bei der Auswahl von Geschworenen gibt.

Besonders wichtig sind Reflexion und Neubewertung, Tatsachenüberprüfung und erneutes Nachdenken. Es lohnt sich, zusätzliche Zeit für die Entscheidung zu investieren, und zwar vorzugsweise bevor man die Wahlkabine betritt oder dem Juryobmann die Stimme übergibt.

Alle diese Befunde zeigen beispielhaft Situationen, in denen sich unbewusste Einflüsse – ob emotional oder nicht – und unbewusste Überlegungen auf das Ergebnis einer Tätigkeit auswirken. Allerdings sind die Versuchspersonen, wenn man sie mit der Aufgabe konfrontiert und wenn die Entscheidung fällt, bei vollem Bewusstsein und über die Folgen ihrer Handlungen im

Bilde. Hier handelt es sich eindeutig um Beispiele für unbewusste Bestandteile von ansonsten bewussten Entscheidungen. Sie verschaffen uns eine Ahnung von den komplexen, vielfältigen Mechanismen hinter der Fassade der angeblich vollkommen bewussten Steuerung, aber sie sprechen nicht gegen unsere Entscheidungsfähigkeit und sprechen uns nicht von der Verantwortung für unsere Handlungen frei.

Eine Anmerkung zum genomischen Unbewussten

Hier ist eine kurze Anmerkung zum genomischen Unbewussten angebracht, einer jener verborgenen Kräfte, gegen die sich das bewusste Denken durchsetzen muss. Was meine ich mit dem genomischen Unbewussten? Ganz einfach: die gewaltige Zahl von Anweisungen, die in unserem Genom enthalten sind, als Leitfaden für den Aufbau des Organismus mit den charakteristischen Eigenschaften von Körper und Gehirn dienen und später auch zur Funktionsfähigkeit des Organismus beitragen. Der Grundaufbau unserer Gehirnschaltkreise erfolgt nach Anweisungen aus dem Genom, und zu diesem Grundaufbau gehört auch die Erstausstattung mit unbewusstem Knowhow, mit dem unser Organismus gesteuert werden kann. Dieses Knowhow beschäftigt sich in allererster Linie mit der Lebenssteuerung, mit Fragen von Leben und Tod sowie mit der Fortpflanzung. Aber gerade weil diese Themen eine so zentrale Stellung einnehmen, begünstigt der Grundaufbau eine Reihe von Verhaltensweisen, die unter Umständen scheinbar von der bewussten Kognition entschieden werden, ihre Triebkraft in Wirklichkeit aber aus unbewussten Dispositionen beziehen. Die spontanen Vorlieben, die sich im Leben schon frühzeitig zeigen und Essen und Trinken, Partnerwahl und Lebensraum betreffen, sind teilweise vom genomischen Unbewussten motiviert, können aber während der gesamten Entwicklung durch individuelle Erfahrungen abgewandelt und modifiziert werden.

In der Psychologie weiß man schon lange, dass das Verhalten unbewusste Grundlagen hat; diese wurden unter den Überschriften »Instinkt«, »automatisiertes Verhalten«, »Triebe« und »Motivation« erforscht. Neu ist aber in jüngster Zeit die Erkenntnis, dass die frühzeitige Ausprägung solcher Dispositionen im menschlichen Gehirn beträchtlichen genetischen Einflüssen unterliegt und dass sie trotz aller Prägung und Umgestaltung, die wir als bewusste Individuen erleben, einen weiten Geltungsbereich haben und erstaunlich umfassend sind. Besonders bemerkenswert ist das im Hinblick auf Dispositionen, auf denen kulturelle Strukturen aufgebaut wurden. Das genetische Unbewusste wirkte schon frühzeitig an der Gestaltung der Künste mit, von der Musik über die Malerei bis zur Dichtung. Es hatte Einfluss auf die anfängliche Strukturierung des sozialen Umfelds mit seinen Regeln und Konventionen. Es hatte, wie Freud und Jung sicher erahnten, mit vielen Aspekten unserer Sexualität zu tun. Es trug viel zu den Grundaussagen der Religionen bei, aber auch zu den altbewährten Handlungsmustern in Theaterstücken und Romanen, die sich zu einem beträchtlichen Teil um die Wirkung der vom Genom angeregten emotionalen Abläufe drehen. Blinde, für den gesunden Menschenverstand, für handfeste Belege und für Vernunft unzugängliche Eifersucht treibt Othello dazu, die völlig unschuldige Desdemona zu töten, und Karenin wird durch die gleichen Kräfte veranlasst, die Ehebrecherin Anna Karenina so hart zu bestrafen. Jagos ungeheuerliche Boshaftigkeit hätte ihr Ziel wahrscheinlich nicht erreicht, wäre Othello nicht von Natur aus anfällig für Eifersucht gewesen. Hinter dem Verhalten dieser literarischen Gestalten steckt die kognitive Asymmetrie der Sexualität bei Männern und Frauen, deren Parameter zu einem großen Teil in unserem Genom festgeschrieben und deshalb stets modern sind. Ebenso tiefe Wurzeln im genomischen Unbewussten hat die heftige männliche Aggression eines Achill, Hektor oder Odysseus. Das Gleiche kann man auch von den Gestalten Ödipus und Hamlet sagen, die entweder durch den Bruch des Inzesttabus oder durch die unausgesprochene Neigung, es zu brechen, zugrunde gerichtet werden. Freuds Interpretation dieser zeitlosen Gestalten vermischt sich mit ihrer entwicklungsgeschichtlichen Herkunft und weist auf sehr verbreitete Aspekte der menschlichen Natur hin. Das Theater, der Roman und ihr Erbe im 20. Jahrhundert, der Film, haben in großem Umfang vom genomischen Unbewussten profitiert.

Das genomische Unbewusste ist eine der Ursachen für die charakteristischen Übereinstimmungen im Verhaltensrepertoire der Menschen. Umso bemerkenswerter ist es deshalb, dass wir regelmäßig aus dem Monoton-Allgemeingültigen ausbrechen und stattdessen durch künstlerische Betätigung oder die schiere Magie zwischenmenschlicher Begegnungen in unserem Leben eine unendliche Menge von Variationen schaffen, die uns in Entzücken und Erstaunen versetzen.

Das Gefühl des bewussten Willens

Wie oft lassen wir uns von einem gut eingeübten kognitiven Unbewussten leiten, das unter Aufsicht bewusster Reflexion darauf trainiert wurde, bewusst erdachte Ideale, Wünsche und Pläne zu befolgen? Wie oft leiten uns unbewusste, tief verwurzelte, biologisch uralte Neigungen, Triebe, Wünsche? Nach meiner Vermutung sind die meisten von uns schwache, wohlmeinende Sünder: Wir funktionieren je nach Situation und Tageszeit nach beiden Prinzipien, mal mehr nach dem einen, mal mehr nach dem anderen.

Nach welchem Prinzip wir auch funktionieren, ob mehr oder weniger tugendhaft: Die Tätigkeit des Augenblicks ist zwangsläufig von dem – manchmal falschen, manchmal richtigen – Eindruck begleitet, dass unser Selbst sich hier und jetzt unter vollständig bewusster Kontrolle in das hineingestürzt hat, was wir gerade tun. Dieser Eindruck ist ein *Gefühl*: Es entsteht, wenn sich unser Organismus mit einer neuen Wahrnehmung beschäftigt oder eine neue Tätigkeit beginnt, und es ist nichts anderes als das »Gefühl, etwas zu kennen«, das ich im vorangegangenen Kapitel als Teil des zusammengesetzten Selbst beschrieben habe. Der gleichen Ansicht ist auch Dan Wegner: Er bezeichnet den bewussten Willen als »das somatische Kennzeichen der persönlichen Urheberschaft, eine Emotion, die den Eigentümer der Tätigkeit als das Selbst authentifiziert. Mit dem Gefühl, eine Handlung zu vollziehen, stellt sich bei uns eine bewusste Empfindung des mit der Handlung verknüpften Willens ein.«[9] Mit anderen Worten: Anders als T. H. Huxley vor 100 Jahren meinte, sind wir nicht nur »bewusste Automaten«, die ihr Dasein nicht steuern können.[10] Wenn der Geist über die Handlungen unseres Organismus informiert ist, besagt das mit der Information verbundene Gefühl, dass die Handlung von unserem Selbst unternommen wurde. Information und die Authentifizierung der laufenden Handlungen sind unverzichtbar, damit wir motiviert werden, uns zu zukünftigen Handlungen zu entschließen. Ohne eine solche gefühlte, bestätigte Information wären wir nicht in der Lage, moralische Verantwortung für die von unserem Organismus vollzogenen Taten zu übernehmen.

Größere Kontrolle über die Unwägbarkeiten des menschlichen Verhaltens ist nur dadurch zu gewinnen, dass Kenntnisse gesammelt und die entdeckten Tatsachen bedacht werden. Sich die Zeit für die Analyse der Tatsachen zu nehmen, die Folgen von Entscheidungen zu bewerten und über die emotionalen Konsequenzen solcher Entscheidungen nachzudenken: das ist der Weg zum Aufbau eines praktischen Leitfadens, der auch als Weisheit bezeichnet wird. Auf der Grundlage von Weisheit können wir Entscheidungen treffen und darauf hoffen, unser Verhalten im Rahmen der kulturellen Konventionen und der ethischen Regeln zu steuern, die unsere Biografie und die Welt, in der wir leben, geformt haben. Ebenso können wir auf diese Regeln und Konventionen reagieren, uns dem Konflikt stellen, wenn wir nicht mit ihnen einverstanden sind, und sogar versuchen, sie zu verändern. Ein gutes Beispiel ist der Konflikt, vor dem Kriegsdienstverweigerer stehen.

Nicht weniger wichtig ist etwas anderes: Wir müssen uns bewusst sein, welche Hürde unsere durch bewusstes Denken getroffenen Entscheidungen überwinden müssen. Sie müssen einen Weg ins kognitive Unbewusste finden, um bis zum Handlungsapparat durchzudringen. Diesen Weg der Einflussnahme müssen wir erleichtern. Die Hürde ließe sich zum Beispiel herabsetzen, indem man Vorgänge und Handlungen, deren unbewusste Verwirklichung wir anstreben, bewusst und eingehend übt. Ein solcher Prozess des wiederholten Übens führt zur Beherrschung eines *Automatismus*, eines bewusst zusammengestellten psychischen Ablaufs, der in den Untergrund gegangen ist.

Ich erfinde hier nichts Neues, sondern skizziere nur einen praktischen Mechanismus. Er leitet sich aus meinen Vorstellungen von den neuronalen Abläufen bei Entscheidungen und Handlungen ab. Auf eine ähnliche Lösung greifen weise Führungsgestalten schon seit Jahrtausenden zurück, wenn sie ihre Anhänger auffordern, disziplinierte Rituale einzuhalten; dies muss den Nebeneffekt haben, dass unbewussten Handlungsabläufen nach und nach bewusst getroffene Entscheidungen aufgezwungen werden. Erwartungsgemäß gehörte zu solchen Ritualen häufig das Hervorrufen gesteigerter Emotionen und sogar Schmerzen – ein empirisch gefundenes Mittel, um dem menschlichen Geist die gewünschten Mechanismen einzuimpfen. Meine Vorstellungen gehen allerdings weit über religiöse und weltliche Rituale hinaus; sie umfassen Fragen aus den verschiedensten Bereichen des Alltagslebens. Insbesondere denke ich dabei an Themen im Zusammenhang mit Gesundheit und Sozialverhalten. Die unzureichende Erziehung der unbewussten Prozesse dürfte beispielsweise eine Erklärung dafür sein, dass viele von uns so schrecklich versagen, wenn es um richtige Ernährung und körperliche Bewegung geht. Wir *glauben*, wir hätten uns unter Kontrolle, aber oftmals ist das nicht der Fall – das beweisen Fettsucht, Bluthochdruck und Herzkrankheiten, die epidemische Ausmaße angenommen haben. Aufgrund unserer biologischen Ausstattung neigen wir dazu, mehr zu uns zu nehmen, als gut für uns ist, und den gleichen Effekt hatten auch die kulturellen Traditionen, die auf unserer biologischen Ausstattung aufbauen und von ihr geprägt werden; sogar die Werbeindustrie nutzt diesen Effekt aus. Um eine Verschwörung handelt es sich dabei nicht. Es ist nur natürlich. Vielleicht wäre dies ein guter Ansatzpunkt für den Aufbau ritualisierter Fähigkeiten, wenn es nötig ist.

Das Gleiche gilt für die epidemisch um sich greifende Drogensucht. Dass so viele Menschen von allen möglichen Drogen abhängig werden – von Alkohol ganz zu schweigen –, liegt unter anderem am Druck der Homöostase. Im natürlichen Tagesablauf werden wir zwangsläufig mit Frustrationen, Ängsten und Schwierigkeiten konfrontiert, die unsere Homöostase aus dem Gleichgewicht bringen und zur Folge haben, dass wir uns unwohl, vielleicht auch verärgert, entmutigt oder traurig fühlen. Die sogenannten Suchtmittel haben unter anderem den Effekt, das verloren gegangene Gleichgewicht schnell wiederherzustellen, wenn auch nur vorübergehend. Wie kommt es dazu? Nach meiner Überzeugung verändern sie das gefühlte Bild, das das Gehirn sich im jeweiligen Augenblick von seinem Körper macht. Der Zustand der aus dem Gleichgewicht geratenen Homöostase wird neuronal als gehemmte, gestörte Körperlandschaft repräsentiert. Nach Genuss einer bestimmten Drogendosis repräsentiert das Gehirn einen besser funktionierenden Organismus. Das Leid, das dem zuvor gefühlten Bild entsprach, verwandelt sich vorübergehend in Lust. Das Appetitsystem des Gehirns wurde umfunktioniert, aber das Ergebnis ist eigentlich nicht – oder jedenfalls nicht für längere Zeit – die erwünschte Wiederherstellung des Homöostasegleichgewichts. Dennoch erfordert es große Anstrengung, die Möglichkeit einer schnellen Linderung des Leidens abzulehnen, selbst wenn man bereits weiß, dass die Korrektur nur von kurzer Dauer ist und dass die Entscheidung üble Folgen haben kann. In dem zuvor beschriebenen Rahmen gibt es für diesen Zustand einen offenkundigen Grund. Das unbewusste Streben nach Homöostase wird natürlich gesteuert, und nur eine gut trainierte, starke Gegenkraft kann ihm etwas entgegensetzen. Offenbar hatte Spinoza den richtigen Gedanken, als er sagte, einer Emotion, die negative Folgen hat, könne man nur mit einer anderen, stärkeren Emotion entgegenwirken. Den unbewussten Prozess einfach so zu trainieren, dass er höflich ablehnt, ist also wahrscheinlich keine Lösung. Der unbewusste Apparat muss vielmehr vom bewussten Geist so trainiert werden, dass er einen emotionalen Gegenschlag führen kann.

Gehirn und Justiz

Biologisch unterlegte Vorstellungen von bewusster und unbewusster Kontrolle sind von großer Bedeutung für unsere Lebensweise und insbesondere für die Frage, wie wir leben *sollten*. Das zeigt sich nirgendwo deutlicher als in Fragen, die das Sozialverhalten betreffen, insbesondere jenen Bereich, den wir als moralisches Verhalten bezeichnen, und den Bruch der in Gesetzen festgeschriebenen sozialen Übereinkünfte.

Im Mittelpunkt der Zivilisation und insbesondere jenes Aspekts der Zivilisation, der mit Justiz zu tun hat, steht die Vorstellung, dass Menschen sich auf andere Weise ihrer selbst bewusst sind als Tiere. In den verschiedenen Kulturkreisen haben sich im Großen und Ganzen Justizsysteme entwickelt, die den Komplexitäten der Entscheidungsfindung mit gesundem Menschenverstand begegnen und darauf abzielen, die Gesellschaft vor Menschen, welche die anerkannten Gesetze brechen, zu schützen. Verständlicherweise wurde dabei den Befunden der Gehirn- und Kognitionsforschung, von seltenen Ausnahmen abgesehen, kein nennenswertes Gewicht beigemessen.

Heute jedoch mehren sich die Befürchtungen, dass Erkenntnisse über die Gehirnfunktion mit ihrem wachsenden Bekanntheitsgrad die Anwendung der Gesetze untergraben könnten – eine Entwicklung, die von den juristischen Systemen bisher im Wesentlichen umgangen wurde, indem man solche Befunde einfach nicht berücksichtigte. Hier ist aber eine abgestufte Betrachtungsweise erforderlich. Die Tatsache, dass jeder, der etwas wissen kann, für die eigenen Handlungen verantwortlich ist, bedeutet nicht, dass die neurobiologischen Erkenntnisse für juristische Abläufe und für ein Bildungswesen, das den zukünftigen Erwachsenen ein angepasstes gesellschaftliches Dasein ermöglichen soll, ohne Bedeutung wären. Im Gegenteil: Anwälte, Richter, Gesetzgeber, Politiker und Erzieher müssen sich mit der Neurobiologie des Bewusstseins und der Entscheidungsprozesse vertraut machen. Das ist wichtig, damit man realistische Gesetze schreiben kann und damit zukünftige Generationen auf einen verantwortlichen Umgang mit den eigenen Handlungen vorbereitet werden.

Bei bestimmten Fehlfunktionen des Gehirns gelingt es selbst der geübtesten Willenskraft unter Umständen nicht, andere unbewusste oder bewusste Kräfte – das spielt keine Rolle – zu überwinden. Bisher haben wir noch kaum eine Ahnung von den charakteristischen Merkmalen solcher Fälle; wir wissen aber zum Beispiel, dass Patienten mit bestimmten Schäden des präfrontalen Cortex nicht in der Lage sind, ihre Impulsivität unter Kontrolle zu halten. Solche Menschen haben keine normale Kontrolle über ihre Handlungen. Wie soll man sie beurteilen, wenn sie mit der Justiz in Konflikt geraten? Als Kriminelle oder als neurologische Patienten? Ich würde sagen: vielleicht als beides. Ihre neurologische Erkrankung sollte keineswegs als Entschuldigung für ihre Taten dienen, selbst wenn sich damit vielleicht bestimmte Aspekte eines Verbrechens erklären lassen. Wenn sie aber krank sind, handelt es sich tatsächlich um Patienten, und entsprechend müssen sie von der Gesellschaft behandelt werden. In diesem Zusammenhang ist es tragisch, dass wir mit unseren Erkenntnissen über solche Facetten neurologischer Krankheiten noch ganz am Anfang stehen; wenn die Gesundheitsstörung diagnostiziert ist, haben wir im Hinblick auf eine Therapie kaum etwas zu bieten. Dies bedeutet aber keinerlei Einschränkung für die Verantwortung der Gesellschaft, die verfügbaren Kenntnisse aufzunehmen und öffentlich zu diskutieren sowie das Thema weiter zu erforschen.[11]

Manche anderen Patienten, bei denen sich der Schaden des präfrontalen Cortex auf den ventromedialen Bereich konzentriert, beurteilen hypothetische ethische Dilemmata auf sehr praktische, pragmatische Weise, die wenig bis gar nichts mit den besseren Seiten der menschlichen Seele zu tun hat. Konfrontiert man solche Patienten mit dem hypothetischen Fall eines Mordversuchs, der trotz der Mordabsicht nicht zum Tod des Betroffenen geführt hat, schätzen sie die Situation nicht wesentlich anders ein als die einer zufälligen, unabsichtlichen Tötung. Möglicherweise halten sie die erste Situation sogar für besser erträglich.[12] Solche Personen verstehen Motive, Absichten und Folgen auf – gelinde gesagt – unkonventionelle Weise, und das obwohl sie in ihrem Alltagsleben in der Regel keiner Fliege etwas zu Leide tun. In der Frage, wie das Gehirn des Menschen unsere Urteile über Verhaltensweisen verarbeitet und Handlungen steuert, stehen unsere Kenntnisse noch ganz am Anfang.

Die Geschichte des Lebendigen hat die Form eines Baumes mit zahlreichen Ästen, von denen jeder zu einer anderen Spezies führt. Selbst biologische Arten, die nicht am Ende eines der obersten Äste stehen, können in ihrem eigenen zoologischen Umfeld höchst intelligent sein. Ihre Leistungen sollte man im Verhältnis zu diesem Umfeld beurteilen. Betrachten wir aber den Stammbaum des Lebendigen als Ganzes, kommen wir nicht um die Erkenntnis herum, dass die Organismen einen Fortschritt vom Einfachen zum Komplexen erlebt haben. Aus dieser Perspektive kann man vernünftigerweise fragen, wann das Bewusstsein in der Geschichte des Lebendigen auf der Bildfläche erschien. Was leistete es für das Leben? Wenn wir die biologische Evolution als nicht vorausgeplanten Weg in immer höhere Regionen des Lebensbaumes betrachten, lautet die plausible Antwort: Das Bewusstsein tauchte recht spät an einem hohen Punkt im Baum auf. In der Ursuppe oder in Bakterien, in einzelligen oder einfachen vielzelligen Organismen, bei Pilzen oder Pflanzen finden sich keine Anzeichen für ein Bewusstsein. Sie alle sind aber interessante Lebewesen, die raffinierte Instrumente zur Lebenssteuerung besitzen – nämlich genau jene Instrumente, deren Leistungen sich durch das Bewusstsein zu einem späteren Zeitpunkt weiter verbesserten. Keines der genannten Lebewesen hat ein Gehirn, von einem Geist ganz zu schweigen. Ohne Neuronen ist das Spektrum der Verhaltensweisen begrenzt, und Geist ist nicht möglich. Wo es aber keinen Geist gibt, gibt es auch kein Bewusstsein im eigentlichen Sinn, sondern nur Bewusstseinsvorläufer.

Mit dem Auftauchen der ersten Neuronen tritt eine tiefgreifende Veränderung ein. Neuronen entstehen als Variation des Themas der anderen Körperzellen. Sie bestehen aus den gleichen Bestandteilen wie andere Zellen, ihre allgemeinen Abläufe sind im Wesentlichen die gleichen, und doch sind sie etwas Besonderes. Neuronen werden zu Signalüberträgern, zu Verarbeitungsapparaten, die Nachrichten weiterleiten und empfangen können. Mit dieser Fähigkeit zur Signalübertragung organisieren sich die Neuronen zu komplexen Schaltkreisen und Netzwerken. Schaltkreise und Netzwerke wiederum repräsentieren Ereignisse, die sich in anderen Zellen abspielen, und nehmen direkt oder indirekt Einfluss auf die Funktion anderer Zellen sowie sogar auf ihre eigene Funktion. Neuronen sind ganz und gar auf andere Körperzellen ausgerichtet; dennoch verlieren sie nur deswegen, weil sie die Fähigkeit erlangt haben, Signale elektrochemisch zu übertragen, solche Signale an die verschiedensten anderen Stellen im Organismus weiterzuleiten und ungeheuer komplexe Schaltkreise und Systeme auszubilden, keineswegs ihren Status als Körperzellen. Sie sind Körperzellen, wie alle Körperzellen sind sie dringend auf Nährstoffe angewiesen, und ihre Besonderheit liegt vor allem darin, dass sie zu Kunststücken in der Lage sind, die andere Körperzellen nicht ausführen können. Außerdem streben sie ein langes Leben an, das möglichst ebenso lang sein sollte wie das ihres Besitzers. Die Trennung zwischen Körper und Gehirn wird oft ein wenig übertrieben dargestellt: Die Neuronen, die das Gehirn bilden, *sind* Körperzellen, und diese Erkenntnis hat Auswirkungen auf das Leib-Seele-Problem.

Nachdem die Neuronen ihren Platz in bewegungsfähigen Organismen eingenommen haben, schlägt das Leben einen Weg ein, der den Pflanzen verschlossen blieb. Ein unaufhaltsamer Fortschritt in Richtung immer komplexerer Funktionen setzt ein, von raffinierteren Verhaltensweisen bis zu Geistesprozessen und schließlich zum Bewusstsein. Ein Geheimnis, das hinter dieser wachsenden Komplexität steckt, ist heute geklärt. Es hat einerseits mit der schieren Zahl der in einem Organismus verfügbaren Neuronen zu tun, andererseits aber auch – was ebenso wichtig ist – mit den Prinzipien, nach denen sie sich in allmählich immer größeren Schaltkreisen organisierten, bis hin zu den makroskopischen Gehirnarealen, die Systeme mit raffinierten Funktionseigenschaften bilden. Neuronenzahl und Neuronenorganisation sind zusammengenommen der Grund, warum man Fragen nach Verhalten und Geist nicht beantworten kann, indem man ausschließlich einzelne Neuronen, die auf sie wirkenden Moleküle oder die an ihrer Lebenserhaltung beteiligten Gene untersucht. Die Analyse einzelner Neuronen, Mikroschaltkreise, Moleküle und Gene ist zwar unentbehrlich, wenn man das Problem umfassend aufklären will, doch dass sich Geist und Verhalten von Menschenaffen und Menschen so stark unterscheiden, liegt an der *Zahl* der Gehirnelemente und den *Prinzipien* ihrer Organisation.

Nervensysteme entwickelten sich als Manager des Lebens und Wächter des biologischen Wertes. Dabei standen ihnen anfangs gehirnlose Voreinstellungen (»Dispositionen«) zur Seite, später aber auch Bilder, und das heißt: ein Geist. Die Entstehung des Geistes führte bei zahlreichen biologischen Arten zu einer spektakulären Verbesserung der Lebenssteuerung, auch wenn die Bilder noch keine feinen Details enthielten und nur den Augenblick der Wahrnehmung überdauerten, danach aber wieder völlig verschwanden. Ein

Beispiel für diese Errungenschaften ist das Gehirn der sozialen Insekten: Es ist erstaunlich kompliziert und doch ein wenig unflexibel, anfällig für Störungen seiner Verhaltensabläufe und nicht in der Lage, Repräsentationen vorübergehend in einem Arbeitsgedächtnis festzuhalten. Von Geist geprägte Verhaltensweisen können bei zahlreichen Tierarten sehr komplex werden, man kann aber mit Fug und Recht die Ansicht vertreten, dass die für menschliche Leistungen charakteristische Flexibilität und Kreativität aus einem Geist allein nicht hätte hervorgehen können. Der Geist musste um einen Protagonisten erweitert werden, um einen Selbst-Prozess, der aus seiner Mitte erwuchs.

Als das Selbst zum Geist hinzukam, veränderte sich das Spiel des Lebens – anfangs allerdings nur zögernd. Bilder der Innen- und Außenwelt konnten nun zusammenhängend rund um das Protoselbst organisiert werden und sich an den Homöostaseerfordernissen des Organismus orientieren. Dann trugen die Mechanismen von Belohnung und Bestrafung sowie Triebe und Motivationen, welche die Lebensprozesse schon in früheren Evolutionsstadien geprägt hatten, zur Entwicklung komplexer Emotionen bei. Die soziale Intelligenz wurde flexibler. Auf die Entstehung des Kern-Selbst folgte die Erweiterung des mentalen Verarbeitungsraumes, des konventionellen Gedächtnisses und Erinnerungsvermögens, des Arbeitsgedächtnisses und der Vernunft. Die Lebenssteuerung konzentrierte sich nach und nach auf ein immer besser definiertes Individuum. Schließlich erschien das autobiografische Selbst auf der Bildfläche, und mit seiner Entstehung trat eine grundlegende Veränderung der Lebenssteuerung ein.

Während man die Natur als gleichgültig, achtlos und gewissenlos betrachten kann, schuf das Bewusstsein des Menschen die Möglichkeit, die Prinzipien der Natur infrage zu stellen. Mit der Entstehung des menschlichen Bewusstseins verbinden sich evolutionäre Entwicklungen in Gehirn, Verhalten und Geist, die letztlich zur Schaffung der Kultur führten, einer radikalen Neuerung im Lauf der Naturgeschichte. Das Auftauchen der Neuronen mit der nachfolgenden wachsenden Vielfalt der Verhaltensweisen und der Eröffnung eines Weges zum Geist stellt im großen Gesamtbild ein folgenschweres Ereignis dar. Das nächste, ähnlich folgenschwere Ereignis war das Auftauchen eines bewussten Gehirns, das am Ende sogar zu flexibler Selbstreflexion in der Lage war. Mit ihm eröffnete sich der Weg zu einer aufbegehrenden, aber immer noch unvollkommenen Reaktion auf das Diktat einer achtlosen Natur.

Wie entwickelte sich der unabhängige, rebellische Geist? Darüber kann man nur spekulieren, und auf den folgenden Seiten entwerfe ich nur die Skizze eines ungeheuer komplexen Bildes, das man in einem einzelnen Buch nicht vollständig abhandeln kann, von einem einzigen Kapitel ganz zu schweigen. Immerhin können wir sicher sein, dass der Rebell sich nicht plötzlich entwickelte. Ein Geist, der von Karten aus verschiedenen Sinneskanälen gebildet wurde, trug sicher zur Verbesserung der Lebenssteuerung bei, aber selbst als die Karten zu wirklich gefühlten geistigen Bildern wurden, waren sie nicht unabhängig und erst recht nicht rebellisch. Gefühlte Bilder des Körperinneren wurden im Interesse des Überlebens aufgebaut und boten möglicherweise ein hübsches Schauspiel, aber es war niemand da, der hätte zusehen können. Als der Geist erstmals ein Kern-Selbst in sein Repertoire aufnahm, womit das eigentliche Bewusstsein begann, kamen wir dem entscheidenden Punkt ein Stück näher, wir waren aber noch nicht ganz dort angelangt. Ein einfacher Protagonist stellte eindeutig einen Vorteil dar, denn er erzeugte eine feste Verbindung zwischen den Bedürfnissen der Lebenssteuerung und den vielfältigen geistigen Bildern, die das Gehirn sich von seiner Umwelt machte. Die Lenkung wurde optimiert. Die Unabhängigkeit jedoch, um die es mir hier geht, konnte erst dann auf der Bildfläche erscheinen, als das Selbst eine ausreichende Komplexität erlangt hatte und ein vollständigeres Bild der Lebensbedingungen liefern konnte – also nachdem die Lebewesen lernen konnten, dass es Schmerz und Verlust gibt, aber auch Freude und Glück und Überschwang, nachdem man Fragen nach der Vergangenheit und Zukunft der Menschen stellen konnte, nachdem die Fantasie zeigen konnte, wie man das Leid möglicherweise vermindert, den Verlust auf ein Mindestmaß beschränkt und die Wahrscheinlichkeit von Wohlbefinden erhöht. An dieser Stelle lenkte der Rebell die Existenz des Menschen in neue Richtungen, manche davon aufsässig, andere angepasst, alle aber gegründet auf ein Denken durch Wissen – anfangs mythisches, später wissenschaftliches Wissen, aber immer auf Wissen.

Selbst ist der Mensch

Es wäre großartig, wenn man herausfinden könnte, wo und wann das robuste Selbst zum Geist hinzukam und die biologische Revolution namens Kultur in Gang setzte. Aber trotz aller wissenschaftlichen Anstrengungen, Menschenspuren, welche die Zeit überdauert haben, zu interpretieren und zu datieren, können wir solche Fragen bisher nicht beantworten. Eines ist sicher: Das Selbst reifte langsam und allmählich, aber auch ungleichmäßig heran, und der Prozess lief in mehreren Regionen der Erde – wenn auch nicht unbedingt gleichzeitig – ab. Man weiß aber, dass unsere unmittelbaren Vorfahren vor rund 200 000 Jahren auf Erden wandelten und dass die Menschen vor etwa 30 000 Jahren erstmals Höhlenmalereien, Skulpturen, Felszeichnungen, Metallgegenstände und Schmuck herstellten sowie möglicherweise auch Musik machten. Die Höhle von Chavet an der Ardèche ist vermutlich 32 000 Jahre alt, und vor 17 000 Jahren gab es mit der Höhle von Lascaux bereits eine Art Sixtinische Kapelle mit Hunderten von raffinierten Malereien und Tausenden von Zeichnungen, eine beeindruckende Mischung aus konkreten und abstrakten Darstellungen. Hier war ganz offensichtlich ein Geist am Werk, der Symbole verarbeiten konnte. Den genauen Zusammenhang zwischen der Entstehung der Sprache, der explosionsartigen Zunahme der künstlerischen Ausdrucksfähigkeit und einer hoch entwickelten Werkzeugherstellung, wie sie für den *Homo sapiens* charakteristisch sind, kennt man nicht. Wir wissen aber, dass die Menschen bereits seit Zehntausenden von Jahren komplizierte Bestattungsrituale vollzogen, die eine besondere Behandlung der Toten und eine Entsprechung zu Grabsteinen voraussetzten. Man kann sich kaum vorstellen, dass solche Verhaltensweisen ohne eine explizite Sorge um das Leben entstanden sein könnten, ohne einen ersten Versuch, das Leben zu interpretieren und ihm einen Wert zuzumessen, der natürlich emotional, aber auch intellektuell war. Und dass Besorgnis oder Interpretationen ohne ein robustes Selbst entstehen, ist unvorstellbar.

Einige handfeste Belege liefert die Entwicklung der Schrift vor ungefähr 5000 Jahren, und zu der Zeit, als Homers Epen entstanden – die wahrscheinlich weniger als 3000 Jahre alt sind –, besaß der Geist der Menschen zweifellos ein autobiografisches Selbst. Dennoch sympathisiere ich mit der Behauptung von Julian Jaynes, wonach sich in dem relativ kurzen Zeitraum zwischen den Ereignissen, über die in der *Ilias* berichtet wird, und den Vorgängen in der *Odyssee* im Geist der Menschen etwas Folgenschweres abspielte.[13] Als sich immer mehr Wissen über die Menschen und das Universum ansammelte, könnte sich durch fortgesetzte Reflexion durchaus die Struktur des autobiografischen Selbst verändert haben, was zu einer engeren Kopplung relativ weit entfernter Aspekte der geistigen Verarbeitung führte. Die Koordination der Gehirntätigkeit, die anfangs von Wertvorstellungen und dann von Vernunft vorangetrieben wurde, wirkte sich nun zu unserem Vorteil aus. Aber wie dem auch sei: Das Selbst, das in meiner Vorstellung zur Rebellion in der Lage ist, ist eine relativ neue Entwicklung; sein Alter liegt in der Größenordnung von wenigen Jahrtausenden, nach den Maßstäben der Evolution ist es also erst vor einem Augenblick entstanden. Dieses Selbst greift auf Eigenschaften des menschlichen Gehirns zurück, die wir aller Wahrscheinlichkeit nach in der langen Phase des Pleistozäns erworben haben. Es ist auf die Fähigkeit des Gehirns angewiesen, umfangreiche Gedächtnisinhalte nicht nur von motorischen Fähigkeiten festzuhalten, sondern auch von Tatsachen und Ereignissen, insbesondere von persönlichen Tatsachen und Ereignissen, die das Gerüst von Biografie, Persönlichkeit und individueller Identität bilden. Es ist abhängig von der Fähigkeit, Gedächtnisinhalte in einem Raum des Gehirns, der zum Wahrnehmungsraum parallel ist, zu rekonstruieren und zu manipulieren – ein »Offline-Speicher«, in dem die Zeit bei einer Verzögerung ausgesetzt werden kann und Entscheidungen von der Tyrannei der unmittelbaren Reaktion befreit werden. Ebenso ist es abhängig von der Fähigkeit des Gehirns, nicht nur geistige Repräsentationen hervorzubringen, die sklavisch die Realität nachbilden, sondern auch Repräsentationen, die Handlungen, Objekte und Individuen symbolisch wiedergeben. Das rebellische Selbst ist auf die Fähigkeit des Gehirns angewiesen, geistige Zustände und insbesondere Gefühlszustände mit Gesten von Körper und Händen, aber auch mit der Stimme in Form von Gesang und Sprache mitzuteilen. Und schließlich ist es abhängig von der Erfindung externer Erinnerungssysteme, die parallel zu denen im einzelnen Gehirn tätig sind; damit meine ich bildliche Darstellungen durch erste Gemälde, Schnitzereien und Skulpturen sowie Werkzeuge, Schmuck, Grabstätten und – lange nach der Entstehung der Sprache – schriftliche Aufzeichnungen, die sicher bis vor ganz kurzer Zeit die wichtigste Form externer Erinnerungen waren.

Wenn das autobiografische Selbst auf der Grundlage des Wissens tätig werden kann, das in die Gehirnschaltkreise eingeprägt ist oder in Aufzeichnungen auf Stein, Ton oder Papier festgehalten wurde, sind die Menschen in der Lage, mit ihren individuellen biologischen Bedürfnissen auf die gesammelte Erfahrung zurückzugreifen. Damit beginnt ein langer Prozess des Suchens, der Reflexion und der Reaktion, der während der gesamten überlieferten Menschheitsgeschichte in Mythen, Religionen und Künsten seinen Ausdruck findet, aber auch in den verschiedenen Strukturen, die man zur Lenkung des Sozialverhaltens erfunden hat: Moralsysteme, juristische Systeme, Wirtschaft, Politik, Wissenschaft und Technologie. Die letzten Konsequenzen des Bewusstseins traten in Form des Erinnerungsvermögens auf den Plan. Erinnerung, die durch den Filter des biologischen Werts gegangen ist und von der Vernunft Leben eingehaucht bekam.

Die Folgen eines reflexiven Selbst

Stellen wir uns einmal frühe Menschen zu einer Zeit vor, in der sich die Sprache als Kommunikationsmittel bereits durchgesetzt hatte. Stellen wir uns bewusste Individuen vor, deren Gehirne mit vielen der Fähigkeiten ausgestattet waren, die wir auch heute bei den Menschen finden: Sie suchten nach weitgehend denselben Dingen, nach denen auch wir heute streben – Nahrung, Sex, Obdach, Sicherheit, Trost. In diesem Umfeld war die Konkurrenz um Ressourcen ein beherrschendes Problem, es kam häufig zu Konflikten, und Kooperation war lebensnotwendig. Die Richtschnur für das Verhalten bildeten Belohnung, Bestrafung und Lernen. Nehmen wir an, dass diese Menschen ein ähnliches Emotionsspektrum besaßen wie wir. Zweifellos gab es Zugehörigkeitsgefühle, Abscheu, Angst, Freude, Traurigkeit und Furcht, daneben auch Emotionen, die sich auf das Sozialverhalten auswirkten, wie Vertrauen, Scham, Schuldgefühle, Mitgefühl, Verachtung, Stolz, Ehrfurcht und Bewunderung. Und nehmen wir außerdem an, dass diese Menschen bereits von einer glühenden Neugier durchdrungen waren, die sowohl ihre physikalische Umwelt als auch die Lebewesen der eigenen Spezies und anderer Arten betraf. Wenn Studien aus dem 20. Jahrhundert, die an relativ isoliert lebenden Bevölkerungsgruppen durchgeführt wurden, dazu etwas aussagen können, waren sie ebenfalls neugierig auf sich selbst, und sie erzählten Geschichten über ihren Ursprung und ihr Schicksal. Welche Triebkräfte hinter der Neugier steckten, kann man sich relativ einfach ausmalen. Die frühen Menschen erlebten Zuneigung und Zugehörigkeit zu anderen, mit denen sie Bindungen eingingen, insbesondere zu ihren Partnern und Nachkommen; ebenso erlebten sie die Trauer, die sich einstellt, wenn solche Bindungen brechen, wenn sie Zeugen des Leidens anderer wurden oder ihnen selbst Leid widerfuhr. Sie erlebten aber auch Augenblicke der Freude und der Befriedigung oder wurden deren Zeugen, und sie spürten den Erfolg, der sich bei Unternehmungen wie Jagd, Partnerwerbung, der Sicherung von Unterkünften, Krieg oder der Aufzucht des Nachwuchses einstellte.

Das Drama der menschlichen Existenz und seine möglichen Kompensationen konnten allem Anschein nach erst dann systematisch entdeckt werden, als sich das Bewusstsein der Menschen in vollem Umfang entwickelt hatte – ein Geist mit einem autobiografischen Selbst, das in der Lage war, reflexives Denken und das Anhäufen von Wissen zu steuern. Letztlich kann man angesichts der mutmaßlichen intellektuellen Fähigkeiten der frühen Menschen wohl davon ausgehen, dass sie Fragen nach ihrem Platz im Universum stellten und dass diese Fragen ganz ähnlich waren wie das »Woher kommen wir?« und »Wohin gehen wir?«, das uns noch heute, viele Jahrtausende später, beschäftigt. Als es so weit war, wurde das rebellische Selbst erwachsen. Mythen entwickelten sich als Erklärung für das Leben der Menschen und seine Funktionsweise. Soziale Konventionen und Regeln wurden verfeinert und führten zu den Anfängen einer echten Ethik, die weiter gefasst und höher eingeordnet wurde als vormoralische Verhaltensweisen wie Verwandtenaltruismus und reziproker Altruismus, die in der Natur schon lange vor der Entstehung eines reflexiven Selbst vorhanden waren. Aus den Mythen heraus und um sie herum wurden religiöse Lehren geschaffen, die sowohl die Gründe für das Drama erklären als auch die neuen, zu seiner Linderung bestimmten Gesetze durchsetzen sollten. Kurz gesagt, verbesserte sich durch das reflexive Bewusstsein nicht nur die Erkenntnis über die Existenz, sondern es versetzte die bewussten Individuen auch in die Lage, ihren Zustand ansatzweise zu interpretieren und etwas zu unternehmen.

Bei der Triebkraft, die hinter solchen kulturellen Entwicklungen steht, handelt es sich nach meiner Vermutung um den *homöostatischen Impuls*. Erklärungen, die sich ausschließlich auf die bedeutende Erweiterung der Kognitionsfähigkeiten eines größeren, klügeren Gehirns stützen, reichen als Erklärung für die außerordentlichen Entwicklungen der Kultur nicht aus. In dieser oder jener Form manifestiert sich in den kulturellen Entwicklungen das gleiche Ziel wie in der automatischen Homöostase, die ich in diesem Buch immer wieder erwähnt habe. Sie reagieren auf ein wahrgenommenes Ungleichgewicht im Lebensprozess und streben danach, es innerhalb der Beschränkungen, die von der Biologie des Menschen sowie von der physikalischen und sozialen Umwelt vorgegeben sind, zu korrigieren. Die Entwicklung vielschichtiger ethischer Regeln und Gesetze sowie die Entwicklung juristischer Systeme waren die Antwort auf die Wahrnehmung von Ungleichgewichten, die durch soziale Verhaltensweisen ausgelöst wurden und die einzelnen Menschen sowie die Gruppe gefährdeten. Die kulturellen Hilfsmittel, die als Reaktion auf ein solches Ungleichgewicht geschaffen wurden, zielten auf die

Wiederherstellung des Gleichgewichts bei Individuen und innerhalb der Gruppe. Der Beitrag der wirtschaftlichen und politischen Systeme wie auch beispielsweise die Entwicklung der Medizin waren eine Antwort auf Funktionsstörungen, die sich im sozialen Umfeld einstellten und innerhalb dieses Umfelds eine Korrektur erforderten, damit sie die Lebenssteuerung der Individuen, aus denen die Gruppe bestand, nicht beeinträchtigten. Die Ungleichgewichte, von denen ich hier spreche, sind durch soziale und kulturelle Parameter definiert, und die Wahrnehmung eines solchen Ungleichgewichts erfolgt deshalb nicht auf subkortikalem Niveau, sondern auf der hohen Ebene des bewussten Geistes, gewissermaßen in der Stratosphäre des Gehirns. Diesen Prozess bezeichne ich zusammenfassend als »soziokulturelle Homöostase«. Aus der Sicht der Neuronen kann man sagen: Die soziokulturelle Homöostase hat ihren Ursprung auf der Ebene der Hirnrinde, die emotionalen Reaktionen auf das Ungleichgewicht beziehen aber sofort auch die grundlegende Homöostase mit ein und zeugen damit wieder einmal von der gemischten Lebenssteuerung des menschlichen Gehirns: Sie spielt sich auf hoher, dann auf niedriger, dann wieder auf hoher Ebene ab – ein schwankender Verlauf, der häufig mit dem Chaos liebäugelt und es dann doch knapp vermeidet. Bewusste Reflexion und die Planung von Handlungen bringen für die Regulation des Lebens neue Möglichkeiten mit sich, die über die automatische Homöostase hinausgehen und ihr übergeordnet sind – eine bemerkenswerte physiologische Neuerung. Bewusste Reflexion kann die automatische Homöostase sogar infrage stellen und abwandeln; sie kann als optimales Spektrum der Homöostase sogar ein höheres Niveau festlegen als das, das für das reine Überleben notwendig ist, eines, das noch stärker dem Wohlbefinden verpflichtet ist. Das in der Fantasie ausgemalte, erträumte, erwartete Wohlbefinden ist zu einem aktiven Motiv für das Handeln der Menschen geworden. Die soziokulturelle Homöostase kam als neues Funktionsniveau zum Lebensmanagement hinzu, die biologische Homöostase blieb dabei aber erhalten.

Mit bewusster Reflexion ausgestattet, erfanden Lebewesen, deren evolutionsbedingte Konstruktion sich um die Lebenssteuerung und das Streben nach homöostatischem Gleichgewicht drehte, Formen des Trostes für Leidende, Belohnungen für jene, die den Leidenden halfen, Strafen für diejenigen, die Schaden anrichteten, Verhaltensnormen mit dem Ziel, Schaden zu verhüten und das Gute zu fördern, und eine Mischung aus Bestrafung und Vorbeugung, aus Strafe und Lob. Dabei stellte sich das Problem, wie man alle diese Weisheiten verständlich, vermittelbar, überzeugend und durchsetzbar machen sollte – kurz: wie man dafür sorgt, dass sie hängenbleiben. Auch hier wurde eine Lösung gefunden. Diese Lösung hieß Geschichtenerzählen – eine Tätigkeit, die das Gehirn von Natur und von sich aus ausführt. Inneres Geschichtenerzählen hat unser Selbst geschaffen, und deshalb kann es nicht verwundern, dass es sich durch alle menschlichen Gesellschaften und Kulturen zieht. Ebenso sollte es uns nicht überraschen, dass soziokulturelle Handlungsanweisungen ihre Autorität von mythischen Wesen bezogen, die angeblich mehr Macht und Wissen besaßen als Menschen – Wesen, mit deren Existenz sich alle möglichen Notlagen erklären ließen und die mit ihrer Tätigkeit sowohl Beistand leisten als auch die Zukunft verändern konnten. Über die Himmel des Fruchtbaren Halbmonds oder das Walhall der Legende fanden solche Wesen auf faszinierende Weise Eingang in den Geist der Menschen.

Individuen und Gruppen, die mit ihrem Gehirn in der Lage waren, solche Handlungsanweisungen zu erfinden oder zur eigenen Verbesserung zu nutzen, waren in der Gesellschaft, in der sie lebten, so erfolgreich, dass die Strukturmerkmale dieser Gehirne individuell oder gruppenweise von der Selektion begünstigt wurden, so dass ihre Häufigkeit im Laufe der Generationen größer wurde.[14]

Die Vorstellung, dass es zwei große Formen der Homöostase gibt – die grundlegende und die soziokulturelle – sollte nicht so verstanden werden, als sei Letztere ein rein »kulturelles« Konstrukt, während die Erstere »biologisch« ist. Biologie und Kultur stehen in einer engen Wechselbeziehung. Soziokulturelle Homöostase wird durch die Tätigkeit der vielen Geister geformt, deren zugehörige Gehirne anfangs auf bestimmte Weise und unter Leitung ganz bestimmter Genome aufgebaut wurden. Faszinierenderweise deutet immer mehr darauf hin, dass kulturelle Entwicklungen zu tiefgreifenden Wandlungen im Genom des Menschen führen können. Die Erfindung der Milchwirtschaft und die Tatsache, dass nun auch Milch zur Ernährung gehörte, führte zu Veränderungen in der Regulation der Gene, welche die Lactosetoleranz ermöglichen.[15]

Nach meiner Vermutung steckt der gleiche homöostatische Impuls, der die Entwicklung der Mythen und Religionen vorantrieb, auch hinter der Entstehung der Künste: Sie wurde durch die gleiche intellektuelle Neugier und den gleichen Erklärungsdrang gefördert. Das mag paradox klingen angesichts der Tatsache, dass Freud die Künste für ein Gegengift gegen die religionsbedingten Neurosen hielt, aber ich meine es durchaus nicht ironisch. Tatsächlich könnten die gleichen Voraussetzungen zu beiden Entwicklungen führen. Wenn die Notwendigkeiten des Lebensmanagements einer der Gründe waren, warum Musik, Tanz, Malerei und Bildhauerei ursprünglich entstanden, waren die Fähigkeiten zu verbesserter Kommunikation und zur Organisation des Soziallebens zwei weitere nachhaltige Gründe, die den Künsten zusätzliches Beharrungsvermögen verliehen.

Schließen wir einmal einen Augenblick die Augen und stellen wir uns die Menschen längst vergangener Zeiten vor, vielleicht sogar Menschen aus einer Zeit, bevor die Sprache auf der Bildfläche erschien. Auch sie waren bereits von Geist durchdrungen und sich ihrer selbst bewusst, ausgestattet mit Emotionen und Gefühlen; sie nahmen wahr, was es heißt, traurig oder fröhlich zu sein, sich in Gefahr zu befinden oder in Sicherheit zu sein, sich über einen Gewinn zu freuen oder unter einem Verlust zu leiden, Lust oder Schmerzen zu empfinden. Wir stellen wir uns vor, wie sie diese Zustände, die in ihrem Geist vorhanden waren, ausdrückten. Vielleicht ließen sie Alarm- oder Begrüßungsrufe hören, Töne, die zur Versammlung riefen, Rufe der Freude oder der Trauer. Vielleicht summten sie, oder sie sangen sogar – der Stimmapparat der Menschen ist ein eingebautes Musikinstrument. Oder stellen wir uns vor, dass sie trommelten – der Brustkorb ist eine natürliche Trommel. Stellen wir uns das Trommeln als Mittel zur Konzentration des Geistes oder als Hilfsmittel der sozialen Organisation vor – die Trommel rief zur Ordnung oder zu den Waffen. Oder malen wir uns aus, wie das Blasen auf einer primitiven Knochenflöte als Mittel der Verzauberung oder Verführung, des Trostes oder der spielerischen Fröhlichkeit diente. Es war noch kein Mozart und auch nicht *Tristan und Isolde*, aber der Weg war gefunden. Träumen wir noch ein wenig weiter!

Bei der Geburt von Künsten wie Musik, Tanz und Malerei hatten die Menschen vermutlich die Absicht, Informationen über Gefahren und gute Gelegenheiten, über die eigene Traurigkeit oder Freude und auch über die Form des Sozialverhaltens an andere weiterzugeben. Aber parallel zur Kommunikation erzeugten die Künste auch einen homöostatischen Ausgleich. Hätten sie sich auch durchgesetzt, wenn dies nicht der Fall gewesen wäre? Das alles geschah noch vor der wundersamen Entdeckung, dass Menschen auch Wörter hervorbringen und zu Sätzen verbinden können. Nicht alle Töne klangen gleich, sie hatten einen natürlichen Akzent, und die Akzente standen in einer zeitlichen Beziehung. Akzente konnten Rhythmen bilden, und bestimmte Rhythmen erzeugten Freude. Nun konnte die Dichtung ihren Anfang nehmen, und die Methode wirkte irgendwann zurück auf die musikalische und tänzerische Praxis.

Die Künste konnten erst entstehen, nachdem das Gehirn bestimmte geistige Eigenschaften erworben hatte, die aller Wahrscheinlichkeit nach ebenfalls über einen langen entwicklungsgeschichtlichen Zeitraum hinweg im Pleistozän entstanden. Für solche Eigenschaften gibt es viele Beispiele. Dazu gehören die emotionalen Freudenreaktionen auf bestimmte Formen und Farben, die in natürlichen Objekten vorhanden sind, sich aber auch auf von Menschen gemachte Gegenstände sowie als Körperschmuck anwenden lassen, und die erfreuten Reaktionen auf bestimmte Klangmerkmale und auf eine bestimmte Anordnung der Töne in Bezug auf Klangfarbe, Tonhöhe und Rhythmus. Ganz ähnlich verhält es sich mit der emotionalen Reaktion auf bestimmte Formen der räumlichen Organisation und auf Landschaften, in denen offene Panoramen und die Nähe zu Wasser und Pflanzen vorkommen.[16]

Anfangs war Kunst möglicherweise für Künstler und Rezipienten ein Hilfsmittel zur Herstellung der Homöostase und ein Mittel der Kommunikation. Später gestaltete sich der Nutzen für den Künstler wie auch für das Publikum vielfältiger. Kunst wurde ein bevorzugtes Mittel zur Vermittlung von Informationen über Tatsachen und Emotionen, die für Individuen und Gesellschaft Bedeutung besaßen – dies zeigt sich in frühen epischen Gedichten, Theaterstücken und Skulpturen. Kunst wurde auch ein Mittel zum Nähren von Emotionen und Gefühlen, eine Funktion, die vor allem die Musik zu allen Zeiten hervorragend erfüllt hat. Nicht weniger wichtig war, dass Kunst zu einem Weg wurde, um den eigenen Geist und den anderer zu erkunden, ein Mittel zum Erproben bestimmter Lebensaspekte sowie zum Fällen ethischer Urteile und zum moralischen Handeln. Und da die Künste zutiefst in Biologie und Körper des Menschen verwurzelt sind, den Menschen aber auch in die größten Höhen von Denken und Fühlen erheben können, wurden sie letztlich zu einem Weg der homöostatischen Verfeinerung, den die Menschen idealisierten und zu erreichen strebten; damit wurden sie zum biologischen Gegenstück zur spirituellen Dimension des menschlichen Daseins.

Kurz gesagt, konnten sich die Künste in der Evolution durchsetzen, weil sie einen Überlebenswert hatten und zur Entwicklung einer Vorstellung von Wohlbefinden beitrugen. Sie halfen, soziale Gruppen zusammenzuschweißen, und förderten die soziale Organisation, sie unterstützten die Kommunikation, sie schufen einen Ausgleich zu emotionalen Ungleichgewichten, die durch Ängste, Wut, Sehnsucht und Trauer verursacht wurden – und wie man angesichts von Chauvet und Lascaux vermuten kann, setzten sie wohl auch den langen Prozess der »externen« Aufzeichnung des kulturellen Lebens in Gang.

Häufig wurde die Vermutung geäußert, die Kunst habe überlebt, weil sie den Künstler für potenzielle Partner oder Partnerinnen attraktiver machten; wir brauchen nur an Picasso zu denken, dann können wir zustimmend lächeln. Aber die Künste hätten vermutlich auch allein aufgrund ihres therapeutischen Wertes überlebt.

Die Künste waren ein unzureichender Ausgleich für das Leiden der Menschen, für unerreichtes Glück, für verlorene Unschuld; ausgleichend jedoch wirkten und wirken sie, als Gegengewicht zu Naturkatastrophen und dem Bösen, das Menschen tun. Sie sind eines der bemerkenswerten Geschenke des Bewusstseins an die Menschen.

Und worin besteht das wertvollste Geschenk des Bewusstseins an die Menschheit? Vielleicht in der Fähigkeit, auf dem Meer unserer Fantasie in die Zukunft zu reisen und das Schiff namens Selbst in einen sicheren, produktiven Hafen zu lenken. Dieses größte aller Geschenke hängt wieder einmal von der Schnittstelle zwischen Selbst und Gedächtnis ab. Die durch persönliche Gefühle geprägten Erinnerungen sind es, die es den Menschen erlauben, sich sowohl das individuelle Wohlbefinden als auch das gesamte Wohlergehen einer ganzen Gesellschaft vorzustellen und die Mittel und Wege zu erfinden, um dieses Wohlergehen zu erreichen und zu verbessern. Die Erinnerung ist dafür verantwortlich, dass das Selbst unaufhörlich in ein flüchtiges Hier und Jetzt gestellt wird, zwischen eine intensiv durchlebte Vergangenheit und eine vorausgesehene Zukunft, wobei es ständig zwischen dem vergangenen Gestern und einem Morgen, das nichts anderes ist als eine Reihe von Möglichkeiten, hin und her gestoßen wird. Die Zukunft zieht uns vorwärts, weg von einem fernen, verschwindenden Punkt, und verleiht uns den Willen, die Reise in der Gegenwart fortzusetzen. Das meinte T. S. Eliot vermutlich, als er schrieb:[17]

> Vergangene Zeit und künftige Zeit,
> Was hätte sein können und was gewesen ist
> Weisen auf ein Ende, das stets gegenwärtig ist.

Anhang

Der Aufbau des Gehirns

Betrachtet man eine dreidimensionale Darstellung des menschlichen Gehirns, so erkennt man sofort und mit bloßem Auge einen bestimmten Aufbau. Das Prinzip ist bei allen Gehirnen ähnlich, das heißt, bestimmte Bestandteile liegen in jedem Gehirn an der gleichen Stelle. Zwischen ihnen besteht eine ähnliche Beziehung wie zwischen den Bestandteilen unseres Gesichts – Augen, Mund, Nase. In Form und Größe sind sie bei jedem Menschen ein wenig unterschiedlich, das Spektrum der Schwankungen ist aber begrenzt. Es gibt kein Gesicht mit quadratischen Augen, die Augen sind nie größer als Nase oder Mund, und im Großen und Ganzen wird die Symmetrie eingehalten. Vergleichbare Beschränkungen gelten auch für die Lage der Elemente im Gehirn. Wie unsere Gesichter, so sind sich auch die Gehirne im Hinblick auf die grammatikalischen Regeln, nach denen die Teile räumlich angeordnet sind, sehr ähnlich. Und doch ist ein Gehirn etwas sehr Individuelles. Jedes Gehirn ist einzigartig.

Einen anderen Strukturaspekt jedoch, der für die in diesem Buch dargelegten Gedanken von großer Bedeutung ist, erkennt man nicht mit bloßem Auge. Unter der Gehirnoberfläche liegt ein ungeheuer umfangreiches Kabelgewirr aus *Axonen*, den Fasern, welche die Neuronen verbinden. Im Gehirn gibt es viele Milliarden (ungefähr 10^{11}) Neuronen, und zwischen den Neuronen bestehen Billionen (rund 10^{15}) Verbindungen. Diese Verbindungen werden jedoch nach bestimmten Gesetzmäßigkeiten geknüpft, und nicht jedes Neuron kann sich mit jedem anderen verbinden. Im Gegenteil: Die Verflechtung ist äußerst selektiv. Von Weitem betrachtet, folgt sie einem Schaltplan oder – je nach dem Gehirnabschnitt – vielen Schaltplänen.

Die Aufklärung dieser Schaltpläne ist ein Weg, um die Tätigkeit des Gehirns aufzuklären. Einfach ist das aber nicht: Die Schaltpläne machen während der Entwicklung und auch noch später beträchtliche Veränderungen durch. Wir werden mit einem bestimmten Verknüpfungsmuster geboren, das nach den Anweisungen unserer Gene angelegt wird. Diese Verknüpfungen werden bereits im Mutterleib von mehreren Umweltfaktoren beeinflusst. Nach der Geburt wirken die individuellen Erfahrungen in der persönlichen Umgebung auf das erste Verknüpfungsmuster ein, beseitigen manche Verbindungen, stärken die einen und schwächen die anderen, machen die Kabel des Netzwerks unter dem Einfluss unserer eigenen Tätigkeiten dicker oder dünner. Lernen und Erinnerungsbildung sind nichts anderes als die Verfeinerung, Modellierung, Prägung, Konstruktion und Neukonstruktion unserer individuellen Gehirnschaltpläne. Der Prozess, der bei der Geburt begonnen hat, setzt sich fort, bis wir aus dem Leben scheiden oder bis er einige Zeit zuvor durch die Alzheimer-Krankheit unterbrochen wird.

Wie klärt man die Konstruktion der Schaltpläne auf? Bis vor sehr kurzer Zeit war die Forschung auf diesem Gebiet auf Gewebeproben aus dem Gehirn angewiesen. Dabei handelte es sich im Wesentlichen um Autopsiematerial von Menschen oder Versuchstieren. Die Gewebeproben wurden fixiert, mit Farbstoffen behandelt und dann in Form von Dünnschnitten unter dem Mikroskop analysiert. Solche Untersuchungen haben in der experimentellen Neuroanatomie eine altehrwürdige Tradition, und ihnen verdanken wir den größten Teil unserer heutigen Kenntnisse über die Netzwerkbildung im Gehirn. Unsere neuroanatomischen Kenntnisse sind aber nach wie vor auf peinliche Weise unvollständig, und deshalb besteht ein dringender Bedarf an weiteren derartigen Studien, wobei man sich des ungeheuren Fortschritts bei der Entwicklung von Farbstoffen und der Leistungsfähigkeit moderner Mikroskope bedienen kann.

In jüngster Zeit haben sich aber mit der Entwicklung der Magnetresonanztomographie ganz neue Möglichkeiten zur Untersuchung lebender Menschen eröffnet. Nichtinvasive Verfahren wie die Diffusionsbildgebung ermöglichen uns einen ersten Blick auf die Netzwerke im lebenden menschlichen Gehirn. Die Methodik ist zwar noch alles andere als zufriedenstellend, sie verspricht aber faszinierende neue Erkenntnisse.

Wie schaffen es die Milliarden Neuronen und die Billionen Synapsen in einem menschlichen Gehirn, nicht nur die einzelnen Verhaltensäußerungen zu erzeugen, sondern auch einen Geist, der seinem Besitzer bewusst wird und Kulturen hervorbringen kann? Die Erklärung, dass so viele Neuronen und Synapsen diese Aufgabe durch massive Interaktivität und die daraus folgende Komplexität bewältigen, ist keine gute Antwort. Interaktivität und Komplexität müssen sicher vorhanden sein, sie sind aber keine unbestimmten Gebilde. Vielmehr gehen sie aus den vielgestaltigen lokalen Anordnungen der Schaltkreise und den noch vielfältigeren Wegen hervor, auf denen solche Schaltkreise verschiedene Regionen schaffen, die ihrerseits zu Systemen zusammengefasst werden. Der innere Aufbau einer solchen Region bestimmt über ihre Funktion. Ihre Lage in der Gesamtstruktur ist aber ebenfalls wichtig, denn ihre Position im großen Ganzen bestimmt über ihre Partner – über die Regionen, die mit ihr in Austausch treten. Noch komplizierter wird die Sache dadurch, dass auch das Gegenteil stimmt: Bis zu einem gewissen Grade bestimmen die Interaktionspartner darüber, wo eine Region ihren Platz findet. Bevor wir uns aber weiter mit dem Thema beschäftigen, wollen wir kurz betrachten, aus welchen Bausteinen das Gehirn aufgebaut ist.

Steine und Mörtel

Das Gehirn, das den Geist hervorbringt, besteht aus Nervengewebe, und das wiederum besteht wie alle anderen lebenden Gewebe aus Zellen. Der Haupttyp der Gehirnzellen sind die Neuronen, und aus Gründen, die ich in den Kapiteln 1, 2 und 3 erläutert habe, ist das Neuron ein charakteristischer Zelltyp im Universum der Biologie. Eingebettet – oder besser sollte man vielleicht sagen: aufgehängt – sind die Neuronen und ihre Axone in einem Gerüst, das aus Gehirnzellen eines anderen Typs besteht, den Gliazellen. Sie dienen den Neuronen nicht nur als mechanische Stütze, sondern sie liefern ihnen auch einen Teil der Nährstoffe, die sie benötigen. Neuronen können ohne Gliazellen nicht überleben, aber alles deutet darauf hin, dass die Neuronen, was Verhalten und Geist angeht, die entscheidenden Gehirnbausteine sind.

Wenn Neuronen auf dem Weg über die Axone ihre Nachrichten an die Muskelfasern schicken, erzeugen sie Bewegungen; sind sie innerhalb der höchst komplexen Netzwerke der kartenerzeugenden Regionen aktiv, entstehen Bilder, das wichtigste Mittel der geistigen Aktivität. Die Gliazellen tun nach unserer heutigen Kenntnis nichts Derartiges, ihr Beitrag zur Tätigkeit der Neuronen ist aber noch nicht vollständig aufgeklärt. Die Schattenseite der Gliazellen: Aus ihnen gehen die gefährlichsten Gehirntumore hervor, die Gliome, deren Heilung bisher nicht möglich ist. Und es kommt noch schlimmer: Aus völlig ungeklärten Gründen steigt die Häufigkeit der bösartigen Gliome im Gegensatz zu der praktisch aller anderen Krebserkrankungen weltweit an. Der zweithäufigste Ausgangspunkt für Gehirntumore sind die Zellen der

Meningen oder Hirnhäute, jener hautähnlichen Membranen, die das Gehirngewebe einhüllen. Meningiome sind in der Regel gutartig, durch ihre Lage und ihr ungebremstes Wachstum können sie aber die Gehirnfunktion ernsthaft beeinträchtigen, und damit sind auch sie alles andere als harmlos.

Ein einzelnes Neuron besteht aus drei anatomischen Hauptelementen: erstens dem *Zellkörper*, der das Kraftwerk der Zelle darstellt und den Zellkern sowie Organellen wie die Mitochondrien enthält (das Genom des Neurons, seine Ausstattung mit lenkenden Genen, liegt im Zellkern, DNA findet sich aber auch in den Mitochondrien), zweitens dem *Axon*, der wichtigsten nach außen führenden Faser, die vom Zellkörper ausgeht, und drittens den *Dendriten*, Fasern, die Signale zum Zellkörper leiten und ein wenig wie Geweihe aussehen. Untereinander verknüpft sind die Neuronen über Grenzbereiche, die als *Synapsen* bezeichnet werden. In den meisten Synapsen steht das Axon eines Neurons chemisch mit den Dendriten eines anderen in Verbindung.

Ein Neuron kann aktiv oder inaktiv sein: Es »feuert« oder »feuert nicht«, ist »eingeschaltet« oder »ausgeschaltet«. Das »Feuern« besteht darin, dass ein elektrochemisches Signal erzeugt wird, das über die Abgrenzung der Synapsen zu einem anderen Neuron fließt und dieses ebenfalls zum Feuern anregt, falls das Signal den in dem zweiten Neuron vorliegenden Erfordernissen entspricht. Das elektrochemische Signal wandert vom Zellkörper des Neurons durch das Axon. Die Synapse befindet sich zwischen dem Ende des Axons und dem Anfang – in der Regel dem Dendriten – eines anderen Neurons. Zu dieser Standardbeschreibung gibt es eine Reihe geringfügiger Abwandlungen und Ausnahmen, und verschiedene Neuronentypen unterscheiden sich in Form und Größe; für einen Überblick ist eine solche skizzenhafte Beschreibung aber ausreichend. Ein einzelnes Neuron ist so klein, dass man es nur unter dem Mikroskop erkennen kann, und um eine Synapse zu sehen, braucht man ein noch leistungsfähigeres Mikroskop. Aber Kleinheit ist relativ und liegt ausschließlich im großen Auge des Betrachters. Im Vergleich zu den Molekülen, aus denen sie bestehen, sind Neuronen wahrhaft gigantische Gebilde.

Wenn ein Neuron feuert, fließt ein elektrischer Strom, das so genannte Aktionspotenzial, am Axon entlang vom Zellkörper weg. Dies ist ein sehr schneller Vorgang: Er dauert nur wenige Millisekunden und vermittelt uns damit einen Eindruck von den bemerkenswert unterschiedlichen Zeitmaßstäben der Gehirn- und Geistesprozesse. Bis wir uns eines Musters bewusst werden, das sich vor unseren Augen zeigt, brauchen wir *Hunderte* von Millisekunden. Gefühle erleben wir im Zeitmaßstab von *Sekunden*, also von mehreren *Tausend* Millisekunden, oder sogar von *Minuten*.

Wenn der abgefeuerte Impuls an der Synapse ankommt, löst er dort die Ausschüttung von Neurotransmittern aus, chemischen Substanzen wie Glutamat, die nun in den synaptischen Spalt gelangen, den Zwischenraum zwischen den beiden Zellen. Handelt es sich um ein exzitatorisches Neuron, bestimmt die kooperative Wechselwirkung vieler weiterer Neuronen mit benachbarten Synapsen, die ihre eigenen Transmitter ausschütten (oder auch nicht), darüber, ob das nächste Neuron seinerseits feuert, das heißt, ob es seinerseits ein Aktionspotenzial erzeugt, das erneut zur Ausschüttung eines Neurotransmitters führt, und so weiter.

Es gibt starke und schwache Synapsen. Ihre Stärke bestimmt darüber, wie leicht Impulse an das nächste Neuron weitergeleitet werden. Eine starke Synapse eines exzitatorischen Neurons erleichtert die Impulsweiterleitung, eine schwache behindert oder blockiert sie.

Die Stärkung von Synapsen ist ein entscheidender Aspekt des Lernens. Stärke bedeutet leichtere Impulsweiterleitung und damit eine leichtere Aktivierung der nachgeschalteten Neuronen. Von solchen Vorgängen hängt das Gedächtnis ab. Unsere Kenntnisse über die neuronalen Grundlagen des Gedächtnisses auf der Ebene der Neuronen lassen sich auf die bahnbrechenden Gedanken von Donald Hebb zurückführen: Er machte Mitte des 20. Jahrhunderts erstmals auf die Möglichkeit aufmerksam, dass Lernen von der Stärkung der Synapsen und der leichteren Impulsweitergabe nachfolgender Neuronen abhängen könnte. Dazu bediente er sich rein theoretischer Überlegungen, aber seine Hypothese erwies sich später als zutreffend. In den letzten Jahrzehnten erweiterten sich die Erkenntnisse über das Lernen bis auf die Ebene der molekularen Mechanismen und der Genexpression.

Jedes einzelne Neuron tauscht seine Impulse im Durchschnitt nur mit wenigen anderen Neuronen aus, aber nicht mit den meisten und nie mit allen. Viele Neuronen treten nur mit benachbarten Zellen innerhalb relativ begrenzter Schaltkreise in Austausch; andere haben zwar Axone von mehreren Zentimetern Länge, stehen aber ebenfalls nur mit einer kleinen Zahl anderer Neuronen in Kontakt. Je nachdem, wo sich ein Neuron in der Gesamtstruktur befindet, kann es mehr oder weniger Partner haben.

Die vielen Milliarden Neuronen sind in Schaltkreisen organisiert. Manche davon sind sehr kleine Mikroschaltkreise, echte lokale Einrichtungen, die mit bloßem Auge nicht zu erkennen sind. Viele Mikroschaltkreise zusammen bilden jedoch eine Gehirnregion mit einem bestimmten Aufbau.

Es gibt zwei Formen einer solchen elementaren, regionalen Architektur: *Kerne* und *Rindenfelder*. In einem Rindenfeld, einem Abschnitt der Großhirnrinde, sind die Neuronen in zweidimensionalen, schichtweise übereinander gestapelten Flächen angeordnet. Viele dieser Schichten haben eine topographische Feinstruktur und eignen sich damit für eine detaillierte Kartierung. In einem Neuronenkern (den man nicht mit dem Zellkern innerhalb eines einzelnen Neurons verwechseln darf) sind die Neuronen in der Regel wie Weintrauben in einer Schüssel angeordnet, von dieser Regel gibt es aber teilweise auch Ausnahmen. Die Nuclei geniculati und die Nuclei colliculi bestehen beispielsweise aus zweidimensionalen, gebogenen Schichten. Auch manche Kerne zeigen eine topographische Organisation, was die Vermutung nahelegt, dass sie ebenfalls grobe Karten erzeugen können.

Neuronenkerne besitzen ein »Knowhow«. Ihre Schaltkreise beinhalten Kenntnisse darüber, wie zu handeln oder was zu tun ist, wenn der Kern durch bestimmte Nachrichten aktiviert wird. Wegen dieses von vornherein angelegten Knowhows ist die Aktivität der Kerne für das Lebensmanagement bei biologischen Arten mit einem kleineren Gehirn, die nur eine kleine oder gar keine Großhirnrinde besitzen und nur über begrenzte Fähigkeiten zur Kartenherstellung verfügen, unentbehrlich. Unverzichtbar sind die Kerne aber auch für das Lebensmanagement in einem Gehirn wie dem unseren, wo sie für die grundlegenden Verwaltungsaufgaben verantwortlich sind – für Stoffwechsel, Reaktionen der inneren Organe, Emotionen, sexuelle Aktivität, Gefühle und auch verschiedene Aspekte des Bewusstseins. Die Regelung des Hormon- und des Immunsystems hängt ebenso von Neuronenkernen ab wie das Gefühlsleben. Beim Menschen steht die Tätigkeit der Kerne allerdings zu einem beträchtlichen Teil unter dem Einfluss des Geistes, und das heißt zu einem großen Teil – aber nicht vollständig – unter dem Einfluss der Großhirnrinde.

Was dabei wichtig ist: Die verschiedenen, durch Kerne und Rindenfelder definierten Regionen sind untereinander verknüpft. Sie bilden ihrerseits Schaltkreise in immer größerem Maßstab. Zahlreiche Felder der Großhirnrinde sind untereinander interaktiv verdrahtet, jedes Feld steht aber auch in Verbindung mit den subkortikalen Kernen. In manchen Fällen ist das Rindenfeld der Empfänger von Signalen aus einem Kern, manchmal sendet es auch solche Signale aus und manchmal ist es sowohl Empfänger als auch Sender. Von besonderer Bedeutung sind die Interaktionen mit den unzähligen Kernen des Thalamus – deren Verknüpfungen mit der Großhirnrinde in der Regel in beide Richtungen verlaufen – und mit den Basalganglien (deren Verbindungen meist entweder von der Hirnrinde abwärts oder zur Hirnrinde aufwärts verlaufen, aber nicht in beide Richtungen).

Zusammenfassend kann man sagen: Neuronenschaltkreise bilden Rindenfelder, wenn sie in parallelen Schichten angeordnet sind wie in einer Torte, und sie bilden Kerne, wenn sie (abgesehen von den zuvor erwähnten Ausnahmen) nicht in Schichten angeordnet sind. Sowohl Rindenfelder als auch Kerne sind durch »Fortsätze« aus Axonen verknüpft (die sogenannten Projektionen) und bilden *Systeme* sowie auf immer höheren Komplexitätsebenen *Systeme aus Systemen*. Wenn Bündel aus solchen Axonfortsätzen so groß sind, dass man sie mit bloßem Auge erkennen kann, bezeichnet man sie als »Leitungsbahnen«. Was die Größenordnung angeht, sind alle Neuronen und lokalen Schaltkreise mikroskopisch klein; die Rindenfelder dagegen, aber auch die meisten Kerne und alle Systeme aus Systemen haben makroskopische Ausmaße.

Wenn Neuronen die Backsteine sind, was entspricht dann dem Mörtel im Gehirn? Die Antwort ist einfach: die vielen Gliazellen, die ich bereits als Gerüst für die Neuronen im gesamten Gehirn vorgestellt habe. Auch die Myelinscheiden, die um die schnell leitenden Axone gewickelt sind, gehören zu den Gliazellen. Sie bilden für die Axone eine Schutz- und Isolationshülle, womit sie wiederum eine ähnliche Funktion erfüllen wie Mörtel. Gliazellen unterscheiden sich stark von den Neuronen: Sie besitzen weder Axone noch Dendriten und leiten Signale nicht über große Entfernungen weiter. Mit anderen Worten: Gliazellen sind nicht auf andere Zellen im Organismus ausgerichtet, und ihre Rolle besteht weder in der Regulation noch in der Repräsentation anderer Zellen. Die Nachahmungsfunktion der Neuronen ist bei den Gliazellen nicht gegeben. Dennoch geht ihre Aufgabe über die eines reinen Gerüsts für die Neuronen hinaus. Gliazellen greifen in die Ernährung der Neuronen ein: Sie speichern und liefern beispielsweise energiereiche Substanzen, und wie zuvor bereits erwähnt wurde, könnte ihr Einfluss sogar noch weiter reichen.

Mehr über die makroskopische Architektur

Das Nervensystem gliedert sich in einen zentralen und einen peripheren Teil. Der wichtigste Bestandteil des *Zentralnervensystems* ist das *Großhirn*, das aus einer linken und einer rechten Hirnhälfte oder *Hemisphäre* besteht. Die beiden Hemisphären sind über den Gehirnbalken, auch *Corpus callosum* genannt, verbunden. Einem Scherz zufolge wurde der Gehirnbalken von der Natur erfunden, damit die Gehirnhälften nicht faulenzen. Wir wissen aber, dass dieses dicke Bündel aus Nervenfasern die beiden Gehirnhälften in beiden Richtungen verbindet und eine wichtige Integrationsfunktion erfüllt.

An der Oberfläche der Gehirnhälften liegt die Großhirnrinde (der Cortex), die sich in verschiedene Lappen (Hinterhauptslappen, Scheitellappen, Schläfenlappen und Stirn- oder Frontallappen) gliedert. Außerdem gehört der *Cortex cingulatus* zu ihr, der nur an der Innenfläche zu erkennen ist. Zwei Regionen der Großhirnrinde, die man an der Oberfläche des Gehirns überhaupt nicht erkennt, sind die *Inselrinde*, die sich unter den Stirn- und Schläfenlappen verbirgt, und der *Hippocampus*, eine besondere Hirnrindenstruktur, die in den Schläfenlappen versteckt ist.

Unter der Großhirnrinde liegen die ebenfalls zum Zentralnervensystem gehörenden Ansammlungen von Neuronenkernen, darunter die *Basalganglien*, das *basale Vorderhirn*, die *Amygdala* (auch Mandelkern genannt) und das *Diencephalon*, das sich aus *Thalamus* und *Hypothalamus* zusammensetzt. Das Großhirn ist über den *Hirnstamm* mit dem Rückenmark verbunden, und dem Hirnstamm aufgelagert befindet sich das *Kleinhirn* oder Cerebellum mit seinen beiden Hälften. Der Hypothalamus wird zwar in der Regel zusammen mit dem Thalamus dem Diencephalon zugerechnet, in Wirklichkeit steht er aber in seiner Funktion dem Hirnstamm näher, mit dem er die entscheidenden Aspekte der Lebenssteuerung bewerkstelligt.

Das Zentralnervensystem ist über Bündel aus Axonen, die von Neuronen ausgehen, mit allen Stellen des Körpers verbunden. (Diese Bündel werden als Nerven bezeichnet.) Die Gesamtheit aller Nerven, die das Zentralnervensystem mit der Peripherie verbinden, nennt man *peripheres Nervensystem*. Die Nerven übertragen Impulse vom Gehirn in den Körper und umgekehrt. Einer der ältesten und wichtigsten Abschnitte des peripheren Nervensystems ist das *autonome* oder *unwillkürliche Nervensystem*, das so genannt wird, weil seine Tätigkeit zum größten Teil nicht unserem Willen unterworfen ist. Zum autonomen Nervensystem gehören das *sympathische*, das *parasympathische* und das *enterische* System. Es spielt eine entscheidende Rolle für die Lebenssteuerung

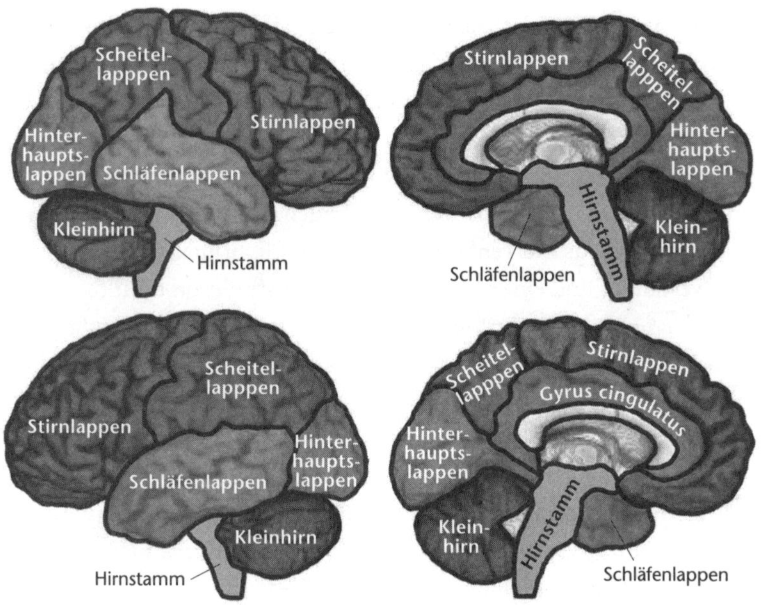

Abb. A.1. Die makroskopische Architektur des menschlichen Gehirns in einer dreidimensionalen Rekonstruktion auf der Grundlage von Daten, die mittels Magnetresonanztomographie gewonnen wurden. Die beiden linken Abbildungen zeigen die seitliche Außenansicht der linken und rechten Hirnhälfte; rechts ist die Aufsicht auf einen Schnitt durch die Mittellinie dargestellt. Die weiße, gebogene Struktur in den beiden rechten Abbildungen entspricht dem Corpus callosum.

sowie für Emotionen und Gefühle. Darüber hinaus sind Gehirn und Körper auch durch chemische Substanzen verbunden, die Hormone, die mit dem Blut transportiert werden. Hormone, die vom Gehirn in den Körper wandern, entstehen in Neuronenkernen, wie man sie im Hypothalamus findet. Chemische Substanzen wandern aber auch in der umgekehrten Richtung und üben ihren Einfluss unmittelbar auf die Neuronen aus; dies geschieht an Orten wie der Area postrema, wo die schützende Blut-Hirn-Schranke fehlt. (Die Blut-Hirn-Schranke ist eine Struktur, die vor bestimmten, im Blut kreisenden Molekülen schützt.) Die Area postrema liegt im Hirnstamm ganz in der Nähe wichtiger Strukturen zur Lebenssteuerung, darunter der Nucleus parabrachialis und der Nucleus periaquaeductalis.

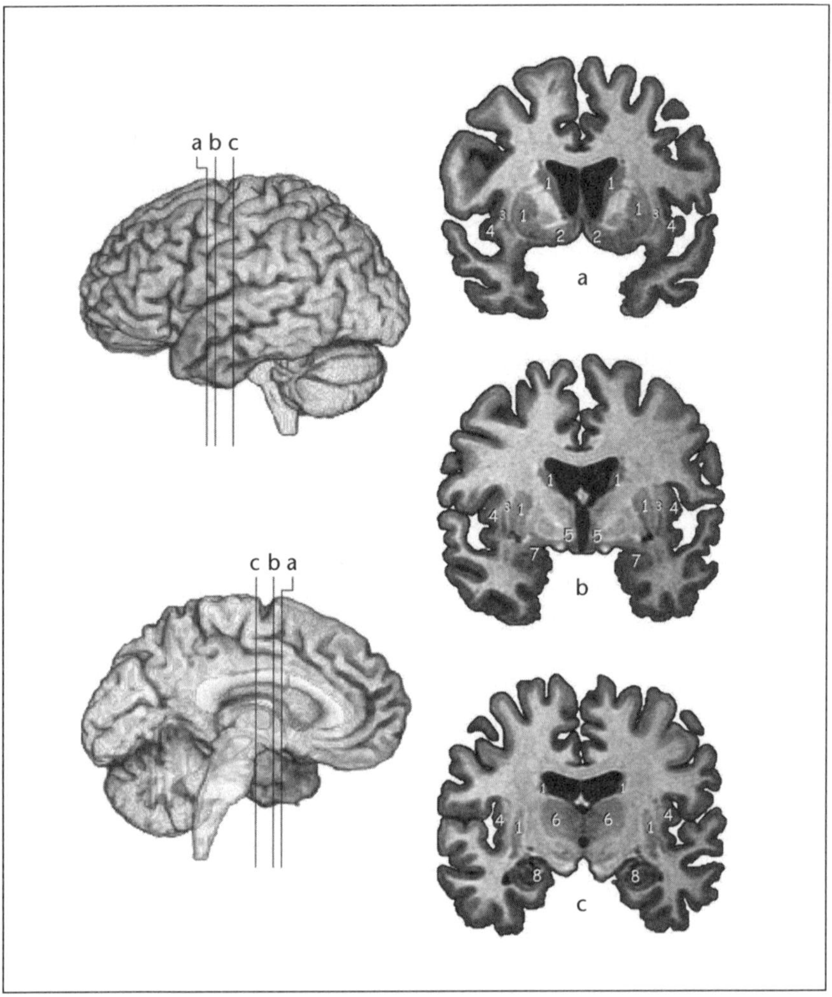

Abb. A.2. Die beiden Abbildungen links zeigen die dreidimensionale Rekonstruktion eines menschlichen Gehirns, von der Seite gesehen (oben) und nach einem Schnitt durch die Mittellinie (unten).

Rechts sind drei Schnitte durch das Gehirn dargestellt. Die Schnittebenen entsprechen den Linien *a*, *b* und *c*. In den Schnitten erkennt man eine Reihe wichtiger, unter der Oberfläche verborgener Gehirnstrukturen: 1 = Basalganglien, 2 = basales Vorderhirn, 3 = Claustrum, 4 = Inselrinde, 5 = Hypothalamus, 6 = Thalamus, 7 = Amygdala, 8 = Hippocampus. Die Großhirnrinde bedeckt die gesamte Oberfläche der Gehirnhälften bis in alle Furchen hinein. In den Schnittaufnahmen erscheint die Hirnrinde als dunkler Rand, der von der darunter liegenden, helleren weißen Gehirnsubstanz leicht zu unterscheiden ist. Die schwarzen Bereiche in der Mitte der Schnitte entsprechen den lateralen Gehirnventrikeln.

Wenn man das Zentralnervensystem in einer beliebigen Richtung durchschneidet und sich die Schnittfläche ansieht, fällt ein Unterschied zwischen dunklen und hellen Regionen auf. Die dunklen Regionen werden als *graue Gehirnsubstanz* bezeichnet (in Wirklichkeit sind sie allerdings eher braun als grau), die hellen Abschnitte bilden die *weiße Gehirnsubstanz* (die eher beige gefärbt ist). Die Farbe der grauen Gehirnsubstanz ist auf die dicht gepackten Zellkörper vieler Neuronen zurückzuführen; die weiße Gehirnsubstanz sieht heller aus, weil sie die Isolationshüllen der Axone enthält, die von den Zellkörpern in der grauen Gehirnsubstanz ausgehen. Die Isolierung besteht aus dem bereits erwähnten Myelin und ermöglicht eine schnellere Weiterleitung der elektrischen Ströme in den Axonen. Die Isolierung aus Myelin und die schnelle Übertragung von Signalen sind die charakteristischen Kennzeichen entwicklungsgeschichtlich moderner Axone. Nicht myelinisierte Fasern arbeiten nur langsam und sind älteren Datums.

Es gibt zwei Formen der grauen Gehirnsubstanz. Die eine ist schichtweise organisiert und findet sich vor allem in der *Großhirnrinde*, die beide Gehirnhälften einhüllt, sowie in der *Kleinhirnrinde*, die das Kleinhirn umgibt. Die andere bildet keine Schichten und besteht aus den *Kernen*, von denen die wichtigsten zuvor bereits genannt wurden: die *Basalganglien* (die tief in den beiden Hemisphären des Großhirns liegen und aus drei großen Kernen bestehen, dem Nucleus caudatus, dem Putamen und dem Pallidum), die *Amygdala*, ein einzelner Klumpen von beträchtlicher Größe, der tief in den beiden Schläfenlappen ruht, und mehrere Ansammlungen kleinerer Kerne, die den *Thalamus*, den *Hypothalamus* und die grauen Abschnitte des *Hirnstamms* bilden.

Die Großhirnrinde ist der Mantel des Großhirns: Sie bedeckt die Oberflächen der beiden Gehirnhälften auch in der Tiefe der Furchen, die dem Gehirn sein besonderes Aussehen verleihen. Die Großhirnrinde ist ungefähr drei Millimeter dick, und ihre Schichten liegen sowohl zueinander als auch zur Gehirnoberfläche parallel. Der entwicklungsgeschichtlich modernste Teil der Großhirnrinde ist der *Neocortex*. Die Hauptabschnitte der Großhirnrinde nennt man Lappen: Es gibt Stirn-, Schläfen-, Scheitel- und Hinterhauptslappen. Alle anderen Strukturen der grauen Gehirnsubstanz (die zuvor erwähnten Kerne und das Kleinhirn) liegen unter der Großhirnrinde und werden als subkortikale Strukturen bezeichnet.

An vielen Stellen habe ich *frühe sensorische Rindenfelder*, *Assoziationsfelder* und sogar *Assoziationsfelder höherer Ordnung* erwähnt. Das Wort *früh* hat hier keine zeitliche Bedeutung; es bezeichnete vielmehr die räumliche Position eines Rindenabschnitts in der Kette der sensorischen Verarbeitung. Frühe sensorische Rindenfelder liegen in der Nähe der Stelle, an der periphere sensorische Leitungsbahnen, die beispielsweise Seh-, Hör- oder Tastsignale übertragen, in die Großhirnrinde eintreten. Die frühen Regionen sind meist konzentrisch angeordnet und spielen eine entscheidende Rolle für die Erstellung detaillierter Karten mithilfe der Signale, die von den sensorische Leitungsbahnen angeliefert werden.

Die Assoziationsfelder setzen, wie ihr Name schon sagt, die in den frühen Rindenfeldern entstehenden Signale zueinander in Beziehung. Sie befinden sich in der Großhirnrinde überall da, wo weder frühe sensorische noch motorische Felder angesiedelt sind. Assoziationsfelder sind hierarchisch organisiert, und diejenigen unter ihnen, die in der Kette weiter oben stehen, werden in der Regel als Assoziationsfelder höherer Ordnung bezeichnet. Beispiele für solche Assoziationsfelder höherer Ordnung sind die präfrontalen und die vorderen temporalen Rindenfelder.

Die verschiedenen Regionen der Großhirnrinde werden traditionell mit Zahlen bezeichnet, die der charakteristischen Struktur ihrer Neuronenanordnung, der so genannten Cytoarchitektur, entsprechen. Das bekannteste System zur Nummerierung der Regionen wurde vor rund 100 Jahren von Korbinian Brodmann eingeführt und ist auch heute noch nützlich. Die Brodmann-Zahlen haben aber nicht das Geringste mit der Größe eines Areals oder der Wichtigkeit seiner Funktion zu tun.

Die Bedeutung der Lage

Die innere anatomische Struktur einer Gehirnregion bestimmt entscheidend über ihre Funktion mit. Ein weiterer wichtiger Faktor ist die Lage einer Region innerhalb des dreidimensionalen Gehirnvolumens. Die Anordnung im Gesamtgehirn und der innere anatomische Aufbau sind im Wesentlichen in der Evolution entstanden, sie werden aber auch durch die individuelle Entwicklung beeinflusst. Persönliche Erfahrungen prägen die Schaltkreise, ein Einfluss, der zwar auf der Ebene der Mikroschaltkreise am stärksten ausgeprägt ist, sich aber zwangsläufig auch auf der makroanatomischen Ebene bemerkbar macht.

Die Neuronenkerne sind entwicklungsgeschichtlich sehr alt; sie gehen auf eine Zeit in der Geschichte des Lebendigen zurück, in der ein ganzes Gehirn kaum mehr war als eine Kette von Ganglien, ähnlich den Perlen in einem

Rosenkranz. Ein Ganglion ist im Wesentlichen ein einzelner Neuronenkern, der von der Evolution noch nicht in eine größere Gehirnmasse aufgenommen wurde. Das Gehirn der in Kapitel 2 erwähnten Fadenwürmer besteht aus Ketten von Ganglien.

Die Kerne sind innerhalb des Gesamtgehirns an einer recht tiefen Stelle angeordnet: Sie liegen stets unterhalb des Mantels, der von der Großhirnrinde gebildet wird. Man findet sie im Hirnstamm, in Hypothalamus und Thalamus, in den Basalganglien und im basalen Vorderhirn (dessen Fortsatz die Ansammlungen von Neuronenkernen enthält, die als Amygdalae bezeichnet werden). Damit sind sie zwar alle aus der wichtigen Domäne der Großhirnrinde ausgeschlossen, trotzdem gibt es aber auch unter ihnen eine entwicklungsgeschichtliche Rangfolge. Je älter sie historisch sind, desto näher stehen sie der Mittellinie des Gehirns. Und da alles im Gehirn eine rechte und eine linke Hälfte sowie eine mittlere Trennlinie hat, gibt es zu jedem sehr alten Kern einen Zwillingsbruder auf der anderen Seite der Mittellinie. Dies gilt unter anderem für die Kerne des Hirnstamms, die für die Lebenssteuerung und das Bewusstsein von so entscheidender Bedeutung sind. Im Fall der etwas moderneren Kerne, beispielsweise derer in den Amygdalae, sind das rechte und das linke Exemplar ein wenig unabhängiger und eindeutig voneinander getrennt.

Die Rindenfelder sind entwicklungsgeschichtlich jünger als die Neuronenkerne. Sie haben alle die charakteristische, zweidimensional-flächige Struktur, die einigen von ihnen die Fähigkeit zur Produktion detaillierter Karten verleiht. Die Zahl der Schichten in einem Rindenfeld schwankt aber von nur drei bei alten bis zu sechs bei jüngeren Feldern. Auch die Schaltkreise in und zwischen diesen Schichten sind von unterschiedlicher Komplexität. Darüber hinaus liefert die Lage im Gesamtgehirn ebenfalls Aufschlüsse über die Funktion. In der Regel findet man sehr moderne Rindenfelder in der Nähe der Stellen, an denen wichtige sensorische Leitungsbahnen – beispielsweise die für Hören, Sehen und Tasten – in die Großhirnrinde eintreten; dort sind sie mit der Verarbeitung der Sinnesinformationen und der Kartenerzeugung beschäftigt. Mit anderen Worten: Sie gehören zum Club der »frühen sensorischen Rindenfelder«.

Auch die motorischen Rindenfelder sind unterschiedlich alt. Manche von ihnen sind schon frühzeitig entstanden und klein: Sie liegen an der Mittellinie des vorderen Cortex cingulatus und in den ihn ergänzenden motorischen Regionen, und sie sind an der inneren (oder zur Mitte gewandten) Oberfläche der beiden Hirnhälften deutlich zu erkennen. Andere motorische Rindenfelder sind moderneren Ursprungs, haben eine kompliziertere Struktur und besetzen auf den seitlichen Außenflächen des Gehirns beträchtliche Gebiete.

Was eine bestimmte Region zur Gesamttätigkeit des Gehirns beiträgt, hängt in beträchtlichem Umfang von ihren Partnern ab, das heißt davon, mit welchen anderen Regionen sie im beiderseitigen Austausch steht. Insbesondere ist von Bedeutung, welche Regionen ihre Neuronenfortsätze in die Region *X* entsenden (womit sie deren Zustand verändern) und welche Regionen die Neuronenfortsätze aus der Region *X* aufnehmen (so dass sie durch deren Output verändert werden). Vieles hängt davon ab, wo sich die Region *X* im Netzwerk befindet. Ein weiterer wichtiger Faktor für die Funktion ist die Frage, ob die Region *X* über die Fähigkeit zur Erzeugung von Karten verfügt.

Geist und Verhalten sind die jeden Augenblick neu eintretenden Ergebnisse der Tätigkeit ganzer Galaxien von Neuronenkernen und Rindenfeldern, die durch zusammen- und auseinanderstrebende Neuronenfortsätze in Verbindung stehen. Wenn diese Galaxien gut organisiert sind und harmonisch zusammenarbeiten, schreibt ihr Eigentümer Gedichte. Wenn nicht, ist Irrsinn die Folge.

An der Schnittstelle zwischen Gehirn und Welt

An der Grenze zwischen dem Gehirn und seiner Umwelt befinden sich zweierlei neuronale Strukturen. Die einen weisen nach *innen*, die anderen nach *außen*. Die neuronalen Strukturen des ersten Typs bestehen aus den Sinnesrezeptoren an der Körperperipherie – der Netzhaut, der Schnecke im Innenohr, den Nervenenden in unserer Haut und so weiter. Diese Rezeptoren nehmen keine Neuronenfortsätze von außen auf – zumindest nicht von Natur aus; dies ändert sich allerdings heute durch neuronenähnliche elektrische Impulse von implantierten Prothesen. Stattdessen erhalten sie *physikalische Reize* – Licht, Schallwellen, mechanischen Kontakt. Die Sinnesrezeptoren setzen eine Signalkette von der Außenseite des Körpers zum Inneren des Gehirns in Gang; diese verläuft über eine Hierarchie aus zahlreichen Neuronenschaltkreisen, die bis tief in die Gehirnregionen vordringen. Dabei bewegen sich die Signale aber nicht nur aufwärts wie das Wasser in einem Rohrleitungssystem, sondern sie werden an jeder Zwischenstation auch verarbeitet und umgewandelt. Außerdem senden sie häufig auch Signale in umgekehrter Richtung an die Stellen, an denen die nach innen gerichtete Kette ihren Ursprung genommen hat. Diese bisher zu wenig untersuchten Merkmale der Gehirnarchitektur sind wahrscheinlich für bestimmte Aspekte des Bewusstseins von großer Bedeutung.

Die Grenzstationen des zweiten Typs findet man da, wo die nach *außen* gerichteten Fortsätze des Gehirns enden und die Umwelt beginnt. Deren Signalketten haben ihren Ursprung im Gehirn und enden entweder mit der Freisetzung chemischer Substanzen in die Atmosphäre oder mit der Verbindung zu Muskelfasern im Körper. Letztere versetzen uns in die Lage, uns zu bewegen und zu sprechen, und dort enden die wichtigsten nach außen gerichteten Ketten. Von den Muskelfasern geht die unmittelbare räumliche Bewegung aus. In früheren Evolutionsstadien spielte die Ausschüttung chemischer Substanzen an der Außengrenze – Membran oder Haut – für das Leben der Organismen eine wichtige Rolle. Sie war ein bedeutsames Handlungsinstrument. Beim Menschen ist diese Facette bisher zu wenig untersucht, dass Pheromone ausgeschüttet werden, ist aber unumstritten.

Man kann sich das Gehirn als nach und nach immer weiter verfeinerte Form eines anfangs sehr einfachen Reflexbogens vorstellen: Das Neuron NEU nimmt das Objekt OB war und sendet ein Signal an das Neuron ZADIG, das einen Fortsatz zur Muskelfaser MUSK entsendet und eine Bewegung verursacht. In einem späteren Evolutionsstadium kam ein weiteres Neuron in den Reflexkreis zwischen NEU und ZADIG: ein *Interneuron*, das wir als INT bezeichnen wollen,[17] verhält sich so, dass die Reaktion des Neurons ZADIG nicht mehr automatisch erfolgt. Das Neuron ZADIG reagiert beispielsweise nur dann, wenn das Neuron NEU aus allen Rohren feuert, nicht aber, wenn es ein schwächeres Signal empfängt. Ein wichtiger Teil der Entscheidung bleibt damit in den Händen des Interneurons [17].

Ein wichtiger Aspekt in der Evolution des Gehirns war das Einfügen von Entsprechungen zu Interneuronen auf allen Ebenen der Gehirnschaltkreise – und zwar sogar jede Menge solcher Entsprechungen. Die größten findet man in der Großhirnrinde, und man kann sie durchaus als *Interregionen* bezeichnen. Sie liegen zwischen anderen Regionen und erfüllen den nützlichen, nahe liegenden Zweck, einfache Reaktionen auf vielfältige Reize abzuwandeln, so dass die Reaktionen weniger einfach sind und weniger automatisch erfolgen.

Auf dem Weg zu solchen immer raffinierteren, höher entwickelten Abwandlungen entstanden im Gehirn Systeme, die Reize in allen Einzelheiten kartieren können; daraus erwuchsen als letzte Folge schließlich Bilder und

Geist. Am Ende fügte das Gehirn zum Geist noch einen Selbst-Prozess hinzu, womit die Schaffung neuer Reaktionen möglich wurde. Als sich viele Exemplare eines solchen bewussten Geistes beim Menschen schließlich in Kollektiven ähnlicher Lebewesen organisierten, wurde die Schaffung von Kulturen einschließlich der zugehörigen äußeren Hervorbringungen möglich. Die Kulturen wirkten ihrerseits im Laufe der Generationen auf die Tätigkeit der Gehirne zurück und nahmen schließlich Einfluss auf die Gehirnevolution.

Das Gehirn ist ein System aus Systemen. Jedes System besteht aus der raffinierten Verknüpfung kleiner, aber makroskopisch sichtbarer Rindenfelder und subkortikaler Neuronenkerne, und diese bestehen ihrerseits aus mikroskopisch kleinen lokalen Schaltkreisen, die sich aus Neuronen zusammensetzen; verknüpft wird alles durch Synapsen.

Was Neuronen tun, hängt von der lokalen Anordnung ab, zu der sie gehören; was die Systeme am Ende tun, hängt davon ab, wie lokale Anordnungen in einer vielfältig verknüpften Architektur andere Anordnungen beeinflussen, und was jede Anordnung schließlich zur Funktion des Systems beiträgt, zu dem sie gehört, hängt von ihrer Stellung in diesem System ab.

Zur Hypothese über die Äquivalenz von Geist und Gehirn

Die in diesem Buch dargelegte Sichtweise beinhaltet eine Hypothese, die nicht überall beliebt und erst recht nicht anerkannt ist: die Idee, dass Geisteszustände und Gehirnzustände einander im Wesentlichen entsprechen. Die Gründe, warum eine solche Hypothese auf so viel Widerwillen stößt, haben es verdient, zur Kenntnis genommen zu werden.

In der physikalischen Welt, deren Teil das Gehirn zweifellos ist, sind Äquivalenz und Identität durch physikalische Eigenschaften wie Masse, Maße, Geschwindigkeit, elektrische Ladung und Ähnliches definiert. Wer die Identität physikalischer und geistiger Zustände leugnet, geht davon aus, dass man über eine Gehirnkarte, die einem bestimmten physikalischen Objekt entspricht, zwar in physikalischen Begriffen sprechen kann, dass es aber absurd wäre, das zugehörige geistige Muster in physikalische Begriffe zu fassen. Als Grund dafür wird genannt, dass die Wissenschaft bisher nicht in der Lage war, die physikalischen Eigenschaften geistiger Muster zu erfassen, und wenn dies der Wissenschaft nicht gelingt, so wird gesagt, könne man das Geistige nicht mit dem Physikalischen gleichsetzen. Ich fürchte allerdings, dass eine solche Überlegung nicht stichhaltig ist. Die Gründe möchte ich erklären.

Zunächst einmal müssen wir daran denken, wie wir feststellen, dass nichtgeistige Zustände physikalischer Natur sind. Wenn es sich um Objekte in unserer Umwelt handelt, nehmen wir sie mit unseren peripheren sensorischen Mitteln wahr und bedienen uns verschiedener Instrumente, um Messungen vorzunehmen. Wenn es sich um geistige Ereignisse handelt, können wir so etwas nicht tun. Das liegt nicht daran, dass geistige Ereignisse nicht neuronalen Zuständen entsprechen würden, aber angesichts des Ortes, an dem sie sich abspielen – das Innere des Gehirns –, sind geistige Zustände der Messung einfach nicht zugänglich. Man kann sie nur durch jenen Prozess wahrnehmen, zu dem sie auch gehören: mit dem Geist. Das ist eine unglückliche Situation, es sagt aber nichts darüber aus, ob der Geist physikalischer Natur ist oder nicht. Die Situation erlegt der Intuition, die daraus erwachsen könnte, jedoch wichtige Beschränkungen auf, und deshalb sollte man klugerweise an der traditionellen Ansicht zweifeln, wonach geistige Zustände physikalischen Zuständen überhaupt nicht äquivalent sein *können*. Eine solche Ansicht ausschließlich auf Grundlage introspektiver Beobachtungen zu vertreten, ist unvernünftig. Die persönliche Sichtweise sollte man aufgrund dessen, was sie uns unmittelbar gibt, nutzen und genießen: wegen der Erfahrungen, die bewusst gemacht werden können und uns dann eine Hilfe für unser Leben bieten – vorausgesetzt, offline ausgeführte, umfassende reflektierende Analysen (zu denen auch die wissenschaftliche Überprüfung gehört) lassen ihren Rat als begründet erscheinen.

Ein wichtiges Hindernis ist die Tatsache, dass sich neuronale Karten und die zugehörigen Bilder im *Inneren* des Gehirns befinden und nur für dessen Besitzer zugänglich sind. Aber wo sollte man die Karten respektive Bilder angesichts der Tatsache, dass sie überhaupt erst im Gehirn entstehen, sonst finden außer in einem privaten, abgeschirmten Abschnitt des Gehirns? Es wäre überraschend, wenn man sie außerhalb des Gehirns entdecken könnte, denn das Gehirn ist anatomisch nicht so konstruiert, dass es sie nach außen tragen könnte. Vorerst sollte man die Äquivalenz von geistigen Zuständen und Gehirnzuständen nicht als sichere Tatsache betrachten, sondern als nützliche Hypothese. Wir werden weiterhin Indizien sammeln müssen, die dafür sprechen, und dazu brauchen wir eine zusätzliche Sichtweise, die durch Erkenntnisse aus der evolutionären Neurobiologie in Verbindung mit Befunden aus der Neurowissenschaft unterlegt wird.

Manch einer stellt die Notwendigkeit einer zusätzlichen Sichtweise, mit der man geistige Ereignisse sinnvoll interpretieren könnte, vielleicht infrage.

Es gibt dafür aber eine gute Rechtfertigung. Die Tatsache, dass geistige Vorgänge mit Vorgängen im Gehirn *in direkter Beziehung stehen* – was von niemandem bestritten wird – und dass Letztere innerhalb des Gehirns ablaufen und der unmittelbaren Messung nicht zugänglich sind, rechtfertigt eine besondere Herangehensweise. Da die Vorgänge in Geist und Gehirn außerdem mit Sicherheit das Produkt einer langen biologischen Evolution sind, ist es auch sinnvoll, Befunde der Evolutionsforschung in ihre Betrachtung einfließen zu lassen. Und da die Vorgänge in Geist und Gehirn möglicherweise die komplexesten Phänomene in der Natur sind, sollte man die Notwendigkeit einer besonderen Betrachtungsweise nicht für ungewöhnlich halten.

Selbst wenn der Neurowissenschaft eines Tages wesentlich leistungsfähigere Verfahren zur Verfügung stehen als heute, werden wir wahrscheinlich das ganze Spektrum der neuronalen Phänomene, die sich auch nur mit einem einfachen Geisteszustand verbinden, nie vollständig erfassen können. Vorerst ist es möglich und notwendig, uns dem Phänomen mithilfe neuer empirischer Befunde allmählich theoretisch anzunähern.

Die hypothetische Äquivalenz von Geistigem und Neuronalem anzuerkennen, ist besonders im Zusammenhang mit den drängenden Problemen der abwärts gerichteten Kausalität nützlich. Geistige Zustände üben ihren Einfluss auf das Verhalten aus – das zeigt sich ohne Weiteres an allen möglichen Tätigkeiten, die vom Nervensystem und den von ihm gesteuerten Muskeln ausgeführt werden. Das Problem – oder manch einer wird auch sagen: das Geheimnis – liegt in der Frage, wie ein Phänomen, das als nichtphysikalisch betrachtet wird – nämlich der Geist –, seinen Einfluss auf das ganz und gar physische Nervensystem ausüben kann, das uns in Bewegung setzt. Betrachtet man geistige und neuronale Zustände als zwei Seiten derselben Medaille – als einen weiteren Janus, der uns hinters Licht führen will – stellt die abwärts gerichtete Kausalität eigentlich kaum noch ein Problem dar.

Lehnt man andererseits die Äquivalenz von Geist und Gehirn ab, muss man eine problematische Annahme machen: Danach wäre die Vorstellung, dass die Neuronen eine Kartierung der Dinge vornehmen und dass es sich bei dieser Kartierung um voll ausgeprägte geistige Vorgänge handelt, irgendwie weniger natürlich und plausibel als der Gedanke, dass andere Zellen im Organismus beispielsweise die Form der Körperteile bilden oder körperliche Tätigkeiten ausführen. Wenn Zellen im übrigen Körper in einer bestimmten räumlichen Anordnung zueinander stehen und sich dabei nach einem Plan richten, stellen sie ein Objekt dar.

Ein gutes Beispiel ist die Hand. Sie besteht aus Knochen, Muskeln, Sehnen, Bindegewebe, einem Netzwerk aus Blutgefäßen und einem weiteren aus Nervenbahnen, außerdem aus mehreren Hautschichten, die alle nach einem bestimmten Muster an ihrem Platz stehen. Bewegt sich ein solches biologisches Objekt im Raum, führt es eine Tätigkeit aus, beispielsweise wenn Ihre Hand auf mich zeigt. Objekt und Tätigkeit sind physikalische Ereignisse in Raum und Zeit. Wenn die in einer zweidimensionalen Schicht angeordneten Neuronen je nach dem Input, den sie erhalten, aktiv oder inaktiv sind, schaffen sie ein Muster. Entspricht dieses Muster einem Objekt oder einer Tätigkeit, stellt es eine Karte von etwas anderem dar, nämlich eine Karte von diesem Objekt oder dieser Tätigkeit. Da aber das Muster auf der Tätigkeit physischer Zellen beruht, ist es ebenso physisch wie die Objekte oder Tätigkeiten, denen es entspricht. Das Muster wird vorübergehend im Gehirn *gezeichnet*, in das Gehirn durch dessen Aktivität *eingeprägt*. Warum sollten Schaltkreise aus Gehirnzellen nicht eine Art bildhafte Entsprechung zu Dingen schaffen, wenn diese Zellen richtig verdrahtet sind, so funktionieren, wie sie funktionieren sollen, und im rechten Moment aktiv werden? Warum sollten die daraus erwachsenden vorübergehenden Aktivitätsmuster weniger physikalisch sein als die ursprünglichen Objekte und Tätigkeiten?

Anmerkungen

1. Erwachen

1 Der Opposition gegen die Bewusstseinsforschung wurde ich erstmals Ende der 1980er Jahre bewusst, als ich mich mit Francis Crick über das Thema unterhielt. Francis spielte damals mit dem Gedanken, seine Lieblingsthemen aus der Neurowissenschaft zurückzustellen und mehr Anstrengung auf die Bewusstseinsforschung zu richten. Ich war damals noch nicht dazu bereit, was angesichts der Stimmungslage jener Zeit auch klug war. Ich weiß noch, wie Francis mich in seinem charakteristischen, scherzhaften Ton fragte, ob ich Stuart Sutherlands Definition des Begriffs *Bewusstsein* kannte. Ich kannte sie nicht. Der britische Psychologe Sutherland war berühmt für seine vernichtenden, abschätzigen Bemerkungen über verschiedene Themen und Kollegen, und damals hatte er in seinem *Dictionary of Psychology* gerade eine verblüffende Definition veröffentlicht, die Francis mir nun vorlas: »Bewusstsein ist ein faszinierendes, aber schwer fassbares Phänomen; man kann unmöglich genau sagen, was es ist, was es tut oder warum es sich in der Evolution entwickelt hat. Über das Thema wurde nichts Lesenswertes geschrieben.« Stuart Sutherland, *International Dictionary of Psychology*, 2. Aufl. (New York: Continuum, 1996).

Wir lachten herzhaft, und bevor wir uns näher mit dem Inhalt dieses Meisterwerks der Begeisterung beschäftigten, las Francis mir Sutherlands Definition von *Liebe* vor. Auch sie möchte ich dem neugierigen Leser nicht vorenthalten: »Eine Form von Geisteskrankheit, die bisher von keinem der diagnostischen Standard-Handbücher zur Kenntnis genommen wurde.« Wir mussten noch einmal lachen.

Sutherlands Aussagen waren auch nach den Maßstäben jener Zeit ein Extremfall, sie gaben aber eine weit verbreitete Einstellung wieder: Die Zeit für die Bewusstseinsforschung, womit man eigentlich die Erforschung der Frage meinte, wie das Gehirn das Bewusstsein erzeugt, war einfach noch nicht gekommen. Das Forschungsgebiet wurde durch diese Haltung nicht gelähmt, aber im Rückblick betrachtet, hatte sie fatale Folgen: Sie trennte die Frage nach dem Bewusstsein künstlich von der nach dem Geist ab. Mit Sicherheit verschaffte sie den Neurowissenschaftlern die Freiheit, die Geistesforschung weiterzutreiben, ohne dass sie sich mit den Hindernissen auseinandersetzen mussten, die eine Untersuchung des Bewusstseins mit sich brachte. (Viele Jahre später lernte ich Sutherland kennen und erzählte ihm, dass ich mich mit den Themen Geist und Selbst beschäftigte. Überraschenderweise schien ihm der Gedanke zu gefallen, und er war äußerst freundlich zu mir.)

Auch heute ist diese negative Einstellung keineswegs verschwunden. Ich respektiere die Skepsis der Kollegen, die sie nach wie vor hegen, aber die Vorstellung, Erklärungen für die Entstehung des bewussten Geistes lägen jenseits unserer heutigen Intelligenz, kommt mir sehr merkwürdig vor, und vermutlich ist sie auch falsch – ganz ähnlich wie die Idee, wir müssten auf den nächsten Darwin oder Einstein warten, damit das Rätsel gelöst würde. Die gleiche Intelligenz, die sich beispielsweise mit großem Ehrgeiz mit der biologischen Evolutionsgeschichte und mit dem unserem Leben zugrunde liegenden genetischen Code auseinandersetzt, sollte zumindest den Versuch unternehmen, das Problem des Bewusstseins anzugehen, bevor sie sich geschlagen gibt. Darwin hielt das Bewusstsein übrigens keineswegs für den Mount Everest der Wissenschaft, eine Einstellung, mit der auch ich sympathisiere.
Und was Einstein angeht, so betrachtete er die Natur durch Spinozas Brille, und man kann sich nur schwer vorstellen, dass ihn die Frage des Bewusstseins kalt ließ. Er soll gesagt haben, er werde Licht in die Frage bringen, wenn sie jemals unter seinen Forschungsgegenständen auftauchte.

2 Seit ungefähr zehn Jahren beschäftige ich mich in Fachartikeln und einem Buch gezielt mit der Frage nach dem Bewusstsein. Siehe Antonio Damasio, Investigating the Biology of Consciousness, *Philosophical Transactions of the Royal Society B: Biological Sciences* 353 (1998); Antonio Damasio, *The Feeling of What Happens: Body and Emotion in the Making of Consciousness* (New York: Harcourt Brace, 1999; dt. *Ich fühle, also bin ich*. Übers. v. Hainer Kober; München: List, 2000); Josef Parvizi und Antonio Damasio, Consciousness and the Brainstem, *Cognition* 79 (2001), 135 – 59; Antonio Damasio, The Person Within, *Nature* 423 (2003), 227; Josef Parvizi und Antonio Damasio, Neuroanatomical Correlates of Brainstem Coma, *Brain* 126(2003), 1524 – 36; David Rudrauf und A. R. Damasio, A Conjecture Regarding the Biological Mechanism of Subjectivity and Feeling, *Journal of Consciousness Studies* 12 (2005), 236 – 62; Antonio Damasio und Kaspar Meyer, Consciousness: An Overview of the Phenomenon and of Its Possible Neural Basis. In: *The Neurology of Consciousness: Neuroscience and Neuropathology*, hrsg. v. Steven Laureys und Giulio Tononi (London: Academic Press, 2009).

3 W. Penfield, Epileptic Automatisms and the Centrencephalic Integrating System, *Research Publications of the Association for Nervous and Mental Disease* 30 (1952), 513 – 28; W. Penfield und H. H. Jasper, *Epilepsy and the Functional Anatomy of the Human Brain* (New York: Little, Brown, 1954); G. Moruzzi und H. W. Magoun, Brain Stem Reticular Formation and Activation of the EEG, *Electroencephalography and Clinical Neurophysiology* 1, Nr. 4 (1949), 455 – 73.

4 Wer sich einen Überblick über die einschlägige Literatur verschaffen will, dem empfehle ich die aktuelle Ausgabe eines Klassikers: Jerome B. Posner, Clifford B. Saper, Nicholas D. Schiff und Fred Plum, *Plum and Posner's Diagnosis of Stupor and Coma* (New York: Oxford University Press, 2007).

5 William James, *The Principles of Psychology* (New York: Dover Press, 1890; dt. *Psychologie*. Übers. v. Dr. Marie Dürr; Leipzig: Quelle & Meyer, 1909).

6 Den Begriff »halb geahnte Ahnung« habe ich zur Beschreibung dieser schwer fassbaren Eigenschaft von T. S. Eliot übernommen in Damasio, *Feeling of What Happens*.

7 James, *Principles*, 1, Kap. 2.

8 A. Damasio, The Somatic Marker Hypothesis and the Possible Function of the Prefrontal Cortex, *Philosophical Transactions of the Royal Society B: Biological Sciences* 351, Nr. 1346 (1996), 1413 – 20; A. Damasio, *Descartes' Error* (New York: Putnam, 1994; dt. *Descartes' Irrtum*. Übers. v. Hainer Kober; München: List, 1995).

9 John Searle, *The Mystery of Consciousness* (New York: New York Review Books, 1990).

10 Die Standardstrategie, sich dem Bewusstsein über die Wahrnehmung zu nähern und das Interesse am Selbst hintanzustellen, zeigt sich beispielhaft in Francis Crick und Christof Koch, A Framework for Consciousness, *Nature* Neuroscience 6, Nr. 2 (2003), 119 – 26. Eine bemerkenswerte Ausnahme findet sich in einem Buch, das sich vorwiegend mit Emotionen beschäftigt: J. Panksepp, *Affective Neuroscience: The Foundation of Human and Animal Emotions* (New York: Oxford University Press, 1998). Auch Rodolfo Llinás erkennt die große Bedeutung des Selbst an; siehe sein Buch *I of the Vortex: From Neurons to Self* (Cambridge, MA: MIT Press, 2002). Gerald Edelmans Gedanken über das Bewusstsein setzen das Vorhandensein eines Selbst-Prozesses voraus, dieses steht aber nicht im Mittelpunkt seiner Überlegungen in *The Remembered Present: A Biological Theory of Consciousness* (New York: Basic Books, 1989).

11 Der wesentliche Inhalt der Meinungsverschiedenheiten wird erörtert in: James, *Principles*, 350 – 352. Humes Behauptung und James' Erwiderung lauten folgendermaßen:

> Hume: »Ich meines Teils kann, wenn ich mir das, was ich als ›mich‹ bezeichne, so unmittelbar als irgend möglich vergegenwärtige, nicht umhin, jedes Mal über die eine oder andere bestimmte Perzeption zu stolpern, die Perzeption der Wärme oder Kälte, des Lichtes oder Schattens, der Liebe oder des Hasses, der Lust oder Unlust. Niemals treffe ich *mich* ohne eine Perzeption an, und niemals kann ich etwas anderes beobachten als eine Perzeption. Wenn meine Perzeptionen eine Zeitlang nicht da sind, wie während eines tiefen Schlafes, so bin ich ebenso lange *›meiner selbst‹* unbewusst, man hat dann ein Recht zu sagen, dass ›ich‹ nicht existiere. Und wenn meine Perzeptionen mit dem Tode aufhören, und ich nach der Auflösung meines Körpers weder denken noch fühlen, noch sehen, weder lieben noch hassen könnte, so würde ich vollkommen vernichtet sein; ich kann nicht einsehen, was weiter erforderlich sein sollte, um mich zu etwas vollkommen ›Nichtseiendem‹ zu machen. Wenn jemand nach ernstlichem und vorurteilslosem Nachdenken eine andere Vorstellung von *›sich selbst‹* zu haben meint, so bekenne ich, dass ich mit ihm nicht länger zu streiten weiß. Alles, was ich ihm zugestehen kann, ist, dass er vielleicht ebenso recht hat wie ich, d. h. dass wir in dieser Hinsicht wesentlich verschieden sind. Er nimmt vielleicht etwas Einfaches und Dauerndes in sich wahr, was er *›sich selbst‹* nennt; darum bin ich doch gewiss, dass sich in mir kein derartiges Moment findet.« (David Hume, *Über den Verstand*. Übers. v. Theodor Lipps; Hamburg: Felix Meiner, 1989).
>
> James: »Aber nachdem er so gute Introspektionsarbeit geleistet hat, schüttet er das Kind mit dem Bade aus und flüchtet sich in ein ebenso großes Extrem wie die substantialistischen Philosophen. Die sagen, das Selbst sei die abstrakte und

absolute Einheit und nichts anderes, Hume dagegen behauptet, sie sei die abstrakte und absolute Vielfalt und nichts anderes; in Wirklichkeit ist es gerade die Mischung aus Einheit und Vielfalt, die sich, wie wir selbst festgestellt haben, so leicht auseinandernehmen lässt ... Er leugnet, dass dieser Faden der Ähnlichkeit, dieser Kern der Gleichartigkeit, der sich durch die Zutaten des Selbst zieht, als phänomenales Etwas existiert.«

12 D. Dennett, *Consciousness Explained* (New York: Little, Brown, 1992; dt. *Philosophie des menschlichen Bewusstseins.* Übers. v. Franz Wuketits; Hamburg: Hoffmann und Campe, 1994); S. Gallagher, Philosophical Conceptions of Self: Implications for Cognitive Science, *Trends in Cognitive Science* 4, Nr. 1 (2000), 14 – 21; G. Strawson, The Self, *Journal of Consciousness Studies* 4, No. 5 – 6 (1997), 405 – 28. Neben den in Anmerkung 10 zitierten Werken siehe auch Damasio, *Feeling of What Happens;* P. S. Churchland, Self-Representation in Nervous Systems, *Science* 296, Nr. 5566 (2002), 308 – 10; J. LeDoux, *The Synaptic Self: How Our Brains Become Who We Are* (New York: Viking Press, 2002; dt. *Das Netz der Persönlichkeit: wie unser Selbst entsteht.* Übers. v. Christoph Trunk; Düsseldorf: Walter, 2003); Chris Frith, *Making Up the Mind: How the Brain Creates Our Mental World* (New York: Wiley-Blackwell, 2007; dt. *Wie unser Gehirn die Welt erschafft.* Übers. v. Monika Niehaus; Heidelberg: Spektrum Akademischer Verlag, 2010); G. Northoff, A. Heinzel, M. de Greck, F. Bermpohl, H. Doborowolny und J. Panksepp, Self-referential Processing in Our Brain – A Meta-analysis of Imaging Studies on the Self, *NeuroImage* 31, Nr. 1 (2006), 440 – 57.

13 Beispielhaft für diese Position, die auch von dem Philosophen David Chalmers vertreten wird, sind die Arbeiten von Roger Penrose und Stuart Hameroff. Siehe R. Penrose, *The Emperor's New Mind: Concerning Computers, Minds, and the Laws of Physics* (Oxford: Oxford University Press, 1989; dt. *Computerdenken: des Kaisers neue Kleider oder die Debatte um künstliche Intelligenz, Bewusstsein und die Gesetze der Physik.* Übers. v. Michael Springer; Heidelberg: Spektrum Akademischer Verlag, 1991); S. Hameroff, Quantum Computation in Brain Microtubules? The Penrose-Hameroff »Orch OR« Model of Consciousness, *Philosophical Transactions of the Royal Society A: Mathematical, Physical and Engineering Sciences* 356 (1998), 1869 – 96; David Chalmers, *The Conscious Mind: In Search of a Fundamental Theory* (Oxford: Oxford University Press, 1996). Zur Koinzidenz der Geheimnisse findet sich eine überzeugende Diskussion in Patricia S. Churchland and Rick Grush, Computation and the Brain, in *The MIT Encyclopedia of Cognitive Science*, hrsg. v. R. Wilson (Cambridge, MA: MIT Press, 1998).

14 Verstärkt wird der falsche Eindruck durch die Behauptung, man könne die Abmessungen oder die Masse geistiger Zustände mit konventionellen Instrumenten nicht messen. Das stimmt zwar zweifellos, es ist aber eine Folge des Ortes der geistigen Ereignisse (dem unzugänglichen Inneren des Gehirns), an dem konventionelle Messungen nicht möglich sind. Für den Beobachter ist das eine frustrierende Situation, es sagt aber nichts über die physikalische Natur geistiger Zustände oder ihr Fehlen aus. Geisteszustände beginnen physisch und bleiben physisch. Sie offenbaren sich nur dann, wenn ein ebenso physisches Konstrukt namens Selbst zur Verfügung steht und seine Zeugenfunktion erfüllt. Die traditionellen Begriffe von Materie und Geist sind

unnötig eng gefasst. Die Beweislast liegt bei jenen, die es natürlich finden, dass Geisteszustände aus Gehirnaktivitäten erwachsen. Die intuitive Trennung von Geist und Gehirn als einzigen Ausgangspunkt für die Erörterung des Problems zu betrachten, ist der Suche nach zusätzlichen Beweisen aber wahrscheinlich nicht förderlich.

15 Evolutionsdenken ist auch ein wichtiger Faktor in den Überlegungen anderer zum Bewusstsein, unter ihnen Gerald Edelman, Jaak Panksepp und Rodolfo Llinás. Siehe auch Nicholas Humphrey, *Seeing Red: A Study in Consciousness* (Cambridge, MA: Harvard University Press, 2006; dt. *Seeing red: die Entstehung des Selbst.* Übers. v. Claudia Seely-Nyma; Oberstdorf: Windpferd, 2008). Beispiele für das auf den Geist des Menschen angewandte Evolutionsdenken finden sich unter anderem bei E. O. Wilson (einem Pionier des Fachgebiets), *Consilience: The Unity of Knowledge* (New York: Knopf, 1998; dt. *Die Einheit des Wissens.* Übers. v. Yvonne Badal; Berlin: Siedler, 1998), und Steven Pinker, *How the Mind Works* (New York: Norton, 1997; dt. *Wie das Denken im Kopf entsteht.* Übers. v. Martina Wiese und Sebastian Vogel; München: Kindler: 1998).

16 Ein grundlegendes Werk über den Selektionsdruck während der individuellen Gehirnentwicklung ist Jean-Pierre Changeux, *Neuronal Man: The Biology of Mind* (New York: Pantheon, 1985; dt. *Der neuronale Mensch: wie die Seele funktioniert.* Übers. v. Hainer Kober; Reinbek: Rowohlt, 1984), und Edelman, *Remembered Present.*

17 In meinen früheren Beschreibungen des Selbst kam das ursprüngliche Selbst nicht vor. Das elementare Gefühl des eigenen Daseins rechnete ich dem Kern-Selbst zu. Ich bin aber zu dem Schluss gelangt, dass dieser Prozess nur dann funktionieren kann, wenn der Hirnstammanteil des Protoselbst ein elementares Gefühl erzeugt, eine Art Urgefühl, das von allen mit dem Organismus interagierenden Objekten unabhängig ist und damit das Protoselbst abwandelt. Jaak Panksepp vertritt seit Langem vergleichbare Ansichten über den Prozess, den er ebenfalls im Hirnstamm ansiedelt. Siehe Panksepp, *Affective Neuroscience.* Panksepps Ansichten unterscheiden sich jedoch in folgender Hinsicht von meinen: Erstens muss das von ihm postulierte einfache Gefühl anscheinend zwangsläufig in Beziehung zu äußeren Ereignissen in der Umwelt stehen. Er beschreibt es als »das schwer fassbare Gefühl, sich selbst als aktiv Handelnden in den wahrgenommenen Ereignissen der Welt zu erleben«. Andererseits ist das Urgefühl/ursprüngliche Selbst nach meiner Vorstellung ein spontanes Produkt des Protoselbst. Theoretisch kommen ursprüngliche Gefühle unabhängig davon vor, ob das Protoselbst mit Objekten und Ereignissen, die sich außerhalb des Gehirns befinden, in Wechselbeziehung steht. Sie müssen mit dem lebenden Körper verbunden sein, sonst aber mit nichts. Panksepps Beschreibung entspricht eher meiner Vorstellung vom Kern-Selbst, das auch ein Gefühl des Wissens relativ zu einem Objekt umfasst. Dieses steht auf der Konstruktionsleiter anscheinend eine Stufe höher. Zweitens setzt Panksepp dieses Primärbewusstsein vorwiegend mit motorischen Tätigkeiten in den Strukturen des Hirnstamms (periaquäduktales Grau, Kleinhirn, Colliculi superiores) in Beziehung, ich dagegen lege das Schwergewicht auf sensorische Strukturen wie den Nucleus tractus solitarius und den Nucleus parabrachialis, allerdings in enger Verbindung mit dem periaquäduktalen Grau und den tieferen Schichten der Colliculi superiores.

18 Die Untersuchung der Verbindungen zwischen den neurobiologischen Netzwerken auf der einen Seite und sozialen Netzwerken auf der anderen ist ein wichtiges Forschungsgebiet. Siehe Manuel Castells, *Communication Power* (New York: Oxford University Press, 2009).

19 Siehe F. Scott Fitzgerald, *The Diamond as Big as the Ritz* (New York: Scribner's, 1922; dt. *Ein Diamant, so groß wie das Ritz.* Übers. v. Günter Eichel; München: dtv, 1988).

2. *Von der Lebenssteuerung zum biologischen Wert*

1 Die in diesem Abschnitt erörterten Begriffe stammen unter anderem aus folgenden Quellen: Gerald M. Edelman, *Topobiology: An Introduction to Molecular Embryology* (New York: Basic Books, 1988); Christian De Duve, *Blueprint for a Cell: The Nature and Origin of Life* (Burlington, N. C.: Neil Patterson, 1991; dt. *Ursprung des Lebens: präbiotische Evolution und die Entstehung der Zelle.* Übers. v. Ingrid Hausser-Siller; Heidelberg: Spektrum Akademischer Verlag, 1994); Robert D. Barnes und Edward E. Ruppert, *Invertebrate Zoology* (New York: Saunders College Publishing, 1994); Eshel Ben-Jacob, Ofer Schochet, Adam Tenenbaum, Inon Cohen, Andras Czirók und Tamas Vicsek, Generic Modeling of Cooperative Growth Patterns in Bacterial Colonies, *Nature* 368, Nr. 6466 (1994), 46–49; Christian De Duve, Vital Dust: Life as a Cosmic Imperative (New York: Basic Books, 1995; dt. *Aus Staub geboren: Leben als kosmische Zwangsläufigkeit.* Übers. v. Sebastian Vogel; Heidelberg: Spektrum Akademischer Verlag, 1995); Ann B. Butler und William Hodos, *Comparative Vertebrate Neuroanatomy* (Hoboken, NJ: Wiley Interscience, 2005); Andrew H. Knoll, *Life on a Young Planet* (Princeton, NJ: Princeton University Press, 2003); Bert Hölldobler und Edward O. Wilson, *The Superorganism* (New York: W. W. Norton, 2009; dt. *Der Superorganismus.* Übers. v. Kerstin Afflerbach et al.; Heidelberg: Springer, 2010); Jonathan Flint, Ralph J. Greenspan und Kenneth Kendler, *How Genes Influence Behavior* (New York: Oxford University Press, 2010).

2 Lynn Margulis, *Symbiosis in Cell Evolution: Microbial Communities* (San Francisco: W. H. Freeman, 1993); L. Sagan, On the Origin of Mitosing Cells, *Journal of Theoretical Biology* 14 (1967), 225 – 74; J. Shapiro, Bacteria as Multicellular Organisms, *Scientific American* 256, Nr. 6 (1998), 84 – 89.

3 Auf das vorausschauende Verhalten einfacher Lebewesen, eine Haltung, die wir gewöhnlich nur mit dem komplexen Verhalten der Menschen in Verbindung bringen, habe ich bereits in früheren Schriften hingewiesen. Siehe Antonio Damasio, *The Feeling of What Happens: Body and Emotion in the Making of Consciousness* (New York: Harcourt Brace, 1999; dt. *Ich fühle, also bin ich: die Entschlüsselung des Bewusstseins.* Übers. v. Hainer Kober; München: List, 2000), und *Looking for Spinoza* (New York: Harcourt Brace, 2003; dt. *Der Spinoza-Effekt.* Übers. v. Hainer Kober; München: List, 2003). Vergleichbare Überlegungen stellt Rodolfo Llinás an in *I of the Vortex: From Neurons to Self* (Cambridge, MA: MIT Press, 2002), ebenso T. Fitch in: Nano-intentionality: A Defense of Intrinsic Intentionality, *Biology and Philosophy*, 23, Nr. 2 (2007), 157 – 77.

4 Ein allgemeiner Überblick über die Physiologie der Neuronen findet sich in Eric R. Kandel, James H. Schwartz, und Thomas M. Jessel, *Principles of Neural Science*, 4. Aufl. (New York: McGraw-Hill, 2000).

5 De Duve, *Vital Dust*.

6 Claude Bernard, *An Introduction to the Study of Experimental Medicine* (1865). Übers. v. Henry Copley Greene (New York: Macmillan, 1927); Walter Cannon, *The Wisdom of the Body* (New York: W. W. Norton, 1932).

7 Antworten zum Ursprung der Homöostase gilt es auch auf noch einfacheren Ebenen zu finden. Die Eigenschaften bestimmter Moleküle sind die Ursache dafür, dass sie sich spontan zu Molekülen wie RNA und DNA zusammenlagern. Hier stehen wir vor Fragen nach dem eigentlichen Ursprung des Lebens. Mit einer gewissen Sicherheit können wir sagen, dass manche Moleküle aufgrund ihrer Konfirmation eine Art natürliches »Selbst« aufrechterhalten können; damit sind wir einem ersten Anflug von Homöostase so nahe, wie es derzeit überhaupt möglich ist.

8 Einen Überblick über die wissenschaftlichen Erkenntnisse über Wertvorstellungen gibt Read Montague, *Why Choose This Book? How We Make Decisions* (London: Penguin, 2006). Auch ein aktuelles Werk über Entscheidungsprozesse widmet dem Wertbegriff große Aufmerksamkeit: Paul W. Glimcher et al., Hrsg., *Neuroeconomics: Decision Making and the Brain* (London: Academic Press, 2009), siehe vor allem die Beiträge von Peter Dayan und Ben Seymour: Values and Actions in Aversion; Antonio Damasio: Neuroscience and the Emergence of Neuroeconomics; Wolfram Schultz: Midbrain Dopamine Neurons: A Retina of the Reward System?; Bernard W. Balleine, Nathaniel D. Daw und John P. O'Doherty: Multiple Forms of Value Learning and the Function of Dopamine; Brian Knutson, Mauricio R. Delgado und Paul E. M. Phillips: Representation of Subjective Value in the Striatum; Kenji Doya und Minoru Kimura: The Basal Ganglia and Encoding of Value.

9 Ein anschauliches Bild von der Komplexität der Homöostasesteuerung zeichnen Alan G. Watts und Casey M. Donovan, Sweet Talk in the Brain: Glucosensing, Neural Net- works, and Hypoglycemic Counterregulation, *Frontiers in Neuroendocrinology* 31 (2010), 32 – 43.

10 Das Quorum sensing ist ein bakterieller Kommunikationsprozess von Zelle zu Zelle (Zellkommunikation), der von der Zelldichte abhängig ist, d.h. nur dann wirksam wird, wenn die Konzentration bestimmter, von den Bakterien abgegebener Signalmoleküle (Autinduktoren) einen Schwellenwert im Medium überschreitet.

11 C. Bargmann, Olfaction – From the Nose to the Brain, *Nature* 384, Nr. 6609 (1996), 512 – 13; C. Bargmann, Neuroscience: Comraderie and Nostalgia in Nematodes, *Current Biology* 15 (2005), R832 – 33. Ich danke Baruch Blumberg, dass er mich auf den Begriff des »Quorum Sensing« aufmerksam machte.

12 Die automatische, geistlose, unbewusste Lebenssteuerung einfacher Lebewesen funktioniert immerhin so gut, dass sie das Überleben in einer Umwelt ermöglicht, die ausreichend Nährstoffe bietet und nur ein geringes Risiko für Temperaturschwankungen oder die Gegenwart natürlicher Feinde beinhaltet. Aber einfache Lebewesen müssen in der Umwelt bleiben, an die sie angepasst sind, sonst sind sie vom Aussterben bedroht. Die meisten heute noch existierenden biologischen Arten kommen tat-

sächlich in ihrer ökologischen Nische sehr gut zurecht und unterliegen *ausschließlich* einer automatischen Lebenssteuerung.

Begibt sich ein Organismus aber aus seiner ökologischen Nische heraus, eröffnen sich dem (aus-)wandernden Lebewesen vielfältige Möglichkeiten. Dies ist aber auch mit einem Preis verbunden. Bei Nahrungsknappheit ist ein Überleben nur möglich, wenn der Wanderer mit raffinierten Hilfsmitteln ausgestattet ist, die ihm neue Verhaltensmöglichkeiten eröffnen. Diese neuen Hilfsmittel müssen wertvolle »Hinweise« geben, die den Wanderer veranlassen, das Benötigte an einem anderen Ort zu suchen und zu finden; außerdem müssen sie ungefährliche Alternativmöglichkeiten in petto haben. Die neuen Hilfsmittel erlauben dem Wanderer auch, bevorstehende Gefahren – beispielsweise natürliche Feinde – vorauszusehen, und sie stellen ein Mittel dar, ihnen zu entgehen.

3. *Wie Karten und Bilder entstehen*

1 Rodolfo Llinás, wie zuvor zitiert.

2 Eine zusammenfassende Darstellung zu der Frage, warum das Gehirn kein unbeschriebenes Blatt ist, siehe Steven Pinker, *The Blank State: The Modern Denial of Human Nature* (New York: Viking, 2002; dt. *Das unbeschriebene Blatt: die moderne Leugnung der menschlichen Natur.* Übers. v. Hainer Kober; Berlin: Berlin Verlag, 2003).

3 R. B. H. Tootell, E. Switkes, M. S. Silverman et al., Functional Anatomy of Macaque Striate Cortex. II. Retinotopic Organization, *Journal of Neuroscience* 8 (1983), 1531 – 68; K. Meyer, J. T. Kaplan, R. Essex, C. Webber, H. Damasio und A. Damasio, Predicting Visual Stimuli on the Basis of Activity in Auditory Cortices, *Nature Neuroscience* 13 (2010), 667 – 668; G. Rees und J. D. Haynes, Decoding Mental States from Brain Activity in Humans, *Nature Reviews Neuroscience* 7 (7. Juli 2006), 523 – 34. In Gerald Edelman, *Neural Darwinism: The Theory of Neuronal Group Selection* (New York: Basic Books, 1987; dt. *Unser Gehirn: ein dynamisches System.* Übers. v. Friedrich Griese; München: Piper, 1993), finden sich wichtige Ausführungen zu neuronalen Karten, wobei er darauf beharrt, dass der Wert-Begriff auf die Selektion von Karten anzuwenden ist. David Hubel and Torsten Wiesel, *Brain and Visual Perception* (New York: Oxford University Press, 2004).

4 Die Zuordnung von Werten erfolgt möglicherweise mithilfe eines emotionalen Markers, einer somatischen Markierung, wie ich an anderer Stelle erläutert habe: A. Damasio, The Somatic Marker Hypothesis and the Possible Functions of the Prefrontal Cortex, *Philosophical Transactions of the Royal Society B: Biological Sciences* 351 (1996), 1413 – 20.

5 Zusammenfassende Darstellungen der einschlägigen neuropsychologischen Fachliteratur sind: H. Damasio und A. Damasio, *Lesion Analysis in Neuropsychology* (New York: Oxford University Press, 1989); Kenneth M. Heilman und Edward Valenstein, Hrsg., *Clinical Neuropsychology*, 4. Aufl. (Oxford: Oxford University Press, 2003); H. Damasio und A. R. Damasio, The Neural Basis for Memory, Language and

Behavioral Guidance: Advances with the Lesion Method in Humans, *Seminars in the Neurosciences* 2 (1990), 277 – 96; A. Damasio, D. Tranel und M. Rizzo, Disorders of Complex Visual Processing. In: *Principles of Behavioral and Cognitive Neurology*, hrsg. v. M. M. Mesulam (New York: Oxford University Press, 2000).

6 Ein weiterer Autor, der den Hirnstamm für den Ursprung des Geistes und sogar des Bewusstseins hält, ist Bjorn Merker in: Consciousness Without a Cerebral Cortex, *Behavioral and Brain Sciences* 30 (2007), 63 – 81.

7 Antonio R. Damasio, Paul J. Eslinger, Hanna Damasio, Gary W. Van Hoesen und Steven Cornell, Multimodal Amnesic Syndrome Following Bilateral Temporal and Basal Forebrain Damage, *Archives of Neurology* 42, Nr. 3 (1985), 252 – 59; Justin S. Feinstein, David Rudrauf, Sahib S. Khlasa, Martin D. Cassell, Joel Bruss, Thomas J. Grabowski und Daniel Tranel, Bilateral Limbic System Destruction in Man, *Journal of Clinical and Experimental Neuropsychology*, 17. September 2009, 1 – 19.

8 Darauf könnte man erwidern, dass bei Fehlen der Insula andere somatosensorische Rindenfelder (SI, SII) als Quelle der Gefühle fungieren, oder aber auch die Cortices cingulati anteriores, die in fMRT-Untersuchungen bei Emotionen und Gefühlen ebenfalls aktiv sind. Daraus ergäben sich jedoch verschiedene Probleme. Erstens sind die Cortices cingulati anteriores im Wesentlichen motorische Strukturen, die emotionale Reaktionen nicht wahrnehmen, sondern an ihrer Entstehung mitwirken. Zweitens werden Informationen über das Körperinnere zuerst zur Insula geleitet und erst dann auf SI und SII verteilt, ein Vorgang, der durch größere Schäden der Insula unterbunden wird. Drittens zeigt die fMRT-Untersuchung körperlicher und emotionaler Gefühle bei gesunden Menschen eine systematische, starke Aktivierung der Insula, während SI und SII nur selten aktiviert werden. Dieser Befund steht im Einklang mit der Tatsache, dass SI und SII für Exterozeption und Propriozeption (die Kartierung von Berührungen, Druck und Skelettbewegungen) zuständig sind, nicht aber für die Interozeption (die Kartierung der inneren Organe und des inneren Milieus). Tatsächlich werden Schmerzen, die von inneren Organen ausgehen, in SI nicht gut kartiert. Dies zeigten M. C. Bushnell, G. H. Duncan, R. K. Hofbauer, B. Ha, J.-I. Chen und B. Carrier, Pain Perception: Is There a Role for Primary Somatosensory Cortex? *Proceedings of the National Academy of Sciences* 96 (1999), 7705 – 09.

9 J. Parvizi und A. R. Damasio, Consciousness and the Brainstem, *Cognition* 79 (2001), 135 – 60.

10 Alan D. Shewmon, Gregory L. Holmes, und Paul A. Byrne, Consciousness in Congenitally Decorticate Children: Developmental Vegetative State as a Selffulfilling Prophecy, *Developmental Medicine and Child Neurology* 41 (1999), 364 – 74.

11 Bernard M. Strehler, Where Is the Self ? A Neuroanatomical Theory of Consciousness, *Synapse* 7 (1991), 44 – 91; J. Panksepp, *Affective Neuroscience: The Foundation of Human and Animal Emotions* (New York: Oxford University Press, 1998). Siehe auch Merker, Consciousness Without a Cerebral Cortex, *Behavioral and Brain Sciences* 30 (2007), 63 – 81.

12 Die kartierte Anordnung der Retina bleibt erhalten, und die Aktivität des linken Colliculus verbindet sich mit dem rechten Teil des Gesichtsfeldes, und umgekehrt. Die Neuronen in den Oberflächenschichten des Colliculus superior reagieren bevorzugt

nicht auf stationäre, sondern auf bewegte Reize, und dabei eher auf solche, die sich nicht schnell, sondern langsam bewegen. Ebenso bevorzugen sie Reize, die sich in einer bestimmten Richtung durch das Gesichtsfeld bewegen. Das vom Colliculus superior ermöglichte Sehvermögen begünstigt das Erkennen und Verfolgen bewegter Ziele. Im Gegensatz zu den Oberflächenschichten sind die tieferen Lagen des Colliculus mit verschiedenen Strukturen verknüpft, die mit Sehen, Hören, Körperempfindung und Bewegung zu tun haben. Visueller Input gelangt unmittelbar aus der Retina der Gegenseite in diese Schichten. Akustischer Input erreicht sie über den Colliculus inferior. Der somatosensorische Input kommt vom Rückenmark, vom Trigeminus- und vom Vagus-Nucleus, von der Area postrema und vom Hypothalamus. Propriozeptive Informationen, das heißt die vielfältigen somatosensorischen Informationen über die Muskulatur, werden vom Rückenmark über das Kleinhirn in den Colliculus superior geleitet. Gleichgewichtsinformationen fließen über den Nuleus fastigii.

13 Zwischen Colliculus superior und inferior besteht ein aufschlussreicher Unterschied. Der Colliculus inferior ist ebenfalls in Schichten aufgebaut, seine Aufgaben beschränken sich aber ausschließlich auf die akustische Wahrnehmung. Er ist eine wichtige Zwischenstation auf dem Weg der akustischen Signale in die Großhirnrinde. Dagegen hat der Colliculus superior sowohl Aufgaben bei der visuellen Wahrnehmung, die an seine Oberflächenschichten geknüpft ist, als auch bei der Koordination, die in tieferen Schichten angesiedelt ist. Siehe Paul J. May, The Mammalian Superior Colliculus: Laminar Structure and Connections, *Progress in Brain Research* 151 (2006), 321–78; Barry E. Stein, Development of the Superior Colliculus, *Annual Review of Neuroscience* 7 (1984), 95–125; Eliana M. Klier, Hongying Wang und Douglas J. Crawford, The Superior Colliculus Encodes Gaze Commands in Retinal Coordinates, *Nature Neuroscience* 4, Nr. 6 (2001), 627–32; Michael F. Huerta und John K. Harting, Connectional Organization of the Superior Colliculus, *Trends in Neurosciences*, August 1984, 286–89.

14 Bernard M. Strehler, Where Is the Self? A Neuroanatomical Theory of Consciousness, *Synapse* 7 (1991), 44–91; Merker, Consciousness Without a Cerebral Cortex, *Behavioral and Brain Sciences* 30 (2007), 63–81.

15 D. Denny Brown, The Midbrain and Motor Integration, *Proceedings of the Royal Society of Medicine* 55 (1962), 527–38.

16 Michael Brecht, Wolf Singer und Andreas K. Engel, Patterns of Synchronization in the Superior Colliculus of Anesthetized Cats, *Journal of Neuroscience* 19, Nr. 9 (1999), 3567–79; Michael Brecht, Rainer Goebel, Wolf Singer und Andreas K. Engel, Synchronization of Visual Responses in the Superior Colliculus of Awake Cats, *NeuroReport* 12, Nr. 1 (2001), 43–47; Michael Brecht, Wolf Singer und Andreas K. Engel, Correlation Analysis of Corticotectal Interactions in the Cat Visual System, *Journal of Neurophysiology* 79 (1998), 2394–407.

17 W. Singer, Formation of Cortical Cell Assemblies, *Symposium on Qualitative Biology* 55 (1990), 939–52; Llinás, *I of the Vortex*.

18 L. Melloni, C. Molina, M. Pena, D. Torres, W. Singer und E. Rodríguez, Synchronization of Neural Activity Across Cortical Areas Correlates with Conscious Perception, *Journal of Neuroscience* 27, Nr. 11 (2007), 2858–65.

4. Der Körper im Geist

1 Franz Brentano, *Psychology from an Empirical Standpoint*. Übers. v. Antos C. Rancurello, D. B. Terrel und Linda L. McAllister (London: Routledge, 1995), 88 – 89.

2 Daniel Dennett vertritt dieses Argument schon seit Langem, zum Beispiel in *The Intentional Stance* (Cambridge, MA: MIT Press, 1987), ähnlich in jüngerer Zeit Tecumseh Fitch, Nano-intentionality: A Defense of Intrinsic Intentionality, *Biology and Philosophy* 23, Nr. 2 (2007), 157 – 77.

3 William James, *The Principles of Psychology* (New York: Dover Press, 1890; dt. *Psychologie*. Übers. v. Dr. Marie Dürr; Leipzig: Quelle & Meyer, 1909). James' Ausführungen, wonach der Körper für das Verständnis des Geistes wichtig ist, wurde in der Neurowissenschaft bis vor relativ kurzer Zeit weitgehend ignoriert. In der Philosophie dagegen spielte der Körper weiterhin eine zentrale Rolle; ein bekanntes Beispiel ist Maurice Merleau-Ponty, *Phenomenology of Perception* (London: Routledge, 1962; dt. *Phänomenologie der Wahrnehmung*. Übers. v. Rudolf Boehm; Berlin: de Gruyter, 1966). Unter den zeitgenössischen Philosophen ist Mark Johnson der führende Vertreter dieser Denkrichtung. Der Körper spielt eine zentrale Rolle in seinem bekannten, gemeinsam mit George Lakoff verfassten Werk *Metaphors We Live By* (Chicago: University of Chicago Press, 1980; dt. *Leben in Metaphern: Konstruktion und Gebrauch von Sprachbildern*. Übers. v. Astrid Hildenbrand; Heidelberg: Carl-Auer-Systeme, 1998), eigenständig behandelt wird das Thema jedoch in zwei späteren Monographien: Mark Johnson, *The Body in the Mind: The Bodily Basis of Meaning, Imagination, and Reason* (Chicago: University of Chicago Press, 1987), und Mark Johnson, *The Meaning of the Body: Aesthetics of Human Understanding* (Chicago: University of Chicago Press, 2007).

4 Julian Jaynes, *The Origin of Consciousness in the Breakdown of the Bicameral Mind* (New York: Houghton Mifflin, 1976; dt. *Der Ursprung des Bewusstseins durch den Zusammenbruch der bikameralen Psyche*. Übers. v. Kurt Neff; Reinbek bei Hamburg: Rowohlt, 1988).

5 Die beiden entscheidenden Gestalten in dieser Entwicklung sind Ernst Heinrich Weber und Charles Scott Sherrington. Siehe Weber, *Handwörterbuch der Physiologie mit Rücksicht auf physiologische Pathologie*, hrsg. v. R. Wagner (Braunschweig: Vieweg und Sohn, 1846), und Sherrington, *Textbook of Physiology*, hrsg. v. E. A. Schäfer (Edinburgh: Pentland, 1900). Als Sherrington sein berühmtes Lehrbuch überarbeitete, hatte er leider das deutsche Konzept vom körperlichen »Gemeingefühl« aufgegeben und vertrat den von ihm früher verwendeten Begriff des »materiellen Ichs« nicht mehr. Siehe C. S. Sherrington, *The Integrative Action of the Nervous System* (Cambridge: Cambridge University Press, 1948). Einen genauen historischen Überblick über die Angelegenheit gibt A. D. Craig: How Do You Feel? Interoception: The Sense of the Physiological Condition of the Body, *Nature Reviews Neuroscience* 3 (2002), 655 – 66.

6 Die grundlegenden Erkenntnisse über die Verknüpfung von Körper und Gehirn werden gut zusammengefasst in Clifford Saper, The Central Autonomic Nervous System: Conscious Visceral Perception and Autonomic Pattern Generation, *Annual Review of Neuroscience* 25 (2002), 433 – 69. Siehe auch Stephen W. Porges, The Poly-

vagal Perspective, *Biological Psychology* 74 (2007), 116–43. Eine Vorstellung vom Aufbau des Hirnstamms und der Kerne im Hypothalamus vermitteln folgende Artikel: Caroline Gauriau und Jean-François Bernard, Pain Pathways and Parabrachial Circuits in the Rat, *Experimental Physiology* 87, Nr. 2 (2001), 251–58; M. Giola, R. Luigi, Maria Grazia Pretruccioli und Rossella Bianchi, The Cytoarchitecture of the Adult Human Parabrachial Nucleus: A Nissl and Golgi Study, *Archives of Histology and Cytology* 63, Nr. 5 (2001), 411–24; Michael M. Behbahani, Functional Characteristics of the Midbrain Periaqueductal Gray, *Progress in Neurobiology* 46 (1995), 575–605; Thomas M. Hyde und Richard R. Miselis, Subnuclear Organization of the Human Caudal Nucleus of the Solitary Tract, *Brain Research Bulletin* 29 (1992), 95–109; Deborah A. McRitchie und Istvan Törk, The Internal Organization of the Human Solitary Nucleus, *Brain Research Bulletin* 31 (1992), 171–93; Christine H. Block und Melinda L. Estes, The Cytoarchitectural Organization of the Human Parabrachial Nuclear Complex, *Brain Research Bulletin* 24 (1989), 617–26; L. Bourgeais, L. Monconduit, L. Villanueva und J. F. Bernard, Parabrachial Internal Lateral Neurons Convey Nociceptive Messages from the Deep Laminas of the Dorsal Horn to the Intralaminar Thalamus, *Journal of Neuroscience* 21 (2001), 2159–65.

7 A. Damasio, *Descartes' Error* (New York: Putnam, 1994; dt. *Descartes' Irrtum*. Übers. v. Hainer Kober; München: List, 1995).

8 M. E. Goldberg und C. J. Bruce, Primate Frontal Eye Fields. III. Maintenance of a Spatially Accurate Saccade Signal, *Journal of Neurophysiology* 64 (1990), 489–508; M. E. Goldberg und R. H. Wurtz, Extraretinal Influences on the Visual Control of Eye Movement. In: *Motor Control: Concepts and Issues*, hrsg. v. D. R. Humphrey und H.-J. Freund (Chichester, U.K.: Wiley, 1991), 163–79.

9 G. Rizzolatti und L. Craighero, The Mirror-Neuron System, *Annual Review of Neuroscience* 27 (2004), 169–92; V. Gallese, The Shared Manifold Hypothesis, *Journal of Consciousness Studies* 8 (2001), 33–50.

10 R. Hari, N. Forss, S. Avikainen, E. Kirveskari, S. Salenius und G. Rizzolatti, Activation of Human Primary Motor Cortex During Action Observation: A Neuromagnetic Study, *Proceedings of the National Academy of Science* 95 (1998), 15061–65.

11 Tania Singer, Ben Seymour, John O'Doherty, Holger Kaube, Raymond J. Dolan und Chris D. Frith, Empathy for Pain Involves the Affective but Not Sensory Components for Pain, *Science* 303 (2004), 1157–62.

12 R. Adolphs, H. Damasio, D. Tranel, G. Cooper und A. Damasio, A Role for Somatosensory Cortices in the Visual Recognition of Emotion as Revealed by Three-Dimensional Lesion Mapping, *Journal of Neuroscience* 20 (2000), 2683–90.

5. *Emotionen und Gefühle*

1 Martha C. Nussbaum, *Upheavals of Thought: The Intelligence of Emotions* (Cambridge: Cambridge University Press, 2001).

2 R. M. Sapolsky, *Why Zebras Don't Get Ulcers: An Updated Guide to Stress, Stress-related Diseases, and Coping* (New York: W. H. Freeman, 1998; dt. *Warum Zebras*

keine Migräne kriegen: wie Stress den Menschen krank macht. Übers. v. Brigitte Stein; München: Piper, 1996); David Servan-Schreiber, *The Instinct to Heal: Curing Stress, Anxiety, and Depression Without Drugs and Without Talk Therapy* (Emmaus, PA: Rodale, 2004).

3 William James, What Is an Emotion? *Mind* 9 (1884), 188 – 205.

4 W. B. Cannon, The James-Lange Theory of Emotions: A Critical Examination and an Alternative Theory, *American Journal of Psychology* 39 (1927), 106 – 24.

5 Antonio Damasio, *Descartes' Error* (New York: Putnam, 1994; dt. *Descartes' Irrtum.* Übers. v. Hainer Kober; München: List, 1995).

6 A. Damasio, T. Grabowski, A. Bechara, H. Damasio, Laura L. B. Ponto, J. Parvizi und Richard D. Hichwa, Subcortical and Cortical Brain Activity During the Feeling of Self-generated Emotions, *Nature Neuroscience* 3 (2000), 1049 – 56.

7 A. Damasio, Fundamental Feelings, *Nature* 413 (2001), 781; A. Damasio, *Looking for Spinoza* (New York: Harcourt Brace, 2003; dt. *Der Spinoza-Effekt.* Übers. v. Hainer Kober; München: List, 2003).

8 Siehe A. D. Craig, How Do You Feel – Now? The Anterior Insula and Human Awareness, *Nature Reviews Neuroscience* 10 (2009), 59 – 70. Craig vertritt die Ansicht, die Inselrinde sei der Nährboden für körperliche und emotionale Gefühlszustände; dann äußert er die Vermutung, auch die Wahrnehmung solcher Gefühle habe ihren Ursprung in der Insula. In unmittelbarem Widerspruch zu Craigs Hypothese stehen die von mir in Kapitel 3 und 4 angeführten Erkenntnisse über Gefühle und Bewusstsein, die auch nach einer Schädigung der Insula auffällig gut erhalten bleiben, und über Kinder ohne Großhirnrinde.

9 D. Rudrauf, J. P. Lachaux, A. Damasio, S. Baillet, L. Hugueville, J. Martinerie, H. Damasio und B. Renault, Enter Feelings: Somatosensory Responses Following Early Stages of Visual Induction of Emotion, *International Journal of Psychophysiology* 72, Nr. 1 (2009), 13 – 23; D. Rudrauf, O. David, J. P. Lachaux, C. Kovach, J. Martinerie, B. Renault und A. Damasio, Rapid Interactions Between the Ventral Visual Stream and Emotion-Related Structures Rely on a Two-Pathway Architecture, *Journal of Neuroscience* 28, Nr. 11 (2008), 2793 – 803.

10 Der ursprüngliche Ausdruck lautet: »Quem vê caras não vê corações.«

11 A. Damasio, Neuroscience and Ethics: Intersections, *American Journal of Bioethics* 7, Nr. 1 (2007), 3 – 7.

12 M. H. Immordino-Yang, A. McColl, H. Damasio und A. Damasio, Neural Correlates of Admiration and Compassion, *Proceedings of the National Academy of Sciences* 106, Nr. 19 (2009), 8021 – 26.

13 J. Haidt, The Emotional Dog and Its Rational Tail: A Social Intuitionist Approach to Moral Judgment, *Psychological Review* 108 (2001), 814 – 34; Christopher Oveis, Adam B. Cohen, June Gruber, Michelle N. Shiota, Jonathan Haidt und Dacher Keltner, Resting Respiratory Sinus Arrhythmia Is Associated with Tonic Positive Emotionality, *Emotion* 9, Nr. 2 (April 2009), 265 – 70.

6. Eine Architektur für das Gedächtnis

1 Eric R. Kandel, James H. Schwartz und Thomas M. Jessel, *Principles of Neural Science*, 4. Aufl. (New York: McGraw- Hill, 2000); E. Kandel, *In Search of Memory: The Emergence of a New Science of Mind* (New York: W. W. Norton, 2006; dt. *Auf der Suche nach dem Gedächtnis*. Übers. v. Hainer Kober; München: Siedler, 2006).

2 A. R. Damasio, H. Damasio, D. Tranel und J. P. Brandt, Neural Regionalization of Knowledge Access: Preliminary Evidence, *Symposia on Quantitative Biology* 55 (1990), 1039 – 47; A. Damasio, D. Tranel und H. Damasio, Face Agnosia and the Neural Substrates of Memory, *Annual Review of Neuroscience* 13 (1990), 89 – 109.

3 Stephen M. Kosslyn, *Image and Mind* (Cambridge, MA: Harvard University Press, 1980).

4 A. R. Damasio, Time-locked Multiregional Retroactivation: A Systems-level Proposal for the Neural Substrates of Recall and Recognition, *Cognition* 33 (1989), 25 – 62. Das CDZ-Modell fand Eingang in die Theorien über die Kognition. Siehe z. B. L. W. Barsalou, Grounded Cognition, *Annual Review of Psychology* 59 (2008), 617 – 45, und W. K. Simmons and L. W. Barsalou, The Similarity-in-Topography Principle: Reconciling Theories of Conceptual Deficits, *Cognitive Neuropsychology* 20 (2003), 451 – 86.

5 K. S. Rockland und D. N. Pandya, Laminar Origins and Terminations of Cortical Connections of the Occipital Lobe in the Rhesus Monkey, *Brain Research* 179 (1979), 3 – 20; G. W. Van Hoesen, The Parahippocampal Gyrus: New Observations Regarding Its Cortical Connections in the Monkey, *Trends in Neuroscience* 5 (1982), 345 – 50.

6 Patric Hagmann, Leila Cammoun, Xavier Gigandet, Reto Meuli, Christopher J. Honey, Van J. Wedeen und Olaf Sporns, Mapping the Structural Core of Human Cerebral Cortex, *PLoS Biology* 6, Nr. 7 (2008), e159. doi:10.1371/journal.pbio.0060159.

7 Manche Konvergenzzonen binden Signale in Verbindung mit Objektkategorien (beispielsweise der Farbe und Form eines Werkzeugs) und werden in Assoziationsfeldern angeordnet, die unmittelbar hinter den Rindenfeldern liegen (d. h. ihnen nachgeschaltet sind), deren Aktivität die Repräsentation von Merkmalen definiert. Beim Menschen handelt es sich dabei im Fall visueller Eindrücke um die Rindenfelder 37 und 39, die den frühen kortikalen Karten nachgeschaltet sind. Sie stehen in der anatomischen Hierarchie auf einer relativ niedrigen Stufe. Andere CDZs binden Signale im Zusammenhang mit komplizierteren Kombinationen, beispielsweise der Definition bestimmter Objektklassen durch Bindungssignale im Zusammenhang mit Form, Farbe, Geräuschen, Temperaturen und Gerüchen. Diese CDZs stehen in der kortikokortikalen Hierarchie auf einer höheren Ebene (z. B. im vorderen Sektor der Felder 37, 39, 22 und 20). Sie stehen nicht für einzelne Gegenstände oder Merkmale, sondern für Kombinationen von Dingen und Eigenschaften verschiedener Dinge. Am oberen Ende der Hierarchie, in den vordersten Schläfen- und Stirnlappenregionen, stehen die CDZs, die Gegenstände in Ereignisse einbinden können.

8 Kaspar Meyer und Antonio Damasio, Convergence and Divergence in a Neural Architecture for Recognition and Memory, *Trends in Neurosciences* 32, Nr. 7 (2009), 376 – 82.

9 G. A. Calvert, E. T. Bullmore, M. J. Brammer, R. Campbell, S. C. R. Williams, P. K. McGuire, P. W. R. Woodruff, S. D. Iversen und A. S. David, Activation of Auditory Cortex During Silent Lip Reading, *Science* 276 (1997), 593 – 96.

10 M. Kiefer, E. J. Sim, B. Herrnberger, J. Grothe und K. Hoenig, The Sound of Concepts: Four Markers for a Link Between Auditory and Conceptual Brain Systems, *Journal of Neuroscience* 28 (2008), 12224 – 30; J. González, A. Barros-Loscertales, F. Pulvermüller, V. Meseguer, A. Sanjuán, V. Belloch und C. Ávila, Reading Cinnamon Activates Olfactory Brain Regions, *NeuroImage* 32 (2006), 906 – 12; M. C. Hagen, O. Franzen, F. McGlone, G. Essick, C. Dancer und J. V. Pardo, Tactile Motion Activates the Human Middle Temporal/V5 (MT/V5) Complex, *European Journal of Neuroscience* 16 (2002), 957 – 64; K. Sathian, A. Zangaladze, J. M. Hoffman und S. T. Grafton, Feeling with the Mind's Eye, *Neuroreport* 8 (1997), 3877 – 81; A. Zangaladze, C. M. Epstein, S. T. Grafton und K. Sathian, Involvement of Visual Cortex in Tactile Discrimination of Orientation, *Nature* 401 (1999), 587–90; Y.-D. Zhou und J. M. Fuster, Neuronal Activity of Somatosensory Cortex in a Cross-modal (Visuo-haptic) Memory Task, *Experiments in Brain Research* 116 (1997), 551 – 55; Y.-D. Zhou und J. M. Fuster, Visuo-tactile Cross-modal Associations in Cortical Somatosensory Cells, *Proceedings of the National Academy of Sciences* 97 (2000), 9777 – 82.

11 S. M. Kosslyn, G. Ganis und W. L. Thompson, Neural Foundations of Imagery, *Nature Reviews Neuroscience* 2 (2001), 635 – 42; Z. Pylyshyn, Return of the Mental Image: Are There Really Pictures in the Brain? *Trends in Cognitive Science* 7 (2003), 113 – 18.

12 S. M. Kosslyn, W. L. Thompson, I. J. Kim und N. M. Alpert, Topographical Representations of Mental Images in Primary Visual Cortex, *Nature* 378 (1995), 496 – 98; S. D. Slotnick, W. L. Thompson und S. M. Kosslyn, Visual Mental Imagery Induces Retinotopically Organized Activation of Early Visual Areas, *Cerebral Cortex* 15 (2005), 1570 – 83; S. M. Kosslyn, A. Pascual-Leone, O. Felician, S. Camposano, J. P. Keenan, W. L. Thompson, G. Ganis, K. E. Sukel und N. M. Alpert, The Role of Area 17 in Visual Imagery: Convergent Evidence from PET and rTMS, *Science* 284 (1999), 167 – 70; M. Lotze und U. Halsband, Motor Imagery, *Journal of Physiology* 99 (2006), 386 – 95; K. M. O'Craven und N. Kanwisher, Mental Imagery of Faces and Places Activates Corresponding Stimulus-specific Brain Regions, *Journal of Cognitive Neuroscience* 12 (2000), 1013 – 23; M. J. Farah, Is Visual Imagery Really Visual? Overlooked Evidence from Neuropsychology, *Psychological Review* 95 (1988), 307 – 17.

13 V. Gallese, L. Fadiga, L. Fogassi und G. Rizzolatti, Action Recognition in the Premotor Cortex, *Brain* 119 (1996), 593 – 609; G. Rizzolatti und L. Craighero, The Mirror-Neuron System, *Annual Review of Neuroscience* 27 (2004), 169 – 92.

14 A. Damasio und K. Meyer, Behind the Looking-Glass, *Nature* 454 (2008), 167 – 68.

15 Zahlreiche Studien aus der umfangreichen Literatur über Spiegelneuronen sind mit dem CDZ-Modell vereinbar: E. Kohler, C. Keysers, M. A. Umiltà, L. Fogassi, V. Gallese und G. Rizzolatti, Hearing Sounds, Understanding Actions: Action Representation in Mirror Neurons, *Science* 297 (2002), 846 – 48; C. Keysers, E. Kohler, M. A. Umiltà, L. Nanetti, L. Fogassi und V. Gallese, Audiovisual Mirror Neurons and Action Recognition, *Experiments in Brain Research* 153 (2003), 628 – 36; V. Raos,

M. N. Evangeliou und H. E. Savaki, Mental Simulation of Action in the Service of Action Perception, *Journal of Neuroscience* 27 (2007), 12675–83; D. Tkach, J. Reimer und N. G. Hatsopoulos, Congruent Activity During Action and Action Observation in Motor Cortex, *Journal of Neuroscience* 27 (2007), 13241–50; S.-J. Blakemore, D. Bristow, G. Bird, C. Frith und J. Ward, Somatosensory Activations During the Observation of Touch and a Case of Vision-Touch Synaesthesia, *Brain* 128 (2005), 1571–83; A. Lahav, E. Saltzman und G. Schlaug, Action Representation of Sound: Audiomotor Recognition Network While Listening to Newly Acquired Actions, *Journal of Neuroscience* 27 (2007), 308–314; G. Buccino, F. Binkofski, G. R. Fink, L. Fadiga, L. Fogassi, V. Gallese, R. J. Seitz, K. Zilles, G. Rizzolatti und H.-J. Freund, Action Observation Activates Premotor and Parietal Areas in a Somatotopic Manner: An fMRI Study, *European Journal of Neuroscience* 13 (2001), 400–04; M. Iacoboni, L. M. Koski, M. Brass, H. Bekkering, R. P. Woods, M.-C. Dubeau, J. C. Mazziotta und G. Rizzolatti, Reafferent Copies of Imitated Actions in the Right Superior Temporal Cortex, *Proceedings of the National Academy of Sciences* 98 (2001), 13995–99; V. Gazzola, L. Aziz-Zadeh und C. Keysers, Empathy and the Somatotopic Auditory Mirror System in Humans, *Current Biology* 16 (2006), 1824–29; C. Catmur, V. Walsh und C. Heyes, Sensorimotor Learning Configures the Human Mirror System, *Current Biology* 17 (2007), 1527–31; C. Catmur, H. Gillmeister, G. Bird, R. Liepelt, M. Brass und C. Heyes, Through the Looking Glass: Counter-Mirror Activation Following Incompatible Sensorimotor Learning, *European Journal of Neuroscience* 28 (2008), 1208–15.

16 G. Kreiman, C. Koch und I. Fried, Imagery Neurons in the Human Brain, *Nature* 408 (2000), 357–61.

7. Das beobachtete Bewusstsein

1 Harold Bloom, *The Western Canon* (New York: Harcourt Brace, 1994); Harold Bloom, *Shakespeare: The Invention of the Human* (New York: Riverhead, 1998; dt. *Shakespeare: die Erfindung des Menschlichen*. Übers. v. Peter Knecht; Berlin: Berlin Verlag, 2000); James Wood, *How Fiction Works* (New York: Farrar, Straus and Giroux, 2008).

2 Als neuere Übersicht über die neurowissenschaftlichen Grundlagen des Bewusstseins empfehle ich *The Neurology of Consciousness*, hrsg. v. Steven Laureys and Giulio Tononi (London: Elsevier, 2008). Einen guten Überblick über die klinischen Aspekte des Bewusstseins gibt das zuvor bereits zitierte Werk Jerome B. Posner, Clifford B. Saper, Nicholas D. Schiff und Fred Plum, *Plum and Posner's Diagnosis of Stupor and Coma*, (2007). Einen aktuellen Überblick über die einschlägige klinische Literatur geben Todd E. Feinberg, *Altered Egos: How the Brain Creates the Self* (New York: Oxford University Press, 2001; dt. *Gehirn und Persönlichkeit: wie das Erleben eines stabilen Selbst hervorgebracht wird*. Übers. v. Anni Pott; Kirchzarten bei Freiburg: VAK-Verlag), und A. R. Damasio, Consciousness and Its Disorders. In: *Diseases of the Nervous System: Clinical Neuroscience and Therapeutic Principles*, hrsg. v. Arthur K.

Asbury, G. McKhann, I. McDonald, P. J. Goadsby und J. McArthur, 3. Aufl. (New York: Cambridge University Press, 2002), 2, 289 – 301.

3 Adrian Owen, Detecting Awareness in the Vegetative State, *Science* 313 (2006), 1402.

4 Adrian Owen und Steven Laureys, Willful Modulation of Brain Activity in Disorders of Consciousness, *New England Journal of Medicine* 362 (2010), 579 – 89.

5 Antonio Damasio, *The Feeling of What Happens: Body and Emotion in the Making of Consciousness* (New York: Harcourt, Brace, 1999; dt. *Ich fühle, also bin ich: die Entschlüsselung des Bewusstseins.* Übers. v. Hainer Kober; München: List, 2000).

6 Antonio Damasio, The Somatic Marker Hypothesis and the Possible Functions of the Prefrontal Cortex, *Philosophical Transactions of the Royal Society B: Biological Sciences* 351 (1996), 1413 – 20.

7 Sigmund Freud, Some Elementary Lessons in Psychoanalysis, *International Journal of Psycho-Analysis* 21 (1940).

8 Kraft-Ebbing, *Psychopathia Sexualis* (Stuttgart: Ferdinand Enke, 1886).

9 Wer kluge Überlegungen zu Geist und Bewusstsein beim Schlafen und Träumen sucht, dem empfehle ich Allan Hobson, *Dreaming: An Introduction to the Science of Sleep* (New York: Oxford University Press, 2002), und Rodolfo Llinás, *I of the Vortex: From Neurons to Self* (Cambridge, MA: MIT Press, 2002).

8. Ein bewusster Geist wird aufgebaut

1 Ein gutes Beispiel für diese Methode, die auch von Changeux and Dehaene erfolgreich angewandt wurde, ist Bernard Baars. Siehe S. Dehaene, M. Kerszberg und J.-P. Changeux, A Neuronal Model of a Global Workspace in Effortful Cognitive Tasks, *Proceedings of the National Academy of Sciences* 95, Nr. 24 (1998), 14529 – 34. Auch Edelman und Tononi haben sich dem Bewusstsein aus diesem Blickwinkel genähert. Siehe Gerald M. Edelman und Giulio Tononi, *A Universe of Consciousness: How Matter Becomes Imagination* (New York: Basic Books, 2000; dt. *Gehirn und Geist: wie aus Materie Bewusstsein entsteht.* Übers. v. Susanne Kuhlmann-Krieg; München: Beck, 2002). Auch Crick and Koch konzentrieren sich mit ihren Arbeiten auf den Geistesaspekt des Bewusstseins und räumen ausdrücklich ein, das Selbst stehe für sie nicht auf der Tagesordnung. Siehe F. Crick und C. Koch, A Framework for Consciousness, *Nature Neuroscience* 6, Nr. 2 (2003), 119 – 26.

2 Ich denke dabei an folgende äußerst wichtigen Studien: G. Moruzzi und H. W. Magoun, Brain Stem Reticular Formation and Activation of the EEG, *Electroencephalography and Clinical Neurophysiology* 1 (1949): 455 – 73, und W. Penfield und H. H. Jasper, *Epilepsy and the Functional Anatomy of the Human Brain* (New York: Little, Brown, 1954).

3 Wie in Anmerkung 17 zu Kapitel 1 erwähnt, betont auch Panksepp die Existenz von frühen Gefühlen, ohne die der Bewusstseinsprozess nicht ablaufen könnte. Der Mechanismus ist im Einzelnen nicht der Gleiche, die allgemeine Idee aber nach meiner Überzeugung sehr wohl. Die meisten Überlegungen gehen davon aus, dass Gefühle aus Wechselbeziehungen zur Umwelt erwachsen (wie in James' »Gefühl, etwas zu

wissen« oder meinem »Gefühl für das, was geschieht«) oder eine Folge von Emotionen sind. Die ursprünglichen Gefühle gehen aber diesen beiden Situationen voraus, und das gilt vermutlich auch für Panksepps frühe Gefühle.

4 L. W. Swanson, The Hypothalamus. In: *Handbook of Chemical Neuroanatomy*, Bd. 5, *Integrated systems of the CNS*, hrsg. v. A. Björklund, T. Hökfelt, und L. W. Swanson (Amsterdam: Elsevier, 1987).

5 J. Parvizi und A. Damasio, *Cognition*. Ausführliche Darstellung in Antonio Damasio, *The Feeling of What Happens: Body and Emotion in the Making of Consciousness* (New York: Harcourt, Brace, 1999; dt. *Ich fühle, also bin ich*. Übers. v. Hainer Kober; München: List, 2000).

6 Bernard J. Baars, Global Workspace Theory of Consciousness: Toward a Cognitive Neuroscience of Human Experience, *Progress in Brain Research* 150 (2005), 45 – 53; D. L. Sheinberg und N. K. Logothetis, The Role of Temporal Cortical Areas in Perceptual Organization, *Proceedings of the National Academy of Sciences* 94, Nr. 7 (1997), 3408 – 13; S. Dehaene, L. Naccache, L. Cohen et al., Cerebral Mechanisms of Word Masking and Unconscious Repetition Priming, *Nature Neuroscience* 4, Nr. 7 (2001), 752 – 58.

7 Wie in Kapitel 5 erwähnt, sind insbesondere die Beiträge von A. D. Craig zur Bedeutung von Rückenmark und Großhirnrinde für das System beachtenswert: A. D. Craig, How Do You Feel? Interoception: The Sense of the Physiological Condition of the Body, *Nature Reviews Neuroscience* 3 (2002), 655 – 66.

8 K. Meyer, How Does the Brain Localize the Self ? *Science E-letters* (2008), verfügbar unter www.sciencemag.org/cgi/eletters/317/5841/1096#10767. Siehe auch B. Lenggenhager, T. Tadi, T. Metzinger und O. Blanke, Video Ergo Sum: Manipulating Bodily Self-Consciousness, *Science* 317 (2007), 1096, und H. H. Ehrsson, The Experimental Induction of Out-of-Body Experiences, *Science* 317 (2007), 1048.

9 Michael Gazzaniga, *The Mind's Past* (Berkeley: University of California Press, 1998).

10 Mein Interesse an den Colliculi superiores reicht bis in die 1980er Jahre zurück. Noch stärker von ihnen fasziniert war Bernard Strehler, mit dem ich mich bei mehreren Gelegenheiten über das Thema unterhielt. In jüngerer Zeit zeichnete Bjorn Merker ein überzeugendes Bild davon, wie diese Struktur mehr tut als nur das Sehen zu unterstützen. Bernard M. Strehler, Where Is the Self ? A Neuroanatomical Theory of Consciousness, *Synapse* 7 (1991), 44 – 91; Bjorn Merker, Consciousness Without a Cerebral Cortex, *Behavioral and Brain Sciences* 30 (2007), 63 – 81. Auch Jaak Panksepp lenkte in seinen Ausführungen über die Bedeutung des periaquäduktalen Graus die Aufmerksamkeit auf die Colliculi.

11 Zum Aufbau der sensorischen Perspektive kommt es durch die Kombination der neu gewonnenen Bilder von den Pelikanen mit der Aktivität in den sensorischen Portalen, die durch die Interaktion zwischen Organismus und Objekt in Gang gesetzt wird. Die Aktivität der sensorischen Portale wird dann durch Synchronisation der Aktivitäten, die mit den einzelnen Bilderfolgen in Verbindung stehen, mit den Bildern des Objekts verknüpft. Die entscheidende Verbindung wäre demnach nicht der Raum, sondern die Zeit. Das Gefühl, zu handeln und den eigenen Geist zu besitzen, würde durch einen vergleichbaren Mechanismus entstehen: durch die zeitliche Kopp-

lung der Aktivitäten, die mit neuen Bildern von Objekten zusammenhängen, und solchen, die auf der Ebene der interozeptiven Karten, der sensorischen Portale und der Repräsentation des Bewegungsapparats Veränderungen des Protoselbst definieren. Wie stark diese Komponenten zusammenhängen, würde vom zeitlichen Ablauf abhängen.

9. Das autobiografische Selbst

1 C. Koch und F. Crick, What Is the Function of the Claustrum? *Philosophical Transactions of the Royal Society B: Biological Sciences* 360, Nr. 1458 (29. Juni 2005), 1271 – 79.

2 R. J. Maddock, The Retrosplenial Cortex and Emotion: New Insights from Functional Neuroimaging of the Human Brain, *Trends in Neurosciences* 22 (1999), 310 – 16; R. Morris, G. Paxinos und M. Petrides, Architectonic Analysis of the Human Retrosplenial Cortex, *Journal of Comparative Neurology* 421 (2000), 14–28. Ein Übersichtsartikel ist A. E. Cavanna und M. R. Trimble, The Precuneus: A Review of Its Functional Anatomy and Behavioural Correlates, *Brain* 129 (2006), 564 – 83.

3 J. Parvizi, G. W. Van Hoesen, J. Buckwalter und A. R. Damasio, Neural Connections of the Posteromedial Cortex in the Macaque, *Proceedings of the National Academy of Sciences* 103 (2006), 1563 – 68.

4 Patric Hagmann, Leila Cammoun, Xavier Gigandet, Reto Meuli, Christopher J. Honey, Van J. Wedeen und Olaf Sporns, Mapping the Structural Core of Human Cerebral Cortex, *PLoS Biology* 6, e159. doi:10.1371/journal.pbio.0060159.

5 Pierre Fiset, Tomás Paus, Thierry Daloze, Gilles Plourde, Pascal Meuret, Vincent Bohnomme, Nadine Hajj-Ali, Steven B. Backman und Alan C. Evans, Brain Mechanisms of Propofol- induced Loss of Consciousness in Humans: A Positron Emission Tomographic Study, *Journal of Neuroscience* 19 (2009), 5506 – 13; M. T. Alkire und J. Miller, General Anesthesia and the Neural Correlates of Consciousness, *Progress in Brain Research* 150 (2005), 229–44. Die erfolgreiche Ausschaltung des Bewusstseins mit Propofol ist nicht weit von der Ausschaltung des Lebens als Ganzes entfernt – das ist ein Grund, warum man die Wirkungen dieses Medikaments so sorgfältig überwachen muss. Michael Jackson starb vermutlich an einer Propofol-Überdosis oder der unseligen Kombination mit einem anderen Medikament, das auf das Gehirn einwirkt.

6 Pierre Maquet, Christian Degueldre, Guy Delfiore, Joël Aerts, Jean-Marie Péters, André Luxen und Georges Franck, Functional Neuroanatomy of Human Slow Wave Sleep, *Journal of Neuroscience* 17 (1997), 2807–12; P. Maquet et al., Human Cognition During REM Sleep and the Activity Profile Within Frontal and Parietal Cortices: A Reappraisal of Functional Neuroimaging Data, *Progress in Brain Research* 150 (2005), 219–27; M. Massimini et al., Breakdown of Cortical Effective Connectivity During Sleep, *Science* 309 (2005), 2228 – 32.

7 D. A. Gusnard und M. E. Raichle, Searching for a Baseline: Functional Imaging and the Resting Human Brain, *Nature Reviews Neuroscience* 2 (2001), 685 – 94.

8 Antonio R. Damasio, Thomas J. Grabowski, Antoine Bechara, Hanna Damasio, Laura L.B. Ponto, Josef Parvizi, und Richard D. Hichwa, Subcortical and Cortical

Brain Activity During the Feeling of Self-generated Emotions, *Nature Neuroscience* 3 (2000), 1049 – 56.

9 R. L. Buckner und Daniel C. Carroll, Self-projection and the Brain, *Trends in Cognitive Sciences* 11, Nr. 2 (2006), 49 – 57; R. L. Buckner, J. R. Andrews-Hanna und D. L. Schacter, The Brain's Default Network: Anatomy, Function, and Relevance to Disease, *Annals of the New York Academy of Sciences* 1124 (2008), 1 – 38; M. H. Immordino-Yang, A. McColl, H. Damasio et al., Neural Correlates of Admiration and Compassion, *Proceedings of the National Academy of Sciences* 106, Nr. 19 (2009), 8021 – 26; R. L. Buckner et al., Cortical Hubs Revealed by Intrinsic Functional Connectivity: Mapping, Assessment of Stability, and Relation to Alzheimer's Disease, *Journal of Neuroscience* 29 (2009), 1860 – 73.

10 M. E. Raichle und M. A. Mintun, Brain Work and Brain Imaging, *Annual Review of Neuroscience* 29 (2006), 449 – 76; M. D. Fox et al., The Human Brain Is Intrinsically Organized into Dynamic, Anticorrelated Functional Networks, *Proceedings of the National Academy of Sciences* 102 (2005), 9673 – 78.

11 B. T. Hyman, G. W. Van Hoesen und A. R. Damasio, Cell-specific Pathology Isolates the Hippocampal Formation, Science 225 (1984), 1168 – 70; G. W. Van Hoesen, B. T. Hyman und A. R. Damasio, Cellular Disconnection Within the Hippocampal Formation as a Cause of Amnesia in Alzheimer's, *Neurology* 34, Nr. 3 (1984), 188 – 89; G. W. Van Hoesen und A. Damasio, Neural Correlates of Cognitive Impairment in Alzheimer's Disease. In: *Handbook of Physiology, Higher Functions of the Brain*, hrsg. v. V. Mountcastle und F. Plum (Bethesda, MD: American Physiological Society, 1987).

12 J. Parvizi, G. W. Van Hoesen und A. R. Damasio, Selective Pathological Changes of the Periaqueductal Gray in Alzheimer's Disease, *Annals of Neurology* 48 (2000), 344 – 53; J. Parvizi, G. W. Van Hoesen und A. Damasio, The Selective Vulnerability of Brainstem Nuclei to Alzheimer's Disease, *Annals of Neurology* 49 (2001), 53 – 66.

13 R. L. Buckner et al., Molecular, Structural, and Functional Characterization of Alzheimer's Disease: Evidence for a Relationship Between Default Activity, Amyloid, and Memory, *Journal of Neuroscience* 25 (2005), 7709 – 17; S. Minoshima et al., Metabolic Reduction in the Posterior Cingulate Cortex in Very Early Alzheimer's Disease, *Annals of Neurology* 42 (1997), 85 – 94.

14 Seltsamerweise wird der schon seit 1976 bekannte Befund, dass die PMCs an der Alzheimer-Krankheit beteiligt sind, in der Regel übersehen. Siehe A. Brun und L. Gustafson, Distribution of Cerebral Degeneration in Alzheimer's Disease, *European Archives of Psychiatry and Clinical Neuroscience* 223, Nr. 1 (1976). Brun und Gustafson hatten auf den auffälligen Kontrast zwischen dem intakten Cortex cingulatus anterior (der bei Alzheimer-Patienten meist verschont bleibt) und dem Cortex cingulatus posterior, in dem sich starke pathologische Veränderungen finden, aufmerksam gemacht. Sie konnten noch nicht wissen, dass die neurofibrillären Knäuel in den PMCs im Krankheitsverlauf später auftreten als die Schäden im vorderen Schläfenlappen; ebenso verfügten sie noch nicht über unsere heutigen Kenntnisse, was den inneren Aufbau der PMCs und ihren eigenartigen Schaltplan betrifft. Siehe A. Brun und E. Englund, Regional Pattern of Degeneration in Alzheimer's Disease: Neuronal Loss and Histopathological Grading, *Histopathology* 5 (1981), 549 – 64;

A. Brun and L. Gustafson, Limbic Involvement in Presenile Dementia, *Archiv für Psychiatrie und Nervenkrankheiten* 226 (1978), 79 – 93.

15 G. W. Van Hoesen, B. T. Hyman und A. R. Damasio, Entorhinal Cortex Pathology in Alzheimer's Disease, *Hippocampus* 1 (1991), 1 – 8.

16 Randy Buckner und seine Kolegen bezeichneten diese Möglichkeit als »Stoffwechselhypothese«. Buckners Arbeitsgruppe lieferte mit bildgebenden Verfahren auch überzeugende Belege dafür, dass der Glucosestoffwechsel in den PMCs mit Fortschreiten der Alzheimer-Krankheit stark zurückgeht.

17 J. D. Bauby, *Le Scaphandre et le papillon* (Paris: Éditions Robert Laffont, 1997; dt. *Schmetterling und Taucherglocke*. Übers. v. Uli Aumüller; Wien: Zsolnay, 1997).

18 S. Laureys et al., Differences in Brain Metabolism Between Patients in Coma, Vegetative State, Minimally Conscious State and Locked-in Syndrome, *European Journal of Neurology* 10, Suppl. 1 (2003), 224 – 25; S. Laureys, The Neural Correlate of (Un) awareness: Lessons from the Vegetative State, *Trends in Cognitive Sciences* 9 (2005), 556 – 59.

19 S. Laureys, M. Boly und P. Maquet, Tracking the Recovery of Consciousness from Coma, *Journal of Clinical Investigation* 116 (2006), 1823 – 25.

20 A. D. Craig, How Do You Feel — Now? The Anterior Insula and Human Awareness, *Nature Reviews Neuroscience* 10 (2009), 59 – 70.

10. Zusammenbau der Einzelteile

1 Jerome B. Posner, Clifford B. Saper, Nicholas D. Schiff, und Fred Plum, *Plum and Posner's Diagnosis of Stupor and Coma* (New York: Oxford University Press, 2007).

2 J. Parvizi und A. R. Damasio, Neuroanatomical Correlates of Brainstem Coma, *Brain* 126 (2003), 1524 – 36.

3 G. Moruzzi und H. W. Magoun, Brain Stem Reticular Formation and Activation of the EEG, *Electroencephalography and Clinical Neurophysiology* 1 (1949), 455 – 73; J. Olszewski, Cytoarchitecture of the Human Reticular Formation. In: *Brain Mechanisms and Consciousness*, hrsg. v. J. F. Delafresnaye et al. (Springfield, IL: Charles C. Thomas, 1954); A. Brodal, *The Reticular Formation of the Brain Stem: Anatomical Aspects and Functional Correlations* (Edinburgh: William Ramsay Henderson Trust, 1959); A. N. Butler und W. Hodos, The Reticular Formation. In: *Comparative Vertebrate Neuroanatomy: Evolution and Adaptation*, hrsg. v. Ann B. Butler and William Hodos (New York: Wiley-Liss, 1996); W. Blessing, Inadequate Frameworks for Understanding Bodily Homeostasis, *Trends in Neurosciences* 20 (1997), 235 – 39.

4 J. Parvizi und A. Damasio, Consciousness and the Brainstem, *Cognition* 49 (2001), 135 – 59.

5 E. G. Jones, *The Thalamus*, 2. Aufl. (New York: Cambridge University Press, 2007); Rodolfo Llinás, *I of the Vortex: From Neurons to Self* (Cambridge, MA: MIT Press, 2002); M. Steriade und M. Deschenes, The Thalamus as a Neuronal Oscillator, *Brain Research* 320 (1984), 1 – 63; M. Steriade, Arousal: Revisiting the Reticular Activating System, *Science* 272 (1992), 225 – 26.

6 Einen umfassenden Überblick über die grundlegende Anatomie und Physiologie der Großhirnrinde bietet die Artikelsammlung von E. G. Jones, A. Peters, und John H. Morrison, Hrsg., *Cerebral Cortex* (New York: Springer, 1999).

7 Mehrere zeitgenössische Philosophen haben sich im Zusammenhang mit dem Leib-Seele-Problem auch mit dem Thema der Qualia befasst. Folgende Werke waren für mich von besonderer Bedeutung: John R. Searle, *The Mystery of Consciousness* (New York: New York Review Books, 1990); Patricia Churchland, *Neurophilosophy: Toward a Unified Science of the Mind-Brain* (Cambridge, MA: MIT Press, 1989); R. McCauley, Hrsg., *The Churchlands and their Critics* (New York: Wiley- Blackwell, 1996); D. Dennet, Consciousness Explained (New York: Little, Brown, 1992; dt. *Philosophie des menschlichen Bewusstseins.* Übers. v. Franz Wuketits; Hamburg: Hoffmann und Campe, 1994); Simon Blackburn, *Think: A Compelling Introduction to Philosophy* (Oxford: Oxford University Press, 1999; dt. *Denken: die großen Fragen der Philosophie.* Übers. v. Gudrun Schäfer; Darmstadt: Primus, 2001); Ned Block, Hrsg., *The Nature of Consciousness: Philosophical Debates* (Cambridge, MA: MIT Press, 1997); Owen Flanagan, *The Really Hard Problem: Meaning in a Material World* (Cambridge, MA: MIT Press, 2007); T. Metzinger, *Being No One: The Self-Model Theory of Subjectivity* (Cambridge, MA: MIT Press, 2003); David Chalmers, *The Conscious Mind: In Search of a Fundamental Theory* (Oxford: Oxford University Press, 1996); Galen Strawson, The Self, *Journal of Consciousness Studies* 4 (1997), 405 – 28; Thomas Nagel, What Is it Like to Be a Bat? *Philosophical Review* (1974), 435 – 50.

8 Llinás, *Vortex*.

9 N. D. Cook, The Neuron-level Phenomena Underlying Cognition and Consciousness: Synaptic Activity and the Action Potential, *Neuroscience* 153 (2008), 556 – 70.

10 R. Penrose, *The Emperor's New Mind: Concerning Computers, Minds, and the Laws of Physics* (Oxford: Oxford University Press, 1989; dt. *Computerdenken: des Kaisers neue Kleider oder die Debatte um künstliche Intelligenz, Bewusstsein und die Gesetze der Physik.* Übers. v. Michael Springer; Heidelberg: Spektrum der Wissenschaft, 1991); S. Hameroff, Quantum Computation in Brain Microtubules? The Penrose-Hameroff ›Orch OR‹ Model of Consciousness, *Philosophical Transactions of the Royal Society A: Mathematical, Physical and Engineering Sciences* 356 (1998), 1869 – 96.

11 D. T. Kemp, Stimulated Acoustic Emissions from Within the Human Auditory System, *Journal of the Acoustical Society of America* 64, Nr. 5 (1978), 1386 – 91.

12 Im Mittelpunkt eines der großen Rätsel im Zusammenhang mit dem Qualia-II-Problem steht die Annahme, dass Neuronen, die sich untereinander ähneln, keine qualitativ unterschiedlichen neuronalen Zustände erzeugen können sollten. Dieses Argument ist aber fehlerhaft. Es stimmt zwar, dass die allgemeine Neuronentätigkeit formal immer ähnlich ist, aber die Neuronen der einzelnen Sinnessysteme unterscheiden sich stark in ihrem Typ. Sie sind in verschiedenen Evolutionsphasen entstanden und haben dementsprechenend vermutlich auch unterschiedliche Aktivitätsprofile. Neuronen, die an der Körperempfindung mitwirken, könnten durchaus besondere Eigenschaften besitzen, die für die Erzeugung von Gefühlen eine Rolle spielen. Außerdem sind die Muster ihrer Wechselbeziehungen zu anderen Regionen sogar innerhalb desselben sensorischen Rindenkomplexes sehr unterschiedlich.

Mit unserem Wissen über die Mikroschaltkreise der peripheren sensorischen Apparate stehen wir noch ganz am Anfang, und noch weniger wissen wir über die Mikroschaltkreise der subkortikalen Zwischenstationen sowie der Rindenfelder, in denen die an den Sinnesapparaten entstandenen Rohdaten kartiert werden. Ebenso wissen wir kaum etwas über die Verknüpfungen zwischen den verschiedenen Stationen und insbesondere über die Verbindungen, die in umgekehrter Richtung vom Gehirn in die Perpherie führen. Warum schickt beispielsweise die primäre Sehrinde (V_1 oder Areal 17) mehr Fortsätze abwärts zum Nucleus geniculatus lateralis, als umgekehrt von diesem zum Gehirn führen? Das ist wirklich seltsam. Das Gehirn hat die Aufgabe, Signale aus der Außenwelt zu sammeln und in seine Strukturen einfließen zu lassen. Die »nach unten und außen« gerichteten Leitungsbahnen müssen einen Nutzen haben, sonst wären sie in der Evolution beseitigt worden. Bisher lassen sie sich nicht erklären. Üblicherweise werden »rückwärts« gerichtete Fortsätze mit Rückkopplungskorrektur erklärt, aber reicht die Signalkorrektur hier als Begründung wirklich aus? Innerhalb der Großhirnrinde wirken rückwärts gerichtete Fortsätze nach meiner Überzeugung als »Retroaktivatoren«, wie es dem Konvergenz-Divergenz-Gerüst entspricht. Sendet die Netzhaut zum Beispiel neben den Signalen aus dem Augapfel und seiner Umgebung auch andere, beispielsweise somatosensorische Informationen ans Gehirn? Solche zusätzlichen Kenntnisse könnten beträchtlich zur Beantwortung der Frage beitragen, warum rote Farbe sehen etwas anderes ist als ein Cello hören oder einen Käse riechen.

11. Leben mit Bewusstsein

1 Zu diesen Befunden gibt es eine umfangreiche Literatur, angefangen bei H. H. Kornhuber and L. Deecke, Hirnpotentialänderungen bei Willkürbewegungen und passiven Bewegungen des Menschen: Bereitschaftspotential und reafferente Potentiale, *Pflugers Archiv für Gesamte Psychologie* 284 (1965), 1–17; B. Libet, C. A. Gleason, E. W. Wright und D. K. Pearl, Time of Conscious Intention to Act in Relation to Onset of Cerebral Activity (Readiness-potential), *Brain* 106 (1983), 623–42; B. Libet, Unconscious Cerebral Initiative and the Role of Conscious Will in Voluntary Action, *Behavior and Brain Sciences* 8 (1985), 529–66.
Weitere wichtige Beiträger zur Literatur über diese Themen sind unter anderem: D. M. Wegner, *The Illusion of Conscious Will* (Cambridge, MA: MIT Press, 2002); P. Haggard und M. Eimer, On the Relationship Between Brain Potentials and the Awareness of Voluntary Movements, *Experimental Brain Research* 126 (1999), 128–133; C. D. Frith, K. Friston, P. F. Liddle und R. S. J. Frackowiak, Willed Action and the Prefrontal Cortex in Man: A Study with PET, *Proceedings of the Royal Society of London, Series B* 244 (1991), 241–46; R. E. Passingham, J. B. Rowe und K. Sakai, Prefrontal Cortex and Attention to Action. In: *Attention in Action*, hrsg. v. G. Humphreys und M. Riddoch (New York: Psychology Press, 2005).

2 Ein sehr gut argumentierender Übersichtsartikel zu diesem Thema ist C. Suhler und P. Churchland, Control: Conscious and Otherwise, *Trends in Cognitive Sciences*

13 (2009), 341 – 47. Siehe auch J. A. Bargh, M. Chen und L. Burrows, Automaticity of Social Behavior: Direct Effects of Trait Construct and Stereotype Activation on Action, *Journal of Personality and Social Psychology* 71 (1996), 230 – 44; R. F. Baumeister et al., Self-regulation and the Executive Function: The Self as Controlling Agent, *Social Psychology: Handbook of Basic Principles*, 2. Aufl., hrsg. v. A. Kruglanski und E. Higgins (New York: Guilford Press, 2007); R. Poldrack et al., The Neural Correlates of Motor Skill Automaticity, *Journal of Neuroscience* 25 (2005), 5356 – 64.

3 S. Gallagher, Where's the Action? Epiphenomenalism and the Problem of Free Will. In: *Does Consciousness Cause Behavior?* hrsg. v. Susan Pockett, William P. Banks und Shaun Gallagher (Cambridge, MA: MIT Press, 2009).

4 Ap Dijksterhuis, On Making the Right Choice: The Deliberation-without-Attention Effect, *Science* 311 (2006), 1005.

5 A. Bechara, A. R. Damasio, H. Damasio und S. W. Anderson, Insensitivity to Future Consequences Following Damage to Prefrontal Cortex, *Cognition* 50 (1994), 7 – 15; A. Bechara, H. Damasio, D. Tranel und A. R. Damasio, Deciding Advantageously Before Knowing the Advantageous Strategy, *Science* 275 (1997), 1293 – 94.

6 Eine neue Versuchsreihe aus dem Institut von Alan Cowey bestätigte mit einem Wettsystem, dass die Gewinnstrategie in seinerem Glücksspielexperiment unbewusst verarbeitet wird.
N. Persaud, P. McLeod und A. Cowey, Post-decision Wagering Objectively Measures Awareness, *Nature Neuroscience* 10, Nr. 2 (2007), 257 – 61.

7 D. Kahneman, Maps of Bounded Rationality: Psychology for Behavioral Economists, *American Economic Review* 93 (2003), 1449–75; D. Kahneman und S. Frederick, Frames and Brains: Elicitation and Control of Response Tendencies, *Trends in Cognitive Science* 11 (2007), 45 – 46; Jason Zweig, *Your Money and Your Brain: How the New Science of Neuroeconomics Can Help Make You Rich* (New York: Simon and Schuster, 2007; dt. *Gier: Neuroökonomie: wie wir ticken, wenn es ums Geld geht.* Übers. v. Karsten Petersen; München: Hanser, 2007); J. Lehrer, *How We Decide* (New York: Houghton Mifflin, 2009; dt. *Wie wir entscheiden.* Übers. v. Enrico Heinemann; München: Piper, 2009).

8 Elizabeth A. Phelps, Christopher J. Cannistraci und William A. Cunningham, Intact Performance on an Indirect Measure of Race Bias Following Amygdala Damage, *Neuropsychologia* 41, Nr. 2 (2003), 203 – 08; N. N. Oosterhof und A. Todorov, The Functional Basis of Face Evaluation, *Proceedings of the National Academy of Sciences* 105 (2008), 11087 – 92. Belege für unbewusste Voreingenommenheiten werden auch in intelligenten allgemeinverständlichen Werken umfassend behandelt.

9 Wegner, *Illusion.*

10 T. H. Huxley, On the Hypothesis That Animals Are Automata, and Its History, *Fortnightly Review* 16 (1874), 555 – 80; Nachdruck in: *Methods and Results: Essays by Thomas H. Huxley* (New York: D. Appleton, 1898).

11 Die McArthur Foundation hat ein ehrgeiziges Programm zur Untersuchung der Zusammenhänge zwischen Neurowissenschaft und Justiz ins Leben gerufen, an dem ein großes Konsortium von Instituten mitarbeitet. Unter Leitung von Michael Gazzaniga hat es sich zum Ziel gesetzt, die Fragen im Licht der modernen Neurowissenschaft zu beantworten.

12 Einschlägige Arbeiten unserer Forschungsgruppe sind unter anderem: S. W. Anderson, A. Bechara, H. Damasio, D. Tranel und A. R. Damasio, Impairment of Social and Moral Behavior Related to Early Damage in Human Prefrontal Cortex, *Nature Neuroscience* 2, Nr. 11 (1999), 1032–37; M. Koenigs, L. Young, R. Adolphs, D. Tranel, M. Hauser, F. Cushman und A. Damasio, Damage to the Prefrontal Cortex Increases Utilitarian Moral Judgments, *Nature* 446 (2007), 908–11; A. Damasio, Neuroscience and Ethics: Intersections, *American Journal of Bioethics* 7 (2007), 1, 3–7; L. Young, A. Bechara, D. Tranel, H. Damasio, M. Hauser und A. Damasio, Damage to Ventromedial Prefrontal Cortex Impairs Judgment of Harmful Intent, *Neuron* 65, Nr. 6 (2010), 845–51.

13 Julian Jaynes, *The Origin of Consciousness in the Breakdown of the Bicameral Mind* (New York: Houghton Mifflin, 1976; dt. *Der Ursprung des Bewusstseins durch den Zusammenbruch der bikameralen Psyche*. Übers. v. Kurt Neff; Reinbek bei Hamburg: Rowohlt, 1988).

14 Eine intelligente Darstellung zu Ursprüngen, historischer Entwicklung und biologischen Grundlagen des religiösen Denkens findet sich in zwei aktuellen, sehr unterschiedlichen Büchern: Richard Wright, *The Evolution of God* (New York: Little, Brown, 2009), und Nicholas Wade, *The Faith Instinct* (New York: Penguin Press, 2009).

15 W. H. Durham, *Co-evolution: Genes, Culture and Human Diversity* (Palo Alto, CA: Stanford University Press, 1991); C. Holden und R. Mace, Phylogenetic Analysis of the Evolution of Lactose Digestion in Adults, *Human Biology* 69 (1997), 605–28; Kevin N. Laland, John Odling-Smee und Sean Myles, How Culture Shaped the Human Genome: Bringing Genetics and the Human Sciences Together, *Nature Reviews Genetics* 11 (2010), 137–48.

16 Als Erster machte der Biologe E. O. Wilson auf die Bedeutung dieser Merkmale für die Evolution aufmerksam. Eine umfassende Liste derartiger Merkmale liefert Dennis Dutton *The Art Instinct: Beauty, Pleasure, and Human Evolution* (New York: Bloomsbury Press, 2009). Er formuliert auch eine biologische Sichtweise für die Entstehung der Künste, legt das Schwergewicht aber auf kognitive Aspekte, während ich die Homöostase in den Vordergrund stelle.

17 T. S. Eliot, *The Four Quartets* (New York: Harcourt Books, 1968; dt. in: *Gesammelte Gedichte*. Übers. v. Nora Wydenbruck, hrsg. v. Eva Hesse. Frankfurt am Main: Suhrkamp, 1988). Das Zitat umfasst die letzten drei Zeilen von Teil I.

Dank

Von Architekten hört man manchmal, Gott habe die Natur geschaffen und Architekten hätten den Rest erledigt. Das erinnert uns daran, dass Orte und Räume, ob natürlich oder von Menschen erbaut, für unser Dasein und Handeln eine wichtige Rolle spielen. Mit der Arbeit an diesem Buch habe ich an einem Pariser Wintermorgen begonnen, den größten Teil des Textes schrieb ich im Laufe der beiden folgenden Sommer in Malibu, und diese Zeilen sowie die Fahnenkorrektur beschäftigten mich in einem weiteren Sommer in East Hampton. Da Orte so wichtig sind, geht mein erster, inniger Dank an das stets festliche Paris, allem Schnee und grauem Wetter zum Trotz, dann an Cori und Dick Lowe, die (mit ein wenig Hilfe von Richard Neutra) am Pazifik ein Paradies geschaffen haben, sowie an Courtney Ross und die ganz anderen Formen des Paradieses, die sie mit ihrem exklusiven Geschmack an der anderen Küste zusammengestellt hat.

Hinter einem Buch über Wissenschaft steht aber weit mehr als ein Sinn für Orte. Für mich waren das vor allem die Kollegen und die Studierenden, die ich an der University of Southern California (USC) kennenlernen durfte, sowohl am Brain and Creativity Institute als auch am Dornsife Cognitive Neuroscience Imaging Center sowie mehreren weiteren Abteilungen und Instituten der USC. Weiterhin gebührt mein Dank dem College of Letters, Arts and Sciences der USC, Dana und David Dornsife und Lucy Billingsley, deren Unterstützung entscheidend dazu beitrug, unser tägliches intellektuelles Umfeld zu schaffen. Ein ebenso herzlicher Dank geht an die Einrichtungen zur Forschungsförderung, die unsere Arbeit ermöglichten, insbesondere an das National Institute for Neurological Disorders and Stroke und die Mathers Foundation.

Etliche Kollegen und Bekannte lasen das ganze Manuskript oder verschiedene Teile davon, machten Vorschläge und diskutierten mit mir bis ins Kleinste die Stichhaltigkeit der Ideen. Im Einzelnen waren das: Hanna Damasio, Kaspar Meyer, Charles Rockland, Ralph Greenspan, Caleb Finch, Michael Quick,

Manuel Castells, Mary Helen Immordino-Yang, Jonas Kaplan, Antoine Bechara, Rebecca Rickman, Sidney Harman und Bruce Adolphe. Eine noch größere Gruppe war so freundlich, den Text zu lesen und mich mit ihren Gedanken und Vorschlägen zu bedenken. Zu ihr gehörten: John Allen, Ursula Bellugi, Michael Carlisle, Patricia Churchland, Maria de Sousa, Helder Filipe, Stephan Heck, Siri Hustvedt, Jane Isay, Jonah Lehrer, Yo-Yo Ma, Kingson Man, Joseph Parvizi, Peter Sacks, Julião Sarmento, Peter Sellars, Daniel Tranel, Koen van Gulik und Bill Viola. Ihnen allen gilt meine Dankbarkeit für ihre Klugheit, Offenheit und Großzügigkeit. Die vielen verbliebenen Auslassungen und Irrtümer fallen dennoch nicht in ihre, sondern in meine Verantwortung.

Dan Frank, mein Lektor bei Pantheon, ist ein Mann mit mehreren Redakteurspersönlichkeiten, von denen ich mindestens drei diagnostizieren konnte: den Philosophen, den Wissenschaftler und den Romancier. Alle drei traten hier nach Bedarf in Erscheinung, um im Zusammenhang mit dem Manuskript freundliche, aber wichtige Ratschläge zu geben. Ich bin ihm dankbar für seine Beratung, für die Geduld, mit der er auf meine chaotischen Ergänzungen wartete, und für die Bestimmtheit, mit der er die Auswüchse meiner Prosa zurechtstutzte. Und wie immer danke ich Michael Carlisle, meinem langjährigen Freund, Bruder im Geiste und Agenten, für seine Klugheit, Intelligenz und Loyalität sowie Alexis Hurley, die ihn in jeder Beziehung unterstützt.

Kaspar Meyer danke ich für die Anfertigung der Abbildungen 6.1 und 6.2, Hanna Damasio für alle anderen Abbildungen und für ihre Erlaubnis, in Kapitel 4 Gedanken und einige Formulierungen aus einem Artikel wiederzugeben, den wir vor einigen Jahren gemeinsam für die Zeitschrift *Daedalus* verfasst haben.

Cinthya Nuñez bearbeitete voller Geduld, Sachverstand und Fröhlichkeit die unzähligen Neufassungen des Manuskripts; Ryan Essex, Pamela McNeff und Susan Lynch unterstützten mich kompetent mit unverzichtbaren Recherchen in der Bibliothek. Ihnen gilt mein Dank für ihre unschätzbar wertvollen Bemühungen.

Ethan Bassoff und Lauren Smythe von Inkwell Management waren mit mitfühlenden Ohren und professionellem Sachverstand aufgeschlossen für alle meine Fragen und Wünsche; das Gleiche gilt für die vielen Mitarbeiterinnen und Mitarbeiter im Verlagsteam von Knopf/Pantheon, insbesondere für die stets lächelnden, begeisterten Michiko Clark, Jillian Verillo, Janet Biehl, Andrew Dorko und Virginia Tan. Ihnen allen gilt mein Dank für ihre Beiträge zu dem fertigen Produkt.

Register

Seitenangaben in *Kursivdruck* verweisen auf Abbildungen und schematische Darstellungen.